AF320101

TRAITÉ

DU

DROIT INTERNATIONAL

PRIVÉ

Imprimé par Ch. Noblet, r. Soufflot, 18.

TRAITÉ

DU

DROIT INTERNATIONAL

PRIVÉ

OU DU CONFLIT DES LOIS DE DIFFÉRENTES NATIONS

EN MATIÈRE DE DROIT PRIVÉ

PAR M. FŒLIX

Docteur en droit, Avocat à la Cour royale de Paris,
Membre correspondant des Académies royales de Munich, de Naples et de Turin,
ainsi que de la Société formée à Londres pour la réforme de la législation.

QUATRIÈME ÉDITION

REVUE ET AUGMENTÉE

Par Charles DEMANGEAT

Professeur à la Faculté de droit, Avocat à la Cour impériale de Paris.

TOME DEUXIÈME

PARIS

MARESCQ AÎNÉ, LIBRAIRE-ÉDITEUR

17, RUE SOUFFLOT

1866

TRAITÉ

DU

DROIT INTERNATIONAL

PRIVÉ

LIVRE II *(Suite)*.

TITRE VI.

DES FORMALITÉS COMPLÉMENTAIRES DES ACTES ET JUGEMENTS.

Sommaire.

283. Enumération de ces formalités. Division de la matière.

283. Presque toutes les législations modernes ont établi certaines formalités destinées à compléter les actes et jugements qui sont valables en eux-mêmes [1]. Ces formalités peuvent avoir un double but : l'un légal, l'autre fiscal.

Parmi les formalités dont il s'agit, il faut compter :

I. Dans presque tous les États de l'Europe, un impôt

---

[1] Boullenois, *Traité*, Tit. 2, ch. 3, obs. 23, p. 517 et suiv. ; M. Massé, t. I, nᵒˢ 336-344, p. 426 et suiv.

II.

qui frappe les conventions et dispositions de l'homme, comme aussi les mutations de propriété par suite de décès. Cet impôt se perçoit, dans la plupart des États, sous la forme du papier timbré, que les parties, ou celle qui prend un engagement unilatéral, ou qui dispose seule, ou au profit de laquelle s'opère une mutation, sont obligées d'employer aux conventions, dispositions ou déclarations, et qu'elles achètent à cette fin dans les bureaux du gouvernement (*droits de timbre*) ; dans d'autres États, comme en France, les parties sont tenues, en outre, de présenter les actes écrits sur papier timbré à un fonctionnaire chargé d'en prendre note sur un registre à ce destiné, et de percevoir des droits fiscaux déterminés par la loi (*droits d'enregistrement*). Les jugements sont soumis aux mêmes formalités.

II. La mise en grosse des actes et jugements et l'apposition de la formule exécutoire. Cette formalité se rencontre en France et dans les États qui ont pris la législation française pour modèle ; elle a pour effet d'autoriser *de plano* l'exécution de l'acte ou du jugement sans intervention d'un juge.

III. L'inscription ou la transcription des actes ou des jugements sur un registre public, et autres modes de donner de la publicité aux mêmes actes ou jugements.

Ces trois espèces de formalités feront l'objet de trois chapitres.

CHAPITRE I.

DES DROITS DE TIMBRE ET D'ENREGISTREMENT.

Sommaire.

284. Les formalités du timbre et de l'enregistrement sont régies à la fois par la loi du lieu dans lequel les actes ont été passés ou les jugements rendus, et par la loi du lieu de leur exécution ; en d'autres termes, les actes ou jugements doivent être revêtus à la fois des formalités prescrites par ces deux lois. En effet, pour qu'un acte ou jugement puisse sortir ses effets ou recevoir son exécution, il faut l'accomplissement de deux conditions : 1° qu'il soit valable et complet d'après la loi du lieu où il a pris naissance ; 2° qu'à son égard on ait rempli les formalités exigées par la loi du lieu de l'exécution [1]. Toute-

____

[1] Boullenois, à l'endroit cité, p. 517 et suiv.; M. Story, § 318.

fois, lorsque la première de ces conditions se réduit à la perception d'un impôt au profit de l'État dans le territoire duquel l'acte a été consenti ou le jugement rendu, les tribunaux du lieu de l'exécution peuvent se dispenser d'exiger la justification de l'accomplissement de ladite formalité, parce qu'elle ne porte pas sur l'essence de l'acte; et la jurisprudence anglaise paraît fixée en ce sens [1]. — La décision serait contraire s'il s'agissait d'une formalité substantielle, extrinsèque ou intrinsèque : par exemple, si la loi du lieu dans lequel l'acte a été consenti ou le jugement rendu en prononçait la nullité à défaut du timbre exigé [2] (a).

285. Les lois qui ont établi l'impôt du timbre ou de l'enregistrement peuvent être qualifiées de *statuts réels* [3] :

---

[1] M. Burge, t. III, p. 762; M. Schulin, *Lois relatives aux lettres de change*, etc., p. 58 et suiv., p. 388, à la note; Burton, part. 10, ch. 2, section 7, p. 348.

[2] M. Story, § 260, p. 216 et 217, à la note, et § 631. — La législation anglaise en offre un exemple : voy. *infrà*, n° 301.

[3] Ces statuts réels s'appliquent à la fois aux immeubles et aux meubles.

(a) La pensée de M. Fœlix n'est peut-être pas exprimée ici avec beaucoup de clarté. Voici sans doute tout simplement ce qu'il a voulu dire :

« Un acte ayant été passé, un jugement ayant été rendu dans le territoire d'un Etat, cet acte ou ce jugement est produit devant les tribunaux d'un autre Etat : devra-t-il être considéré par eux comme non existant, si l'on ne s'est pas conformé aux lois sur le timbre ou sur l'enregistrement qui sont en vigueur au lieu où il est intervenu ? A cet égard, une distinction doit être faite. Souvent les lois dont il s'agit sont purement fiscales, en sorte que la validité même de l'acte ou du jugement est indépendante des formalités qu'elles prescrivent : alors les tribunaux étrangers ne s'inquiéteront pas de savoir si ces formalités ont été ou non observées. Mais il en serait tout autrement si nous supposons que, dans le pays où l'acte a été fait, où le jugement a été rendu, l'observation des formalités est prescrite comme une condition essentielle de la perfection de l'acte ou du jugement. »

car leurs effets ne s'étendent pas au-delà du territoire de la nation qui perçoit l'impôt; en d'autres termes, ces lois ne frappent que les actes ou jugements consentis ou rendus dans l'État et ceux qui, consentis ou rendus en pays étranger, sont destinés à recevoir leur exécution dans l'État. En outre, dans l'un et l'autre cas, il faut que les objets auxquels s'applique l'acte ou le jugement se trouvent dans l'État qui perçoit les droits. En effet, dans ces divers cas, le pouvoir souverain de l'État s'étend à juste titre sur lesdits actes et jugements et sur les objets auxquels ils s'appliquent.

Ainsi, pour la perception des droits de timbre ou d'enregistrement, il faut la réunion des deux circonstances suivantes :

a. Qu'il s'agisse d'un acte passé ou d'un jugement rendu dans le royaume, ou que, si l'acte est passé ou le jugement rendu en pays étranger, il soit destiné à être mis à exécution dans le royaume.

b. Que, dans l'une et l'autre hypothèse, l'acte ou le jugement ait pour objet, directement ou indirectement (c'est-à-dire par l'engagement indéfini de la personne obligée), des biens immeubles ou meubles situés ou ayant leur assiette légale dans le royaume. Ce fait se présume s'il s'agit d'un acte ou jugement qui a pris naissance dans l'État; mais, si le contraire est démontré, c'est-à-dire si l'acte ou le jugement est exclusivement destiné à recevoir son exécution sur des biens existant à l'étranger, il ne doit pas être soumis à l'impôt du timbre ou de l'enregistrement établi sur les actes relatifs aux biens situés dans l'État.

Toute perception des droits hors la réunion de ces

deux circonstances constituerait un empiétement sur l'indépendance des autres nations, et pourrait donner lieu à des mesures de rétorsion. Nous verrons qu'en règle générale la législation et la jurisprudence françaises se sont conformées à ce principe.

286. En *France*, il existe quatre espèces de droits fiscaux applicables aux actes et jugements :

I. Le *timbre*. En règle générale, tous les actes et jugements doivent, sous peine d'amende, être écrits sur papier timbré, fabriqué et vendu pour le compte de l'Etat. Il existe deux espèces de papier timbré, le timbre de dimension et le timbre proportionnel. Le prix du papier timbré de dimension varie selon l'étendue de la feuille, celui du timbre proportionnel selon les valeurs qui font l'objet de l'acte. En règle générale, on peut employer, tant pour les actes sous seing privé que pour les actes des notaires et les jugements, celui des papiers de dimension que les parties ou officiers publics jugent assez étendu pour la rédaction de l'acte ou du jugement ; il n'y a que les expéditions, copies certifiées et extraits des actes des notaires, des secrétaires des administrations publiques, des actes de l'état civil et des jugements des différentes juridictions, qui doivent être écrits sur le papier de grande dimension, qui se vend aujourd'hui 1 fr. 25 c. la feuille (a). Les parties peuvent aussi, si elles désirent

---

(a) L'art. 63 de la loi du 28 avril 1816 est ainsi conçu : « Aucune expédition, copie ou extrait d'actes reçus par des notaires, greffiers ou autres dépositaires publics, ne pourra être délivré que sur un papier de 1 fr. 25 c. » Ce papier est ce que l'art. 62 de la même loi de 1816 appelle *feuille de moyen papier*.

La règle actuellement en vigueur se trouve dans l'art. 17 de la loi du

employer aux actes du papier de leur choix, et autre que
celui du débit ordinaire, obtenir que ce papier soit marqué, avant qu'il en soit fait usage, ou d'un timbre extraordinaire, ou d'un visa du receveur, en payant les
droits fixés par le tarif.

Les lettres de change, billets à ordre et tous autres
simples billets exprimant la reconnaissance d'une somme
d'argent, doivent être écrits sur du papier marqué d'un
timbre proportionnel aux sommes dont il sera fait mention. Il y a maintenant 22 timbres proportionnés aux valeurs : ceux de 300 fr. et au-dessous, ceux de 300 fr. à
500 fr., ceux de 500 à 1.000, ceux de 1,000 à 2,000, et
ainsi de suite, par gradation de mille en mille, jusqu'à
20,000 fr. inclusivement. Lorsque les parties désirent
faire usage d'effets au-dessus de 20,000 fr., le receveur
du timbre écrit à la main sur le papier le montant des
sommes ou valeurs que ces effets sont destinés à constater, avant que les parties puissent écrire et signer l'effet.

Cette partie de la législation a sa base dans la loi du
13 brumaire an VII (3 novembre 1798), laquelle a été
modifiée par plusieurs lois subséquentes [1] (a).

[1] M. Masson-Delongpré, t. II.

---

2 juillet 1862 (budget de 1863). Cet article est ainsi conçu : « A partir
« du 15 juillet 1862, le droit de timbre perçu à raison de la dimension
« du papier est fixé comme il suit : demi-feuille de petit papier,
« 50 cent.; — feuille de petit papier, 1 fr.; — feuille de moyen papier,
« 1 fr. 50 c.; — feuille de grand papier, 2 fr.; — feuille de grand
« registre, 3 fr. »

(a) La législation sous l'empire de laquelle écrivait M. Fœlix a été
profondément modifiée par la loi du 5 juin 1850, *relative au timbre des
effets de commerce, des bordereaux de commerce, des actions dans les socié-*

Les effets de commerce venant de l'étranger doivent être visés pour timbre avant qu'il en soit fait usage en France, et, à l'occasion de ce visa, le receveur perçoit une somme égale au montant du timbre proportionnel sur lequel l'effet aurait dû être écrit, s'il avait été créé en France (a). — Les autres actes venant de l'étranger sont également soumis au visa pour timbre de dimension, suivant l'étendue du papier qui y a été employé, avant qu'il

---

tés, *des obligations négociables des départements, communes, établissements publics et compagnies, et des polices d'assurances.* Ce qu'il y a de plus remarquable dans cette loi, c'est la sanction nouvelle qu'elle établit, particulièrement en ce qui concerne le timbre auquel sont soumis les effets de commerce. Ainsi, en cas de contravention, elle prononce d'abord (art. 4) que le souscripteur, l'accepteur, le bénéficiaire ou premier endosseur seront passibles chacun d'une amende de 6 0/0. De plus, l'effet sera privé des avantages que lui assurait la loi commerciale : le porteur se trouvera dans la même position que s'il n'avait pas fait le protêt en temps utile (art. 5). Enfin l'art. 8 annule la clause de *retour sans frais* relative à un effet non timbré ou non visé pour timbre.

Voy., pour plus de détails, le *Traité de droit commercial* de M. Bravard, t. III, p. 97 et suiv.

(a) Cette règle, déjà posée par la loi du 24 mai 1834 (art. 20), se retrouve dans l'art. 3 de la loi du 5 juin 1850. Quelle est la sanction ? Indépendamment de la sanction ordinaire, qui sera appliquée s'il y a lieu, le premier des endosseurs résidant en France, et, à défaut d'endossement en France, le porteur, sera passible de l'amende de 6 0/0 (Loi de 1850, art. 4, § 2).

Nous venons de supposer un effet créé à l'étranger et payable en France. L'art. 9 de la loi nouvelle prévoit le cas inverse ; il est ainsi conçu : « Les dispositions de la présente loi sont applicables aux lettres « de change, billets à ordre ou autres effets souscrits en France et « payables hors de France. » — Quant aux effets tirés de l'étranger sur l'étranger, qui ne sont, pour ainsi dire, qu'en transit sur notre territoire, ils demeurent exempts du timbre.

Comp. le *Traité de droit commercial* de M. Bravard, t. III, p. 107 et suiv.

en soit fait usage en France (*a*). Le défaut de visa avant l'usage entraîne une amende (*b*).

287. II. L'*enregistrement*. C'est une mention faite, sur des registres publics, des actes et jugements. Cette mention a un seul but légal, et qui ne se rapporte qu'aux actes sous seing privé, c'est d'en constater la date (art. 1328 du Code civil).

Les droits perçus par le receveur de l'enregistrement sont ou fixes ou proportionnels. Les droits fixes s'appliquent aux actes soit civils, soit judiciaires ou extrajudiciaires, qui ne contiennent ni obligation, ni libération, ni condamnation, ni collocation ou liquidation de sommes et valeurs, ni transmission de propriété, d'usufruit ou de jouissance de biens meubles ou immeubles. Les droits fixes sont de 1 fr. à 100 fr. — Les actes qui con-

---

(*a*) *Voy.* loi du 13 brumaire an VII, art. 13.

(*b*) La loi du 5 juin 1850 avait assujetti à un droit de timbre les actions et obligations émises par les sociétés françaises. Relativement aux actions et obligations émises par les sociétés étrangères, le décret du 17 juillet 1857, portant règlement pour l'exécution de la loi du 23 juin (budget de 1858), contient, dans son art. 11, les dispositions suivantes : « Le droit de timbre auquel sont assujetties les actions et obligations « émises par les sociétés françaises sera acquitté par les sociétés, com- « pagnies et entreprises étrangères dont les titres sont ou seront cotés « en France. Ce droit sera établi sur la quotité du capital déclaré, con- « formément à l'art. 10 du présent règlement, et payé suivant le mode « prescrit par les art. 22 et 31 de la loi du 5 juin 1850. — Un avis offi- « ciel inséré au *Moniteur* équivaudra à l'apposition du timbre. »

Enfin l'art. 6 de la loi du 13 mai 1863 (budget de 1864) soumet à un droit de timbre de 50 cent. par 100 fr. ou fraction de 100 fr. du montant de leur valeur nominale les titres de rentes, emprunts et autres effets publics des gouvernements étrangers. Ce droit a été porté de 50 cent. à 1 fr. par l'art. 7 de la loi du 8 juin 1864 (budget ordinaire de 1865). Aucune transmission des titres dont il s'agit ne peut avoir lieu avant que ces titres aient acquitté le droit de timbre.

tiennent obligation, libération, condamnation, collocation ou liquidation de sommes ou valeurs, ou transmission de propriété, d'usufruit ou de jouissance de biens meubles ou immeubles, soit entre-vifs, soit en cas de mort, sont soumis à des droits proportionnés aux valeurs dont il y est question, et ces droits varient de 25 c. par 100 fr. à 9 fr. par 100 fr.

Cette législation se trouve dans la loi du 22 frimaire an VII (12 décembre 1798) et autres lois subséquentes, dont la dernière est du 20 juillet 1837 [1] (a).

La loi du 6 prairial an VII (25 mai 1799) ordonna la perception, au profit de l'Etat, à titre de subvention ex-

[1] M. Masson-Delongpré, t. 1; MM. Championnière et Rigaud, *passim*.

(a) La loi du 18 mai 1850, portant fixation du budget des recettes de l'exercice 1850, contient des innovations notables sur la matière de l'enregistrement. Nous signalerons particulièrement la disposition de l'art. 10, aux termes de laquelle « les transmissions de biens meubles « à titre gratuit entre-vifs, et celles qui s'effectuent par décès, seront « assujetties aux diverses quotités de droit établies pour les transmis- « sions d'immeubles de la même espèce. » — La loi du 5 mai 1855 (art. 15) a rétabli aux quotités fixées par la loi du 22 frimaire an VII certains droits dont la réduction avait été prononcée en 1850.

La loi du 5 juin 1850, après avoir soumis (art. 14) à un timbre proportionnel chaque titre ou certificat d'action dans une société quelconque, ajoutait (art. 15) : « Au moyen du droit établi par l'article pré- « cédent, les cessions de titre ou de certificat d'action seront exemptes « de tout droit et de toute formalité d'enregistrement. » Mais cette dernière disposition a été abrogée par la loi du 23 juin 1857, dont l'article 6 assujettit à un *droit de transmission* de 20 cent. par 100 fr. de la valeur négociée toute cession de titres ou promesses d'actions et d'obligations dans une société, compagnie ou entreprise quelconque. *Voy.* sur ce point l'intéressant travail de M. Albert Leguay, docteur en droit : *Droits de timbre et de transmission sur les valeurs mobilières, examen critique et application de la loi du 23 juin 1857. Voy.* aussi le *Traité de droit commercial* de M. Bravard, t. I, p. 502 et suiv.

traordinaire de guerre, d'un décime par franc en sus des droits d'enregistrement, de timbre, etc. Cette loi, présentée comme transitoire, a été maintenue jusqu'à ce jour par les lois annuelles de finances, et les 10 c. sont toujours perçus en sus de chaque franc de droits de timbre et d'enregistrement (a).

288. Les *actes passés en pays étranger*, soit en forme authentique, soit sous seing privé, et dont on se propose de faire usage en France, soit par acte public, soit en justice ou devant une autorité constituée, doivent être enregistrés préalablement, et acquitter les mêmes droits que s'ils avaient été passés en France[1].

[1] Loi du 22 frimaire an VII, art. 23 et 42 (b). Ainsi les jugements rendus par les tribunaux étrangers sont passibles des mêmes droits que s'ils avaient été rendus en France, lorsque leur exécution est poursuivie sur des biens situés en France. Arrêt de la Cour de cassation, du 14 avril 1834. M. Masson-Delongpré, n° 3768; MM. Championnière et Rigaud, t. V (*Dictionnaire*), p. 19; *Mémorial*, t. IX, n° 3241.

(a) Loi du 14 juillet 1855, art. 5 : « Le principal des impôts et produits « de toute nature soumis au décime par les lois en vigueur sera augmenté d'un nouveau décime, à dater de la promulgation de la présente loi jusqu'au 1er janvier 1858. »

Loi du 23 juin 1857, art. 13 : « L'art. 5 de la loi du 14 juillet 1855 « continuera à recevoir son exécution pour l'exercice 1858, sauf en ce « qui concerne le second décime établi sur les droits d'enregistrement. » Cette disposition se retrouve dans les lois de budget des quatre années suivantes.

Loi du 2 juillet 1862, art. 14 : « Le principal des droits et produits « soumis au décime par les lois en vigueur et dont la perception est « confiée à l'administration de l'enregistrement, sera augmenté d'un « nouveau décime..... »

Loi du 8 juin 1864, art. 3 : « Il ne sera perçu, pour l'exercice 1865, « que moitié du second décime établi par la loi du 2 juillet 1862 sur « les droits et produits dont la perception est confiée à l'administration « de l'enregistrement. » — Même disposition dans la loi du 8 juillet 1865.

(b) Comp. M. Gabriel Demante, *Exposition raisonnée des principes de l'enregistrement*, 2e édition, n°s 823 et suiv.

Depuis longtemps, deux exceptions à la règle générale ont été consacrées : la première, à l'égard des actes passés en France portant transmission de la propriété ou de l'usufruit d'immeubles situés en pays étranger [1] ; la seconde, à l'égard des actes passés, en forme authentique seulement, dans les pays étrangers, contenant soit obligations, soit mutation d'objets mobiliers, lorsque les prêts et placements auront été faits et les livraisons promises ou effectuées en objets de ces pays, et stipulés payables dans les mêmes pays et dans les monnaies qui y ont cours [2].

Dans l'un et l'autre cas, les actes seront enregistrés au droit fixe de 10 francs [3].

La raison de droit de ces exceptions, c'est [4] que les lois constitutives du droit d'enregistrement sont des statuts réels, qui régissent les choses situées sur le territoire français, quels qu'en soient les propriétaires, et, réciproquement, qui ne peuvent atteindre les objets dont l'assiette est placée hors du royaume [5].

La première exception a également été appliquée, et par la même raison de droit, aux actes portant mutation de la propriété d'immeubles situés en pays étranger, passés devant notaires et autres officiers publics en France. En effet, le texte de l'art. 4 de la loi du 16 juin 1824 parle

---

[1] Avis du Conseil d'État, du 6 vendémiaire an XIV, approuvé le 10 brumaire. M. Masson-Delongpré, n° 599 ; MM. Championnière et Rigaud, t. IV, n° 3784.

[2] Avis du Conseil d'État, des 15 novembre et 12 décembre 1806. M. Masson-Delongpré, n° 601 ; MM. Championnière et Rigaud, t. IV, n° 3784.

[3] Loi du 16 juin 1824, art. 4 (a).

[4] Ce sont les paroles de MM. Championnière et Rigaud, t. IV, n°s 3784.

[5] Voy. *suprà*, n° 285.

(a) L'article ne s'occupe expressément que du premier cas.

de « tous actes translatifs de propriété, d'usufruit ou de jouissance de biens immeubles situés en pays étranger, » sans distinguer si ces actes ont été passés à l'étranger ou en France [1].

Aussi l'acte passé en France, et stipulant le prix du bail de biens immeubles situés en pays étranger, quoique ce prix soit payable en France, n'est passible d'aucun droit proportionnel [2].

Quant aux meubles, un arrêt de la Cour de cassation du 21 avril 1828 [3] a jugé, en s'appuyant de l'avis du Conseil d'Etat du 6 vendémiaire-10 brumaire an XIV, que la disposition de l'art. 4 de la loi de 1824 s'étend aux biens meubles : c'est encore une application de la raison de droit énoncée ci-dessus. Dans l'espèce de cet arrêt, il s'agissait du transport de rentes inscrites sur le grand-livre de la dette publique du royaume de Sardaigne (a). — Depuis cet arrêt on reconnaît, en thèse générale, que les actes passés en pays étranger, translatifs de biens meubles situés hors de France, ne sont passibles, en France, que du droit fixe de 10 francs. On a appliqué cette décision au transfert d'une rente viagère hypothéquée sur des biens situés en pays étranger, quoique cette rente soit payable en France. Mais il a été reconnu que la cession d'une créance sur un étranger est passible du droit proportion-

---

[1] M. Masson-Delongpré, n⁰ 600 ; MM. Championnière et Rigaud, t. IV, n⁰ˢ 3785 et 3786.

[2] *Ibid.*, n⁰ 3787.
[3] *Ibid.*, n⁰ 3792 ; *Mémorial*, t. III, n⁰ 792.

(a) Aujourd'hui, d'après la loi du 13 mai 1863, aucune transmission de titres de rentes, emprunts et autres effets publics des gouvernements étrangers, ne peut avoir lieu avant que ces titres aient acquitté le droit de timbre. *Voy.*, ci-dessus, p. 9, note *b*.

nel, si cette créance est exigible en France et en monnaie française [1] (*a*).

Après avoir parlé des transmissions entre-vifs de biens situés en pays étranger, nous passons au cas où la transmission s'opère par décès.

Les biens immeubles situés en pays étranger ne sont point passibles du droit de mutation, qu'ils fassent partie de la succession d'un étranger ou de la succession d'un Français mort en France, et lors même qu'ils sont dévolus à un héritier français et régnicole : tout dépend du lieu de la situation, c'est-à-dire du statut réel [2]. Par contre, les mutations par décès, au profit d'étrangers, d'immeubles situés en France, sont assujetties aux mêmes droits que si elles avaient lieu en faveur de Français [3] (*b*).

[1] M. Masson-Delongpré, n°s 3895-3899 ; MM. Championnière et Rigaud, n°s 3792 et 3793.
[2] MM. Championnière et Rigaud, t. IV, n°s 3784 et 3868.
[3] *Ibid.*, t. V (*Dictionnaire*), p. 50, n° 23 ; M. Masson-Delongpré, n° 714 ; *Mémorial*, t. XVII, p. 212.

(*a*) D'après le décret impérial du 17 juillet 1857 (art. 10), les sociétés, compagnies ou entreprises étrangères, autorisées à faire coter leurs actions et obligations soit à la Bourse de Paris, soit aux Bourses départementales, paient, pour leurs actions et obligations soumises à l'impôt, une taxe annuelle et obligatoire de 12 cent. par 100 fr., sans faire aucune distinction entre les titres nominatifs et les titres au porteur.

(*b*) Cette idée que la loi fiscale est un statut réel et qu'en conséquence l'administration de l'enregistrement n'a rien à percevoir sur les immeubles situés en pays étranger, cette idée a servi de base à une jurisprudence qui nous a toujours paru bien rigoureuse. Supposons une succession à laquelle sont appelés pour parts égales deux héritiers, et qui se compose : 1° d'immeubles situés en France ; 2° d'immeubles de même valeur situés en pays étranger : si les biens de France sont mis au lot de l'héritier Primus, les biens étrangers au lot de l'héritier Secundus, Primus devra payer un droit de soulte (4 fr. par 100 fr.) pour la moitié des immeubles ainsi mis dans son lot. En un mot, toutes les fois que, par l'effet du partage, un héritier se trouve avoir dans les

Quant aux meubles incorporels, il a été décidé que les droits sont dus sur les créances résultant d'obligations souscrites en France par des sujets français, et hypothéquées sur des immeubles situés dans le royaume, bien qu'elles se trouvent dans la succession d'un étranger, ouverte même hors de France. Arrêts de la Cour de cassation des 27 juillet 1819, 16 juin et 10 novembre 1823, et 29 août 1837 [1]. Un avis du Conseil d'Etat, comité des finances, du 11 février-11 mars 1829, en décidant dans

[1] M. Masson-Delongpré, n° 719. MM. Championnière et Rigaud, t. IV, n° 3871; t. V (*Dictionnaire*), p. 50, n° 25; p. 51, n°s 30, 31 et 32. *Mémorial*, t. II, n° 560; t. V, n° 1509 t. XII, n° 4496.

biens de France plus que la valeur de sa part indivise dans ces mêmes biens, le fisc le considère comme ayant acheté l'excédant. « En effet, dit-on, la régie ne doit avoir aucun égard aux biens situés hors du territoire français; elle doit procéder pour la perception des droits comme si la succession n'était composée que des biens situés en France. Tout au plus y aurait-il lieu de déroger à ce principe dans le cas prévu par l'art. 2 de la loi du 14 juillet 1819, si, la succession étant dévolue à des héritiers étrangers et à des héritiers français, ceux-ci se trouvaient exclus, en vertu de lois ou coutumes locales, des biens situés en pays étranger. » Cette doctrine est appliquée dans plusieurs arrêts de la Cour de cassation, et notamment dans un arrêt de cassation du 29 août 1848 (Dev.-Car., 48, 1, 624). Voy. aussi un jugement du tribunal d'Avesnes, du 3 juillet 1858 (*Répert. périod.* de M. Garnier, 1858, art. 1017). — En matière de communauté, la Cour de cassation a reconnu, le 15 décembre 1858, «qu'on ne peut assimiler à une soulte le prélèvement des « reprises de la veuve opéré par elle sur des biens situés en pays étran- « ger; qu'un pareil prélèvement est un acte préparatoire du partage, « et qu'il ne peut avoir aucune influence sur les droits auxquels ce « même partage peut donner ouverture; qu'aucune assimilation ne « saurait être faite entre un pareil prélèvement et la disposition intrin- « sèque par laquelle des copartageants, après s'être réparti inégalement « les biens héréditaires situés en France, auraient compensé cette iné- « galité par l'abandon des biens dépendants de la même succession, « mais situés en pays étranger» (Dev.-Car., 59, 1, 257).

le même sens, a ajouté que les obligations doivent être payables en monnaie française[1]. Par suite, il a été reconnu que les obligations de l'emprunt romain, qui sont remboursables en capital et intérêts à Paris, et en monnaie française, sont soumises au droit de mutation par décès[2] (a), mais qu'il en est autrement des créances dues par des étrangers et payables en pays étranger, qui dépendent de successions ouvertes en France au profit de régnicoles[3] (b).

Les meubles corporels situés en pays étranger sont exempts du droit de mutation par décès[4]; mais les effets mobiliers délaissés en France par un étranger sont assujettis aux droits[5].

[1] M. Masson-Delongpré, n° 720; *Mémorial*, t. IV, n° 1180.

[2] M. Masson-Delongpré, n° 721.

[3] M. Masson-Delongpré, n° 722. MM. Championnière et Rigaud, t. IV, n° 3870; t. V (*Dictionnaire*), p. 51, n° 34. *Mémorial*, t. IV, n° 1107; t. VI, n° 2056; t. IX, n° 3521; t. X, n° 3824.

[4] MM. Championnière et Rigaud, t. IV, no 3870; t. V (*Dictionnaire*), p. 51, n°s 34 et 35. M. Masson-Delongpré, n° 722, v°s *Marchandises consignées*.

[5] MM. Championnière et Rigaud, t. V (*Dictionnaire*), p. 50, n° 24; *Mémorial*, t. VIII, n° 3148.

(a) Comp. l'arrêt de la Cour de cassation du 20 janvier 1858 (*Répert. pér.* de M. Garnier, 1858, art. 981), et le jugement du tribunal de Vaenciennes, du 9 août 1860 (Même *Répert. pér.*, 1860, art. 1373).

(b) Aux termes de la loi du 18 mai 1850 (art. 7), les mutations par décès et les transmissions entre-vifs à titre gratuit d'inscriptions sur le grand-livre de la dette publique sont soumises aux droits établis pour les successions ou donations; il en est de même des mutations par décès, de fonds publics et d'actions des compagnies ou sociétés d'industrie et de finance étrangers, dépendant d'une succession régie par la loi française, et des transmissions entre-vifs à titre gratuit de ces mêmes valeurs au profit d'un Français. La loi du 13 mai 1863 (art. 11) a étendu aux *obligations* ce que la loi de 1850 avait établi seulement pour les *actions*. — Le tribunal civil de Rouen, par son jugement du 22 juin 1864, décide qu'il y a *succession régie par la loi française* dès l'instant que le défunt avait établi son domicile en France, même sans l'autorisation du Gouvernement (*Rép. pér.* de M. Garnier, 1865, article 1983).

Des règles spéciales ont été établies relativement aux successions des ambassadeurs ou ministres étrangers décédés en France dans l'exercice de leurs fonctions. Les meubles et effets mobiliers à leur usage ne sont pas soumis au paiement des droits [1] ; il en est autrement des rentes et créances qui leur sont dues par des Français et payables en France, telles que les rentes inscrites au grand-livre de la dette publique [2]. De même, les droits sont dus à raison des immeubles que l'ambassadeur possédait en France [3].

En ce qui concerne les consuls, il a été jugé que l'argent comptant et le mobilier délaissés par la femme commune en biens d'un consul accrédité en France sont exempts du droit, mais que ce droit doit être perçu sur les créances civiles et commerciales de la même succession [4].

289. III. Les *droits de greffe*. Ces droits consistent : 1° dans l'impôt perçu lors de la mise au rôle des tribunaux et Cours de chaque cause contentieuse ; — 2° dans le droit établi pour la rédaction et transcription de certaines déclarations que la loi prescrit de faire aux greffes des tribunaux (tels sont les actes de renonciation aux successions ou d'acceptation sous bénéfice d'inventaire) ; — 3° dans le droit d'expédition des jugements et des actes faits ou déposés au greffe. — Ces droits sont également augmentés du décime par franc (a).

[1] MM. Championnière et Rigaud, t. V (*Dictionnaire*), p. 50 et 51, n° 27; M. Masson-Delongpré, n° 723.
[2] MM. Championnière et Rigaud, *ibid.*, n°s 26 et 28.
[3] *Ibid.*, n° 28.
[4] M. Masson-Delongpré, n° 724.

(a) *Voy.* ci-dessus, p. 10 et 11.

Les droits de greffe ont été établis par la loi du 21 ventôse an VII (11 mars 1799) ; cette loi a été suivie de plusieurs autres dispositions, dont la dernière est la loi du 23 juillet 1820 [1].

L'administration de l'enregistrement perçoit les mêmes droits sur les jugements et actes rendus ou passés en pays étranger dont on fait usage en France.

290. IV. Les *droits d'hypothèque et de transcription*. La loi du 21 ventôse an VII, art. 19 et suiv., a établi, au profit du trésor public, un droit sur l'inscription des créances hypothécaires et un droit sur la transcription des actes emportant mutation de propriétés immobilières. L'un et l'autre sont soumis à l'augmentation d'un décime par franc, aux termes de la loi du 6 prairial an VII (*a*). Le premier de ces droits continue d'être perçu par les conservateurs des hypothèques, qui touchent, en outre, un autre droit, à titre de salaire. Le droit sur la transcription des actes emportant mutation de propriétés immobilières (1 fr. 50 c. par 100 fr.) est maintenant perçu lors de l'enregistrement de l'acte, aux termes des art. 52 et 54 de la loi du 28 avril 1816, et le conservateur ne touche, lors de la transcription, que la somme à lui due à titre de salaire [2] (*b*).

[1] M. Masson-Delongpré, *Code annoté des droits de greffe.*

[2] M. Masson-Delongpré, *Code annoté des droits d'hypothèque.*

(*a*) L'augmentation est aujourd'hui d'un décime et demi. *Voy.* ci-dessus, p. 11, note *a*.

(*b*) L'art. 54 de la loi de 1816 a donné lieu à beaucoup de difficultés dans la pratique : on a eu bien souvent à se demander quels sont précisément les actes qui, dans le sens de la loi, *sont de nature à être transcrits.* Il y a eu notamment des discussions très-vives au sujet de la licitation , lorsque l'un des cohéritiers se rend adjudicataire. —

On voit que les droits d'hypothèque et de transcription ne frappent que les immeubles situés en France et les droits réels établis sur ces immeubles.

291. En *Belgique* et dans le *royaume des Pays-Bas*, les droits de timbre, d'enregistrement, de greffe, d'hypothèque et de transcription existent encore tels qu'ils étaient établis en France avant 1814, à quelques légères modifications près, qui ont été introduites par les lois des 27 décembre 1817 et 31 mai 1824 [1] (a).

292. Dans la *Bavière rhénane* [2] et dans la *Hesse rhénane* [3], les droits de timbre et d'enregistrement continuent à être perçus selon les dispositions des lois françaises antérieures à 1814.

Dans la *Prusse rhénane*, la législation française sur ces matières a été remplacée par la loi générale du 7 mars 1822, dont nous parlerons *infrà*, n° 297. Cependant rien n'a été changé, dans la Prusse rhénane, quant à l'effet de l'enregistrement sur la date des actes sous seing privé (art. 1328 du Code civil). Cet effet de la formalité a été séparé de la partie financière, et on a établi, aux greffes

[1] *Tarif des droits de timbre, d'enregistrement*, etc., par Sanfourche-Laporte (Bruxelles, 1824).

[2] Siebenpfeiffer, t. V, p. 430-435.

[3] Loi du 8 juin 1821. — M. Bopp, *le Jurisconsulte*, p. 645.

Nous devons signaler, dans la loi du 23 mars 1855, *sur la transcription en matière hypothécaire*, un art. 12, ainsi conçu : « Jusqu'à ce « qu'une loi spéciale détermine les droits à percevoir, la transcription, « des actes ou jugements qui n'étaient pas soumis à cette formalité « avant la présente loi est faite moyennant le droit fixe d'un franc. » Nous aurons occasion de revenir sur cette loi du 23 mars 1855.

(a) Le Gouvernement belge perçoit l'impôt successoral, même sur des immeubles situés en France, par cela seul qu'ils dépendent d'une succession ouverte en Belgique. *Voy.* la séance du Corps législatif du 12 juillet 1860.

des justices de paix, des registres d'enregistrement destinés à l'inscription des actes auxquels les citoyens désirent donner une date certaine : cet enregistrement a lieu moyennant un droit fixe, pour toute espèce d'actes, de 2 gros d'argent (25 centimes)[1].

293. Dans le royaume des *Deux-Siciles*, les parties sont obligées d'employer du papier timbré, et il existe des droits d'enregistrement analogues à ceux établis en France[2].

294. Le grand-duché de *Toscane* a également son papier timbré et son droit d'enregistrement[3]. Les actes passés en pays étranger et concernant des biens situés en Toscane sont soumis aux mêmes droits proportionnels que s'ils étaient faits dans le grand-duché; *vice versâ*, les actes passés en Toscane et concernant des biens situés en pays étranger ne sont sujets qu'à un droit fixe de 3 lire (2 fr. 55 c.). Ce droit est également dû sur tous les actes passés en pays étranger, et dont il est fait usage dans le grand-duché[4]. Les lettres de change venant de l'étranger doivent être visées pour timbre avant toute négociation dans l'intérieur, sous peine d'amende[5].

295. Les lois du royaume de *Sardaigne* ont établi une formalité qui a beaucoup d'analogie avec l'enregistrement institué en France; elle porte le nom d'*insinuation*, et elle a sur l'enregistrement français l'avantage de donner une plus grande publicité aux contrats et aux actes de dernière volonté.

Cette formalité, qui paraît avoir une origine ancienne[6],

---

[1] Voy. la *Revue étrangère*, t. I, p. 665.

[2] *Dictionnaire de procédure* (traduction), v⁰ *Bollo*, dans les notes.

[3] *Répertoire du droit toscan*, vˡˢ *Bollo della carta*, et v⁰ *Registro (Dazio de)*.

[4] *Ibid.*, v⁰ *Registro (Dazio de)*, nᵒˢ 6, 27, 35 et 39.

[5] *Ibid.*, vⁱˢ *Bollo della carta*, nᵒˢ 19 et suiv.. 39 et 58.

[6] *Répertoire de jurisprudence*, v⁰ *Piémont*, § 2, n⁰ 9; § 3, n⁰ 16.

a été rétablie depuis la Restauration par un édit de
S. M. Sarde en date du 10 mai 1816[1]; elle a été développée par les art. 1420 et suiv. du Code civil. L'art. 1420 est
ainsi conçu : « Les actes publics passés par-devant no-
« taire, et renfermant soit des contrats, soit des disposi-
« tions de dernière volonté, ne peuvent être produits en
« justice ni être employés à aucun autre usage, s'ils n'ont
« été insinués dans les formes voulues par les règlements
« en vigueur. » — L'art. 1432 ajoute : « L'insinuation
« s'opère par le dépôt que fait le notaire ou tout autre of-
« ficier public, dans le terme fixé par les lois sur la ma-
« tière, d'une copie de l'acte qu'il a reçu, aux archives
« établies pour cet objet dans chaque district ou arron-
« dissement d'insinuation. » — L'art. 1423 énumère
d'autres actes publics soumis à l'insinuation, et l'art. 1424
signale les actes publics dispensés de cette formalité. —
L'art. 1425 est ainsi conçu : « Les titres sous seing privé
« peuvent être insinués sur la demande de l'une des par-
« ties, quoique cette formalité n'ait pas été convenue : elle
« a pour objet de donner à ces titres une date certaine,
« et d'en assurer la conservation dans les archives de
« l'insinuation. » — L'art. 1426 porte ce qui suit : « Les
« contrats, actes et écrits passés en pays étranger ne peu-
« vent être employés dans les États (sardes) sans avoir
« été insinués, lorsque, d'après leur nature ou leur objet,
« ils sont assujettis à cette formalité. Elle devra être
« remplie dans le terme fixé par les règlements en vigueur,
« lorsque ces actes porteront transmission de propriété ou
« d'usufruit, à quelque titre que ce soit, d'immeubles
« situés dans les États. »

[1] Mansord, t. I, § 329.

Cette dernière disposition rentre dans la doctrine que nous avons établie *suprà*, n° 285.

296. En *Espagne*, l'emploi du papier timbré est prescrit pour les écritures publiques, à peine de nullité[1].

297. Dans les *Etats allemands*, il n'existe point de droits d'enregistrement tels qu'ils sont établis en France ; par contre, la législation a créé des droits de timbre, qui sont ou fixes ou proportionnels, suivant la nature des actes ou jugements, et d'après la valeur qui en fait l'objet. Ces droits se perçoivent par la vente du papier timbré, dont l'emploi est prescrit sous peine d'amende. Les transmissions par succession sont assujetties à des droits perçus de la même manière.

La législation *prussienne* sur la matière[2] sanctionne d'une manière plus formelle encore que celle de la France le principe que l'impôt n'atteint que les objets dont l'assiette se trouve dans le royaume. Ainsi, tous les actes dont on ne doit faire usage qu'en pays étranger sont exempts du timbre[3]. Les actes d'aliénation d'immeubles et de droits immobiliers situés en pays étranger, ainsi que les transmissions par décès des mêmes objets, ne sont pas assujettis au timbre proportionnel[4]. — Les actes faits à l'étranger, et ayant pour objet des valeurs qui se trouvent dans l'intérieur, seront timbrés par l'annexe du papier proportionnel dans la quinzaine du retour de la partie contractante sur le territoire du royaume[5]. Cette formalité n'est pas exigée à l'égard des procurations données

---

[1] Sala, liv. 3, Tit. 4, n° 8.

[2] La *Revue étrangère et française* en a publié une analyse. *Voy.* t. 1, p. 663 et suiv.

[3] Rescrit du ministre de l'intérieur du 6 février 1830 (*Annales* de M. de Kamptz. vol. XIV, 1830, p. 19).

[4] Tarif faisant suite à la loi du 7 mars 1822, v° *Contrats de vente (Kaufverträge)*; §9. *b*, de la même loi. *Voy.* la *Revue étrangère.* t. 1, p. 667

[5] *Ibid.*, §12. *Revue étrangère*, p. 668.

par des étrangers en pays étranger et destinées à être employées en Prusse[1]. — Les lettres de change tirées de l'étranger ne sont soumises au timbre qu'autant qu'elles se trouvent payables en Prusse ; si le lieu du paiement est à l'étranger, elles ne sont pas soumises au timbre à l'occasion de leur négociation dans le royaume[2].

298. Les *lois autrichiennes* des 5 octobre 1802, 27 janvier 1840 et 7 janvier 1841 [3], renferment des dispositions analogues. Aux termes de ces lois, parmi les actes passés en pays étranger, plusieurs sont exempts des droits de timbre, les autres n'y sont soumis qu'autant qu'il en est fait usage devant les autorités autrichiennes [4].

299. En *Bavière,* l'impôt du timbre se trouvait déjà établi lors de la rédaction du Code civil (1753) [5], il a été maintenu par des lois postérieures [6].

300. Dans le royaume de *Hanovre*, la loi du 21 octobre 1834 a établi un timbre fixe et un timbre proportionnel [7].

Le royaume de *Saxe* possède une loi analogue, de l'année 1819.

301. En *Angleterre*, on ne connaît également pas de droits d'enregistrement, dans le sens de la législation française : il y a un timbre proportionné à la valeur qui fait l'objet de l'acte, du jugement ou de la succession [8]. Les dernières lois sur la matière sont les stat. 55, George III, chap. 184 (1815), et 4 et 5, Guillaume IV (1834). Cette législation offre cette particularité que les

---

[1] Décision du directeur général des impôts indirects, du 27 décembre 1837.
[2] *Ibid.*, § 20. *Revue étrangère*, p. 669.
[3] Voy. la *Revue étrangère*, t. VII, p. 847; t. VIII, p. 430.
[4] M. de Püttlingen, § 128.
[5] Code civil, part. 4, ch. 1, § 6.
[6] Novelles, p. 432.
[7] M. Ebhard, t. V, p. 718 et suiv.
[8] Tomlins, *Law Dictionary*, v° *Stamp-Duties*. — *Cabinet Lawyer*, même mot.

lettres de change écrites sur d'autre papier que celui qui est frappé préalablement du timbre proportionnel sont déclarées nulles, et entraînent, en outre, une amende de 50 livres sterling. Du reste, les lettres de change tirées de l'étranger, et qui sont négociées ou payables dans l'un des royaumes-unis, ne sont pas soumises au timbre; mais les billets à ordre ou promesses de payer le sont [1].

L'*Ecosse* est régie, en cette matière, par les mêmes lois [2].

302. En *Russie,* il existe également une taxe du timbre[3], dont il est plusieurs fois fait mention dans le Code civil (par ex., addition II à l'art. 561).

CHAPITRE II.

DE LA MISE EN GROSSE ET DE L'APPOSITION DE LA FORMULE EXÉCUTOIRE.

Sommaire.

303. Etats dans lesquels cette formalité se trouve établie.
304. Législation des autres Etats.
305. Des conflits de lois en cette matière.

303. La double formalité de la mise en grosse et de l'apposition de la formule exécutoire n'est connue qu'en France[4] et dans les Etats qui ont adopté la législation française ou qui l'ont prise pour modèle. Ainsi on la trouve en Belgique, dans la Prusse rhénane, la Bavière

---

[1] Voy. *la Revue étrangère*, t. II, p. 309; M. Schulin, *Lois relatives aux lettres de change*, p. 242-265; p. 295 et 296.
[2] M. Burton, part. 10, ch. 2, sect. 7, p. 346-348.
[3] Voy. la *Revue étrangère*, t. II, p. 405.
[4] Code de procédure civile, art. 146, 433 et 545.

rhénane, la Hesse rhénane, dans les Deux-Siciles [1], à Genève [2], à Rome [3] et dans les Pays-Bas [4]. Dans ces divers États, et conformément aux textes que nous citons en note, les expéditions des jugements sont intitulées au nom du roi ou du prince souverain [5], et terminées par un mandement aux officiers de justice; les greffiers des Cours et tribunaux sont autorisés à signer et à délivrer les expéditions en cette forme. Aux termes des mêmes textes, les notaires sont autorisés à signer et à délivrer dans la même forme les expéditions des actes reçus par eux. Ces expéditions exécutoires des actes prennent la dénomination de *grosse*.

304. Dans les autres États, celui qui a obtenu le jugement, ou au profit duquel un acte a été passé, doit s'adresser à une autorité judiciaire, à l'effet d'obtenir un ordre d'exécution du jugement : cet ordre est transmis à un officier inférieur de justice, qui procède ensuite à l'exécution du jugement. Quant aux actes reçus par les officiers publics, il faut, en règle générale, commencer par obtenir un jugement qui les confirme et en sanctionne l'exécution [6].

305. Les contestations qui peuvent s'élever sur la validité de l'expédition du jugement ou de la mise en grosse de l'acte reçu par un notaire ou autre officier public, et sur les formes à observer à ce sujet, sont décidées d'a-

---

[1] Code de procédure civile, art. 239 et 655.

[2] Code de procédure civile, art. 110, 370 et 375.

[3] *Motu proprio* du 10 novembre 1834, art. 609, 610, 1412 et 1413.

[4] Code de procédure civile, art. 430, 434 et 436.

[5] A Genève, au nom des syndics et conseils de la république (du pouvoir exécutif) : art. 110 du même Code; art. 53 de la loi sur l'organisation judiciaire du 5 décembre 1832. — A Rome, au nom du Saint-Père : article 609 du *Motu proprio*, cité ci-dessus.

[6] Voy. *infrà*, le chapitre V du Titre VII *De l'exécution des actes*.

près les lois de l'Etat dans lequel l'expédition ou la grosse a été délivrée ou demandée[1].

CHAPITRE III.

DE L'INSCRIPTION OU DE LA TRANSCRIPTION DE L'ACTE OU DU JUGEMENT SUR UN REGISTRE PUBLIC, ET DES AUTRES PUBLICATIONS DES MÊMES ACTES ET JUGEMENTS.

Sommaire.

306. Enumération de ces formalités. Leurs effets.
307. Législation française.
308. Lois étrangères.
309. Du conflit des lois en matière de formalités concernant les inscriptions hypothécaires et les transcriptions.
310. Du conflit des lois en matière d'interdiction, de nomination de conseil ou de séparation de biens.
311. *Idem*, en matière de publicité des actes de société.
312. *Idem*, des déclarations de faillite.
313. *Idem*, des formalités relatives aux poursuites d'exécution.

306. Dans plusieurs cas, les lois ordonnent qu'il sera fait mention des actes ou jugements dans des registres publics (*inscription*), ou que les uns ou les autres seront copiés littéralement sur d'autres registres publics (*transcription*). Quelquefois aussi le législateur a ordonné que les actes ou jugements fussent publiés par d'autres voies, comme par l'affiche, dans des lieux publics, de copies ou d'extraits imprimés, ou par l'insertion de ces extraits dans les journaux.

Ces différents modes de publicité forment le complément de l'acte ou du jugement, et, à défaut de l'accomplissement de ces formalités, l'acte ou le jugement est

[1] Voy. *suprà*, n° 125 et suiv.

quelquefois regardé comme nul et non avenu ; dans d'autres cas, du moins, l'un et l'autre ne sortent pas tous les effets que la loi y attacherait si lesdites formalités avaient été remplies.

307. La législation française renferme un grand nombre de dispositions qui prescrivent la publicité des actes ou jugements. Nous signalerons : l'inscription des priviléges sur les immeubles, ainsi que des hypothèques conventionnelles et judiciaires [1] (a) ; — la transcription des actes ou jugements portant mutation de propriétés immobilières [2], et des contrats de mariage de commerçants [3] (b) ; — l'inscription du jugement portant interdic-

----

[1] Art. 2106 et suiv.; art. 2134; articles 2148 et 2150 du Code civil.

[2] Art. 2181 du Code civil.

[3] Art. 67 du Code de commerce.

(a) En principe, la nécessité de l'inscription existe aussi bien pour les hypothèques *légales* que pour les hypothèques *conventionnelles* ou *judiciaires* (C. Nap., art. 2134). Seulement, l'hypothèque légale des mineurs et interdits sur les biens du tuteur, l'hypothèque légale des femmes mariées sur les biens du mari, se conservent, au moins sur les biens non aliénés par le tuteur ou par le mari, indépendamment de toute inscription (C. Nap., art. 2135). La loi du 23 mars 1855 est venue restreindre un peu la faveur attachée à ces hypothèques légales. Aux termes de l'art. 8 de cette loi, « si la veuve, le mineur devenu majeur, l'interdit relevé de l'interdiction, leurs héritiers ou « ayant-cause, n'ont pas pris inscription dans l'année qui suit la disso- « lution du mariage ou la cessation de la tutelle, leur hypothèque ne « date, à l'égard des tiers, que du jour des inscriptions prises ultérieu- « rement. » De plus, quand la femme cède son hypothèque légale, ou y renonce, le cessionnaire n'est saisi, à l'égard des tiers, que par l'inscription prise à son profit ou par la mention de la subrogation en marge de l'inscription préexistante (art. 9).

(b) Sous l'empire du Code Napoléon et du Code de procédure, la transcription des actes portant mutation de propriétés immobilières n'était pas considérée comme nécessaire en général, pour qu'il y eût translation *erga omnes*. Mais cette transcription était néanmoins utile

tion, ou nomination d'un conseil, sur les tableaux qui doivent être affichés dans la salle de l'auditoire et dans les études des notaires de l'arrondissement [1] ; — l'affiche du jugement de séparation de biens [2] (a) ; — l'affiche d'un extrait des actes de société en nom collectif ou en commandite, des actes de continuation ou de dissolution des mêmes sociétés, et l'insertion de ces extraits dans les journaux [3] (b) ; — les affiches et insertions des jugements

---

[1] Art. 501 du Code civil.
[2] Art. 1445 du Code civil.

[3] Art. 42 et 46 du Code de commerce.

à beaucoup d'égards (art. 939 et suiv., 1069 et suiv., 2108, 2180, 2181, 2198 du Code Napoléon, et 834 du Code de procédure). Aujourd'hui, d'après la loi du 23 mars 1855, le principe est que je ne puis acquérir entre-vifs sur un immeuble un droit opposable aux tiers que moyennant la transcription (art. 1, 2 et 3) ; de même, tout jugement qui prononce la résolution, nullité ou rescision d'un acte transcrit doit être mentionné en marge de la transcription (art. 4).

Quant aux *contrats de mariage des commerçants*, que M. Fœlix indique à côté des *actes portant mutation de propriétés immobilières*, ce n'est nullement à une transcription qu'ils sont soumis : un extrait est seulement transmis au greffe du tribunal et à la chambre des avoués et notaires, pour être exposé pendant un an sur un tableau à ce destiné. — Aujourd'hui, d'après la loi du 10 juillet 1850, une sorte de publicité est donnée au régime matrimonial de toutes personnes : les tiers peuvent, en consultant l'acte de célébration, savoir s'il a été fait un contrat de mariage ; s'il en a été fait un, c'est à eux à refuser de traiter avec les époux tant que les clauses dudit contrat ne leur auront pas été communiquées.

(a) Le jugement qui prononce la séparation de corps doit également être rendu public (art. 880 du C. de procéd. civ.).

(b) Quant aux sociétés anonymes, le décret qui les autorise doit être affiché avec l'acte d'association (art. 45 du C. de comm.). De plus, l'administration a l'habitude de prescrire, en accordant son autorisation, des conditions supplémentaires de publicité, telles que l'insertion au *Moniteur* et au *Bulletin des lois*.

de déclaration de faillite [1], des actes de poursuite en matière de saisie-exécution [2], de saisie-brandon [3], de saisie de rentes constituées [4], de saisie immobilière [5], et la transcription de cette saisie ainsi que de sa dénonciation [6]; — l'affiche et l'insertion dans les journaux d'un extrait de la demande en séparation de biens [7] (b).

308. Les Codes auxquels ceux de la France ont servi de modèle prescrivent ces mêmes formalités en tout ou en partie, et la plupart de ces Codes ont introduit des améliorations notables dans le système français, surtout en ce qui concerne l'inscription des priviléges et des hypothèques, ainsi que la transcription des actes de mutation de la propriété des immeubles. Nous parlerons ailleurs de ces améliorations. Ici, nous nous bornerons à renvoyer aux dispositions analogues à celles du Code français qui se trouvent dans le Code civil de Bade [8], dans celui des Deux-Siciles [9], dans le Code du canton de Vaud [10], dans le Code civil sarde [11], dans le *Motu proprio* de Sa

---

[1] Art. 442 *ibid.*

[2] Art. 617 et suiv. du Code de procédure civile.

[3] Art. 629 et suiv. du même Code.

[4] Art. 645 et suiv. du même Code.

[5] Art. 696 et suivants du même Code (a).

[6] Art. 678 *ibid.*

[7] Art. 866 et suiv. *ibid.*

[8] L'ordre des articles de ce Code est le même que celui du Code français.

[9] Art. 1992, 2020, 2040, 2042, 2044 et 2075, 424 et 1409.

[10] Art. 1593, 1594. *Voy.* M. Odier, p. 102; et l'article de M. Steven-van-Muyden, dans la *Revue étrangère*, t. IX, p. 554.

[11] Art. 2202 et suiv.; art. 2214 et suiv.; art. 2235 et suiv.; art. 2303.

(a) L'art. 696 a été rectifié par la loi du 21 mai 1858.

(b) A l'énumération donnée par M. Fœlix dans ce n° 307, nous ajouterons un cas remarquable, celui de l'art. 958 du Code Napoléon. Le donateur d'immeuble, qui demande la révocation pour cause d'ingratitude, doit faire inscrire un extrait de sa demande en marge de la transcription, afin de n'avoir plus à craindre que des droits réels s'établissent à son préjudice du chef du donataire.

Sainteté le pape, du 10 novembre 1834 [1], dans la loi toscane du 2 mai 1836 [2], et dans le Code civil des Pays-Bas [3].

Les législations allemandes renferment des dispositions
analogues concernant l'inscription des droits de propriété
et des droits réels sur les immeubles dans des registres
publics [4].

Les dispositions du Code civil français relatives à la
publication d'un extrait des jugements portant interdiction ou nomination d'un conseil ont été reproduites,
avec des modifications quant aux formes, dans le Code
de Bade [5], dans celui des Deux-Siciles [6], dans le Code civil du canton de Vaud [7], dans le Code civil sarde [8], dans le
Motu proprio de 1834 [9], et dans le Code civil des Pays-
Bas [10].

Il en est de même de la disposition relative à la publication des jugements de séparation de biens, qu'on retrouve dans le Code de Bade [11], dans celui des Deux-Siciles [12] et du canton de Vaud [13]; elle n'a pas été reproduite
dans le Code sarde [14]; le Code des Pays-Bas a seulement
ordonné la publicité de la demande [15].

Les dispositions relatives à la publication des actes de
constitution, de modification ou de dissolution d'une
société commerciale, se retrouvent dans les Codes de

---

[1] Art. 92 et suiv.; art. 131 et suiv.;
art. 183.
[2] Art. 36, 39, 40, 64, 81, 97, 98
et 99.
[3] Art. 710, 780 et 842.
[4] M. Mittermaier les a analysées
dans un article des *Archives de la jurisprudence*, t. XVIII, p. 149 et suiv.;
p. 431 et suiv.; t. XIX, p. 126. Un extrait de ce travail se trouve dans l'ouvrage de M. Odier, p. 115 et suiv.

[5] Art. 501.
[6] Art. 424.
[7] Art. 303.
[8] Art. 383.
[9] Art. 1596.
[10] Art. 498.
[11] Art. 1445.
[12] Art. 1409.
[13] Art. 303.
[14] *Voy.* les art. 1546 et suiv.
[15] Art. 242.

commerce de Bade[1] et des Deux-Siciles[2], de Rome[3], d'Espagne[4], de Portugal[5] et des Pays-Bas[6]. Cette publication est également prescrite en Autriche[7], en Prusse[8] et dans le royaume de Sardaigne[9]; en Angleterre[10], la dissolution de la société doit seule être rendue publique.

La publication des déclarations de faillite est également prescrite dans le Code de procédure civile de Bade[11], dans le Code de commerce des Deux-Siciles[12], à Rome[13], en Espagne[14], en Portugal[15], dans le royaume de Sardaigne[16], et dans les Pays-Bas[17], comme aussi en Autriche[18], en Prusse[19], en Bavière[20], dans les pays régis par le droit commun[21], et en Angleterre[22].

Les formalités prescrites par le Code de procédure civile français pour assurer la publicité des poursuites exercées sur les immeubles du débiteur se retrouvent, avec des modifications, dans les lois étrangères calquées sur le Code français. Nous citerons le Code de procédure civile pour le canton de Genève, décrété le 29 septembre 1819; les lois rendues pour la Bavière rhénane (1er juin 1822), pour la Prusse rhénane (1er août 1822), pour la Hesse rhénane (29 avril 1824 et 24 juillet 1830), pour le royaume de Sardaigne (16 juillet 1822); la loi

---

[1] Art. 42 et 46.
[2] *Ibid.*
[3] Art. 41-43.
[4] Art. 22, 26, 31, 290, 292.
[5] Art. 598 et 602.
[6] Art. 23, 24, 26, 28 et 31.
[7] Code civil, art. 1179 et 1214. M. Winiwarter, *Commentaire*, §§ 276 et 297.
[8] Code général, part. 2, Tit. 8, §§ 618, 619, 627, 628, 658 et suiv.
[9] Lois et constitutions, liv. 2, Tit. 16, ch. 5, art. 3 et 5.
[10] Smith, p. 28 et 29.
[11] Art. 846 et suiv.
[12] Art. 442.
[13] Art. 451.
[14] Art. 1044.
[15] Art. 41.
[16] Lois et constitutions, liv. 2, Titre 16, ch. 6, art. 9.
[17] Art. 793.
[18] Ordonnance du 1er mai 1781, §§ 7 et 9.
[19] Code de procédure civile, part. I, Tit. 50, § 109.
[20] *Ibid.*, ch. 19, § 3.
[21] Martin, § 328; M. de Linde, § 436; Bayer, § 49.
[22] Voyez la *Revue étrangère*, t. I, p. 433.

des Deux-Siciles, du 29 décembre 1828, et le Code de procédure civile des Pays-Bas [1]. Des dispositions analogues existent en Autriche [2], en Prusse [3], en Bavière [4], en Bade [5], etc.

309. Les formalités prescrites pour les inscriptions des priviléges et hypothèques et autres droits réels, et pour les transcriptions des actes de mutation de propriétés immobilières, sont régies par la loi du lieu de la situation de l'immeuble grevé ou aliéné : elles appartiennent au statut qui régit l'immeuble. Il ne suffirait pas de remplir les formalités prescrites au lieu du domicile du créancier ou du débiteur ou de la confection du contrat.

310. Les formalités relatives à la publicité des interdictions et des nominations de conseils ou curateurs aux prodigues et aux faibles d'esprit sont régies par la loi du domicile de l'interdit, du prodigue ou du faible d'esprit [6]. L'accomplissement de ces formalités influe sur l'état de la personne et sur sa capacité de disposer de ses biens. D'où il suit ultérieurement que l'accomplissement des formalités prescrites au lieu du domicile assure à l'interdiction ou à la nomination d'un conseil ou curateur son exécution dans les pays étrangers, sans qu'il soit besoin de remplir, en outre, dans ceux-ci, les formalités qui y sont établies [7]. Il y a application du statut personnel.

---

[1] Toutes ces lois, à l'exception de celle des Deux-Siciles (imprimée à la suite des dernières éditions du Code de procédure civile de ce royaume), ont été analysées dans la *Revue étrangère*, t. VI, p. 241, 686 et 767.

[2] Code de procédure civile, § 329.

[3] Code de procédure civile, part. 1, Tit. 24, § 78; Tit. 52, § 30.

[4] Code de procédure civile, ch. 18, § 7.

[5] Code de procédure civile, §§ 1035 et suiv.

[6] M. Massé, t. II, nos 108 et suiv.

[7] *Voy.* les auteurs cités sur ce point, *suprà*, nº 33.

Il en est de même des formalités relatives à la séparation de biens.

311. Les formalités concernant la publicité des actes de société sont régies par la loi du lieu où se trouve le siége de la société. C'est dans ce lieu que les lois exigent l'accomplissement des formalités ; c'est dans ce lieu que les associés ont conclu leurs conventions entre eux et avec des tiers, ou qu'ils doivent être censés les avoir conclues ; c'est aussi dans ce lieu qu'ils sont tenus d'exécuter ces obligations [1]. De là il suit qu'il suffit, pour la validité des obligations contractées par les associés ou par l'un d'eux, envers des tiers, que les formalités prescrites pour la publicité de l'acte de société dans le lieu du siége de la société aient été remplies ; l'accomplissement d'autres formalités ne saurait être requis, et il ne suppléerait pas à l'inobservation des premières.

Par une conséquence ultérieure, lorsque, après la dissolution de la société, l'un des associés transporte son domicile dans un Etat autre que celui où se trouvait le siége de la société, et qu'il est poursuivi par un tiers qui a contracté avec les associés. les engagements de l'ex-associé se règlent d'après la loi du lieu du siége de la société dissoute, et non pas d'après la loi du nouveau domicile. et l'affiche de l'acte de société faite au lieu de son siége peut être invoquée par le tiers. comme formant le contrat des parties. Ainsi, si la société a existé à Paris et que le procès se plaide en Bavière, les engagements des associés envers les tiers se règlent selon l'extrait de l'acte de société affiché à Paris, et le créancier n'est pas tenu

____

[1] Voy. *suprà*, n° 96.

de produire devant les tribunaux bavarois d'autres preuves desdits engagements.

312. La publication de la déclaration de faillite est régie par la loi du lieu où la faillite s'est ouverte : il suffit donc que la publication ait été faite en ce lieu pour assurer l'effet de la faillite dans tous les autres lieux. Il s'agit de simples formalités de justice. Nous verrons, dans la section *De la juridiction volontaire*, que le jugement de déclaration de faillite, considéré uniquement comme constatation de ce fait, est valable partout.

313. Il est inutile de faire remarquer que les formalités relatives aux poursuites d'exécution ne peuvent se régler que d'après la loi du lieu où l'exécution se poursuit[1].

TITRE VII.

DE L'EFFET OU DE L'EXÉCUTION DES JUGEMENTS ET ACTES DANS LES PAYS ÉTRANGERS.

Sommaire.

314. Division de la matière.

314. Après avoir consacré cinq Titres aux rapports internationaux qui peuvent se présenter dans le cours d'une instance judiciaire, et avant la décision définitive de la contestation, nous arrivons à l'exécution forcée des

[1] Voy. *infrà*, n° 330.

décisions judiciaires. A cette matière se rattache l'exécution des actes authentiques, ainsi que de ceux qu'on appelle *de juridiction volontaire*. Ces diverses matières formeront l'objet du présent Titre.

Ce Titre se partage en cinq chapitres : les deux premiers sont consacrés à l'exécution forcée des actes de juridiction contentieuse, c'est-à-dire des arrêts et jugements des cours et tribunaux, et des sentences rendues par les arbitres ; le troisième chapitre traitera de l'hypothèque résultant des jugements et des sentences arbitrales; le quatrième, de la juridiction volontaire ou des effets des jugements improprement dits ; le cinquième chapitre aura pour objet l'exécution des actes et conventions.

CHAPITRE I.

DES EFFETS DES ARRÊTS ET JUGEMENTS RENDUS EN MATIÈRE CONTENTIEUSE PAR LES COURS ET TRIBUNAUX.

Sommaire.

315. Division de la matière.

315. Une première section sera consacrée aux règles générales qui régissent la matière ; dans la seconde section nous indiquerons les lois positives en vigueur ou la jurisprudence reçue dans les divers États. Cette section sera divisée en cinq paragraphes, dont le premier comprendra les États qui admettent les principes de la réciprocité ; le second est consacré spécialement à la France ; le troisième, aux États qui ont adopté ou pris pour modèle la législation française ; dans le § 4 sont énumérés les États qui, sans se trouver dans la catégorie du § 3, n'ad-

mettent cependant pas le principe de la réciprocité ; enfin, dans le § 5, nous nous occuperons de l'Angleterre et des États-Unis, qui suivent un système spécial.

SECTION I.

RÈGLES GÉNÉRALES.

Sommaire.

316. Distinction entre la juridiction contentieuse et la juridiction volontaire : définition de l'une et de l'autre.
317. Transition.
318. Le jugement est une émanation de l'autorité souveraine; il en est de même de l'exécution du jugement. Conséquences de ces deux principes.
319. Exceptions introduites *per comitatem* et *ob reciprocam utilitatem*.
320. Néanmoins, l'exécution des jugements rendus en pays étranger exige toujours l'attache des juges du lieu de l'exécution.
321. Il faut aussi que ces jugements ne renferment rien de contraire à la souveraineté, aux intérêts et au droit public de la nation.
322. Division de la matière.
323. Transition.
324. Effets généraux des jugements. Diversité des législations, relativement à l'hypothèque résultant des jugements et à leur exécution parée.
325. Continuation. Quand l'exécution peut-elle avoir lieu ?
326. Transition.
327. Doctrine des auteurs qui ont écrit sur le droit des gens.
328. Énumération des législations qui ont adopté cette doctrine, et de celles qui s'en sont écartées.
329. Nature de la mission du tribunal qui ordonne l'exécution d'un jugement étranger, en cas de réciprocité.
330. Loi qui régit les formes de la demande tendant à obtenir l'exécution d'un jugement étranger, les formalités et les voies d'exécution, etc.

316. La distinction entre la juridiction contentieuse et la juridiction volontaire, déjà connue dans le droit romain [1], a passé dans le droit commun allemand [2], dans

[1] L. 2, ff., *De offic. procons.* Voet, *ad ff.*, Tit. *De jurisd*, n° 3; Boehmer, *Introductio in jus Digestorum*, Tit. *De jurisdict.*, § 18; Glück, *Commentaire*, t. IV, § 193; M. Bayer, *Procédure civile*, p. 45; Pothier, *Pandectes*, liv. 2, Tit. 1, n° 8; *Repertoire*, v° *Juridiction volontaire* (4ᵉ édition, t. XVII p. 73).

[2] Glück, à l'endroit cité; M. de Linde, § 10; M. Mittermaier, *Procédure civile comparée*, t. II, p. 48 et suiv.; M. Weiské, v° *Tribunal (Gericht)*, p. 549 et suiv.

les Codes de Bavière[1] et de Prusse[2], ainsi que dans la législation de l'Autriche[3]. Glück[4] s'exprime à ce sujet dans « les termes suivants : « La juridiction contentieuse a « pour objet l'examen et la décision des causes litigieuses, « ainsi que l'exécution des décisions ; tandis que la juri- « diction volontaire s'exerce dans les affaires qui n'of- « frent point de contestation et dans lesquelles la per- « sonne chargée de l'exercice de cette juridiction n'a qu'à « accorder une confirmation ou une attestation publique.»

En France, cette distinction n'a jamais été textuelle- ment énoncée dans les lois, mais elle a toujours été ad- mise par les jurisconsultes. Les auteurs du *Répertoire de jurisprudence* [5] s'expriment à ce sujet dans les termes sui- vants : « On appelle ainsi (*juridiction contentieuse*), par « opposition à la *juridiction gracieuse* ou *volontaire*, celle « qui s'exerce entre deux ou plusieurs parties dont les « prétentions se combattent respectivement, et qui aboutit « à un jugement en faveur de l'une et au désavantage de « l'autre. » — Henrion de Pansey [6] donne, d'après Hei- neccius[7], les définitions suivantes : « Le juge exerce la « juridiction contentieuse toutes les fois qu'il prononce « sur des intérêts opposés, après des débats contradictoires « entre deux parties dont l'une a cité l'autre à son tri- « bunal. Tout ce qu'il fait sur la demande d'une seule « personne, ou sur celle de plusieurs d'accord entre elles, « et sans contradicteur, appartient à la juridiction volon-

---

[1] Code de procédure civile, ch. 1, § 17.
[2] Code de procédure civile, part. 2, Tit. 1. *Voy.* aussi l'art. 34 de chacun des divers traités conclus entre la Prusse et divers États allemands, dont nous avons fait mention *suprà*, n° 28 , en note.

[3] Wagner, *passim.*
[4] A l'endroit cité, p. 92.
[5] Vo *Juridiction contentieuse.*
[6] *Traité de l'autorité judiciaire en France*, ch. 14.
[7] *Ad ff.*, lib. 2, Tit. 1, *De jurisdict.*, n° 294.

« taire. » — « La raison de la différence entre les deux
« espèces de juridiction, » dit Merlin, dans la dernière
édition du *Répertoire*[1], « c'est que le magistrat procède
« en vertu de la juridiction volontaire, toutes les fois qu'il
« prononce sur une demande qui, soit par sa nature, soit
« d'après l'état des choses, n'est pas susceptible de con-
« tradiction. » Suivant l'auteur, le magistrat fait acte de
juridiction volontaire lorsqu'il prête son ministère à l'a-
doption d'un enfant (art. 353 et suiv. du Code civil) (a),
à l'émancipation (art. 477), à la nomination d'un tuteur
(art. 405), à l'aliénation des biens immeubles d'un mineur
(art. 458), à l'ouverture d'un testament olographe ou
mystique (art. 1007), à l'envoi en possession d'un légataire universel (art. 1008), ou du conjoint survivant
(art. 770), etc.

Nous reviendrons, au chapitre III, sur la matière de la
juridiction volontaire ou gracieuse : dans le présent cha-

---

[1] V° *Juridiction gracieuse*, n° 1.

(a) Il en faudrait conclure que l'arrêt qui confirme un jugement
d'adoption (C. Nap., art. 357) doit être rendu en audience ordinaire et
non en audience solennelle : car le décret du 30 mars 1808, quand il
prescrit (art. 22) de juger en audience solennelle les causes relatives à
l'état des personnes, suppose qu'il y a *contestation*. Cette conséquence a
été reconnue par plusieurs Cours, et notamment en 1840 par la Cour de
Limoges. La question s'étant présentée devant la Cour de cassation, la
Chambre des requêtes avait admis le pourvoi fondé sur ce qu'un jugement d'adoption avait été confirmé en audience solennelle par la Cour
de Grenoble ; mais la Chambre civile, par son arrêt du 24 août 1852, a
définitivement rejeté le pourvoi (*Gaz. des trib.* du 13 mars 1850 ; Dev.-
Car., 53, 1, 17). D'après cet arrêt, la Cour impériale est parfaitement
libre, dans le cas de l'art. 357 C. Nap., de statuer en audience ordinaire
ou en audience solennelle.

pitre, ainsi que dans le chapitre II, nous ne nous occuperons que de la juridiction contentieuse.

Il résulte de ce qui vient d'être dit que le caractère
essentiel de la différence qui existe entre la juridiction
contentieuse et la juridiction volontaire, c'est que, dans
le premier cas, les actes de juridiction sont l'œuvre du
juge lui-même, tandis que, dans le second cas, le contenu
intrinsèque des actes émane des parties qui se sont adressées au juge, et que ce dernier ne fait qu'imprimer l'authenticité au consentement donné, aux déclarations faites
par les parties. En effet, le jugement rendu en matière
contentieuse est un acte qui n'a d'existence que par le
fait du juge; les parties lui exposent les faits, ainsi que
les moyens de droit qu'elles invoquent réciproquement ;
elles lui présentent les preuves à l'appui de leurs prétentions; mais jusqu'alors rien n'existe encore : l'acte qui
servira de régulateur aux relations des parties ne naît que
par le fait du juge; il est tout entier l'œuvre de ce dernier.
Au contraire, dans le cas d'adoption, d'émancipation, de
nomination du tuteur par la famille du mineur, d'autorisation d'aliéner les immeubles du mineur, d'ouverture
du testament, d'envoi en possession du légataire universel,
et dans d'autres cas analogues, l'acte, son contenu intrinsèque, existent par le consentement des comparants,
avant l'intervention du juge; ce dernier ne fait que donner
l'authenticité à ce qui existait déjà précédemment.

317. Après avoir ainsi fixé les principes relatifs aux deux
espèces de juridiction, nous examinerons les rapports internationaux qui se présentent en matière de juridiction
contentieuse.

318. L'exécution d'un jugement est un acte distinct et

séparé du jugement même. Si le jugement est exécuté dans l'État où il a été rendu, les deux actes émanent d'une seule et même autorité souveraine : le jugement est prononcé et l'exécution se fait d'autorité et au nom du même souverain. Au contraire, s'il s'agit de mettre un jugement à exécution dans un État autre que celui où il a été rendu, deux pouvoirs souverains sont en présence : le jugement et l'exécution émanent chacun d'un pouvoir distinct (a). C'est ce dernier cas qui nous occupe.

Quant au jugement, une maxime incontestée établit que l'autorité dont les juges de chaque Etat sont investis pour régler les relations des justiciables, même contre le gré de ces derniers, tire son origine ou sa force uniquement du pouvoir souverain du même Etat, par l'effet de la nomination des juges faite par ce pouvoir ou par ses délégués. Il suit de là, conformément au principe de l'indépendance des nations [1], que, dans la rigueur du droit (en droit strict), les jugements rendus dans un Etat ne peuvent pas avoir d'effet dans les pays étrangers [2]; en d'autres termes, et pour nous servir des paroles de Merlin [3], « l'au-

[1] Voy. *suprà*, n⁰ˢ 9, 10 et 11.
[2] Klüber, *Droit des gens*, § 59, au commencement; M. Pinheiro-Ferreira, *Notes sur Vattel*, p. 305; M. Wheaton, t. I, § 23, p. 188; M. Burge, t. III, p. 1044.
[3] *Questions de Droit*, v⁰ *Jugement*, § 14, n⁰ 1 (3e éd., t. IV, p. 20).

(a) M. Fœlix suppose toujours, ce qui assurément est le cas le plus fréquent, que le jugement rendu dans un pays est rendu au nom du souverain de ce pays; la même idée ressort de la rédaction de l'article 2123 du Code Napoléon. Cependant il n'est pas douteux que nos consuls rendent la justice, en pays étranger, au nom de l'empereur des Français : aussi leurs jugements sont-ils exécutoires en France comme ceux des autres tribunaux. *Voy.* un article de M. Valette, inséré dans la *Revue de droit français et étranger*, t. VI (1849), p. 598. Comp. M. Demolombe, t. 1, n⁰ 262.

« torité de la chose jugée ne dérive pas du droit des gens;
« elle ne tire sa force que du droit civil de chaque nation.
« Or, le droit civil ne communique point ses effets d'une
« nation à l'autre : l'autorité publique dont chaque sou-
« verain est investi ne s'étendant point au-delà de son
« territoire, celle des magistrats qu'il institue est néces-
« sairement renfermée dans les mêmes limites, et, par
« conséquent, les actes émanés de ces officiers doivent
« perdre sur la frontière toute leur force civile. Dès lors,
« l'autorité de la chose jugée ne peut être invoquée dans
« un Etat à l'égard des jugements rendus par les tribunaux
« d'un Etat étranger. »

D'autre part, l'exécution du jugement dépend du souverain du lieu où l'on se propose d'y procéder. Partout
c'est au nom du souverain que les jugements s'exécutent,
et par les officiers qu'il a chargés de cette mission : car
l'exécution, soit qu'elle consiste simplement dans l'autorité que fait le jugement comme régulateur dès lors inattaquable des relations des parties, soit qu'elle se manifeste par la main-mise sur les biens ou sur la personne
de la partie qui a succombé, est évidemment un acte de
l'autorité publique. Le principe de l'indépendance des
Etats exige qu'aucun acte de cette nature ne puisse être
fait par un pouvoir étranger. Dans l'exécution du jugement d'un tribunal étranger, ce n'est pas la décision qu'il
contient, mais c'est l'exécution elle-même qui peut blesser
les droits de l'Etat ou du souverain.

Tels sont, en cette matière, les principes rigoureux.

319. Les relations de bonne amitié (*comitas*) et des
considérations d'utilité et de convenance réciproque (*ob
reciprocam utilitatem*) ont fait admettre des exceptions au

principe que les jugements ne peuvent recevoir leur exécution dans un Etat étranger[1]. Ces exceptions ont été établies tantôt par des traités de nation à nation, tantôt par des lois d'un Etat qui consacrent le principe de la réciprocité, tantôt par le simple usage.

320. Toutefois, ces exceptions ne s'étendent pas au point d'autoriser purement et simplement l'exercice d'un pouvoir souverain étranger dans l'Etat où l'exécution a lieu. Aucun Etat n'a consenti à souffrir que dans son territoire l'exécution du jugement étranger se fasse en vertu de la seule autorité du juge qui l'a rendu : partout l'Etat a réservé à ses propres juges le pouvoir d'ordonner cette exécution. C'est ce que nous verrons, en passant en revue les dispositions textuelles et la jurisprudence qui régissent les divers Etats de l'Europe. On peut dès lors considérer comme reconnu par le droit international privé le principe qu'aucun jugement étranger ne peut être mis à exécution sans l'autorisation des juges du lieu de cette exécution. Les législations diffèrent seulement sur la question de savoir si le juge du lieu de l'exécution accordera son autorisation (*exequatur*) sur simple requête ou commission rogatoire, ou bien s'il ne la donnera qu'après révision du fond de la contestation[2].

321. Il résulte du principe de l'indépendance des Etats que le tribunal auquel on s'adresse pour obtenir l'exécution d'un jugement étranger examinera avant tout la question de savoir si ce jugement renferme ou non une disposition contraire, soit à la souveraineté de la nation dans

---

[1] Martens, § 95 ; Boehmer, *Jus publicum universale, pars specialis*, lib. I, cap. 4, § 6, à la note ; *Thémis*, par de Feuerbach, 1812, p. 81 et suiv.; Henry, p. 77; M. Burge, t. III, p. 1050.

[2] M. Pardessus, t. VI, n° 1486 ; M. Aubry, dans la *Revue étrangère*, t. III, p 127 et suiv.

le territoire de laquelle l'exécution devra avoir lieu, soit aux intérêts de cette nation comme telle, soit enfin au droit public du même Etat. Ce n'est qu'en cas de réponse négative sur tous ces points que le tribunal ordonnera l'exécution, même lorsque le jugement a été rendu dans un pays dont les jugements reçoivent, en général, leur exécution dans l'Etat dont il s'agit.

Ainsi, dans aucun État de l'Europe [1], on n'exécutera un jugement qui, en violation des lois de la compétence des tribunaux en vigueur dans le même Etat [2], aura distrait un régnicole de la juridiction de son souverain [3] ; et ce principe devra être appliqué également dans le cas où le régnicole défendeur aura volontairement plaidé devant les tribunaux étrangers, parce qu'il ne lui était pas permis de renoncer à la juridiction de son souverain en se sou-

---

[1] Voy. *suprà*, nos 15 et 99, et *infrà*, nº 344 (Sardaigne) et nº 318 (France).

[2] Par exemple, lorsque le régnicole a été assigné, par application de l'article 14 du Code français, devant le tribunal étranger qui a prononcé le jugement. Nous avons déjà fait remarquer, *suprà*, nº 169, que la disposition de cet article est regardée, dans les pays étrangers, comme contraire au droit des gens, c'est-à-dire aux relations de bon voisinage qui doivent exister entre les nations. En France même, on paraît considérer cette disposition sous le même point de vue, du moins quand elle est invoquée contre un Français par le sujet d'un Etat qui a adopté comme loi cette même disposition. En effet, la Cour royale de Grenoble, par arrêt du 3 janvier 1829 (Sirey, 1829, II, 176), a refusé l'exécution d'un arrêt du sénat de Turin dans une espèce où le créancier piémontais avait fait usage, contre son débiteur français, du même art. 14 du Code civil, alors encore en vigueur dans le royaume de Sardaigne. Le motif du refus a été, d'après le texte de l'arrêt, « que Challier (Pié-montais) a assigné Ovel (Français) devant un juge du Piémont ; que par là, il a distrait le Français de la juridiction de son souverain...; que, pour obtenir contre Ovel des condamnations efficaces en France, Challier devait user du bénéfice de l'art. 15 du Code civil. » — Il est difficile, à la vue de cette décision de la Cour de Grenoble, de ne pas rappeler la maxime qui forme la rubrique du Tit. 2, liv. II, du Digeste : *Quod quisque juris in alterum statuerit, ut ipse eodem jure utatur.*

[3] C'est pourquoi aussi les lois de plusieurs Etats, en exigeant, comme condition de l'exécution d'un jugement étranger, que le tribunal qui l'a prononcé ait été compétent, n'apprécient pas cette compétence suivant la loi et la jurisprudence du lieu où le jugement a été rendu, mais suivant celles du lieu de l'exécution. Ce cas se présente dans le grand-duché de Bade (voy. *infrà*. nº 338), dans l'Electorat de Hesse (nº 339), dans le royaume de Sardaigne (nº 344), et en Danemark (nº 345).

mettant à une juridiction étrangère[1]. De même, on n'exécutera pas un jugement qui autoriserait celui qui l'a obtenu à arrêter un esclave qui se sera réfugié sur le territoire[2], ou à lui infliger des châtiments ; un jugement qui consacrerait la polygamie, l'inceste ou une convention réprouvée par la morale (a), ou qui déclarerait valable et devant sortir ses effets une convention par laquelle un individu se sera engagé à introduire, dans le même Etat, des marchandises en fraude des lois relatives aux douanes, à payer le prix des billets d'une loterie étrangère défendue dans l'Etat, ou à fournir, pendant la guerre, des objets d'armement aux ennemis de la nation.

322. Nous indiquerons ci-après les différentes exceptions au principe qui refuse l'exécution des jugements rendus en pays étranger, et nous examinerons l'étendue que comporte chacune de ces exceptions.

---

[1] C'est ce qui a été décidé par le même arrêt du 3 janvier 1829, cité ci-dessus à la note. *Voy.* aussi *infrà*, n° 361.

[2] *Voy. suprà*, n° 33, t. Ier, p. 81, note 1.

(a) Par application de la même idée, la Cour de Paris (arrêt du 20 novembre 1848), a jugé que les tribunaux français ne peuvent autoriser l'exécution en France d'un jugement de divorce rendu en Suisse entre un Suisse et sa femme, française d'origine, quoique l'exécution ne fût demandée qu'eu égard à la condamnation aux dépens prononcée contre la femme défenderesse : la Cour proclame qu'il n'y a aucune distinction à faire quant aux dépens, qui ne sont que l'accessoire de la disposition principale. En vain invoquait-on le traité conclu avec la Suisse le 18 juillet 1828, aux termes duquel les jugements définitifs, en matière civile, rendus en Suisse, seront exécutoires en France après qu'ils auront été légalisés par les autorités compétentes : la Cour répond qu'il est de principe qu'un traité de cette espèce ne peut obliger les tribunaux français à assurer en France l'exécution des jugements qui violent les maximes du droit public admis en France (Dev.-Car., 49, 2, 11). — Comp. ce que nous avons dit ci-dessus, t. I, p. 68 et suiv.

Dans le chapitre IV du présent Titre, nous verrons jusqu'à quel point le principe et les exceptions qu'il admet sont applicables aux actes de juridiction volontaire.

323. Avant d'entrer dans le détail des exceptions à la règle générale, par rapport à la juridiction contentieuse, nous avons quelques observations à présenter sur les effets des jugements en général.

324. La loi du lieu où le jugement a été rendu doit en régler les effets, en ce qui concerne son interprétation ou ses effets immédiats. Les juges ont dû suivre dans leur décision les lois en vigueur dans l'Etat, et ils doivent être censés s'être conformés à ces lois ; d'où il suit que le jugement ne peut avoir d'autres effets que ceux qui lui sont attribués par les mêmes lois. Il y a lieu d'appliquer les principes exposés *suprà*, n°˚ 109 et suiv. (*a*).

La législation française attribue aux jugements rendus dans le royaume deux effets qui sont inconnus dans les autres Etats de l'Europe, à l'exception des Etats qui ont adopté les lois de la France sur la matière.

En France, le jugement a trois effets : 1⁰ il forme la chose jugée, c'est-à-dire qu'il règle définitivement le droit des parties par rapport à l'objet du jugement (articles 1350 et 1351 du Code civil) ; — 2° il emporte hypothèque générale sur les immeubles actuels du débiteur et sur ceux qu'il pourra acquérir par la suite (art. 2123

(*a*) « On ne doit vouloir faire l'application d'un jugement qu'en lui « donnant le sens dans lequel il a été rendu par le juge. » (M. de Savigny, t. VIII, p. 257 de la traduction.)

du Code civil) ; — 3° il entraîne l'exécution parée (*execu-tio parata*) : l'expédition du jugement porte le même intitulé que les lois, et elle est terminée par un mandement aux officiers de justice (art. 146 et 545 du Code de procédure civile) ; le jugement peut être mis à exécution par un huissier ou autre officier de justice, sur la simple réquisition de la partie qui l'a obtenu, sans qu'à cet effet il soit besoin d'une nouvelle ordonnance de justice (art. 547 du même Code).

Les lois des autres Etats de l'Europe reconnaissent également aux jugements le premier des effets que nous venons de signaler ; mais elles leur refusent les deux autres. Dans ces Etats (à la seule exception de ceux qui ont adopté la législation française ou qui l'ont prise pour modèle) [1], les jugements n'emportent pas des droits d'hypothèque sur les biens du condamné ; ils forment seulement le titre en vertu duquel l'autorité compétente accorde, soit l'hypothèque sur des immeubles ou meubles que le créancier désigne spécialement à cette fin [2], soit l'envoi en possession du créancier (*immissio*) dans les mêmes immeubles ou meubles [3]. — De même l'exécution parée des jugements n'est pas admise dans les législations étrangères, à la seule exception des Etats qui ont adopté purement et simplement la loi française sur la matière [4]; la partie qui a obtenu le jugement doit s'adres-

---

[1] Code civil de Bade, art. 2123; Code civil des Deux-Siciles, art. 2009; Code civil sarde, art. 2177 ; *Motu proprio* de Sa Sainteté le Pape, du 10 novembre 1834, art. 120; loi du grand-duché de Toscane, du 2 mai 1836, art. 67. — Le Code civil des Pays-Bas ne reconnaît pas d'hypothèque judiciaire. *Voy.* la *Revue étrangère*, t. I, p. 649.

[2] Par exemple, en Autriche, Code de procédure civile, § 304. Winiwarter, *Commentaire*, t. II, p. 160. *Voy.* aussi M. Mittermaier, *Principes*, § 262.

[3] Par exemple, en Prusse, Code de procédure civile, part. 1, Tit. 24 ; en Bavière, Code de procédure civile, ch. 18, § 6.

[4] Loi toscane de 1815, règlement de procédure, art. 420 (*Repertorio*, v°

ser de nouveau à une autorité judiciaire, à l'effet d'obtenir un ordre d'exécution délivré à un officier de justice, et en vertu duquel cet officier procède aux actes d'exécution.

En ce qui concerne les jugements rendus en pays étranger, dans quelques Etats les tribunaux n'en ordonnent pas l'exécution à moins d'une requête ou réquisition qui leur soit adressée à cette fin : en d'autres termes, cette exécution n'est ordonnée qu'à la suite d'une commission rogatoire[1] délivrée par les juges qui ont rendu le jugement, et adressée au juge du lieu où l'exécution doit être faite. Dans d'autres Etats, l'exécution des jugements étrangers est ordonnée tantôt à la simple requête de la partie intéressée, tantôt en vertu d'une commission rogatoire. Mais nulle part la copie ou expédition du jugement ne porte le même intitulé que les lois et le mandement général aux officiers de justice ; nulle part aussi il ne peut être procédé à l'exécution par un officier de justice, en vertu du simple mandat que lui donne la partie en faveur de laquelle le jugement a été rendu : partout il faut un ordre spécial du juge, délivré à cet officier[2].

De là vient qu'en exposant les effets accordés aux jugements rendus en pays étranger par les lois des divers Etats qui n'ont pas pris la législation française pour modèle, nous n'entendons parler que de l'autorité dont ces juge-

---

Sentenze nelle cause civ., n° 3); Code de procédure civile des Deux-Siciles, art. 635; Code de procédure civile de Genève, art. 374 et 375; *Motu proprio* du 10 novembre 1834, art. 609, 610, 1149 et 1228; Code de procédure civile des Pays-Bas, art. 430, 434 et 436.

[1] Voy. *infrà*, n° 329, et la note.

[2] Code de procédure civile d'Autriche, §§ 298 et suiv.; de Prusse, part. 1, Tit. 24, § 1; de Bavière, ch. 18, §§ 1 et 2; de Bade, § 945. *Voy.* Martin, § 265; Bayer, p. 5 5; M. Mittermaier, *Procédure civile comparée*, part. 3, p. 153 et suiv.; le même, *Archives*, t. XIV, p. 84. Lois et Constitutions sardes, liv. 3, Tit. 32, art. 1. — Il en est de même en Angleterre. Voy. le *Cabinet Lawyer*, édit. de 1832, p. 41, et Tomlins, *Law Dictionary*, v° *Execution*.

ments jouissent comme chose jugée, et non pas de l'hypothèque judiciaire ni de la force exécutoire des mêmes
jugements.

325. La législation française se distingue encore sous
un autre rapport de celles des autres Etats de l'Europe[1],
en matière d'exécution des jugements : c'est qu'elle autorise cette exécution avant l'expiration des délais pendant
lesquels le jugement peut être attaqué par la voie de
l'appel[2] ou de l'opposition[3], tandis que, dans les pays
étrangers, l'exécution ne peut être requise et ordonnée
avant l'expiration de ces mêmes délais[4], et seulement
lorsque, par ce laps de temps, le jugement a passé en
force de chose jugée. Ainsi, quand, dans les pays étrangers, il est question de l'exécution des jugements, on suppose toujours qu'ils sont devenus inattaquables.

326. Nous arrivons maintenant aux exceptions qu'admet le principe qui refuse l'exécution des jugements
rendus en pays étranger.

327. Parmi les auteurs qui ont écrit sur le droit des
gens moderne de l'Europe, Vattel[5], Martens[6], Klüber[7],
Schmalz[8], M. de Kramptz[9], Saalfeld[10], Schmelzing[11], et
M. Pinheiro-Ferreira[12], soutiennent qu'avec la réunion

[1] Il y a exception pour l'Angleterre, où le jugement peut être mis à exécution immédiatement après qu'il a été signé (Tomlins, *ibid.*, II), ainsi que pour les pays dont les Codes ont pris le Code français pour modèle : Code de procédure civile des Deux-Siciles, art. 249, 519 et 521 ; Code de procédure civile de Genève, art. 136, 142, 314 et suiv. ; Code de procédure civile des Pays-Bas, art. 80, 342 et 350.

[2] Art. 450 et 457 du Code de procédure civile.

[3] *Ibid.*, art. 155.

[4] *Voy.* pour l'Autriche, Ofner, t. 1, § 298, p. 277 ; le Code de procédure civile de Prusse, part. 1, Tit. 24, § 2 ; celui de Bavière, ch. 18, § 1 ; celui de Bade, § 944. Martin, §§ 263, 267 et 268 ; Bayer, p. 543.

[5] Liv. 2, ch. 7, §§ 84 et 85.

[6] §§ 94 et 95.

[7] *Droit des gens*, § 59 ; *Droit public de la Confédération germanique*, § 366.

[8] Traduction, p. 155.

[9] *Etudes*, p. 113 et suiv.

[10] § 38.

[11] § 154.

[12] *Notes sur Martens*, t. 1, p. 417 et 418 ; *Notes sur Vattel*, p. 303 et suiv. ; *Cours de droit public*, t. II, p. 30.

des trois conditions ci-après indiquées, le jugement rendu dans un Etat doit faire irrévocablement droit et chose jugée entre les parties, et doit recevoir son exécution sous l'autorité des tribunaux d'un Etat étranger, comme si ce jugement avait été rendu par les tribunaux de ce dernier Etat. Ces trois conditions sont, suivant Martens : 1º que le tribunal ait été compétent[1], soit d'après la nature du litige, soit en vertu de conventions expresses ou tacites existant entre les deux Etats ; 2º que le plaideur étranger ait été entendu dans les formes prescrites par les lois du pays où la cause a été jugée, et qu'à l'égal du sujet on lui ait ouvert les voies de recours dans les cas où il est permis de s'adresser à un juge supérieur ; 3º qu'au fond la cause ait été jugée d'après les lois du pays[2], et que la décision soit définitive et en dernier ressort. Lorsque ces trois conditions se trouvent réunies, un second procès sur la même cause doit, dans tous les pays, être repoussé par l'*exceptio rei judicatæ*, que la partie qui a succombé soit sujet né du pays dans lequel la sentence a été rendue, ou qu'elle y ait simplement établi sa résidence.

328. Le principe posé par les auteurs cités a été adopté par les lois ou par l'usage de la majeure partie des nations européennes. Il faut chercher le motif de cette adoption d'un principe commun, non pas dans des théories *à priori*[3], mais dans des considérations de bonne ami-

---

[1] Cette compétence est appréciée suivant la loi et la jurisprudence du lieu de l'exécution. Voy. *suprà*, nº 321, à la note.

[2] Ou, en d'autres termes, d'après les règles que nous avons exposées plus haut, sur les statuts personnels et réels, et sur les lois qui régissent les solennités externes et internes (la forme et la matière) des actes.

[3] Nous ne partageons pas l'opinion de M. Klüber, qui soutient (*Droit des gens*, § 59) que le jugement rendu par le juge compétent, sur l'action formée par un étranger, ou à la suite des défenses au fond fournies par ce dernier, doit, à l'instar d'une convention ou d'un choix d'arbitres, sortir ses effets dans les Etats étrangers. De même, nous regrettons de nous trou-

tié (*comitas*), d'utilité et de convenance réciproque (*ob reciprocam utilitatem*), qui ont déterminé les nations à se départir de la rigueur du droit[1]. C'est pourquoi aussi, dans les Etats dont nous parlons, on exige, outre les trois conditions énoncées ci-dessus, celle de la réciprocité ; et même on regarde cette dernière condition comme la principale de l'exécution des jugements étrangers[2].

Cette exécution a lieu sous la condition de la réciprocité, à laquelle doivent se joindre tout ou partie des trois autres conditions, dans les Etats ci-après indiqués : les pays allemands encore régis par la législation qu'on appelle le *droit commun*[3], l'Autriche, la Prusse, la Bavière, le Wurtemberg, le Hanovre, le royaume de Saxe, le grand-duché de Saxe-Weimar et les duchés de Saxe, le grand-duché de Bade, l'électorat de Hesse, le grand-duché de Hesse, les grands-duchés d'Oldenbourg et de Mecklenbourg, les duchés de Brunswick, de Nassau et d'Anhalt, les principautés de Hohenzollern, de Schwarzbourg et de Reuss, les villes libres de Francfort, Hambourg, Brême et Lubeck, les cantons allemands de la Suisse et le canton de Vaud, les Etats pontificaux, le royaume de Sardaigne, le Danemark, les duchés de Holstein et de Schleswig.

Mais le principe de la réciprocité n'est pas admis en France. Il est de même repoussé dans les Etats qui se sont approprié, en partie du moins, la législation de ce

---

ver en désaccord avec M. Pinheiro-Ferreira, suivant lequel la maxime *res judicata pro veritate habetur*, a sa base dans la loi du contrat des parties, qui, par le fait de vivre sous les mêmes lois, sont censées consentir aux décisions prises par les juges chargés de l'application de ces lois, comme le seul moyen de mettre un terme à leurs différends (*Notes sur Vattel*, p. 304).

[1] *Voy. suprà*, nᵒˢ 11 et 319.

[2] *Voy.* aussi l'article de M. Lotz, dans les *Archives de la jurisprudence*, etc., t. XIII, p. 434, §§ 8 et suiv.

[3] *Voy.* la *Revue étrangère*, t. V, p. 695.

royaume, tels que les pays détachés de la France en 1814 et en 1815, la Belgique, les royaumes des Deux-Siciles et des Pays-Bas, le grand-duché de Toscane, le canton de Genève, la Grèce, la république d'Haïti. Les lois de l'Espagne, du Portugal et de la Russie, ainsi que les usages suivis en Suède et en Norwége, n'admettent pas non plus le principe de la réciprocité.

En Angleterre, en Écosse et aux États-Unis, la jurisprudence a admis un troisième système, qui laisse aux tribunaux la faculté d'ordonner l'exécution même des jugements rendus dans les États qui n'admettent pas le principe de la réciprocité[1].

Nous allons faire connaître sommairement les lois et usages en vigueur sur la matière dans les divers Etats que nous venons d'énumérer. Nous commencerons par ceux dans lesquels la législation ou la jurisprudence des tribunaux a adopté les principes indiqués par les auteurs qui ont écrit sur le droit des gens.

329. Presque tous les États qui admettent l'exécution des jugements étrangers ne reconnaissent pas l'exécution parée, même pour les jugements rendus par leurs propres tribunaux[2]. Les tribunaux de ces Etats, en ordonnant l'exécution des jugements étrangers, n'exercent, relativement à cette exécution, qu'une mission de forme, la même qu'ils exercent par rapport à l'exécution des jugements d'un autre tribunal du même Etat : cette mission se borne à l'examen dont nous avons parlé *suprà*, n° 321 ; de plus, à vérifier si le jugement est revêtu des caractères extérieurs qui en attestent l'authenticité, et s'il remplit

---

[1] Voy. *infrà*, nos 403 et 404.   [2] Voy. *suprà*, n° 324.

tout ou partie des conditions indiquées ci-dessus : les tribunaux du lieu de l'exécution n'entrent aucunement dans l'examen du mérite intrinsèque du jugement.

En Allemagne, par exemple, et pour nous servir du langage consacré par l'usage, les juges du même État réunissent *jurisdictionem* et *imperium*, c'est-à-dire qu'ils ont à la fois le pouvoir de statuer sur la contestation, et le pouvoir de faire exécuter leurs décisions et celles des autres tribunaux du même État. En reconnaissant l'autorité des jugements rendus en pays étranger, on accorde aux juges étrangers le pouvoir de juridiction, et on réserve exclusivement aux juges du pays l'*imperium*[1].

330. Du reste, la loi du lieu où se fait l'exécution du jugement rendu à l'étranger régit la forme de la demande tendant à obtenir l'ordre d'exécution, les formalités qui doivent accompagner cette exécution, les différentes voies d'exécution à employer, et les effets que le jugement doit sortir[2] : car l'exécution ne s'opère que sous l'autorité de la loi et des tribunaux de ce même pays[3]. Dès lors cette loi décide les questions de savoir si l'exécution du jugement étranger est ordonnée sur la simple demande ou requête de la partie qui l'a obtenu, ou bien si le tribunal du lieu de l'exécution exige la présentation d'une commission rogatoire délivrée par le tribunal qui a rendu le

---

[1] Glück, *Commentaire*, t. III, § 185, p. 17. — En droit romain, l'*imperium* n'appartenait point aux juges, en règle générale : Glück, *ibid.*, § 184, p. 8, et § 187.

[2] Sauf ce qui a été dit ci-dessus, n° 324, premier alinéa.

[3] Voy. *suprà*, n°s 125 et 126. Voet, *De statutis*, § 10, cap. 1, n° 14; Voet, *ad ff.*, lib. 42, Tit. 1, n° 39; lib. 1, Tit. 5, n° 13; Faber, *Codex*, lib. 7, Tit. 20, déf. 48 ; Sande, *Decisiones Frisiæ*, lib. 1. Tit. 13, déf. 5, à la fin ; Boullenois, Traité, t. 1, p. 523; Hert, §§ 70, 71, 72 et 73; Hommel, Obs. 409, n° 10; Muller, *Promptuarium juris*, v° *Executio*, n° 69 ; M. Pardessus, n° 1487; M. Story, §§ 568-574, *d*; M. Burge, t. III, p. 761, 769, 1044 et 1049.

jugement [1]; si le jugement étranger emporte hypothèque [2]; quelles sont les voies d'exécution qui peuvent être employées, et si celui qui a obtenu le jugement peut, comme en France, faire exercer cumulativement toutes les voies d'exécution, ou, s'il est réduit à ne les employer que successivement et dans l'ordre tracé par la loi [3], etc.. etc.

SECTION II.

LOIS POSITIVES ET JURISPRUDENCE.

§ 1. ÉTATS QUI ADMETTENT LE PRINCIPE DE LA RÉCIPROCITÉ.

Sommaire.

331. En *Allemagne*, durant l'existence de l'Empire germanique, chacun des Etats qui le composaient prêtait

---

[1] C'est ce qui se pratique dans une partie des Etats allemands régis par le droit commun, tels que le Hanovre, l'électorat de Hesse, le grand-duché de Hesse, les grands-duchés de Meklenbourg-Schwerin et de Mecklenbourg-Strelitz, ainsi que dans les villes libres de Francfort et de Hambourg. Il en est de même dans les Etats pontificaux et en Portugal. *Voy*. mon travail spécial intitulé : *De l'exécution des jugements étrangers* (t. IX de la *Revue étrangère*), n°s 219, 224, 225 et suiv., 230, 242, 244 et 273; et, ci-après, n°s 336, 339 340, 343 et 399.

[2] *Voy.* ci-après, ch. III.

[3] *Voy*, ci-après, Tit. VIII.

la main à l'exécution des jugements rendus dans toute l'étendue de l'Empire [1] ; à cet effet, le juge qui avait prononcé adressait une commission rogatoire à celui du lieu où l'exécution devait se faire [2]. Mais il n'en était pas toujours ainsi lorsqu'il s'agissait de jugements rendus dans les pays étrangers à l'Empire, et les tribunaux allemands ne faisaient mettre ces jugements à exécution qu'après un examen sommaire du fond de la décision. Depuis la dissolution de l'Empire, la jurisprudence allemande a maintenu l'ancien principe : les tribunaux regardent le jugement rendu en matière civile comme valable partout [3]; en d'autres termes, ils reconnaissent en principe que le jugement passé en force de chose jugée forme, sans égard aux limites territoriales, la loi spéciale des parties à l'égard des points décidés [4]. Seulement les juges de chaque État exigent la condition de la réciprocité, c'est-à-dire que les tribunaux de l'État dans lequel le jugement a été rendu fassent également exécuter les décisions émanées des juges de l'État dans lequel l'exécution est réclamée. Si la réciprocité est reconnue, les tribunaux régis par le *droit commun* allemand sont dans l'usage d'ordonner l'exécution des jugements étrangers, que ces jugements aient été rendus dans un État faisant partie de la Confédération ou dans tout autre État. Ce principe de

---

[1] Haas, *passim*; Boehmer, *Causes célèbres*, t. 1, n⁰ 89, p. 707; Martin, § 113; M. Mittermaier, *Archives*, t. XIV, p. 84 et suiv.

[2] Lauterbach, *Collegium*, lib. 22, Tit. 1, § 33 ; Struv., *Exercit*. 44, thes. 17, et les notes de Muller; Muller, *Promptuarium*, v⁰ *Executio*, n⁰ˢ 67 et suiv.; Martin, § 114; M. Weiske, v⁰ *Exécution*, p. 105; M. Burge, t. III, p. 1009.

[3] M. de Kamptz, *Etudes*, p. 113 ; Glück, *Droit privé*, §§ 18 et 19, n⁰ 1 ; Haas, *passim*.

[4] Martin, § 113; M. Zachariæ, *Droit public*, p. 70. — M. de Linde, §§ 171 et 180, et M. Weiske, v⁰ *Exécution*, p 105, n'admettent point ce principe: ils limitent l'effet du jugement au territoire de l'État allemand dans lequel il a été rendu.

l'exécution réciproque des jugements a été consacré par un grand nombre de traités conclus entre divers Etats allemands, et que nous citerons dans la suite de cette *Section*.

En matière d'exécution de jugements étrangers, les Etats de moindre étendue se sont bornés à suivre l'ancienne jurisprudence, tandis que les Etats du premier et du deuxième rang possèdent des lois spéciales. Ainsi, le principe de la réciprocité, consacré par l'usage et sans loi expresse, régit le grand-duché de Saxe-Weimar, les duchés de Saxe-Cobourg-Gotha, de Saxe-Meiningen et de Saxe-Altenbourg [1], les grands-duchés de Mecklenbourg-Schwerin, de Mecklenbourg-Strelitz [2] et d'Oldenbourg[3], les duchés de Nassau[4], d'Anhalt-Dessau, d'Anhalt-Bernbourg et d'Anhalt-Cœthen [5], les principautés de Schwarzbourg-Rudolstadt, de Schwarzbourg-Sondershausen [6], de Hohenzollern-Hechingen, de Hohenzollern-Siegmaringen [7] et de Reuss [8], les villes libres de Francfort [9], de Hambourg [10], de Brême [11] et de Lubeck [12]; enfin les duchés de Schleswig et de Holstein [13].

332. En *Autriche*, aux termes de plusieurs décrets impériaux, les tribunaux ordonnent l'exécution des jugements rendus par les tribunaux d'un Etat étranger, en cas de réunion des quatre conditions suivantes : 1° de la réciprocité; 2° de la compétence du tribunal étranger qui a prononcé le jugement; 3° de l'observation des formes

---

[1] *De l'effet des jugements étrangers* (t. IX de la *Revue étrangère*), n° 222.

[2] *Ibid.*, n° 230.

[3] *Ibid.*, n° 232.

[4] *Ibid.*, n° 236.

[5] *Ibid.*, n° 237.

[6] *Ibid.*, n° 238.

[7] *Ibid.*, n° 239.

[8] *Ibid.*, n°s 240 et 241.

[9] *Ibid.*, n°s 242 et 243.

[10] *Ibid.*, n°s 244-246.

[11] *Ibid.*, n°s 247-249.

[12] *Ibid.*, n°s 250-252.

[13] *Ibid.*, n° 279.

légales prescrites dans l'Etat étranger; 4º de la force de chose jugée acquise au jugement [1]. Le même principe est suivi dans le royaume Lombardo-Vénitien, au vœu d'une résolution impériale en date du 11 mai 1818, publiée, par notification du gouvernement, le 26 janvier 1819 [2]. — Des traités conçus dans le sens de la réciprocité ont été conclus avec la Prusse et le grand-duché de Bade [3]. — Un décret impérial du 1er mars 1809 ordonne, par mesure de rétorsion, que les jugements rendus en France, dont l'exécution est réclamée en Autriche, soient soumis à un nouvel examen devant le tribunal dont le débiteur est justiciable en matière personnelle [4].

333. Le Code de procédure civile de *Prusse*, part. I, Tit. 24, § 30, porte : « Les tribunaux du royaume met-« tront à exécution les jugements rendus par les tribu-« naux étrangers, lorsqu'ils en seront régulièrement « requis, à moins qu'il ne s'élève une difficulté, soit rela-« tivement à la compétence du tribunal dont émane la « réquisition, soit quant au fond même, auquel cas les « tribunaux inférieurs consulteront la Cour qui leur est « immédiatement supérieure, et celle-ci, selon les cir-« constances, prendra l'avis du Ministre de la justice. »

La jurisprudence n'applique cette disposition qu'aux jugements rendus dans un Etat dont les tribunaux reconnaissent également l'autorité des jugements prussiens; vis à vis des Etats qui refusent l'exécution de ces jugements, on applique le § 3 de l'Introduction au Code général, ainsi conçu : «Mais, si un Etat étranger rend

---

[1] *Ibid.*, nᵒˢ 206-210.
[2] *Annali di Giurisprudenza*, 1839, t. II, p. 229.
[3] *De l'exécution des jugements étrangers*, nᵒˢ 208 et 209.
[4] *Ibid.*, nº 210.

« des lois onéreuses aux étrangers en général, ou aux
« sujets des Etats prussiens en particulier, ou s'il tolère
« sciemment de pareils abus au préjudice de ces derniers,
« on usera du droit de rétorsion » [1].

Ces deux dispositions n'ont pas force de loi dans la
Prusse rhénane; nous indiquerons *infrà*, nos 384-389,
les principes suivis dans cette province.

Des traités stipulant l'exécution réciproque des jugements passés en force de chose jugée ont été conclus
avec l'Autriche, le grand-duché de Saxe-Weimar, les
duchés de Saxe-Altenbourg, de Saxe-Cobourg-Gotha,
les princes de Reuss-Plauen, le royaume de Saxe, les
princes de Schwarzbourg-Rudolstadt et d'Anhalt-Bernbourg, le grand-duché de Hesse et le duché de Brunswick [2] (*a*).

334. En *Bavière*, d'après la disposition des décrets

[1] *De l'exécution*, etc., n° 211 ; Graef (*Gerichtsordnung*), 1, p. 540 ; Graun, p. 438 et 439.

[2] *Ibid.*, n° 213. Voy. *suprà*, n° 28, note.

(*a*) Voici, par exemple, l'art. 3 du traité conclu entre la Prusse et
le grand-duché de Saxe-Weimar : « Un jugement rendu par un tribu-
« nal de l'un des deux États motive devant un tribunal de l'autre État
« l'exception de la chose jugée, avec les mêmes effets que si le juge-
« ment eût été rendu par un tribunal de l'État où l'exception est in-
« voquée. » Comme le dit très-bien M. de Savigny (t. VIII, p. 257 de
la traduction), « d'après ce texte on pourrait croire que, si un jugement
rendu à Weimar est produit devant un tribunal prussien, l'exception
rei judicata doit être appliquée selon les règles du droit prussien sur
cette exception, et non selon les règles du droit commun en vigueur à
Weimar. Il est difficile d'admettre qu'on ait pensé à une distinction
aussi délicate..... : évidemment la seule intention des négociateurs a
été que l'exception de la chose jugée fût aussi certaine que si le jugement eût été rendu dans le pays, et que l'on ne pût pas objecter la
qualité d'étranger du premier juge. »

royaux des 9 octobre 1807 et 2 juin 1811, les jugements des tribunaux étrangers reçoivent leur exécution, pourvu qu'il y ait réunion des conditions suivantes : 1° réciprocité ; 2° compétence du tribunal étranger, soit comme *forum domicilii*, soit comme *forum rei sitœ, arresti, contractûs* ou *administrationis* ; 3° impossibilité, pour le poursuivant, de trouver dans l'Etat où le jugement a été rendu des moyens d'exécution suffisants ; 4° absence de toute réclamation de la part de sujets bavarois en vertu de créances qui leur assurent, soit un droit de préférence, soit un droit égal de contribution sur les objets que les mesures d'exécution doivent atteindre. Ces principes se trouvent sanctionnés dans les traités conclus avec le Wurtemberg et avec plusieurs cantons suisses [1].

Nous parlerons *infrà*, n° 389, de la loi qui régit la *Bavière rhénane* en cette matière.

335. La loi du royaume de *Wurtemberg*, en date du 15 avril 1825, sur l'exécution des jugements, porte, § 7 : « Les jugements passés en force de chose jugée, rendus « par les tribunaux étrangers, seront mis à exécution par « nos tribunaux, pourvu qu'il ne s'élève aucun doute « sur la compétence du tribunal étranger dans l'espèce « dont il s'agit, et pourvu que dans le territoire étranger « on admette la réciprocité en faveur des jugements wur- « tembergeois. Lorsqu'il y a doute sur l'existence de « cette seconde condition, le tribunal devant lequel on « réclame l'exécution du jugement étranger consultera « la Cour qui lui est immédiatement supérieure » [2].

Des conventions rédigées dans le même sens ont

---

[1] *De l'exécution,* etc., n°* 215-217.   [2] *De l'exécution,* etc., n° 218.

été conclues avec la Bavière, Bade, Hohenzollern-Siegmaringen et Hohenzollern-Hechingen, et avec la Suisse [1].

336. On lit, dans le § 161 du Code de procédure civile pour les tribunaux inférieurs du *Hanovre* : « Tous les « tribunaux du royaume sont tenus de se prêter récipro-« quement assistance pour l'exécution des jugements. Ils « renverront devant le tribunal qui a prononcé, toutes « les exceptions proposées par la partie qui a succombé, « sans suspendre l'exécution : excepté dans le seul cas où « un mode spécial d'exécution a été ordonné et où il « s'élève des contestations sur les limites et la forme de « cette exécution, auquel cas le tribunal requis statuera « lui-même. — De même, il sera déféré, en matière ci-« vile, aux commissions rogatoires des tribunaux étran-« gers, lorsque ces derniers offrent la réciprocité dans des « cas analogues, et qu'ils l'ont déjà accordée » [2].

337. Dans le royaume de *Saxe*, la loi du 4 avril 1805, relative à la rétorsion, §§ 1 et 2, ainsi que l'art. 10, n° 4, de la loi du 28 janvier 1835, établissent le principe de l'exécution des jugements étrangers, sous les deux condi-tions réunies : 1° de la réciprocité ; 2° de la compétence du tribunal qui a prononcé. C'est aussi dans ce sens que s'exprime une convention conclue entre ce gouvernement et celui de Saxe-Altenbourg [3].

338. En *Bade*, le Code de procédure civile contient les dispositions suivantes [4] :

« § 951. L'exécution des jugements rendus par les tri-« bunaux étrangers aura lieu conformément aux traités

---

[1] *De l'exécution*, etc., n° 218.
[2] *Ibid.*, n° 219.
[3] *Ibid.*, n°s 220 et 221.
[4] *Ibid.*, n° 222.

« diplomatiques existants, ou, à leur défaut, en confor-
« mité des règlements qui seront arrêtés par le gouverne-
« ment, suivant le principe de la réciprocité.

« § 952. A défaut de traité diplomatique ou de règle-
« ments spéciaux, on suivra les distinctions ci-après :
« 1° Lorsque le jugement rendu par un tribunal étranger
« entre deux régnicoles du même État aura été adressé à
« un tribunal badois avec commission rogatoire tendant
« à l'exécution de ce jugement, il sera mis à exécution
« après que le défendeur aura été préalablement entendu,
« comme s'il émanait d'un tribunal badois. 2° Lorsque
« le jugement rendu par un tribunal étranger au préju-
« dice d'un Badois, ou d'un étranger non sujet de l'État
« dans lequel le jugement a été prononcé, aura été adressé
« à un tribunal badois avec commission rogatoire tendant
« à l'exécution, ce dernier tribunal le déclarera exécutoire,
« les parties préalablement appelées, pourvu qu'il lui ait été
« justifié que, d'après les lois badoises, le tribunal étran-
« ger était compétent et que son jugement a acquis l'au-
« torité de la chose jugée. 3° Dans les mêmes hypothèses,
« sur la présentation [1] du jugement rendu en pays étran-
« ger, soit contre un Badois, soit contre un étranger, il
« sera fait droit à la demande tendant à exécution, les
« parties préalablement appelées.

« § 953. Lorsque, dans les divers cas indiqués au pa-
« ragraphe précédent, le demandeur est étranger, et que
« le défendeur oppose que l'État étranger ne se prête pas
« réciproquement à l'exécution des jugements rendus par

---

[1] Le mot *présentation* est la traduction du mot allemand *Vorlage* ; l'édition officielle, par l'effet d'une erreur
typographique, porte le mot *Verlangen* (requête), qui n'offre point de sens.
Cette erreur a été rectifiée par une
publication du Ministre de la justice,
dans la feuille officielle de 1835, n° 62.

« les tribunaux badois, le demandeur devra justifier au
« préalable que, dans des cas analogues, l'État étranger
« ordonne également l'exécution des jugements des tribu-
« naux badois. »

La jurisprudence des tribunaux badois applique ces
dispositions particulièrement aux jugements rendus par
les tribunaux français[1].

Des traités basés sur le principe de la réciprocité ont
été conclus avec le grand-duché de Hesse, le royaume de
Wurtemberg et la majeure partie des cantons suisses[2].

339. L'ordonnance de l'*Electeur de Hesse*, en date du
25 avril 1826, établit, § 1, le principe de la réciprocité ;
elle ajoute, au § 3 : « L'exécution des jugements des tri-
« bunaux étrangers, en matière civile, passés en force de
« chose jugée ou rendus en dernier ressort, sera ordon-
« née, en vertu de la commission rogatoire qui devra
« toujours être adressée à la Cour supérieure du ressort,
« sur la fortune des sujets hessois qui se trouvera dans
« l'Electorat, comme si ces jugements avaient été rendus
« par un tribunal de nos États, excepté dans les cas sui-
« vants : 1º lorsque, dans le pays étranger dont il s'agit,
« on n'a pas encore, en règle générale, admis l'exécution
« des jugements rendus en matière civile par les tribu-
« naux hessois...; 2º lorsque, d'après les règles recon-
« nues dans l'Électorat, la compétence du tribunal étran-
« ger ne paraît nullement fondée..... ; 3º lorsque les dis-
« positions de ce jugement se trouvent en opposition avec
« les lois hessoises relatives aux droits réels ou à l'état
« et à la capacité des personnes ; 4º lorsqu'elles étendent

<hr>

1 *De l'exécution des jugements étran-*
gers, nº 223.

2 *Ibid.,* nº 223. Martens, t. VIII,
p. 330; t. IX, p. 81.

« la compétence générale du tribunal étranger en matière
« de faillite ou de déconfiture (*Concurs* de créanciers),
« soit sur la fortune d'un sujet hessois qui se trouve dans
« l'Électorat, soit sur les procès déjà pendants devant nos
« tribunaux. Ces quatre exceptions ne seront pas applica-
« bles quand un traité d'État à État en aura disposé au-
« trement, ou qu'il aura été ordonné ainsi par voie de
« réciprocité... » Enfin, le § 4 est ainsi conçu : « En
« ce qui concerne l'exécution des jugements ren-
« dus, par un tribunal étranger compétent, contre un
« régnicole du même État qui réside momentanément
« dans l'Électorat, il sera déféré à la commission roga-
« toire délivrée par ledit tribunal, même dans l'hypothèse
« du n° 1 du § 3, ou lorsque la disposition du jugement
« est contraire aux lois de l'Électorat relatives à la capa-
« cité des personnes, ou, enfin, lorsque le jugement offre
« une extension de la compétence du tribunal du *Concurs*,
« sans préjudice, toutefois, de l'intérêt des régnicoles. »

340. Dans le *grand-duché de Hesse,* une Ordonnance
du 21 juillet 1817 distingue le cas où l'exécution d'un
jugement étranger est réclamée dans la partie de ce
grand-duché située sur la rive droite du Rhin, de celui
où cette exécution est demandée dans la partie située sur
la rive gauche du même fleuve (Hesse rhénane) [1]. Relativement au premier cas, le § 19 de l'Ordonnance porte
ce qui suit : «.... En général, lorsque dans un État
« étranger les jugements rendus par les tribunaux du
« grand-duché ne sont pas susceptibles d'exécution, ou
« qu'ils n'obtiennent force et exécution que sous certaines

---

[1] Nous parlerons de la Hesse rhénane *infrà,* n° 390, à la suite de la France e
de la Belgique.

« conditions, les jugements rendus dans le même Etat ne
« seront également pas considérés comme ayant force de
« chose jugée et ne seront pas susceptibles d'exécution
« dans le grand-duché, ou bien ils ne le seront que sous
« les mêmes conditions.

« L'exécution d'un jugement étranger ne sera ordonnée
« qu'autant que le tribunal qui l'a rendu aura adressé
« une commission rogatoire à la Cour d'appel hessoise.
« Il n'y a d'exception qu'à l'égard des jugements rendus
« par les tribunaux du duché de Nassau, qui n'exigent
« pas non plus une commission rogatoire » [1].

Un rescrit ministériel en date du 15 juillet 1826, suivi
d'une circulaire de la Cour d'appel de Darmstadt en date
du 28 du même mois, établit une exception relative à
l'exécution des jugements étrangers rendus en matière de
recherche de paternité : ces jugements ne seront exécutés
qu'autant que la reconnaissance de la paternité aura été
volontaire [2].

Un rescrit ministériel en date du 10 janvier 1840 [3] refuse, par voie de rétorsion, l'exécution des jugements
rendus par les tribunaux de la ville de Francfort. Mais
cette mesure a été levée en 1841.

Des conventions diplomatiques établissant l'exécution
réciproque des jugements ont été conclues avec Bade et
avec la Prusse [4].

341. L'art. 310 de la Constitution du *duché de Brunswick*, en date du 12 octobre 1832, porte : « Dans les pro-

---

[1] Rescrits ministériels des 27 mars
et 26 novembre 1827 (communication
de M. Weiss).

[2] Communication de M. Weiss, conseiller à la Cour suprême d'appel et
de cassation à Darmstadt.

[3] Feuille officielle (*Amtsblatt*) de
la Cour d'appel (*Hofgericht*) de Darmstadt, 1840, n° 2.

[4] *De l'exécution des jugements étrangers*, n°s 213 et 226.

« cès civils, il sera accordé aux tribunaux des États
« étrangers toute *assistance* légale, à moins que lesdits
« États ne refusent cette même assistance aux tribunaux
« du duché. En cas d'assistance réciproque, les tribunaux
« mettront à exécution les jugements rendus par les tri-
« bunaux étrangers et passés en force de chose jugée,
« lorsque, dans l'espèce, la compétence desdits tribunaux
« sera incontestable. »

341 *bis*. Entre les deux principautés de Schwarzbourg-
Rudolstadt et Schwarzbourg–Sondershausen, un traité
du 1ᵉʳ mars 1845 a établi l'exécution réciproque des jugements rendus en matière civile[1]. On ne trouve pas de
traité analogue conclu entre lesdites principautés et d'autres États, sur la matière, à l'exception de celui conclu
avec la Prusse (cité *suprà*, no 28, note). Ces deux traités
prouvent la tendance des gouvernements de Schwarzbourg vers le principe de la réciprocité.

342. En *Suisse*, la législation et la jurisprudence des
cantons allemands diffèrent de celle des cantons français. Dans les premiers, la matière est régie par le principe de la réciprocité; c'est notamment le cas dans le
canton d'Argovie, de Bâle-Ville, de Berne, de Saint-
Gall, de Glaris, de Lucerne, de Soleure et de Thurgovie[2].
La jurisprudence du canton de Vaud ne semble pas définitivement fixée sur la question; toutefois, elle se rap-
proche plutôt du système allemand (le principe de la réciprocité) que du système français[3]. A Genève, l'art. 376
du Code de procédure civile est ainsi conçu : « Les juge-
« ments et les actes notariés rendus ou passés hors du

---

[1] Buddeus, p. 435 et 436.
[2] *De l'exécution des jugements étran-*gers, nos 255-262.
[3] *Ibid.*, no 264.

« canton ne pourront y être mis à exécution qu'autant
« qu'ils auront été déclarés exécutoires par le tribunal de
« l'audience, parties ouïes ou dûment citées et le minis-
« tère public entendu, sans préjudice des dispositions
« contraires qui existeraient dans les traités ou concor-
« dats » [1].

Des conventions diplomatiques stipulant l'exécution
réciproque des jugements ont été conclues : 1° entre tous
les cantons suisses et la France [2]; 2° entre le grand-duché
de Bade et tous les cantons suisses, à la seule exception
de Schwytz et de Glaris, mais pour les jugements rendus
en matière de faillite seulement ; 3° sur le même objet,
entre la Bavière et les cantons de Zurich, Berne, Lucerne,
Unterwalden, Fribourg, Soleure, Bâle (ville et campagne),
Schaffhouse, Saint-Gall, Grisons, Argovie, Thurgovie,
Tessin, Vaud, Valais, Neuchâtel, Genève, Appenzell
(Rhodes extérieurs), Uri et Zug; 4° le canton de Vaud a
conclu des traités avec ceux de Neuchâtel, Zurich,
Berne et Argovie, relativement à l'exécution des jugements rendus en matière de paternité [3].

343. Dans les *États pontificaux*, aux termes de la notification du gouvernement, en date du 11 mars 1820, confirmée par l'art. 1148 du règlement du 10 novembre 1834,
l'exécution des jugements étrangers est accordée sous la
double condition de la réciprocité et de la force de chose
jugée acquise au jugement. « Le tribunal auquel on
« s'adressera, » dit l'art. 8 de la notification, « pour
« obtenir l'*exequatur*, ne pourra nullement connaître du
« fond du jugement étranger. Toutefois, si on lui exhi-

---

[1] *Ibid.*, n° 265.
[2] *Voy.* ci-après, n° 372.
[3] *De l'exécution des jugements étran-gers*, n°s 266-272.

« bait un nouveau document authentique, qui n'eût pas
« été pris en considération par le tribunal étranger, et qui
« périmât l'action en tout ou *en partie*, il serait tenu de
« suspendre l'exécution et de donner connaissance de cet
« incident au tribunal étranger » [1].

344. La jurisprudence des Cours supérieures du royaume de *Sardaigne* distingue les jugements rendus par les tribunaux étrangers contre un sujet du roi, de ceux rendus au préjudice d'un étranger résidant dans les États sardes. Au premier cas, le jugement sera déclaré exécutoire par le sénat (la Cour d'appel), s'il y a réunion des quatre circonstances suivantes : 1° la réciprocité [2]; 2° la compétence du tribunal qui a rendu le jugement : l'examen de la compétence roule sur les deux points de savoir si le jugement n'a pas porté atteinte à la juridiction des tribunaux sardes, et si le juge était compétent à raison de la matière et à raison de la personne du défendeur; 3° la régularité de la procédure ; 4° la justice du jugement, c'est-à-dire, si, au fond, il ne renferme pas une grave ou évidente injustice. Si le sénat trouve le jugement défectueux, il ordonne l'assignation, devant lui, de la partie qui a succombé à l'étranger, pour déduire ses exceptions et moyens de défense. — Au second cas, l'examen du sénat se borne à vérifier la compétence du tribunal étranger, dans l'intérêt des tribunaux sardes, ainsi qu'il est dit ci-dessus [3].

Un traité sur cette matière a été conclu entre la France

---

[1] *Ibid.*, n° 273.
[2] Ainsi les jugements rendus par les tribunaux autrichiens reçoivent leur exécution, dans le royaume de Sardaigne, d'après le principe de la réciprocité. Arrêt du sénat de Turin, du 10 septembre 1839 (*Annali di Giurisprudenza*, 1839, t. II, p, 217).
[3] *De l'exécution des jugements étrangers*, n° 274.

et la Sardaigne, le 24 mars 1760 [1]. On y lit (a) : « Pour
« favoriser l'exécution réciproque des décrets et juge-
« ments, les Cours suprêmes déféreront, de part et d'autre,
« à la forme du droit, aux réquisitoires qui leur seront
« adressés à ces fins, même sous le nom desdites Cours » [2].

[1] Wenk, t. III, p. 218; Mansord, t. II, p. 299 et suiv.

[2] La forme de procéder pour arriver à l'exécution des jugements rendus dans les territoires respectifs a été réglée par une convention ultérieur entre les deux gouvernements. Cette convention est rapportée par Grenier, *Traité des hypothèques*, t. 1, n° 215 (b).

(a) Art. 22, 3ᵉ alinéa.

(b) Voici la note de Grenier :

« Le Français qui a obtenu un arrêt d'une Cour royale de France, ou même un jugement d'un des tribunaux de son ressort, présente à cette même Cour, par le ministère d'un avoué, une requête par laquelle il demande que, sur le vu de l'art. 22 du traité du 24 mars 1760, il lui soit accordé des lettres rogatoires, qui seront adressées à la Cour supérieure des États de Sardaigne dans le ressort de laquelle est domicilié celui qui a été condamné par l'arrêt ou jugement rendu en France, afin d'obtenir la permission de cette Cour supérieure des États de Sardaigne de faire faire toutes les exécutions nécessaires dans son ressort pour parvenir à contraindre le débiteur au paiement du montant des condamnations, en principal ou accessoires, prononcées par le tribunal français. L'arrêt ou le jugement est joint à la requête.

« Sur l'ordonnance de *soit communiqué au procureur général*, rendue par le premier président, et sur les conclusions du procureur général, la Cour rend un arrêt, qui se délivre en minute à la suite de la requête et des conclusions. Par cet arrêt, la Cour ordonne que les lettres rogatoires seront octroyées et seront adressées à la Cour supérieure des États de Sardaigne dans le ressort de laquelle le débiteur est domicilié, à l'effet, par cette Cour, de faire jouir l'impétrant du bénéfice de l'article 22 du traité du 24 mars 1760, et de permettre dans son ressort la mise à exécution de l'arrêt ou du jugement.

« En exécution de cet arrêt, scellé du sceau de la Cour, cette même Cour adresse séparément ses lettres rogatoires à la Cour supérieure des États de Sardaigne qu'elles concernent. Il y est dit qu'elle prie et requiert cette Cour de permettre la signification et la mise à exécution du jugement dont il est question, et ce partout et rière son ressort, offrant ladite Cour d'en faire de même, et plus grand, s'il y échet.

— Il est reconnu par la jurisprudence des Cours supérieures des deux royaumes que ce traité fait encore loi, mais que cependant la Cour saisie de la demande à fin d'exécution a le droit d'examiner le jugement, et d'en refuser l'exécution lorsqu'il a violé les lois de la Savoie ou de la France, ou si le tribunal était incompétent : c'est une conséquence du texte du traité, d'après lequel les Cours de justice ne doivent déférer aux lettres rogatoires qu'*à la forme du droit*, attendu que la violation d'une loi de l'État où l'exécution est demandée, ou l'incompétence du juge qui a prononcé, place le jugement en opposition avec le droit [1] (a).

[1] M. Troplong, *Des hypothèques*, t. II, n° 454. *De l'exécution des jugements*, n°s 276 et 277. Article dans les *Annali di Giurisprudenza*, t. V, part. 1, p. 101. — Un arrêt du Sénat de Nice, du 20 février 1841, a refusé d'autoriser l'exécution d'un jugement du tribunal de commerce de Marseille, prononcé par défaut contre un sujet sarde, à la suite d'une assignation donnée au domicile du procureur du roi près le tribunal civil de Marseille. La Cour a déclaré qu'une assignation signifiée en cette forme est contraire aux règles fondamentales de l'administration de la justice dans le royaume de Sardaigne (*Annali*, etc., 1842, p. 343).

« Les Cours supérieures des États de Sardaigne suivent la même forme à l'égard des Cours royales de France. L'une de ces formes a été modelée, par convention, sur l'autre. Cette manière de pratiquer est connue depuis longtemps ; elle n'a jamais éprouvé de difficulté. Les dernières lettres rogatoires que j'ai vu adresser par la Cour royale de Riom au sénat de Chambéry, sur mes conclusions, étant procureur-général, sont du mois de novembre 1818.

« J'observe que les arrêts et ordonnances ci-dessus ne sont point sujets à l'enregistrement. »

On a soutenu que le jugement étranger, pour obtenir l'*exequatur* dans les États sardes, n'a pas besoin d'être accompagné de lettres rogatoires. Voy. dans la *Revue pratique de droit français* (t. VII, p. 383 et suiv.), la dissertation publiée sous ce titre : *De l'inutilité des lettres rogatoires pour l'exécution, dans les États sardes, des jugements rendus à l'étranger*.

(a) Voy. les deux arrêts de la Cour d'Aix, du 25 novembre et du 8 décembre 1858 (Dev.-Car, 59, 2, 605).

345. Le royaume de *Danemark* ne possède pas de loi positive sur la matière. Les jurisconsultes se prononcent en faveur de l'exécution des jugements étrangers, sous la double condition de la réciprocité et de la compétence du tribunal qui a statué; mais on juge cette compétence d'après la loi danoise et non d'après celle de l'État dont les juges ont rendu le jugement [1]. — Nous avons déjà parlé, *suprà*, n° 331, des duchés de Schleswig et de Holstein, qui font partie du royaume de Danemark.

346. Nous venons de passer en revue les États qui admettent le principe de la réciprocité; dans les paragraphes suivants nous indiquerons ceux qui suivent des principes différents.

[1] *De l'exécution des jugements étrangers*, n° 278.

Une Déclaration échangée à Turin, le 1er septembre 1860, entre les gouvernements de France et de Sardaigne, contient ce qui suit :

« Il est expressément entendu que les Cours, en déférant, à la forme « du droit, aux demandes d'exécution des jugements rendus dans cha- « cun des deux Etats, ne devront faire porter leur examen que sur les « trois points suivants, savoir: 1° si la décision émane d'une juridiction « compétente ; 2° si elle a été rendue les parties dûment citées et léga- « lement représentées ou défaillantes; 3° si les règles du droit public « ou les intérêts de l'ordre public du pays où l'exécution est demandée « ne s'opposent pas à ce que la décision du tribunal étranger ait son « exécution. — La présente Déclaration servira de règle aux tribunaux res- « pectifs dans l'exécution du § 3 de l'art. 22 du traité de 1760. »

§ 2. FRANCE.

Sommaire.

347. En *France*, la jurisprudence maintient rigoureusement, en cette matière, le principe de l'indépendance

des États ; elle refuse aux jugements étrangers l'autorité de la chose jugée, ainsi que l'exécution sur les biens et sur la personne du débiteur qui se trouve en France. Le texte des lois n'a pas consacré le principe dans cette étendue illimitée ; mais la jurisprudence des Cours supérieures l'a interprété en ce sens. Suivant nous, cette interprétation extensive est contraire au sens littéral de la loi, à son esprit, aux rapports de bon voisinage qui existent ou doivent exister entre les diverses nations pour leur utilité réciproque, et enfin aux usages suivis dans la majeure partie des États de l'Europe. C'est ce que nous allons démontrer, en même temps que nous exposerons l'état actuel de la législation et de la jurisprudence.

348. L'art. 121 de l'Ordonnance du 15 janvier 1629, première loi sur la matière, porte ce qui suit, en ce qui concerne les jugements [1] : « Les jugements rendus.... ès « royaumes et souverainetés étrangères, pour quelque « cause que ce soit, n'auront aucune hypothèque [2], ni « exécution, en notre royaume ;... et nonobstant les juge- « ments, nos sujets contre lesquels ils ont été rendus « pourront de nouveau débattre leurs droits comme en- « tiers devant nos officiers. » Il est généralement reconnu que cet article a toujours force de loi [3].

---

[1] Nous avons rapporté *suprà*, nº 226, les autres parties de cet article, qui sont relatives à l'exécution des actes passés en pays étranger. *Voy.* Graun, p. 439.

[2] *Voy.*, sur l'hypothèque résultant des jugements, *infrà*, nº 437.

[3] *De l'exécution des jugements étrangers*, nº 281. *Voy.*, en sens contraire, M. Massé, t. II, nº 301 (*a*).

(*a*) Le nombre des auteurs qui considèrent l'art. 121 comme n'ayant plus force de loi est aujourd'hui assez considérable. Je puis citer, indépendamment de M. Massé (2ᵉ édit., t. II, nº 796), M. Demolombe (t. I, nº 263), M. Bournat (*Revue pratique de droit français*, t. V, p. 327 et suiv.), et mon excellent collègue M. Labbé (Dev.-Car., 65, 2, 60).

La lecture attentive de ce texte indique qu'il renferme deux dispositions distinctes, mais qui nécessairement se lient ensemble. La première disposition, conçue en termes généraux, refuse aux jugements étrangers leur effet ou exécution en France ; elle suppose donc que ces jugements ne peuvent obtenir cet effet qu'en suite de l'ordre émané d'un tribunal français. La seconde disposition est spé-ciale : elle a pour objet unique les jugements rendus en pays étranger au préjudice de Français. Elle autorise ceux-ci à débattre de nouveau leurs droits comme si rien n'avait été décidé à l'étranger. En conséquence, aux termes de cette seconde disposition : 1° le Français peut repousser l'exception de la chose jugée qu'on prétendrait tirer du jugement étranger, que la partie qui a obtenu gain de cause soit un étranger ou un Français ; 2° aucune exécution sur les biens ou sur la personne du Français ne peut, s'il s'y oppose, avoir lieu en France sans qu'au préalable la disposition du jugement ait été de nouveau débattue devant un tribunal français. Le texte ne distingue pas suivant que le Français a plaidé devant les juges étrangers en qualité de défendeur ou en qualité de demandeur : donc il s'applique également dans cette dernière hypothèse [1].

Le texte de la seconde disposition ne parle que du Français : le législateur ne s'exprime pas en termes généraux, comme il l'avait fait dans la première disposition ; il n'accorde pas à toute personne quelconque, qui a succombé dans un procès plaidé à l'étranger, la faculté de

---

[1] *De l'exécution des jugements étrangers*, n° 281. Arrêt de la Cour de cassation, du 18 pluv. an XII. Merlin, *Questions de droit*, v° *Jugement*, § 14 (3ᵉ édition, t. IV, p. 27).

débattre ses droits comme entiers devant les officiers de justice français : il ne confère ce droit qu'au Français et non pas également aux étrangers. Le jugement étranger rendu au préjudice d'un étranger tombe seulement sous l'application de la première disposition de l'art. 121.

Cette première disposition n'est elle-même que l'application ou l'expression du principe énoncé *suprà*, n° 320, savoir que l'exécution d'un jugement étranger ne peut avoir lieu nulle part autrement que d'ordre des juges locaux. La première disposition de l'art. 121 est synonyme de celle qui se trouve aujourd'hui dans les art. 2123 du Code civil et 546 du Code de procédure civile ; c'est-à-dire qu'il faut un ordre du juge français pour que l'exécution dudit jugement puisse avoir lieu. Mais cet ordre n'est pas nécessairement précédé de l'examen du fond de la décision du juge étranger : le juge français, en délivrant cet ordre, ne procède que dans l'intérêt de la puissance souveraine qui l'a institué : il appose, pour ainsi dire, à la décision étrangère le sceau de l'autorité française, de même qu'avant les nouvelles lois, le *visa* ou *pareatis* du juge du lieu de l'exécution était nécessaire, en règle générale, même à l'égard des jugements rendus dans un autre ressort de juridiction du royaume[1]. Les jugements rendus en pays étranger sont placés sur la même ligne que l'étaient alors ceux rendus par les juridictions seigneuriales qui existaient encore dans le royaume, et par les Parlements des provinces successivement réunies à la France. En effet, les unes et les autres avaient été,

---

[1] Art. 120 de l'Ordonnance de 1629 ; art. 6, Tit. 27, de l'Ordonnance de 1667. Rodière, sur l'art. 2 du Tit. 33 de cette Ordonnance ; Denisart, v° *Pareatis; Répertoire*, v° *Exécution parée.* § 2. Comp. l'art. 547 du Code de procédure civile.

dans le principe, des juridictions étrangères par rapport à celles du roi.

Ce que nous venons de dire sur la nature de l'ordre d'exécution délivré par le juge français résulte d'ailleurs de la comparaison du texte des deux dispositions de l'art. 121. En effet, si le législateur avait entendu accorder à toute personne poursuivie en France, en vertu d'un jugement étranger, le droit de réclamer un nouvel examen du fond de la décision, il se serait borné à une seule disposition et il n'aurait pas établi de privilége spécial en faveur des Français. Aussi la majeure partie des auteurs et des arrêts antérieurs à 1789 ont reconnu que le jugement étranger rendu contre un étranger, soit en faveur d'un Français, soit en faveur d'un autre étranger, pourrait être déclaré exécutoire par les tribunaux français, sur la simple requête de la partie qui l'avait obtenu [1]. Toutefois, ce principe n'était pas sans contradicteurs, particulièrement en ce qui concernait l'exécution du jugement sur les biens immeubles situés en France [2].

349. Avant 1789, le principe [3] qui refuse tout effet au jugement étranger rendu au préjudice d'un Français, admettait trois exceptions, qui étaient établies par des traités : la première, en faveur des jugements rendus dans le royaume de Sardaigne [4]; la seconde, en faveur des jugements rendus en Suisse [5]; la troisième, en faveur des ju-

---

[1] Boullenois, *Traité*, t. I, obs. 25, p. 606 et 646; Jullien, t. II, p. 442, nos 18 et 19; Boniface, *Arrêts*, t. III, liv. I, ch. 4; Emerigon, t. I, ch. 4, sect. 8, 6°, p. 123; Denisart, v° *Pareatis*, nos 21, 24 et suiv.; Merlin, *Questions de droit*, v° *Jugement*, § 14, n° 2, 5e Quest. (p. 28); *Répert.*, v° *Jugement*, § 8; M. Persil, sur l'art. 2123, n° 20, § 393.

[2] Brodeau, sur l'art. 164 de la Coutume de Paris; M. Persil, à l'endroit cité.

[3] La disposition qui établit ce principe est une loi politique. M. Pardessus, t. VI, n° 1488, 1°, p. 365.

[4] Voy. *suprà*, n° 344.

[5] Art. 12 du traité conclu à Soleure, le 28 mars 1778 (Martens, *Recueil*, t. II, p. 507). Ce traité a été renou-

gements rendus en Russie, sur les contestations relatives à la succession d'un Français décédé dans cet Empire [1].

350. Tel était l'état de la législation et de la jurisprudence au moment de la révolution de 1789. La nouvelle législation renferme trois dispositions sur la matière : ce sont les art. 2123 *in fine* et 2128 du Code civil, et 546 du Code de procédure civile. En voici le texte :

Art. 2123. « L'hypothèque ne peut résulter des juge« ments rendus en pays étranger qu'autant qu'ils ont été « déclarés exécutoires par un tribunal français, sans « préjudice des dispositions contraires qui peuvent être « dans les lois politiques ou dans les traités. »

Art. 2128. « Les contrats passés en pays étranger ne « peuvent donner d'hypothèque sur les biens de France, « s'il n'y a des dispositions contraires à ce principe dans « les lois politiques ou dans les traités. »

On voit que ces deux articles ne sont relatifs qu'aux hypothèques.

L'art. 546 du Code de procédure civile a généralisé le principe que les art. 2123 et 2128 du Code civil n'avaient énoncé qu'à l'égard des hypothèques. Il porte : « Les jugements rendus par les tribunaux étrangers et « les actes reçus par les officiers étrangers ne seront sus« ceptibles d'exécution en France que de la manière et

---

velé le 27 septembre 1803 et le 18 juillet 1828 (*Bulletin des lois*, 1829, n° 10572). *Voy.* les arrêts de la Cour de cassation des 28 décembre 1831 et 23 juillet 1832, et l'arrêt de la Cour royale de Paris du 19 mars 1830 (Sirey, 1830, II, 145 ; 1832, I, 627 et 664). — Voy. *infrà*, n° 372.

[1] Traité du 11 janvier 1787, art. 16 (Martens, *ibid.*, t. IV, p. 196). *Voy.* les arrêts de la Cour de cassation, des 15 juillet 1811 et 13 avril 1816 (*Répert.*, v° *Jugement*, § 7 *bis*. Sirey, 1811, 1, 301 ; 1816, I, 343). Voy. *infrà*, n° 375.

« dans les cas prévus par les art. 2123 et 2128 du Code
« civil. »

Ces trois dispositions, ainsi que l'art. 121 de l'Ordonnance de 1629, forment aujourd'hui la législation sur la matière.

Il s'agit de les combiner et de les appliquer ensemble : à cet égard plusieurs questions se présentent, et les auteurs, ainsi que les Cours de justice, ne sont pas d'accord.

351. Il est d'abord certain, d'après le texte positif des art. 2123 et 546, qu'aucun jugement rendu à l'étranger ne peut recevoir d'exécution forcée en France, ou y exercer l'autorité de la chose jugée, qu'au préalable il n'ait été déclaré exécutoire par un tribunal français (a). C'est d'ailleurs là un principe admis par le droit des gens de l'Europe, ainsi que nous l'avons vu *suprà*, n° 320. Les jurisconsultes sont d'accord sur ce point : on reconnaît que la partie qui a obtenu en pays étranger le jugement qu'il s'agit d'exécuter en France, ne peut pas se

---

(a) Il importe de remarquer que M. Fœlix attache ici à ces mots : *autorité de la chose jugée*, un sens restreint, tout autre que celui qu'on leur donne habituellement ; il les prend comme synonymes de ceux-ci : *force exécutoire du jugement*. Dans le langage ordinaire, qui est parfaitement conforme à celui de la loi (Code Nap., art. 1350 et 1351, l'*autorité de la chose jugée*, c'est précisément l'efficacité d'une sentence indépendamment de la force exécutoire : ainsi, on dit très-bien qu'une sentence arbitrale, qui par elle-même n'est point exécutoire, a cependant autorité de chose jugée. Il suffit de lire les pages suivantes pour demeurer convaincu que la pensée de M. Fœlix n'a pu être celle-ci : « *Il est certain qu'en France on ne doit jamais, en droit, tenir aucun compte d'un jugement étranger, tant qu'il n'a pas été déclaré exécutoire par un tribunal français.* » Du reste, ci-dessus, n° 324, p. 45 et 46, lui-même avait parfaitement distingué *la chose jugée* et *l'exécution parée*.

borner, comme lorsqu'il s'agit d'un jugement rendu en France, à remettre l'expédition ou la grosse à l'huissier pour en suivre l'exécution. La pratique judiciaire a même érigé en principe qu'il ne suffit pas de présenter requête à un tribunal pour obtenir l'ordonnance d'*exequatur* : la partie qui a intérêt à voir mettre à exécution, en France, le jugement étranger, doit faire assigner, devant un tribunal français, la partie au préjudice de laquelle le même jugement a été rendu, à l'effet de le voir déclarer exécutoire [1] (a).

352. Après cette assignation, et relativement aux débats qui peuvent s'élever devant le tribunal français saisi

[1] Favard, *Répertoire de la nouvelle législation*, v⁰ *Exécution des jugements et actes civils*, § 1, n⁰ 4. C'est par erreur que M. Debelleyme (*Des référés*, t. II, p. 120) soutient que le tribunal peut ordonner l'exécution sur simple requête.

(a) M. Fœlix nous paraît se mettre en contradiction avec lui-même, quand d'une part il soutient que l'étranger qui a succombé devant un tribunal étranger n'est pas recevable à demander que dans son intérêt privé le tribunal français revise la sentence (n⁰ 352), et que d'autre part il exige, dans tous les cas, qu'on procède par voie d'assignation pour faire déclarer exécutoire en France le jugement du tribunal étranger. La manière de procéder indiquée par M. Debelleyme (3ᵉ édition, t. Iᵉʳ, p. 514) concorde certainement mieux avec la doctrine en faveur de laquelle M. Fœlix va se prononcer, au n⁰ 352. M. Valette pense également qu'une simple requête suffit lorsque les parties ne doivent pas plaider de nouveau l'affaire devant le tribunal français (*Revue de droit français et étranger*, t. VI, p. 612). D'un arrêt de la Cour de Douai, du 14 août 1845 (Dev.-Car., 46, 2, 303), il résulte que la demande d'*exequatur* est légalement formée par simple requête dans le cas particulier où le tribunal étranger a été saisi de cette manière et où, d'après la législation française, l'affaire est de telle nature qu'il y a lieu de procéder ainsi (il s'agissait dans l'espèce d'une déclaration de faillite). La Cour de Colmar a jugé de même, le 10 février 1864 (Dev.-Car., 64, 2, 122).

Comp. la dissertation déjà citée de **M.** Bournat, p. 342. M. Bonfils, n⁰ 278, s'en tient à la doctrine de Fœlix.

de la demande à l'effet d'exécution, il se présente deux systèmes.

D'une part, on soutient qu'il faut distinguer les jugements étrangers rendus au préjudice d'un Français, de ceux dans lesquels un étranger a succombé. Au premier cas, on s'en tiendra au texte de l'art. 121 de l'Ordonnance de 1629. Au second cas, l'examen du tribunal français portera uniquement sur la question de savoir si le jugement renferme une disposition contraire, soit à la souveraineté de la nation française, soit aux intérêts de la nation comme telle, soit enfin au droit public de la France. Dans l'affirmative, le tribunal refusera d'en ordonner l'exécution ; dans la négative, il déclarera le jugement exécutoire, sans examen préalable du fond, ou, en d'autres termes, sans entrer dans l'examen des droits privés des parties qui ont fait l'objet de la contestation portée devant le tribunal étranger.

D'après le second système, tous les jugements rendus à l'étranger, soit au préjudice de Français, soit au préjudice d'étrangers, n'ont par eux-mêmes aucune autorité en France : dans tous les cas, la partie assignée devant un tribunal français à l'effet de voir ordonner l'exécution du jugement, est fondée à se défendre par tous les moyens de droit, soit en la forme, soit au fond, de la même manière que si le jugement étranger n'existait pas ; et enfin le jugement n'obtient d'autorité en France qu'après que le tribunal français se l'est approprié par un nouveau jugement, qui seul reçoit son exécution.

Le premier système avait été généralement adopté dans les premières années qui suivirent la promulgation du Code civil et du Code de procédure civile. Il a notamment été professé par Merlin [1], Malleville [2], Pigeau [3], Carré [4], par M. Berriat Saint-Prix [5], et par M. Mourre, alors procureur général de la Cour d'appel de Paris [6]. Il a été consacré par la Cour de cassation [7] et par la Cour royale de Paris [8]; M. Dupin aîné [9] l'a également adopté. Ce même système est encore suivi aujourd'hui par MM. Lyndrajer [10], Dalloz aîné [11], Duranton [12], Foucher [13], Boitard [14] (a),

---

[1] Dans ses conclusions des 7 janvier 1806 et 7 août 1812, rapportées au *Répertoire*, v° *Jugement*, § 8; v° *Souveraineté*, § 6. *Questions de droit*, v° *Jugement*, § 14, n° 2.

[2] *Analyse* sur l'art. 2123.

[3] *Procédure civile*, t. II, p. 36 (2e édit., 1811).

[4] *Analyse raisonnée*, t. II, p. 179, quest. 1737; *Traités et questions*, n° 2693.

[5] *Cours de procédure*, 3e édit., p. 451.

[6] Conclusions du 16 décembre 1809 (*Quest. de droit*, v° *Jugement*, § 14, n° 3).

[7] Arrêt du 7 janvier 1806 (*Répertoire*, v° *Jugement*, § 8; Sirey, 1806, 1, 129).

[8] Arrêt du 13 mai 1820 (Dalloz, *Recueil alphabétique*, t. VI, p. 490; *De l'exécution des jugements étrangers*, n° 290). — La Cour d'appel de Deux-Ponts (Bavière rhénane) a jugé dans le même sens par arrêt rendu en 1816, rapporté dans les *Annales de la Bavière rhénane*, t. 1, p. 45.

[9] Plaidoyer pour les héritiers Stacpoole (*Barreau moderne*, t. V, part. 2, p. 363 et suiv.; Pailliet, *Dictionnaire*, v° *Acte exécutoire*, n° 16).

[10] *De execut. sent. peregr.*, ch. 2, §§ 8 et suiv.

[11] *Répertoire alphabétique*, v° *Droits civils*, sect. 1, art. 5, § 3. *Dictionnaire* de M. Dalloz jeune, v° *Étranger*, article 6, nos 244 et suiv.

[12] T. XIX, n° 342.

[13] Nouvelle édition du *Traité des lois d'organisation judiciaire et de compétence*, de Carré, t. III, p. 250 et suiv.

[14] Sur l'art. 546 du Code de procédure.

(a) M. Fœlix a tort de compter Boitard parmi les partisans de la première opinion, d'après laquelle la mission du tribunal français est différente suivant que le jugement étranger a été rendu au préjudice d'un Français ou au préjudice d'un étranger. Le jeune et regrettable professeur considérait l'art. 121 de l'Ordonnance de 1629 comme abrogé par les lois nouvelles, et enseignait que jamais les débats ne peuvent se rouvrir en France dans un intérêt purement privé. Au contraire, l'annotateur de Boitard, mon excellent collègue M. Colmet Daage, considère l'art. 121 de l'Ordonnance de 1629 comme étant toujours en vigueur, en tant qu'il permet au Français qui a succombé devant un tribunal étranger de débattre de nouveau ses droits comme entiers devant un tribunal de France (*Leçons de procéd. civ.*, 9e édition, t. II, p. 176, note).

Zachariæ [1] (*a*), Valette [2] (*b*); il a été soutenu dans un mémoire publié par un savant et laborieux magistrat, M. Maniez, conseiller à la Cour royale de Bastia, et par M. Soloman [3] (*c*). Toutefois Merlin [4], Carré [5] et M. Berriat Saint-Prix [6], ont changé d'avis depuis l'arrêt de la Cour de cassation en date du 19 avril 1819, dont nous parlerons à l'instant.

Aujourd'hui, le second système compte parmi ses

[1] Code civil, § 32.
[2] *Notes sur Proudhon*, t. I, p. 159, note *a*.
[3] P. 108 et suiv.
[4] *Questions de droit*, v° *Jugement*, § 14, n° 2.
[5] *Lois de la procédure*, sur l'art. 546, quest. 1899.
[6] *Cours de procédure civile*, 6e édit., (1835), t. III, p. 567, note 2.

(*a*) Dans le *Cours de droit civil d'après Zachariæ*, MM. Aubry et Rau, nous sommes forcé de le reconnaître, n'expriment sur la question que des idées confuses et contradictoires (3e édit., t. Ier, p. 101 et suiv.). En effet, ils commencent par dire que les dispositions de l'art. 121 de l'Ordonnance *doivent encore aujourd'hui être appliquées dans toute leur étendue*; puis ils ajoutent que, *dans aucun cas*, les jugements des tribunaux étrangers n'ont en France autorité de chose jugée. Evidemment, les honorables professeurs ont oublié, en cet endroit, que l'art. 121 *in fine* de l'Ordonnance accorde au Français, mais au Français seul, le bénéfice de pouvoir méconnaître l'autorité de la sentence rendue contre lui par un tribunal étranger. Du reste, ils finissent par admettre que le tribunal français, qui *doit* réviser le jugement étranger rendu contre un Français, *peut* réviser le jugement étranger rendu contre un étranger. Avec un peu plus d'attention, les savants annotateurs de Zachariæ n'auraient pas critiqué la doctrine de M. Fœlix, puisque cette doctrine consiste précisément à dire ce qu'ils disent eux-mêmes tout d'abord, à savoir que les dispositions de l'art. 121 doivent encore aujourd'hui être appliquées.

(*b*) *Voy.* surtout l'excellente dissertation que M. Valette a publiée, en 1849, dans la *Revue de droit français et étranger* (t. VI, p. 597 et suiv.).

(*c*) M. Fœlix se trompe en ce qui concerne M. Soloman, comme il s'est trompé en ce qui concerne Boitard. *Voy.*, ci-dessus, p. 79, note *a*.

adhérents, outre les trois auteurs que nous venons de nommer, Delvincourt [1], Toullier [2], MM. Persil [3], Guichard [4], Pardessus [5], Troplong [6], Rauter [7], Legat [8], Chauveau [9]. Il a été adopté par la Cour de cassation [10], par les Cours royales de Poitiers [11], de Paris [12] et de Toulouse [13]; par le tribunal de première instance de la Seine, dans l'affaire Stacpoole [14], par la Cour royale de Grenoble [15],

---

[1] *Cours de Code civil*, édit. de 1834, t. I, notes, p. 32 et 33.

[2] T. X, nos 81 et 82.

[3] *Régime hypothécaire*, sur l'article 2123, n° 2. L'auteur regarde comme très-controversée la question de savoir si le jugement étranger rendu contre un étranger peut recevoir son exécution sur simple ordonnance sans nouvelle discussion; mais il soutient que le même jugement ne peut emporter hypothèque sans nouvelle discussion.

[4] *Droits civils*, n° 238, p. 253.

[5] T. VI, n° 1488, 1°. L'auteur déclare que le tribunal français, à qui est demandée l'exécution d'un jugement étranger rendu contre un étranger, peut, même par des moyens du fond, refuser d'ordonner l'exécution, et il cite l'arrêt du 19 avril 1819 comme ayant jugé en ce sens. En même temps, l'auteur admet cependant que, si le tribunal français ne croyait pas devoir se livrer à cet examen (c'est-à-dire s'il déclarait *de plano* le jugement étranger exécutoire), son jugement ne serait pas attaquable en cassation, parce que cette révision est facultative pour le tribunal, et n'est pas établie dans l'intérêt de l'étranger, mais dans l'intérêt de la souveraineté territoriale, intéressée au maintien du droit public.

[6] *Des hypothèques*, t. II, n° 451.

[7] *Procédure civile*, n° 157, p. 166.

[8] P. 380 et 383.

[9] Troisième édition des *Lois de procédure civile* de Carré, art. 546, quest. 1899, p. 503 (a).

[10] Arrêt de rejet de la Chambre civile, du 19 avril 1819 (*Questions de droit*, v° *Jugement*, § 14, n° 2; Sirey, 1819, I, 129). — Un autre arrêt de rejet de la Chambre des requêtes, du 1er avril 1839 (Sirey, 1839, I, 379), a été rendu dans une cause où le tribunal étranger avait prononcé au préjudice d'un Français.

[11] Arrêt du 8 prairial, an XIII (Sirey, 1806, II, 40).

[12] Arrêt du 27 août 1816 (Sirey, 1816, II, 369). L'arrêt du 19 avril 1819 a rejeté le pourvoi formé contre cet arrêt.

[13] Arrêt du 27 décembre 1819 (Sirey, 1820, II, 312).

[14] Pailliet, *Dictionnaire*, v° *Acte exécutoire*, n° 16.

[15] Arrêt du 3 janvier 1829 (Sirey, 1829, II, 176).

(a) Ajoutez, dans la 4e édition des *Lois de la procédure civile*, ce qui est dit au t. VII (*Supplément*), p. 576 et suiv. M. Chauveau y met sur la même ligne tous les auteurs qui n'admettent pas le système de la jurisprudence, sans distinguer entre ceux qui appliquent encore aujourd'hui la doctrine contenue dans l'art. 121 de l'Ordonnance de 1629 et ceux qui, considérant cette disposition comme abrogée, s'en tiennent au texte des art. 2123 du Code Napoléon et 546 du Code de procédure. Comp. la note a de la page suivante.

par celles de Nîmes [1] et de Bordeaux [2], et par le Conseil d'Etat [3] (a).

---

[1] Du 14 août 1839 (Dalloz, 1840, II, 73 ; *Mémorial de Toulouse*, t. XXXIX, p. 439). Cet arrêt, ainsi que ceux de Toulouse et de Grenoble qui viennent d'être mentionnés, ont été rendus dans des espèces où l'exécution du jugement étranger était réclamée contre un étranger : dans leurs considérants, ils professent le second des deux systèmes.

[2] Du 22 janvier 1840 (Dalloz, 1840, II, 167).

[3] Ordonnance royale, rendue en Conseil d'Etat, section du contentieux, le 12 février 1823 (M. Macarel, *Recueil des arrêts du Conseil*, t. V, p. 73 et suiv.). On peut ajouter une lettre officielle de M. le ministre des affaires étrangères en date du 29 juin 1836 (*De l'exécution des jugements étrangers*, n° 292).

(a) Aux arrêts cités par M. Fœlix, comme consacrant le second système qu'il indique, on peut joindre un arrêt de la Cour de Douai, du 3 janvier 1845 (Dev.-Car., 45, 2, 513). Au sujet de cet arrêt, nous ferons remarquer qu'il y a une inexactitude dans la note de M. Devilleneuve qui l'accompagne ; la même inexactitude se retrouve, du reste, dans beaucoup d'autres ouvrages, et M. Fœlix l'a également commise. L'honorable continuateur de Sirey met sur la même ligne MM. Fœlix, Massé, Soloman et nous-même, comme soutenant que la disposition de l'article 121 de l'Ordonnance de 1629 est aujourd'hui complétement abrogée, et que « l'*exequatur* des tribunaux français n'emporte pas de leur « part le droit ou la nécessité d'une révision au fond de la chose jugée par le jugement étranger, lors même qu'il s'agit de l'exécuter « en France contre un Français. » Or, si telle est effectivement l'opinion de M. Massé et de M. Soloman, ce n'est du moins ni celle de M. Fœlix ni la nôtre.

Ajoutez un arrêt de la Cour de Paris, du 5 mai 1846 (*Gaz. des Trib.* du 6 mai), dont voici les principaux *considérants* :

« Considérant que les art. 2123 du Code civil et 546 du Code de « procédure, en statuant sur l'exécution en France des jugements « rendus à l'étranger, n'établissent aucune distinction sur le mode « d'exécution ; — qu'ils n'autorisent dans aucun cas les tribunaux « français à prononcer cette exécution sans examen ; — qu'un tel mode « de procéder aurait pour effet de reconnaître en France une autorité « quelconque aux jugements étrangers, ce que les principes du droit « public et de la souveraineté ne permettent pas d'admettre ; — que « l'exécution qui doit être prononcée constitue un véritable jugement « sur le fond, et non une ordonnance d'*exequatur* de la compétence du « président du tribunal... ; — que rien d'ailleurs ne met obstacle « à ce que les juges, dans l'examen au fond d'une contestation jugée

Nonobstant ces autorités, nous croyons devoir nous prononcer en faveur du premier des deux systèmes indiqués ci-dessus. Ce système, d'une part, nous semble être le seul conciliable avec les textes des lois, combinés ensemble ; d'autre part, il est conforme, en partie du moins, aux maximes reconnues en cette matière par la majeure partie des autres nations de l'Europe. Nous disons « en partie : » car, dans ce système, la législation française continuerait toujours à différer de celles de la plupart des Etats de l'Europe, en ce que, d'après le texte de l'art. 121 de l'Ordonnance de 1629, le jugement étranger rendu au préjudice d'un Français est soumis à la révision, tandis que les législations que nous avons passées en revue ne reconnaissent aucune distinction entre les jugements étrangers rendus au préjudice d'un régnicole, et ceux

---

« à l'étranger par le tribunal étranger, prennent en grande considéra-
« tion les faits reconnus constants par le juge étranger, et s'en servent
« comme de base de leurs décisions sur tous les points qui ne pour-
« raient être plus amplement éclaircis, à raison de la distance des
« lieux et de l'absence de pièces ou documents suffisants. » — Nous
aurons bientôt occasion de revenir sur ce même arrêt (*voy.* ci-dessous, n° 359).

Dans les *considérants* d'un arrêt du 27 décembre 1852, la Cour
cassation (Chambre des requêtes) dit « qu'il ne peut y avoir violation
« de la chose jugée lorsque le jugement auquel on voudrait attribuer
« la force de la chose jugée a été rendu par un tribunal étranger et
« n'a pas été revêtu des formes indispensables pour qu'il devienne exé-
« cutoire en France » (Dev.-Car., 53, 1, 94). A la vérité, dans l'espèce
le jugement étranger avait été rendu contre un Français ; mais la pensée de la Cour paraît bien être qu'en droit c'est là une circonstance
indifférente.

Enfin les Cours de Douai et de Paris se sont encore prononcées dans
le même sens par leurs arrêts du 22 décembre 1863 et du 22 avril 1864
(Dev.-Car., 65, 2, 60).

dans lesquels un étranger a succombé. — Dès lors, si le premier système était admis en France, il ferait disparaître, toujours en partie du moins, l'état d'opposition dans lequel l'application du second système place la France vis à vis du plus grand nombre des Etats de l'Europe, et il rétablirait en partie l'harmonie désirable entre les nations.

353. Nous avons indiqué *suprà,* n° 348, le sens de l'art. 121 de l'Ordonnance de 1629, et l'application que cette disposition a reçue avant 1789. Il s'agit maintenant d'examiner si les nouvelles lois ont modifié la disposition de cet article 121, en lui attribuant des effets plus ou moins étendus que ceux qu'elle avait anciennement.

Pour résoudre cette question, il est nécessaire de rechercher le véritable sens des art. 2123, 2128 et 546, pris isolément et abstraction faite pour le moment de l'art. 121 de l'Ordonnance de 1629 [1].

Dans cet examen, il sera utile de consulter l'intention du législateur, telle qu'elle résulte des monuments de la discussion des Codes.

Les travaux préparatoires à l'adoption du Code civil n'offrent absolument rien qui soit relatif aux art. 2123 et 2128.

Quant au Code de procédure civile, le conseiller d'Etat Réal s'exprimait ainsi, dans l'exposé des motifs de l'article 546 [2] : « Si les officiers ministériels de l'Empire, si « les membres de la grande famille qui le composent, ne

---

[1] L'importance de la question et la divergence des opinions entre les auteurs et les Cours de justice nous obligent à entrer dans plus de détails que nous n'avons l'habitude de le faire.

[2] Locré, *Législation civile* .., t. XXII, p. 572.

« doivent obéir qu'au nom du prince, il faut en conclure
« qu'un jugement émané d'une puissance étrangère n'est,
« ni pour ces officiers ministériels, ni pour les sujets de
« l'Empire français, un ordre auquel ils doivent obéir. Ce
« principe se trouvait implicitement énoncé dans plusieurs
« articles du Code civil, et notamment dans les art. 2123
« et 2128. Il est ici rappelé et formellement déclaré dans
« l'art. 546, avec les modifications exigées pour les cas
« prévus par ces deux articles. »

On voit que dans l'art. 546, comme dans les art. 2123
et 2128, il ne s'agit que d'un ordre à donner par le tribunal français aux officiers ministériels et aux régnicoles :
il n'est pas question d'un nouvel examen de la décision
portée par le tribunal étranger.

Même langage dans le discours prononcé par M. Favard,
à la séance du Corps législatif, en présentant le vœu
d'adoption émis par la Section *de législation* du Tribunat[1] :
« Comme un des principaux attributs de la souveraineté
« est de rendre exécutoires les jugements des tribu-
« naux...., le Code civil et le Code de procédure portent
« que les jugements rendus par les tribunaux étrangers...
« ne sont pas susceptibles d'exécution en France, à
« moins qu'ils n'aient été déclarés exécutoires par un tri-
« bunal français. » L'orateur du Tribunat ne parle que
d'un ordre d'exécution délivré au nom de la puissance
souveraine, et nullement d'un nouvel examen des
moyens de forme ou de fond que présente la cause.

Il résulte de ces deux documents que le but des auteurs des Codes, en adoptant les art. 2123, 2128 et 546,

____

[1] Locré, *Législation civile*, p. 617.

a été uniquement d'exprimer que le jugement étranger, à quelque nation qu'appartienne la personne au préjudice de laquelle il a été rendu, a besoin, pour recevoir son exécution en France, d'une déclaration ou d'un ordre émané d'un tribunal français, qui enjoigne cette exécution aux officiers ministériels ainsi qu'à tous les Français.

De là il suit que ce qui sera exécuté, ce ne sera pas un jugement nouveau, une décision française, ce sera une décision étrangère déclarée exécutoire par un tribunal français [1].

Ces deux propositions nous semblent résulter d'une manière incontestable du texte et de l'esprit des art. 2123, 2128 et 546 : — toujours abstraction faite de l'art. 121 de l'Ordonnance de 1629.

Développons maintenant ces deux propositions, avant d'arriver à la combinaison de cet art. 121 avec les articles des Codes.

La nécessité d'une permission ou déclaration donnée par un tribunal français, afin que le jugement étranger puisse recevoir son exécution en France, repose, comme nous l'avons vu *suprà*, nos 318 et 320, sur le droit de souveraineté, et les juges accordent cette permission au nom du souverain qui les a institués. Il s'ensuit que la mission conférée aux tribunaux français par les art. 2123, 2128 et 546 a un caractère spécial : elle diffère essentiellement de leur mission ordinaire pour l'administration de la justice en France. Cette dernière mission renferme à la fois le pouvoir de statuer sur les droits contestés entre les parties litigantes et celui de délivrer

---

[1] Boitard, sur l'art. 546.

l'ordre d'exécuter les décisions. La mission contenue
aux art. 2123, 2128 et 546 est uniquement dans l'intérêt
de la souveraineté territoriale : elle ne concerne nullement l'intérêt individuel des parties qui figurent au jugement étranger [1].

Le tribunal français ne saurait donc autoriser l'exécution d'un jugement étranger qui serait contraire à la
souveraineté de la nation française, au droit public des
Français ou à la morale publique [2]. Nous avons déjà
indiqué *suprà*, n° 321, quelques hypothèses qui rentrent
dans l'application de ce principe ; on peut ajouter celle
d'un jugement qui autoriserait l'exercice, sur le territoire
français, de la contrainte par corps hors les cas expri-
més dans nos lois, ou la translation du débiteur incar-
céré en France dans une prison étrangère ; il en serait de
même d'une disposition qui déclarerait soumis au lien
féodal ou fidéicommissaire un immeuble situé en France.

Mais, hors ces cas, rien n'empêche, en règle générale [3],
que le tribunal français déclare purement et simplement
exécutoire le jugement rendu à l'étranger, sans entrer
dans l'examen du bien ou mal jugé de la même sentence.

En se bornant à exiger un ordre d'exécution délivré
par un tribunal français, les auteurs des Codes ont reconnu que c'était là tout ce qu'il fallait pour maintenir
la dignité de la nation ou du souverain vis à vis de l'État
étranger dont les tribunaux ont rendu le jugement qu'il
s'agit d'exécuter en France. Si les auteurs des Codes

---

[1] M. Pardessus, n° 1488, 1°. *Voy.* ci-
dessus la note au n° 352, où nous
avons rapporté le passage de l'auteur.
— MM. Bioche et Goujet, *Dictionnaire de procédure*, v° *Exécution*, § 4,
art. 3, n. 57.

[2] Voy. *suprà*, nos 15 et 99.

[3] L'exception, ainsi que nous le
verrons à l'instant, est écrite dans l'article 121 de l'Ordonnance de 1629.

avaient jugé nécessaire ou utile d'aller plus loin, de protéger les intérêts privés de tout individu, régnicole ou étranger, qui a succombé dans un procès à l'étranger, et qui se trouve actuellement en France ou y possède de la fortune; s'ils avaient voulu ouvrir, en conséquence, à cet individu une nouvelle arène devant les tribunaux français pour toutes les exceptions et moyens de défense qu'il a déjà fait valoir devant les juges étrangers, ou qu'il a découverts depuis le jugement, certes c'était dans les art. 2123 du Code civil et 546 du Code de procédure civile qu'il fallait exprimer cette intention. Or, non-seulement le texte de ces articles garde un silence absolu sur ce point, mais encore les monuments de la discussion n'offrent pas le plus léger indice d'une semblable intention du législateur. D'autre part, on ne saurait supposer que les auteurs des Codes aient entendu charger les tribunaux d'un surcroît de travaux en faveur de quiconque avait succombé dans un procès plaidé à l'étranger, donc aussi en faveur des sujets étrangers, tandis qu'en général le texte des Codes ne prouve rien moins qu'une grande prédilection de leurs auteurs en faveur des étrangers.

De tout ce qui précède, il faut conclure que la révision du fond des jugements étrangers n'a pas du tout été dans l'intention des auteurs de nos Codes.

Passons à la seconde proposition. — La lettre des articles cités veut que le jugement étranger soit déclaré exécutoire en France; en d'autres termes, c'est la décision étrangère qui doit être exécutée. Le système que nous repoussons autorise le tribunal français à entrer dans l'examen du fond, comme si rien n'avait été jugé en pays étranger; il admet les parties à plaider la cause, à débattre tous leurs moyens. Evidemment, si le tribunal statue après ces débats, il rend un jugement nouveau : ce que l'on exécutera, ce ne sera pas le jugement étranger, mais le jugement français[1]. Donc ce système se trouve en opposition avec le texte des articles cités.

Des deux propositions que nous venons de développer, il résulte que, si les art. 2123, 2128 et 546 étaient les seules dispositions législatives en vigueur sur la matière, et si l'art. 121 de l'Ordonnance de 1629 n'existait plus, les tribunaux français saisis d'une demande tendant à faire déclarer exécutoire un jugement étranger n'auraient aucun pouvoir de le réviser dans l'intérêt de l'une des parties, ou d'accueillir les exceptions de forme ou les moyens de fond qu'opposerait la partie qui a succombé à l'étranger : car, encore une fois, il résulte du texte de ces articles et des monuments de la discussion que la mission conférée aux tribunaux par les mêmes articles a pour but unique de protéger l'intérêt de la souveraineté, et non pas de protéger l'intérêt privé des parties.

Nous arrivons maintenant à l'art. 121 de l'Ordonnance de 1629, pour combiner ses dispositions avec celles des art. 2123, 2128 et 546 des Codes.

Quant à la première disposition de cet art. 121, nous avons déjà montré *suprà*, n$_o$ 351, qu'elle a le même sens qui a été attribué plus tard, dans la discussion du Code de procédure civile, aux art. 2123 et 2128 du Code civil et 546 du Code de procédure civile : c'est que, par une conséquence nécessaire de la souveraineté appartenant au roi ou à la nation française, les jugements et actes étran-

---

[1] Voy. *infrà*, n° 354, les motifs des arrêts des Cours royales de Nîmes et de Bordeaux.

gers ne sauraient avoir par eux-mêmes aucune autorité d'exécution ou de chose jugée en France, et qu'ils n'obtiennent cette autorité que par l'ordre d'exécution émané d'un tribunal français (a).

Ainsi, la première disposition de l'art. 121 se confond avec celle des art. 2123, 2128 et 546, pour ne former ensemble qu'une seule règle générale, celle que nous avons énoncée ci-dessus.

Cette règle générale admet une exception, laquelle se trouve établie par le texte de la dernière disposition de l'art. 121 : c'est que le Français au préjudice duquel un jugement a été rendu en pays étranger peut de nouveau débattre ses droits comme entiers devant le tribunal français saisi de la demande à fin d'exécution ; en d'autres termes, il peut, devant ce tribunal, faire valoir tous ses moyens de forme ou de fond, sans distinguer s'il les a déjà invoqués ou non devant le tribunal étranger. Ainsi, à l'égard du Français poursuivi en vertu d'un jugement rendu à l'étranger, la mission du tribunal français est plus étendue qu'elle ne l'est à l'égard de l'étranger qui a succombé devant les juges étrangers.

L'art. 121 n'établit ce droit qu'en faveur des Français, et non pas en faveur de tout individu contre lequel l'exécution d'un jugement étranger est réclamée en France ; nous avons démontré qu'on ne saurait déduire des art. 2123, 2128 et 546 une mission générale des tribunaux en ce sens. Donc elle n'existe pas, et les tribunaux français n'ont pas le pouvoir de statuer sur les exceptions et dé-

---

(a) *Voy.* ci-dessus, p. 76, note *a.*

fenses opposées par un étranger au jugement rendu à son préjudice hors de France, c'est-à-dire de réviser ce jugement.

354. Nous croyons avoir démontré combien est fondé le premier des deux systèmes qui ont été présentés en matière d'exécution des jugements rendus à l'étranger. Nous allons maintenant exposer le second système : nous rapporterons, à l'exemple de Merlin[1] et de Favard[2], les motifs de l'arrêt de la Cour de cassation du 19 avril 1819, qui renferment les principaux arguments allégués à l'appui de ce système.

« Attendu, dit la Cour suprême, que les art. 2123 et « 2128 du Code civil, et 546 du Code de procédure ci- « vile, n'autorisent pas les tribunaux à déclarer les ju- « gements rendus en pays étranger exécutoires en France « sans examen ; qu'une semblable autorisation serait « aussi contraire à l'institution des tribunaux que l'aurait « été celle d'en accorder ou d'en refuser l'exécution ar- « bitrairement ou à volonté ; que cette autorisation, qui « d'ailleurs porterait atteinte au droit de souveraineté du « gouvernement français, a été si peu dans l'intention « du législateur, que lorsqu'il a dû permettre l'exécution « sur simple *pareatis* des jugements rendus par des arbi- « tres revêtus du caractère de juges, il a eu le soin de ne « confier la faculté de délivrer l'ordonnance d'*exequatur* « qu'au président, et non pas au tribunal, parce qu'un « tribunal ne peut prononcer qu'après délibération, et ne « doit accorder, même par défaut, les demandes formées

---

[1] *Questions de droit,* v° *Jugement,* § 14, n° 2.

[2] V° *Exécution des jugements et actes civils,* § 1, n° 4.

« devant lui, que si elles se trouvent justes et bien véri-
« fiées (art. 116 et 150 du Code de procédure civile) ;

« Attendu enfin que le Code civil et le Code de procé-
« dure civile ne font aucune distinction entre les divers
« jugements rendus en pays étranger, et permettent aux
« juges de les déclarer tous exécutoires ; qu'ainsi, ces
« jugements, lorsqu'ils sont rendus contre des Français,
« étant incontestablement sujets à examen sous l'empire
« du Code civil, comme ils l'ont toujours été, on ne
« pourrait pas décider que tous les autres doivent être
« rendus exécutoires autrement qu'en connaissance de
« cause, sans ajouter à la loi, et sans y introduire une
« distinction arbitraire, aussi peu fondée en raison qu'en
« principe.... »

Nous avons déjà cité, au n° 352, les arrêts des Cours
royales qui ont prononcé dans le même sens ; nous ajouterons ici, pour compléter l'argumentation en faveur du
second système, des extraits des *considérants* des arrêts
de Nîmes et de Bordeaux :

« Attendu, » y est-il dit, « qu'il est de principe de
« droit public en France qu'aucune décision judiciaire
« émanée des tribunaux étrangers ne peut recevoir d'exé-
« cution dans le royaume qu'autant que les tribunaux
« français se la sont appropriée, en y apposant le mande-
« ment de justice ; — que le droit des tribunaux du
« royaume d'ordonner ou de refuser l'exécution des ju-
« gements étrangers entraîne celui d'en vérifier le bien
« jugé, tant sous le rapport du fait que sous celui du
« droit.....; que la partie assignée devant les tribunaux
« pour voir déclarer exécutoire contre elle un jugement
« rendu en pays étranger, a le droit de se défendre par

« tous les moyens de droit, soit dans la forme, soit dans
« le fond, et de la même manière que si le jugement
« n'existait pas » (a).

En conséquence, le principe suivi aujourd'hui en
France a été formulé de la manière suivante par Toullier[1] : « La loi ne considère, s'il est permis de parler
« ainsi, que l'*extranéité* du pouvoir dont le jugement
« émane ; elle ne distingue ni les matières ni les per-
« sonnes. Ainsi, toute personne, étrangère ou française,
« à laquelle on oppose un jugement rendu à l'étranger,
« peut débattre ses droits comme entiers devant les tribu-
« naux français. »

355. Examinons successivement les divers arguments
contenus dans l'arrêt de 1819.

Nous ne contestons pas au tribunal français le droit
d'apprécier le jugement étranger dont l'exécution lui est
demandée ; mais il s'agit de savoir jusqu'où doit s'étendre
cet examen.

Nous avons expliqué, au n° 353 ci-dessus, la nature
du pouvoir que les art. 2123, 2128 et 546 attribuent aux
tribunaux. Il est évident que ce pouvoir suffit pour garantir de toute atteinte l'intérêt que l'indépendance ou la
souveraineté de la nation française peut avoir *dans les débats* d'une affaire entre particuliers. C'est donc à cet intérêt que doit se borner, en règle générale, l'examen du
tribunal français.

[1] T. X, n⁰ˢ 81 et 82.

(a) Joignez les *considérants* de l'arrêt de la Cour de Paris du 5 mai
1846, que nous avons donnés ci-dessus, p. 82, note *a*.

La circonstance que le législateur a chargé le tribunal entier de procéder à la déclaration d'exécution des jugements étrangers, tandis que, dans d'autres cas (art. 1021 du Code de procédure civile, art. 61 du Code de commerce), il a confié cette mission au président seul, cette circonstance s'explique facilement dans notre système. Dans les cas que nous venons de citer, la déclaration d'exécution se réduit à une simple formalité, parce qu'elle doit être donnée sans aucune modification de la sentence; et dès lors rien n'empêchait de la placer dans les attributions du président seul. L'ordre d'exécution d'un jugement étranger n'est point une simple formalité, ainsi que nous l'avons démontré ci-dessus : il exige une délibération préalable et la vérification des dispositions du jugement; par suite, la délivrance de cet ordre a été placée dans les attributions du tribunal entier [1].

A la vérité, les art. 2123, 2128 et 546 n'établissent aucune distinction entre le cas où le jugement rendu à l'étranger l'a été au-préjudice d'un Français, et celui où il l'a été au préjudice d'un étranger; ils placent sur la même ligne ces deux espèces de jugements. Mais cette assimilation se borne nécessairement à l'objet des mêmes articles (*secundùm subjectam materiam*) : cet objet est le pouvoir accordé par le législateur aux juges français de délivrer un ordre d'exécution des jugements rendus à l'étranger, ou de déclarer ces jugements exécutoires en France. Donc, *sur ce point*, les deux espèces de jugements étrangers sont placées sur la même ligne. Maintenant, l'assimilation ne va pas plus loin, elle ne s'étend pas de

---

[1] Boitard, sur l'art. 546 du Code de procédure.

droit à des objets réglés par d'autres lois : donc elle ne s'étend pas à l'objet de la dernière disposition de l'article 121 de l'Ordonnance, c'est-à-dire à la faculté que cette disposition accorde au Français de faire valoir ses droits comme entiers. Pour soutenir, comme l'a fait le rédacteur de l'arrêt du 19 avril 1819, que les jugements rendus à l'étranger au préjudice d'un étranger sont aujourd'hui placés sur la même ligne que ceux qui portent des condamnations contre un Français, il aurait fallu que les art. 2123, 2128 et 546 se référassent à la dernière partie de l'art. 121 de l'Ordonnance, ce qui n'a pas eu lieu. Donc la distinction établie par cet article continue à subsister.

356. Après avoir ainsi réfuté les divers arguments contenus dans les motifs de l'arrêt du 19 avril 1819, il ne nous reste que peu de mots à dire sur les motifs des autres arrêts, et particulièrement sur ceux des arrêts de Nîmes et de Bordeaux, que nous avons rapportés ci-dessus.

Ces motifs ont leur base unique dans l'erreur que leurs rédacteurs ont commise en confondant et regardant comme identiques le pouvoir de déclarer exécutoire un jugement rendu à l'étranger et celui d'en examiner le bien jugé dans l'intérêt des parties, ou, en d'autres termes, de faire droit sur les moyens du défendeur, comme si le jugement n'existait pas. Nous avons démontré, n° 353 *in fine*, que ces deux pouvoirs sont distincts et séparés; que le droit accordé aux tribunaux, par les art. 2123, 2128 et 546, de déclarer exécutoire le jugement étranger, implique le pouvoir de vérifier les dispositions de ce jugement, seulement en ce qui concerne l'intérêt de la nation et sa souveraineté, mais non le pouvoir de s'occuper des intérêts privés des parties, et que l'examen du jugement étranger, sous ce dernier rapport, appartient au tribunal français dans le cas unique où ce jugement prononce des condamnations contre un Français.

C'est donc une erreur de soutenir que les tribunaux français, en déclarant exécutoire un jugement étranger, « s'en approprient la décision, et rendent ainsi un nou- « veau jugement qui est alors exécuté » [1]. Le texte des art. 2123 et 546 dit positivement que le jugement étran- ger subsiste : car les articles portent que « ce jugement « sera déclaré exécutoire. »

357. Nous avons déjà fait pressentir [2] que notre opinion sur le véritable sens des art. 121 de l'Ordonnance de 1629, 2123 et 2128 du Code civil, et 546 du Code de procédure civile, n'a pas été admise par la jurisprudence ; c'est au contraire l'opinion opposée à la nôtre qui est suivie par les Cours et tribunaux [3] : à de rares exceptions près, la jurisprudence est fixée en ce sens que tout plai- deur, Français ou étranger, au préjudice duquel un ju- gement a été rendu par un tribunal étranger, et contre lequel la partie intéressée demande en France la mise à exécution du même jugement, est fondé à opposer de nouveau, devant les tribunaux français, toutes les ex- ceptions et tous les moyens de défense qu'il juge à propos

---

[1] Ainsi que l'affirme M. Persil, *Régime hypoth.*, t. I, p. 395. *Voy.* aussi l'arrêt de la Cour de Lyon, du 4 août 1846 (*Gazette des Tribunaux* des 28 et 29 septembre 1846).

[2] *Voy. suprà*, n° 347.

[3] L'auteur d'un article publié dans le *Mémorial du commerce*, 1842, part. 2, p. 433, affirme que la jurisprudence est fixée en ce sens que « l'*exequatur* des tribunaux français se borne à un sim- ple *pareatis*, toutes les fois qu'il n'y a pas d'intérêts français engagés dans le débat » (c'est-à-dire que le jugement étranger n'est pas rendu au préjudice d'un Français). Il faut avouer que c'est mettre les *pia desideria* à la place de la réalité.

de faire valoir, qu'il les ait déjà présentés ou non devant le tribunal étranger.

Si le tribunal français reconnaît qu'aucune de ces exceptions et aucun de ces moyens de défense ne sont fondés, il déclare le jugement étranger exécutoire ; si, au contraire, il les reconnaît fondés, soit en totalité, soit en partie, il déboutera le demandeur de sa demande d'exécution. La déclaration d'exécution a pour effet d'accorder à ce jugement la force de chose jugée en France, et d'en autoriser l'exécution par les mêmes voies que l'on est admis à employer pour l'exécution des jugements rendus en France.

La jurisprudence des Cours et tribunaux de France mentionnée en tête de ce numéro est connue dans les pays étrangers, et de là vient que les législateurs et les tribunaux de ces pays, usant de mesures de rétorsion envers la France, refusent également l'exécution aux jugements rendus en France, qu'ils aient été prononcés au préjudice d'un sujet du même État ou d'un Français, ou bien du sujet d'un autre État,

Ces mesures de rétorsion, ordonnées soit explicitement, soit implicitement, existent dans les législations des États suivants : Autriche (décret impérial du 1er mars 1809)[1], Prusse (*introduction* du Code général, § 43)[2], Bavière (décret du 2 juin 1811)[3], Wurtemberg (loi du 15 avril 1825, § 7)[4], Hanovre (Code de procédure civile, § 161)[5], royaume de Saxe (loi du 4 avril 1805, §§ 1 et 2)[6], Bade (Code de procédure civile, §§ 951-953)[7], Electorat de

[1] *Suprà*, n° 332.
[2] *Suprà*, n° 333.
[3] *Suprà*, n° 334.
[4] *Suprà*, n° 335.
[5] *Suprà*, n° 336.
[6] *Suprà*, n° 337.
[7] *Suprà*, n° 338.

Hesse (Ordonnance du 25 avril 1826, §§ 1 et 3) [1], grand-duché de Hesse (Ordonnance du 21 juin 1817, §§ 15 et 19) [2], duché de Brunswick (art. 210 de la Constitution) [3], les Etats Pontificaux (règlement du 10 novembre 1834, art. 1148) [4], les pays situés sur la rive gauche du Rhin et le duché de Berg [5], la Belgique (arrêté du 9 septembre 1814) [6], le grand-duché de Toscane [7], le royaume des Deux-Siciles [8], Haïti [9], la Grèce [10], le royaume des Pays-Bas (Code de procédure civile, art. 431) [11], et la Russie [12]. Dans les autres souverainetés dont nous avons fait mention, la jurisprudence et l'opinion des auteurs ont consacré le même principe.

Il y a exception à l'égard des cantons suisses et du royaume de Sardaigne, avec lesquels il existe des traités, ainsi qu'à l'égard de la Grande-Bretagne et des Etats-Unis, où l'exécution des jugements étrangers dépend entièrement du libre arbitre des tribunaux (a).

[1] *Suprà,* n° 339.
[2] *Suprà,* n° 340.
[3] *Suprà,* n° 341.
[4] *Suprà,* n° 343.
[5] *Infrà,* n°s 383-393.
[6] *Infrà,* n°s 377-381.
[7] *Infrà,* n° 394.
[8] *Infrà,* n° 395.
[9] *Infra,* n° 396.
[10] *Infrà,* n° 397.
[11] *Infrà,* n° 398.
[12] *Infrà,* n° 403.

(a) En résumé, sur cette importante question de savoir jusqu'à que point les jugements des tribunaux étrangers ont autorité en France, M. Fœlix vient d'exposer deux systèmes : un premier, qui lui paraît être celui de la loi ; un deuxième, qui est aujourd'hui consacré par une jurisprudence à peu près constante.

Il y a un troisième système, que M. Fœlix ne mentionne pas, ou que plutôt il confond avec le premier, ainsi que déjà nous avons eu occasion d'en faire la remarque (*voy.* ci-dessus, p. 79, note *a*, et 82, note *a*). Ce troisième système, complétement opposé à celui qu'a embrassé la jurisprudence, consiste à dire que le tribunal français ne peut jamais réviser, dans un intérêt privé, le jugement étranger ; que l'art. 121 *in fine* de l'Ordonnance de 1629 est abrogé, et qu'il faut s'en tenir pure-

358. Nous examinerons plusieurs questions qui se sont présentées en cette matière : les arrêts et jugements que nous allons citer sont tous rendus dans le sens de la jurisprudence dont nous avons parlé au numéro précédent.

359. Les tribunaux civils sont seuls compétents pour déclarer exécutoires les jugements rendus en pays étranger, bien que la condamnation ait une cause commerciale [1] : car il s'agit d'exécution, et on peut invoquer l'analogie de l'art. 442 du Code de procédure civile. — M. Chauveau [2] ne partage pas cet avis. L'auteur adopte le système qui admet la révision de tous les jugements rendus en pays étranger : par suite, il soutient que la discussion nouvelle et préalable au fond ne peut avoir lieu que devant le tribunal de commerce, seul compétent en ces matières (a).

[1] Arrêt de la Cour royale de Bordeaux, du 22 janvier 1840 (Dalloz, 1840, II, 167).

[2] Troisième édition des *Lois de procédure civile* de Carré, sur l'article 546, quest. 1900 *bis*.

---

ment et simplement aux art. 2123 et 546. Cette doctrine, enseignée par Boitard, a trouvé dans ces derniers temps d'assez nombreux défenseurs, parmi lesquels on peut compter M. Demolombe. *Voy.* aussi M. Bonfils (n⁰ˢ 251 et suiv.). Elle a été consacrée par la Cour de Metz, le 11 novembre 1856 (*Revue pratique*, t. V, article de M. Bournat, p. 335 et suiv.); par la conférence des avocats à la Cour de Paris, le 28 juin 1858 (*Revue pratique*, t. V, p. 569 et suiv.); enfin, par le tribunal civil de la Seine, dont le jugement a été infirmé le 22 avril 1864. Nous ne pensons pas que cette doctrine soit réellement écrite dans la loi, et nous nous contenterons de renvoyer le lecteur à la réfutation qu'en a donnée M. Valette dans l'excellent travail déjà cité (*Revue de droit français et étranger*, t. VI, p. 605 et 606).

(a) M. Chauveau est parfaitement conséquent avec lui-même. Au contraire, il m'a toujours paru évident que ceux-là tombent dans une contradiction choquante, qui décident, d'une part, que le jugement rendu par les magistrats étrangers n'a point en France autorité de

360. Le principe que le jugement étranger peut être révisé en France trouve son application non-seulement

---

chose jugée, et peut être révisé dans un intérêt purement privé; et, d'autre part, que le tribunal français compétent pour procéder à cette révision est toujours et nécessairement un tribunal civil, lors même que l'affaire serait commerciale. Comment donc a-t-on pu arriver à cette dernière décision? On y est arrivé d'abord, comme l'indique M. Fœlix, en tirant argument de l'art. 442 du Code de procédure, ainsi conçu : « Les tribunaux de commerce ne connaîtront point de l'exé- « cution de leurs jugements. » Mais cet article suppose que l'existence du *judicatum* n'est pas mise en question, tandis que dans le cas qui nous occupe la jurisprudence admet la partie qui a succombé en pays étranger à débattre ses droits comme entiers par-devant le tribunal français : il faut, par conséquent, reconnaître qu'il n'y a aucune analogie entre les deux cas, et que la décision donnée pour l'un par le Code de procédure ne doit pas être étendue à l'autre. — On ajoute « que les tribunaux de commerce sont des tribunaux d'exception ; qu'ils ne peuvent dès lors connaître de débats qui se compliquent nécessaire- ment de questions d'ordre public et de droit international, lesquelles absorbent les questions commerciales ; que les débats de cette nature appartiennent essentiellement aux tribunaux civils, lesquels ont la plé- nitude de juridiction. » Mais cette deuxième considération n'a pas plus de force que la première. En effet, il arrive souvent que la même affaire qui a été jugée en pays étranger aurait pu, aux termes de l'art. 420 du Code de procédure, être portée tout d'abord devant un tribunal français : la circonstance qu'elle peut donner lieu à l'examen de questions de droit public et de droit international aurait-elle donc enlevé compé- tence au tribunal de commerce? Je ne crois pas qu'on osât le soutenir, et, en fait, nous voyons constamment nos tribunaux de commerce tran- cher, à l'occasion d'une cause commerciale, des questions de droit public et de droit international : alors, comment l'existence d'un juge- ment étranger, auquel on refuse autorité de chose jugée, aurait-elle cet effet de bouleverser la compétence des tribunaux français?

Du reste, on ne peut pas dire que la jurisprudence soit fixée en ce sens qu'aux tribunaux civils seuls il appartient de rendre exécutoire le ju- gement d'un tribunal étranger. La question ne s'est pas encore présen- tée, à notre connaissance du moins, devant la Cour de cassation. La Cour de Paris, par son arrêt du 16 avril 1855 (Dev.-Car., 55, 2, 336), a proclamé la compétence exclusive des tribunaux civils, et c'est préci- sément à cet arrêt que nous avons emprunté la deuxième considération au cas où l'exécution est poursuivie devant un tribunal siégeant sur le territoire français, mais encore lorsqu'elle est réclamée devant un consul français établi à l'étranger ; ce dernier peut, avant de revêtir le jugement de son *exequatur*, le réviser d'après les règles du droit public [1].

361. Nous avons fait remarquer ci-dessus, n° 348, et en citant un arrêt de la Cour de cassation du 18 pluviôse an XII, que le Français qui s'est porté demandeur devant les tribunaux étrangers, et qui y a succombé, peut néanmoins faire valoir de nouveau ses droits en France lorsque l'exécution du jugement étranger est demandée contre lui. Cette jurisprudence n'a pas varié, et on ne saurait soutenir que la Cour de cassation, par ses arrêts du 15 novembre 1827 et du 14 février 1837 [2], soit revenue sur la décision portée par son arrêt de l'an XII. Les

[1] Arrêt de la Cour royale d'Aix, du 5 février 1832 (Dalloz, 1832, II, 178).

[2] Voy. *suprà*, n°⁵ 181 et suiv.

---

présentée ci-dessus ; mais il est à noter que le ministère public avait conclu en sens contraire. La Cour de Colmar avait reconnu la compétence du tribunal de commerce, par un arrêt du 17 juin 1847, motivé avec un très-grand soin (Dev.-Car., 48, 2, 270) ; et l'on peut citer dans le même sens un arrêt de la Cour de Paris elle-même, du 5 mai 1846 (*Gaz. des Trib.* du 6 mai).

Quant à nous, qui considérons comme étant toujours en vigueur la distinction établie entre le Français et l'étranger par l'art. 121 de l'Ordonnance de 1629, nous dirons : Si le jugement étranger a eu en France autorité de chose jugée, c'est-à-dire s'il a été rendu contre un étranger, c'est toujours au tribunal civil français qu'il appartient de le rendre exécutoire ; si au contraire c'est un Français qui a succombé devant les juges étrangers, le tribunal français compétent pour procéder à la révision sera le tribunal civil ou le tribunal de commerce, suivant la nature de l'affaire.

Notre manière de voir est complétement adoptée par M. Bonfils (n° 277).

arrêts de 1827 et de 1837 ont jugé que le Français peut renoncer aux droits qui lui sont attribués par l'art. 14 du Code civil, que cette renonciation résulte de ce qu'il se porte demandeur en pays étranger, et qu'elle a pour effet de l'empêcher de saisir ultérieurement les tribunaux français de la connaissance de la même cause [1]. Mais il ne suit pas de là que le jugement rendu à l'étranger au préjudice du Français qui s'y était porté demandeur ait en France l'autorité de la chose jugée, et puisse être mis à exécution contre le Français sans être soumis à la révision. Il faut distinguer deux ordres d'idées. Le Français qui a formé une demande en pays étranger est non recevable à reporter ensuite la même demande devant les tribunaux français ; mais l'étranger qui a obtenu gain de cause devant les tribunaux de son propre pays contre le demandeur français ne peut obtenir *de plano*, en France, l'exécution du jugement : le Français peut toujours, lorsque cette exécution est demandée en France, réclamer la révision du jugement (*a*).

[1] Il faut se garder de confondre l'hypothèse des arrêts de 1827 et de 1837 avec celle d'un arrêt de la Cour royale de Paris, du 14 juillet 1809 (Sirey, 1812, II, 359 et 360). Dans l'espèce de ce dernier, le Français demandeur à l'étranger avait formellement renoncé en justice à la prétention qu'il essayait de reproduire en France. Il n'avait donc pas seulement reconnu la compétence des tribunaux étrangers, mais il avait au fond renoncé à ses prétendus droits, et c'est cette dernière renonciation qui fait la base de l'arrêt.

(*a*) Sur la question de savoir si le Français qui poursuit un étranger devant les tribunaux étrangers doit être considéré comme ayant renoncé par là même au bénéfice établi par l'art. 14 du Code Napoléon, nous avons admis, avec la Cour de Paris et avec la Cour de cassation, qu'il faut tenir compte des circonstances et que les tribunaux français sont investis à cet égard d'un pouvoir discrétionnaire. *Voy.*, ci-dessus, t. Ier, p. 375, note *a*. — Quant à la deuxième question, qui est de sa-

362. Le même avis doit prévaloir dans un troisième cas qui peut se présenter. Le Français traduit devant un tribunal étranger, à la requête d'un étranger, a consenti à plaider devant la juridiction étrangère, et il a succombé. Le jugement a-t-il, en France, l'autorité de la chose jugée, et le tribunal peut-il accorder un exécutoire sans examiner préalablement, au fond, le mérite du jugement? D'après la jurisprudence constante, cette question semble devoir être résolue négativement. Cependant le tribunal de première instance de la Seine paraît avoir consacré l'affirmative par jugement du 2 mai 1838 [1]. On compren-

[1] Voy. *Gazette des Tribunaux* des 26 avril et 3 mai 1838. Dans le numéro du 3 mai, il faut lire *l'exécution,* au lieu de *la garantie.*

voir si le jugement étranger rendu contre un Français est dépourvu en France de toute autorité de chose jugée, lors même qu'il a été rendu à la suite d'un procès où le Français jouait le rôle de demandeur, nous admettons avec M. Fœlix que, le texte de l'article 121 de l'Ordonnance ne faisant aucune distinction, l'autorité de chose jugée n'existe pas plus contre le Français qui a été demandeur qu'elle n'existerait contre lui s'il avait été défendeur. Cela est également enseigné par M. Valette, *Revue de dr. fr. et étr.*, t. VI, p. 611. Seulement, notre savant maître confond les deux questions que nous venons d'indiquer, et qui sont si bien présentées par M. Fœlix comme parfaitement distinctes et indépendantes l'une de l'autre : M. Valette dit, en effet, que la Cour de cassation, par son arrêt du 24 février 1846, reconnaît autorité de chose jugée à la sentence rendue par les juges étrangers contre un Français, dans le cas où elle a été rendue sur sa demande ; or, la Cour de cassation se borne à reconnaître que le Français qui saisit de sa demande un tribunal étranger peut être considéré comme renonçant à la faculté de saisir de la même demande les tribunaux français. Cet arrêt du 24 février 1846 a déjà été cité ci-dessus, t. Ier, p. 367. Sans aucun doute, la Cour de cassation déciderait que le jugement étranger, en tant qu'il condamne aux dépens le Français demandeur ou en tant qu'il le condamne sur une demande reconventionnelle formée contre lui, n'a pas en France autorité de chose jugée. — Comp. MM. Aubry et Rau (ci-dessus, t. Ier, p. 369, note *a*). Voy. aussi M. Bonfils, nº 261.

dra, au surplus, que les tribunaux français seront plus disposés à déclarer exécutoire un jugement rendu à l'étranger dans les circonstances ci-dessus, qu'ils ne le seront en règle générale.

363. Différentes questions peuvent naître en cas de réunion ou de séparation de territoires.

Lorsque le pays où un jugement a été rendu est réuni à l'Etat dont le sujet a été condamné par ce jugement, les droits acquis respectivement par les parties demeurent intacts, la réunion n'y apporte aucun changement : le sujet condamné par un tribunal qui était étranger au moment où il a prononcé, conserve le droit qu'il avait avant la réunion de faire considérer ce jugement comme non avenu : la partie autrefois étrangère a été réunie avec tous ses droits, actions et exceptions. En conséquence, il a été jugé [1] que les jugements rendus en France contre des étrangers demandeurs ne sont pas devenus exécutoires de plein droit dans les pays où ceux-ci ont leur domicile, par la réunion de ces pays au territoire français [2] (a). —

[1] Arrêt de la Cour de cassation (rejet) du 18 thermidor an XII (*Questions de droit*, v⁰ *Réunion*; Sirey, t. 5, I, 73). *Répertoire*, v⁰ *Réunion*, § 1 (t. 12, p. 19 de la 4ᵉ édit.); Grenier, *Des hypothèques*, t. I, n⁰ 218; M. Troplong, *Des hypothèques*, n⁰ˢ 456 et 457.

[2] L'arrêt de cassation, du 29 mai 1809. et celui de la Cour de Lyon (sur renvoi), du 10 avril 1810 (*Répert.*, v⁰ *Réunion*, § 1), n'ont pas jugé en sens contraire à celui du 18 thermidor an XII. Il s'agissait de la matière spéciale des prises maritimes, où la juridiction appartient exclusivement aux tribunaux du domicile du capteur. Voy. *infrà*, n⁰ 546.

(a) La Cour de cassation a fait une application remarquable du principe, en cassant, le 7 juillet 1862, un arrêt de la Cour de Chambéry. La Cour suprême, après avoir cité l'art. 22 du traité du 24 mars 1760 et la Déclaration du 11 septembre 1860 (*voy.* ci-dessus, n° 344), continue en ces termes :

« Il résulte de ces dispositions, qui ont force de loi entre les parties « intéressées, que l'exécution réciproque des jugements n'a pas été ad- « mise d'une manière absolue, et qu'elle est subordonnée à une de-

Il en sera autrement dans l'hypothèse spéciale où la réunion s'opérera par une convention diplomatique portant que « tout acte..... judiciaire émané des autorités compé- « tentes sera respecté. » Telle est, en effet, la disposition d'un traité conclu entre la France et la Prusse le 23 octobre 1829, et qui règle les limites de ces deux Etats. Dans ce cas, le jugement rendu antérieurement à la réunion, contre un Français demandeur, par les tribunaux du pays réuni, aurait en France l'autorité de la chose jugée [1], et *vice versâ* (a).

[1] Arrêts de la Cour royale de Metz, du 26 mai 1835 et du 10 février 1836 (Dalloz, 1838, II, 153).

« mande d'*exequatur*... Cette demande n'est pas une simple formalité, « destinée exclusivement à sauvegarder les droits de la souveraineté « territoriale; mais elle a surtout pour objet de sauvegarder les régni- « coles, qui, dans les cas déterminés, ont le droit de s'opposer à l'exé- « cution, dans leur pays, des jugements rendus contre eux à l'étranger : « à cet effet, la demande doit être introduite et jugée en contradiction « de la partie intéressée, comme pour les autres actes de la juridiction « contentieuse ordinaire. Le décret impérial du 11-12 juin 1860, por- « tant promulgation du traité relatif à la réunion de la Savoie à la « France, n'a pas d'effet rétroactif; le changement de souveraineté « qui s'est accompli par ce traité n'a porté aucune atteinte aux droits « privés antérieurement acquis, et il a seulement eu pour effet de sou- « mettre l'exercice de ces droits à la juridiction française, qui devra « les apprécier et les juger conformément aux lois sous l'empire des- « quelles ils ont pris naissance. — Il résulte de ce qui précède que les « demandeurs ont conservé le droit qu'ils pouvaient avoir, avant l'an- « nexion, de s'opposer à l'exécution, en Savoie, du jugement rendu « contre eux par le tribunal de commerce de Lyon... En conséquence, « la Cour impériale de Chambéry, compétemment saisie de cette de- « mande, ne pouvait se dispenser d'examiner le mérite de l'opposition « que les demandeurs ont formée à l'exécution, en Savoie, de ce juge- « ment...; et, en décidant que, par suite de l'annexion, cette opposi- « tion n'est plus admissible, l'arrêt attaqué a formellement violé les « articles ci-dessus... » (Dev.-Car., 62, 1, 831).

(a) Comp. M. Bonfils, n° 274.

En cas de séparation de deux pays qui jusque-là n'en formaient qu'un seul, le jugement rendu et passé en force de chose jugée avant la séparation conserve son autorité, même dans le pays autre que celui où siége le tribunal qui a rendu le même jugement : car la séparation politique ne saurait détruire les droits acquis des sujets. Telle est l'opinion de Grenier [1], de Toullier [2], de MM. Troplong [3] et Dalloz [4]. De là il suit qu'un jugement rendu en 1813 par un tribunal du pays formant aujourd'hui la Prusse rhénane, et qui faisait alors partie intégrante de la France, conserve l'autorité de la chose jugée, tant en France que dans la Prusse rhénane, au profit de chacune des parties [5]. La Cour royale de Paris s'est prononcée en sens contraire par arrêt du 29 mars 1817 [6]. Cet arrêt décide qu'un arrêt rendu le 20 juillet 1812, au profit du marquis de Crouza contre la duchesse de Mortemart, par la Cour impériale de Gênes, ville qui faisait alors partie du territoire français, ne peut recevoir d'exécution en France depuis la séparation de Gênes et sa réunion au Piémont. Les auteurs cités ont réfuté les motifs de cet arrêt.

Par contre, il a été jugé, avec raison, que le jugement rendu par un tribunal français, devenu étranger par suite de séparation de territoire, devient jugement étranger par cela seul que, sur l'appel interjeté avant cette séparation,

---

[1] *Des hypothèques*, t. I, n°˙ 220 et 221.

[2] T. X, n° 93.

[3] *Des hypothèques*, t. II, n° 458.

[4] *Jurisprudence générale*, t. VI, p. 491, n° 1.

[5] Seulement, dans ce cas, le jugement ne peut être exécuté dans un territoire autre que celui auquel appartient aujourd'hui le lieu où siége le tribunal qui a prononcé, en vertu de la simple expédition délivrée par le greffier de ce tribunal : il faut, à cet effet, que cette expédition ait été revêtue du *pareatis* délivré par un tribunal français. Arrêt de la Cour royale de Lyon, du 6 décembre 1839 : Dalloz, 1840, II, 106; *Dictionnaire général*, v° *Étranger*, n° 238, 2° (au supplément).

[6] Sirey, 1818, II, 172.

une Cour étrangère, en déclarant l'appel périmé par défaut de poursuites, a donné au jugement force de chose jugée : dans ce cas, ce jugement ne peut plus être exécuté en France [1]; il est devenu étranger parce qu'une autorité étrangère lui a imprimé le dernier sceau.

364. Une question qui a quelque analogie avec celles qui font l'objet du numéro précédent s'est présentée plusieurs fois devant les tribunaux français. Une province ou colonie française a été occupée par l'ennemi, qui y a maintenu les anciens tribunaux ou établi de nouvelles juridictions. Les jugements rendus par ces juges doivent-ils être considérés comme rendus en pays étranger, ou bien ont-ils la même force que s'ils étaient émanés de juges institués par le souverain légitime, et sont-ils exécutoires en France après la retraite de l'ennemi, ou même après la cession faite à celui-ci de la province ou colonie dont il s'agit ? C'est dans ce dernier sens que la question a été jugée par les Cours royales de Bordeaux [2] et de la Corse [3] et par la Cour de cassation [4]. Cette décision est fondée sur la double circonstance que l'occupation militaire ne soustrait pas un pays à son légitime souverain, et que les peuples ne peuvent pas se passer de justice [5].

365. Il a été soutenu que les jugements rendus à l'étranger sur des questions d'état entre étrangers ont *de plano*, en France, l'autorité de la chose jugée, et ne peuvent être soumis à un nouvel examen. Mais rien n'autorise cette distinction, et Merlin [6] a complétement réfuté les

---

[1] Arrêt de la Cour royale d'Aix, du 10 avril 1823 (Dalloz, 1838, II, 106).

[2] Arrêt du 25 janvier 1820 (Dalloz, 1825, 1, 272).

[3] M. Troplong, *Des hypothèques*, t. II, n° 439.

[4] Arrêts des 6 avril et 13 juin 1826 (Dalloz, 1826, 1, 245 et 306).

[5] Vattel, liv. 3, ch. 13, § 197; Klüber, § 258; M. Troplong, *ibid.*

[6] *Répertoire*, v° *Faillite et banqueroute*, sect. 2, § 2, art. 10, n° 2. Sur

arguments sur lesquels on a prétendu la baser. Le principe d'après lequel l'état et la capacité de la personne sont régis par la loi de son domicile ne s'applique qu'au fond du droit; il n'exerce aucune influence ni sur la compétence des autorités chargées de statuer, ni sur la question de l'exécution des jugements (a).

366. On a également soutenu que, par analogie avec le principe qui permet à deux étrangers de plaider devant les tribunaux français en matière commerciale [1], les jugements rendus à l'étranger en cette matière devraient sortir leurs effets en France. Mais le principe qui refuse toute autorité aux jugements étrangers est général, et la Cour suprême a rejeté, par son arrêt du 18 pluviôse an XII [2], la distinction que nous venons d'énoncer. On y lit « que « les expressions générales de l'art. 121 ne souffrent au-

---

la cause du prince de Nassau, dont il est parlé en cet endroit, voy. Reuss, *Chancellerie d'État allemande (Deutsche Staatskanzlei)*, t. XIV, p. 50 et suiv.
  [1] Voy. *suprà*, n° 156.

[2] *Questions de droit*, v° *Jugement*, § 14, 4° — *Voy.* aussi le plaidoyer de Merlin, du 15 juillet 1811 (*Répertoire* v° *Jugement*, § 7 *bis*).

(a) M. Fœlix nous paraît aller beaucoup trop loin dans ce n° 365. Ainsi, suivant nous, le jugement rendu par le tribunal étranger compétent sur une question d'interdiction, sur une réclamation d'état d'enfant légitime ou naturel, doit sans difficulté avoir en France autorité de chose jugée, lorsqu'aucun Français n'a succombé dans ce procès. Telle est aussi la doctrine de M. Demolombe, t. I, n° 103 (comp. M. Bonfils, n° 257). — Merlin lui-même admet, dans le passage cité par notre auteur, que le jugement étranger qui nomme un curateur ou un syndic à un absent ou à un failli étranger recevra exécution en France, en ce sens que ce curateur ou syndic aura qualité pour poursuivre les débiteurs français de l'absent ou du failli; seulement il ajoute que l'on pourrait contester devant un tribunal français la réalité même de la faillite déclarée par un tribunal étranger, ce que, du reste, nous n'admettons pas d'une manière absolue. *Voy.* ci-dessous, n° 368, p. 110.

« cune exception…, qu'ainsi on ne peut admettre de
« distinction entre le cas où l'affaire sur laquelle est in-
« tervenu un jugement étranger est commerciale ou pure-
« ment civile. »

367. On ne pourrait même pas admettre une exception
au principe énoncé au n° 357, à l'égard d'un jugement
rendu par un tribunal étranger exclusivement compétent
à statuer sur la contestation, par exemple, comme juge de
la situation de l'objet litigieux [1].

368. Le principe énoncé au n° 357 s'applique indistinctement à tous les jugements rendus par les tribunaux
étrangers, et non pas seulement à ceux qui prononcent
des condamnations pécuniaires. Aucun jugement étranger
n'a l'autorité de la chose jugée en France, à moins qu'il
n'ait été déclaré exécutoire par un tribunal français.

Ainsi, la décision étrangère qui accorde à une maison
de commerce également étrangère un sursis (*moratorium*)
aux poursuites de ses créanciers [2], n'empêche pas qu'il soit
pratiqué en France des saisies-arrêts au préjudice de cette
même maison de commerce [3] (*a*).

---

[1] Lyndrajer, ch. II, § 14.

[2] Ces sursis sont usités en Allemagne, en Belgique, dans le royaume
des Pays-Bas, etc. Martin, §§ 269 et
325; M. de Linde, §§ 376, 427 et 433.
Voy. la *Revue étrangère*, t. I, p. 580.
C. de procéd. civ. de Bavière, ch. 18,
§ 12; de Prusse, art. 1, Tit. 14 ; de
Bade, §§ 817 et suiv.; arrêté du prince
souverain des Pays-Bas, du 25 novembre 1814. Code de commerce des Pays-
Bas, liv. III, Tit. 2 (voy. la *Revue
étrangère*, t. VI, p. 508). Le Code de
proc. civ. d'Autriche (§ 233) a supprimé
ces mêmes sursis.

[3] Arrêt de la Cour de Bordeaux du
5 février 1813 (Sirey, 1815, II, 111).

(*a*) Nous n'admettrions pas le sentiment de M. Fœlix si les deux circonstances suivantes se trouvaient réunies : 1° les créanciers qui
veulent faire saisie-arrêt en France au mépris du jugement sont eux-
mêmes étrangers ; 2° ces créanciers étrangers ont été légalement mis
en cause devant le tribunal étranger. En effet, suivant notre théorie, le
jugement étranger aurait alors en France autorité de chose jugée. —
Comp. M. Massé, t. II, n° 812.

De même, le jugement étranger qui a admis le débiteur, étranger ou Français, au bénéfice de la cession, ne peut pas être opposé, en France, aux créanciers français de cet individu. Pour obtenir en France le même bénéfice, le débiteur doit remplir les formalités et faire les justifications exigées par la loi française [1] (a).

On pourrait admettre une exception pour le cas où le créancier français aurait pris part, en pays étranger, aux discussions qui ont précédé le jugement : en effet, dans cette hypothèse, le jugement pourrait être regardé comme un contrat judiciaire passé du consentement du créancier français, et on pourrait invoquer le principe consacré par les arrêts de la Cour de cassation des 15 novembre 1827 et 14 février 1837 [2] (b).

L'étranger déclaré failli dans son pays n'est pas toujours réputé tel en France, et ses créanciers français peuvent néanmoins le faire assigner personnellement devant un tribunal de France [3] (c).

[1] Arrêt de la Cour de Bruxelles, du 8 mai 1810 ; jugement du tribunal de commerce de la Seine, du 15 décembre 1836 ; arrêt de la Cour royale de Paris, du 18 novembre 1837 (Sirey, 1837, II, 973 ; *Gazette des tribunaux* du 22 novembre 1837 ; Dalloz, 1838, II, 13). M. Legat, p. 391.

[2] Voy. *suprà*, nos 181 et suiv.

[3] Arrêt de la Cour royale de Colmar, du 11 mars 1820, et de la Cour de cassation (rejet), du 29 août 1826. Arrêt de la Cour royale de Paris, dans la cause de James Lindsay (Sirey, 1836, II, 428, à la note ; Dalloz, 1830, I, 404 ; *Gazette des Tribunaux* des 27 et 28 avril 1835). M. Pardessus, nº 1488, 2º — Voy. *infrà*, nº 369 et le chapitre *De la juridiction volontaire*.

(a) Le tribunal civil de la Seine paraît avoir repoussé cette idée dans son jugement du 17 mai 1843 (*Gaz. des Trib.* du 18). Il est vrai que, dans l'espèce, le créancier qui prétendait faire considérer comme non avenue la sentence étrangère était lui-même un étranger.

(b) Evidemment, le simple fait que le créancier français *a pris part aux discussions qui ont précédé le jugement* ne peut pas être considéré comme équivalant à une acceptation de la cession de biens.

(c) La Cour de Bordeaux paraît bien admettre, dans son arrêt du 22

Le concordat consenti à l'étranger par les créanciers d'un failli étranger et homologué par les juges de son pays, ne peut être opposé en France aux créanciers français qui refusent d'y adhérer [1]. — M. Renouard soutient que les tribunaux français ne peuvent déclarer exécutoire un jugement étranger qui homologue un concordat consenti à l'étranger, soit au profit d'un étranger, soit au profit d'un Français [2]. « Les tribunaux français , » dit l'auteur, « n'ont autorité que sur les faillites ouvertes, « instruites et suivies par-devant eux» (a). Nous ne saurions partager cette opinion : les jugements d'homologation du concordat sont soumis aux mêmes règles que tous autres jugements étrangers, et aucun texte ne les en excepte. La raison donnée par M. Renouard nous semble vague, et elle pourrait également être appliquée à tous autres jugements. Il y a donc lieu d'invoquer la maxime : *Qui nimium probat, nihil probat.*

[1] Arrêt de la Cour royale de Paris, du 25 février 1825 (Dalloz, 1825, II, 207). M. Pardessus, n° 1488, 2°.

[2] *Traité des faillites et banqueroutes,* t. II, p. 114.

décembre 1847 (Dev.-Car., 48, 2, 228), que les juges français doivent tenir la faillite pour constante à vue du jugement étranger qui la déclare. Nous croyons, avec M. Fœlix, que ce jugement ne peut avoir effet contre les créanciers français. De plus , et cela ne saurait faire difficulté, il ne peut jamais être procédé *de plano,* en vertu de ce jugement étranger, à la saisie des biens du failli qui se trouvent en France. —*Voy.,* ci-dessous, n° 369, un autre arrêt de la Cour de Bordeaux que rapporte M. Fœlix. —Nous reviendrons sur cette question de faillite, au n° 468.

(a) La même doctrine est également enseignée par M. Massé, t. I, n° 613, et t. II, n° 811.

Il a encore été décidé que le jugement étranger qui reconnaît à un étranger la qualité de légataire universel d'un autre étranger dont les biens sont situés en France n'est pas exécutoire en France, sans révision, contre le curateur français [1] (a).

Les jugements étrangers, non encore déclarés exécutoires dans le royaume, ne constituent pas un titre suffisant pour former une saisie-arrêt en France [2] ; le créancier doit préalablement obtenir du président du tribunal une permission de saisir-arrêter (b).

Mais, après une saisie-arrêt formée en pays étranger en vertu d'un jugement rendu en France, et déclarée valable en pays étranger, le fait de cette saisie-arrêt et du paiement qui a eu lieu en conséquence peut être opposé en France dans un autre procès : il s'agit de l'exécution effectuée, en pays étranger, d'une décision souveraine

---

[1] Arrêt de la Cour royale de Rennes, du 28 mai 1819 (Dalloz, *Jurisprudence générale*, t. VI, p. 50).

[2] Arrêts de la Cour royale de Paris, des 14 avril 1815 et 27 août 1816 (Dalloz, 1816, II, 49 ; Sirey, 1816, II, 369). Lyndrajer, ch. 2, § 17, n° 4 ; Roger, *De la saisie-arrêt*, n°s 88 et suiv.

(a) Cette décision ne me paraît fondée qu'autant qu'un Français avait un intérêt personnel (par exemple comme héritier légitime) à contester à l'étranger la qualité de légataire universel.

(b) Cela est, suivant moi, tout à fait insoutenable, du moins quand c'est un étranger qui doit jouer le rôle de saisi. En effet, la saisie-arrêt, dans son principe, est une mesure purement conservatoire, et c'est pour cela qu'elle peut être faite en vertu d'un acte privé aussi bien qu'en vertu d'un acte authentique ; or le jugement étranger rendu contre un étranger fait foi tout au moins autant qu'un titre sous seing privé. — *Voy.* l'article que j'ai publié à ce sujet dans la *Revue pratique de droit français*, t. I (1856), p. 385 et suiv.; et comparez ce que dit M. Fœlix lui-même, à la fin de l'alinéa suivant.

rendue en France [1]. Aussi rien ne s'oppose à ce qu'un tribunal français valide une saisie-arrêt formée en vertu d'un jugement étranger [2].

Enfin, un jugement étranger qui constate un faux ne peut servir, en France, de base à une requête civile avant qu'il n'ait été déclaré exécutoire par un tribunal français [3] (a).

Nous verrons au numéro suivant, et *infrà*, au chapitre *De la juridiction volontaire*, que les jugements étrangers rendus dans quelques-unes des hypothèses énoncées au présent numéro peuvent être regardés comme pièces probantes, et sortir leurs effets à ce titre [4].

369. Les art. 2123 du Code civil et 546 du Code de procédure civile ne défendent point au tribunal français de prendre en considération, dans l'examen du jugement étranger, les preuves acquises devant les juges dont il est l'œuvre : ainsi les aveux donnés par les parties et constatés par le jugement étranger, les enquêtes auxquelles il a été procédé devant le juge, et tous les autres actes d'instruction, ne doivent pas nécessairement être

---

[1] Arrêts de la Cour de cassation des 14 février et 30 juillet 1810 (Sirey, 1810, I, 243; 1811, I, 91). Roger, n° 91.

[2] Cassation, 11 janvier 1843 (Sirey, 1843, I, 671; Dalloz, 1843, 1, 305.

[3] Arrêt de la Cour royale d'Aix, du 8 février 1839 (*Journal des avoués*, t. LXI, p. 693 et suiv.).

[4] M. Massé, t. II, n°s 314-317; M. Nouguier, *Trib. de commerce*, II, 451.

(a) Dans notre théorie, il faut distinguer si la constatation du faux a eu lieu contre un Français ou contre un étranger.

De même, la condamnation à une peine infamante, prononcée contre un Français par un tribunal étranger, ne suffirait pas pour fonder une demande en séparation de corps par application de l'art. 232 du Code Napoléon. Comp. le jugement du tribunal civil de la Seine du 17 juillet 1857 (*Gaz. des Trib.* du 24 juillet).

regardés comme non existants par les tribunaux français saisis de la demande à fin d'exécution [1] : ces derniers, en ayant égard aux preuves acquises devant le tribunal étranger, n'admettent pas le jugement de ce tribunal comme titre exécutoire ou comme ayant l'autorité de la chose jugée, mais seulement comme titre probatoire. Le silence de la loi française laisse aux tribunaux un pouvoir discrétionnaire sur la question de savoir jusqu'à quel point les titres probatoires faits à l'étranger peuvent être admis en France ; mais, en exerçant ce pouvoir discrétionnaire, les tribunaux ne s'écarteront pas des principes admis dans tous les pays et par les jurisconsultes français des temps anciens et modernes.

A cette catégorie appartient la maxime que la forme des actes, et, par suite, la foi qui leur est due, sont régies par la loi du lieu où ils ont été faits [2]. Ainsi, suivant Toullier, une enquête reçue en pays étranger par le tribunal saisi d'une contestation, dans les formes qui y sont prescrites, sur des faits passés dans le même pays, et dont la preuve testimoniale est admissible d'après les lois qui y sont en vigueur [4], sera admise par le tribunal français comme pièce probante [5]. En effet, le tribunal français, en prenant cette enquête pour base de sa déci-

---

[1] Emérigon, *Traité des assurances*, ch. 4, sect. 8 ; Raviot, *Observations sur Périer*, t. II, quest. 256, n⁰ 17 ; Grenier, *Des hypothèques*, t. I, n⁰ 211 ; Toullier, t. X, n⁰ 86 ; Merlin, *Questions de droit*, v⁰ *Suppléant (juge)*, § 1 ; Dalloz, *Dictionnaire*, v⁰ *Étranger*, n⁰ 258.

[2] Voy. *suprà*, n⁰ˢ 73 et 226.

[3] A l'endroit cité.

[4] Voy. *suprà*, n⁰ 233.

[5] M. Toullier fait erreur en ajoutant, en cet endroit, les mots suivants : « Pourvu qu'elle (l'enquête) « n'ait pas été ordonnée dans un cas « où l'art. 1341 du Code civil défend « d'admettre la preuve testimoniale ; « pourvu encore que les témoins en- « tendus ne soient pas des personnes « dont nos lois défendent de recevoir « le témoignage. » Nous avons vu *suprà*, n⁰ˢ 233 et suiv., qu'en matière de preuve testimoniale la loi française ne peut avoir d'application qu'aux faits qui se sont passés dans son territoire.

sion, n'accorde pas l'autorité de la chose jugée à une sentence rendue par le juge étranger : l'enquête est un acte qui n'émane point du juge; elle n'est pas son ouvrage; elle a seulement été faite en sa présence. « Les tribunaux français, » dit Toullier, « sont obligés d'admettre comme pièces probantes les contrats reçus par des notaires et revêtus des formes prescrites dans les lieux où les actes sont passés. Les fonctions du juge, dans l'enquête, se bornent à recevoir les dépositions des témoins, comme les notaires reçoivent les conventions faites en leur présence par les parties…. Son autorité n'intervient que pour authentiquer les dépositions qu'il reçoit. Il y a analogie parfaite ou parité entre l'un et l'autre cas : l'acte et l'enquête sont les seuls moyens de prouver les faits qui fondent les obligations contractées en pays étranger, lorsqu'ils n'ont pu être consignés par écrit. » — « On les admet, » dit le même auteur, « *usu exigente et humanis necessitatibus.* »

Sans doute, le fait constaté par l'enquête étrangère peut être débattu et contredit en France par des preuves contraires : c'est ce qui résulte nécessairement du droit appartenant au Français qui a succombé devant les tribunaux étrangers, de faire valoir ses droits comme entiers. Mais il est incontestable que les témoins entendus sur les lieux ont été mieux à même que toutes autres personnes de connaître la vérité et d'en déposer : donc, à défaut de preuves contraires, on tiendra pour constant le résultat de l'enquête. C'est ce qui a été reconnu dans les *considérants* d'un arrêt de la Cour royale de Bordeaux du 10 février 1824 [1]. Il s'agissait de savoir si le jugement étranger

---

[1] Sirey, 1824, II, 119.

qui prononce une déclaration de faillite a autorité en France pour attribuer qualité aux syndics par lui nommés et pour constater l'époque de l'ouverture de la faillite; la Cour s'est prononcée pour l'affirmative, par les motifs suivants : « Attendu que l'époque de l'ouverture « d'une faillite ne peut être mieux constatée que par un « jugement rendu à cet effet par le tribunal de com- « merce .... du lieu ; — qu'il est vrai qu'un jugement « rendu par le tribunal de commerce de Rotterdam n'a « aucune autorité judiciaire en France ; d'où il résulte « que le fait qu'il constate en Hollande peut être débattu « et contredit en France par des preuves contraires ; « mais qu'à défaut de preuves certaines, ce fait doit être « tenu pour constant par les tribunaux français, et que, « dans l'espèce, on n'oppose à ce document, sur l'épo- « que de l'ouverture de la faillite, aucune espèce de « preuve. » Par ces motifs, la Cour, sans prononcer qu'elle déclare exécutoire le jugement étranger, a condamné le débiteur du failli étranger à verser le montant de la dette entre les mains du syndic [1].

Aussi les aveux constatés par un jugement étranger peuvent être pris en considération par les tribunaux français [2].

Deux arrêts de la Cour royale de Douai, en date des 20 juin 1820 [3] et 5 mai 1836 [4], ont statué dans le même sens, par rapport à des jugements étrangers qui pronon-

---

[1] Dans des espèces identiques, la Cour supérieure de justice de Bruxelles a statué de la même manière, par arrêts des 2! juin 1820 et 27 décembre 1826 (*Répertoire*, v° *Faillite et banque-route*, sect. 2, § 2, art. 10, n° 2; *Table générale de la jurisprudence belge*, v° *Faillite*, n° 33).

[2] Arrêt de la Cour de cassation du 11 janvier 1843 (*Gaz. des Trib.* du 12).

[3] *Répertoire*, v° *Absent*, ch. 1, article 112, n° 3.

[4] *Recueil des arrêts*, t. II, p. 41; Sirey, 1836, II, 428; Dalloz, 1836, II, 148.

çaient une déclaration d'absence et l'envoi en possession provisoire des biens de l'absent. Voici les motifs du dernier arrêt : « Considérant que le jugement étranger n'est « point invoqué, dans la cause, à titre d'exécution parée, « mais uniquement comme preuve de la qualité des demandeurs (des envoyés en possession provisoire); que « les art. 546 du Code de procédure civile et 2123 du « Code civil sont des lois inapplicables » [1].

Il y aurait lieu d'admettre également comme titre probatoire sur le fait de démence ou de prodigalité le jugement rendu à l'étranger qui prononce l'interdiction d'un individu pour l'une ou l'autre de ces deux causes [2] (a).

Aussi M. Pardessus [3] déclare-t-il en termes généraux que « la loi politique, qui ne permet pas que les jugements étrangers soient considérés comme chose jugée en France, ne fait point obstacle à la faculté qu'aurait un tribunal français de considérer un jugement étranger comme renseignement ou comme présomption susceptible de l'éclairer dans l'appréciation des circonstances dont il serait juge » (b).

---

[1] Le tribunal de Trèves (Prusse rhénane) a décidé dans le même sens, le 7 février 1820 (*Archives....*, t. 1, part. 2, p. 165).

[2] On sait que le droit romain a placé sur la même ligne les *furiosi* et les *prodigi*, parce que ces derniers préparent à leurs affaires *furiosum exitum*. L. 12, § ult., ff., *De tutor. et curat. dat.*

[3] N° 1488, 1°, t. VI, p. 365.

(a) Je vais beaucoup plus loin. Je regarde, en principe, le jugement étranger qui prononce une interdiction comme ayant en France autorité de chose jugée. (*Voy.* ci-dessus, p. 108, note a).

(b) Ajoutez, en ce sens, les *considérants* de l'arrêt de la Cour de Paris du 5 mai 1846, que nous avons reproduits ci-dessus, p. 82, note a. — Les mêmes idées sont exprimées par M. Valette avec une exactitude

370. Les art. 2123 et 2128 du Code civil renvoient, quant aux exceptions au principe général, aux dispositions des lois politiques et des traités.

Nous ne connaissons qu'une seule loi française qui attribue aux jugements rendus à l'étranger des effets dans le territoire français; c'est la loi du 21 avril 1832, relative à la navigation du Rhin. L'art. 5 de cette loi porte : « Les jugements prononcés par les juges des droits de na- « vigation du Rhin, résidant sur un territoire étranger, « seront exécutoires sur le territoire français sans nou- « velle instruction, dès qu'ils seront passés en force de « chose jugée, et, à cet effet, ils seront rendus exécutoi- « res par le tribunal civil de Strasbourg. » On voit que le

---

parfaite, dans le passage suivant, où il se place au point de vue **du** système admis depuis 1819 par la jurisprudence :

« Autre chose est qu'un jugement soit réputé nul et non avenu, « autre chose qu'il puisse être révisé et réformé. Est-ce que par hasard « un jugement de première instance est mis au néant par cela seul « qu'il est frappé d'appel ? Non, sans doute : jusqu'à preuve contraire, « ce jugement est présumé bien rendu ; c'est à l'appelant à détruire « cette présomption par la preuve du contraire. Aussi l'appelant joue-t-il « devant les nouveaux juges le rôle de demandeur. Il attaque le juge- « ment de première instance; il s'efforce d'en indiquer les vices; il « fait voir pour quels motifs on doit le réformer. Ce n'est pas tout : « le serment prêté et l'aveu fait en première instance ont le caractère « de serment et d'aveu *judiciaires*; les enquêtes auxquelles les premiers « juges ont procédé servent en cause d'appel, etc. On a même décidé « que le jugement confirmé en appel pouvait être mis à exécution « sans que l'arrêt confirmatif eût été signifié à la partie condamnée. « — De même, le jugement étranger, quoique soumis à la révision « du tribunal français, conserve provisoirement une valeur réelle: « celui qui refuse de l'exécuter doit prouver qu'il est mal rendu; ce « jugement seul sera mis à exécution et emportera hypothèque, si en « définitive l'*exequatur* est donné par le tribunal français. » (*Revue de* « *droit fr. et étr.*, t. VI, p. 607.)

tribunal civil de Strasbourg n'est appelé qu'à donner à ces jugements la force d'exécution parée ; il n'a pas le droit d'examiner le mérite du fond. Le jugement étranger a *autorité* en France dans les cas prévus par la loi du 21 avril 1832.

Du reste, l'art. 85 de la convention du 31 mars 1831, qui a servi de base à la loi du 21 avril 1832, porte que les jugements rendus sont également exécutoires sur les territoires de tous les États riverains.

371. Il existe trois traités conclus entre la France et d'autres États relativement à l'exécution des jugements.

372. L'art. 1er du dernier des traités conclus avec la *Suisse*, en date du 18 juillet 1828 [1], est ainsi conçu : « Les « jugements définitifs, en matière civile, ayant force de « chose jugée, rendus par les tribunaux français, seront « exécutoires en Suisse, et réciproquement, après qu'ils « auront été légalisés par les envoyés respectifs, ou, à leur « défaut, par les autorités compétentes de chaque pays. »

Ainsi, l'exécution, en France, des jugements émanés des tribunaux helvétiques, est attachée à la simple légalisation de l'envoyé de France, de manière, dit Grenier [2], que la permission des tribunaux français n'est ni requise ni nécessaire.

Cependant ce serait une erreur de croire que l'huissier pourrait, en vertu d'une expédition dûment légalisée d'un jugement rendu en Suisse, procéder en France à des actes d'exécution, à la saisie mobilière ou immobilière ou à l'emprisonnement du débiteur [3]. L'art. 1er du traité doit être combiné avec l'art. 545 du Code de procédure civile :

---

[1] Voy. *suprà*, n° 349.
[2] *Des hypothèques*, n° 215.
[3] Toullier, t. X, n° 90.

on ne saurait isoler le traité de la disposition de ce dernier article, qui est général pour tous les cas d'exécution forcée. Dès lors, les jugements rendus et les actes passés en Suisse doivent, aussi bien que les actes des officiers français et les jugements émanés des tribunaux français, être revêtus de la formule exécutoire. D'après le texte du traité, cette formalité s'accomplit, sans entrer dans l'examen du fond, dans ce cas spécial, par une ordonnance du président du tribunal du lieu où doit se faire l'exécution, sans qu'il faille recourir à une délibération du tribunal entier. On ne saurait reconnaître ce pouvoir au greffier, comme l'Ordonnance du 30 août 1815 l'a fait pour les actes ou jugements revêtus des formules usitées sous les gouvernements antérieurs. Dans ce dernier cas, il s'agissait d'un simple travail mécanique, tandis que, quant au jugement suisse, il faut au moins examiner si l'acte est un jugement, et s'il est légalisé par l'autorité compétente.

Ainsi, en dernière analyse, on peut dire que le jugement suisse a par lui-même, en France, l'autorité de la chose jugée, mais non pas l'exécution parée : il n'obtient cette dernière que par l'apposition de la formule exécutoire ; en d'autres termes, nonobstant le traité, l'exécution des jugements rendus en Suisse ne peut avoir lieu qu'en vertu de l'attache des tribunaux français, et non pas sans leur intervention. M. Pardessus[1] ajoute que le traité ne saurait obliger les magistrats français à assurer en France l'exécution d'un arrêt étranger qui violerait les principes de notre droit public ; qu'au contraire, les

____

[1] T. VI, n⁰ 1488, 1⁰.

magistrats pourraient refuser l'exécution par ces motifs (a).

373. Entre les États du roi de *Sardaigne* et la France

(a) J'ai déjà cité, comme ayant fait application de cette doctrine, l'arrêt de la Cour de Paris du 20 novembre 1848 (*voy.* ci-dessus, p. 44). Depuis, la question a été soumise à la Cour de cassation. Le sieur Vanoni, sujet suisse, est décédé à Paris, laissant pour héritiers un fils et deux petits-enfants nés d'une fille prédécédée : le fils, sujet suisse, et les petits-enfants, français. Une sentence du tribunal de Valle-Maggio, confirmée en appel par la Cour de Lugano, déclare que le sieur Vanoni, comme aîné des enfants du défunt, a droit aux trois quarts de tous les biens de la succession, situés soit en France, soit en Suisse. Sur la demande formée, au nom des petits-enfants français, devant le tribunal de la Seine, pour voir dire qu'ils seront autorisés à prélever sur les biens de France une portion égale à celle dont ils seraient privés en Suisse, jugement du 17 juillet 1857, portant « que, si, aux « termes de l'art. 1er du traité du 18 juillet 1828, les jugements défini- « tifs en matière civile, ayant force de chose jugée, rendus par les tri- « bunaux suisses, sont exécutoires en France, après avoir été légalisés « par les envoyés respectifs et à leur défaut par les autorités compé- « tentes et sans qu'il y ait lieu conséquemment par les tribunaux fran- « çais à en examiner le bien ou le mal jugé, ils ne sauraient cepen- « dant recevoir de ces tribunaux l'attache de la formule exécutoire « qu'autant qu'ils ne renferment point de dispositions contraires au « droit de la souveraineté, qui ne saurait être aliéné, n'a nul besoin « d'être écrit dans les lois ou les traités et domine nécessairement « leurs dispositions ; — que les jugement et arrêt dont s'agit, en attri- « buant à Vanoni, soit les trois quarts des biens dépendant de la suc- « cession de Vanoni père, soit la totalité desdits biens en nature, à la « charge de tenir compte aux mineurs M. du quart de leur valeur, « sont contraires au principe de notre droit public international con- « sacré par la loi du 14 juillet 1819 : qu'ainsi ils ne sauraient, au « sujet de ces dispositions, recevoir en France la force exécutoire. » Sur l'appel, arrêt de la Cour impériale de Paris, du 9 août 1858, qui confirme en adoptant les motifs des premiers juges. Enfin, le 18 juillet 1859, arrêt de la Chambre des requêtes, qui rejette le pourvoi formé par le sieur Vanoni : « L'art. 1er du traité de 1828, dit la Cour su- « prème, n'a eu pour objet que de déterminer les juridictions dans les « cas énoncés et la compétence des tribunaux français ou étrangers, « mais il ne statue ni ne préjuge rien sur le fond du droit; cette dispo- « sition générale est d'ailleurs subordonnée au principe supérieur et

il existe une stipulation analogue à celle qui a été conclue avec la Suisse ; mais elle est moins impérative pour les tribunaux respectifs. Voy. *suprà*, n° 344 (a).

374. Les traités conclus avec la Suisse et avec la Sardaigne ne s'appliquent pas à tous les actes passés dans les cantons helvétiques ou dans les Etats du roi de Sardaigne, mais seulement aux actes passés entre un Français et un membre de la nation avec laquelle le traité a été consenti, ou entre deux membres de cette nation. Ainsi, la Cour de cassation a jugé, le 10 mai 1831 [1], qu'un acte passé en Suisse, entre un Français et un Milanais, ne peut conférer à ce dernier le droit de prendre hypothèque sur les biens du Français situés en France (b).

[1] Sirey, 1831, I, 195.

« antérieur qui veut que l'exécution des décisions rendues par les tri-
« bunaux étrangers ne puisse être ordonnée en France qu'autant que
« ces décisions n'ont rien de contraire aux maximes de notre droit
« public et de nos lois d'intérêt général » (Dev.-Car. , 59, 1, 822).

(a) Aujourd'hui le traité se trouve exister entre la France et le royaume d'Italie. Comme le dit la Cour de Paris, dans son arrêt du 29 août 1864, « l'annexion, quelle que soit l'importance du territoire
« acquis, l'incorpore au pays annexant, lui fait perdre son ancienne
« autonomie, et le soumet aux lois publiques et générales du pays dont
« il fait désormais partie : par suite de cette nouvelle situation, le
« territoire annexé bénéficie des avantages, comme il est légalement
« soumis aux obligations, qui peuvent résulter des traités existant
« entre le pays auquel il appartient maintenant et les pays étrangers.
« Le changement du nom de *royaume de Sardaigne* en celui de *royaume*
« *d'Italie* n'a pas eu pour effet de modifier cette situation.... » Comp.
M. Bonfils, n° 268.

(b) De même, la Cour de Paris a décidé, le 17 novembre 1857, qu'un jugement du tribunal supérieur de Thurgovie, rendu au profit d'un Saxon contre un Français, n'était pas exécutoire en France : « En effet,
« dit la Cour, malgré les termes généraux de l'art. 1er du traité avec
« la Suisse, il résulte de l'ensemble des dispositions de ce traité que

375. L'art. 16 du traité de commerce entre la France et la *Russie*, du 11 janvier 1787, renferme une disposition qui accorde, à certains égards, aux jugements rendus en Russie, l'autorité de la chose jugée en France. Cet article, après avoir habilité les héritiers russes à recueillir en France, et les héritiers français à recueillir en Russie, tant les biens meubles que les biens immeubles de leurs parents respectifs, porte textuellement : « Dans le cas où « il s'élèverait des contestations sur l'héritage d'un Russe « mort en France, les tribunaux du lieu où les biens du « défunt se trouveront devront juger le procès suivant les « lois de la France. L'impératrice de Russie s'engage à « faire jouir, dans toute l'étendue de son empire, les su- « jets du roi très-chrétien d'une entière et parfaite réci- « procité relativement aux stipulations renfermées dans « le présent article »[1].

Ainsi, les tribunaux français ne connaîtront de la succession des Russes morts en France, et réciproquement les tribunaux russes ne connaîtront de la succession des Français morts en Russie, que relativement aux biens qui se trouveront dans leurs territoires respectifs ; mais les jugements des tribunaux français ou russes, rendus relativement auxdits biens, ont l'autorité de la chose jugée, respectivement en Russie et en France. C'est la décision d'un arrêt de cassation du 15 juillet 1811, déjà cité[2].

---

[1] Martens, *Recueil*, t. IV, p. 196 et suiv. Voy. *suprà*, n° 349.

[2] *Répertoire*, v° *Jugement*, § 7 bis.

« les deux gouvernements n'ont entendu stipuler qu'au profit de leurs « nationaux. » Voy. l'article, déjà cité, de M. Bournat (*Revue pratique de droit français*, t. V, p. 350 et suiv.).

La seconde disposition de l'art. 16 n'est pas impérative pour les Français : ils peuvent s'adresser aux tribunaux russes, mais ils n'y sont pas obligés ; et ce texte ne saurait former la base d'une exception d'incompétence devant les tribunaux français [1].

On peut aujourd'hui élever la question de savoir si le traité de 1787 conserve toujours force et vigueur. L'art. 46 de ce même traité en avait fixé la durée à douze ans : on ne trouve, dans les recueils des traités, aucune convention qui en ait prolongé les effets d'une manière expresse. Le traité de paix entre la France et la Russie, du 8 octobre 1801, ainsi que l'art. 27 du traité de Tilsitt (1807), déclarent que les relations de commerce seront rétablies sur le même pied qu'elles étaient avant la guerre ; mais ces termes peuvent être regardés comme n'ayant remis en vigueur le traité de 1787 que pour le temps qui restait encore à courir, déduction faite de celui pendant lequel il avait été suspendu par les deux guerres [2]. Les traités de paix de 1814 et 1815 gardent le silence sur ce point [3].

Un nouveau traité de commerce et de navigation a été conclu entre les deux gouvernements en 1846 [4] (a).

376. Il va sans dire que la simple réciprocité, sans traité formel, ne suffit pas pour attribuer, en France, aux

---

[1] En jugeant le contraire, le 24 décembre 1844 (*Gazette des Tribunaux* du 29 du même mois), le tribunal de la Seine a fait évidemment erreur.

[2] *Répertoire*, v⁰ *Jugement*, § 7 *bis* (4ᵉ édit., add., t. XV, p. 420 et 421).

[3] Le jugement du tribunal de la Seine, du 24 décembre 1844 (*Gazette des Tribunaux* du 29) se prononce pour le maintien du traité.

[4] *Bulletin des lois* du 5 décembre 1846. *Revue de droit*, t. III, p. 988.

(a) Aux traités mentionnés par M. Fœlix on peut en ajouter un qui a été conclu le 16 avril 1846 avec le grand-duché de Bade (Dev.-Car., 46, 3, 41).

jugements rendus dans un pays étranger, l'autorité de
la chose jugée.

§ 3. ÉTATS QUI ONT ADOPTÉ OU PRIS POUR MODÈLE LA LÉGISLATION FRANÇAISE.

Sommaire.

377. En *Belgique*, avant la réunion de ce pays avec
la France, on n'accordait aux jugements étrangers ni
l'autorité de la chose jugée ni la force exécutoire. Après
cette réunion, l'art. 121 de l'Ordonnance de 1629 n'a pas
été publié en Belgique : le Code civil et le Code de procédure civile français y ont reçu force de loi, et ils la

---

[1] Merlin, *Questions de droit*, v° *Juge-* | *ques*, n° 216 ; M. Persil, *Régime hypo-*
ment, § 15 ; Grenier, *Des hypothè-* | *thécaire*, sur l'art. 2123, n° 22.

conservent encore. Le 9 septembre 1814, le roi Guillaume Ier, prenant le titre de *prince souverain des provinces unies des Pays-Bas*, rendit un arrêté ainsi conçu :

Art. 1. « Les arrêts et jugements rendus en France, et « les contrats qui y auront été passés, n'auront aucune « exécution dans la Belgique. » — Art. 2. « Les con- « trats y tiendront lieu de simple promesse. » — Art. 3. « Nonobstant ces jugements, les habitants de la Bel- « gique pourront de nouveau débattre leurs droits devant « les tribunaux qui y sont établis, soit en demandant, « soit en défendant. »

Cet arrêté est toujours en vigueur, et il forme, avec les art. 2123 et 2128 du Code civil, et 546 du Code de procédure civile, la législation belge en matière d'exécution des jugements rendus en pays étranger.

378. L'art. 3 de l'arrêté du 9 septembre 1814 reproduit la dernière disposition de l'art. 121 de l'Ordonnance de 1629, avec la différence cependant que cet art. 121 est dirigé contre tous les pays étrangers, sans distinction, tandis que l'art. 3 de l'arrêté est dirigé contre la France exclusivement : c'est seulement à l'encontre des jugements rendus en France qu'il établit un privilége au profit des habitants de la Belgique. Cet art. 3 avait évidemment un but politique, celui de compléter la séparation des deux pays.

L'art. 1er de l'arrêté n'offre que la reproduction du principe reconnu par le droit international privé de l'Europe [1] et consacré par les art. 2123 du Code civil et 546 du Code de procédure civile ; et, par suite, cette disposition de l'ar-

---

[1] Voy. *suprà*, n° 320.

rêté était parfaitement inutile. En effet, le seul fait de la séparation des territoires, accompagné du maintien des Codes français dans les deux États, emportait de droit l'application desdits articles des Codes en Belgique vis à vis de la France, et en France vis à vis de la Belgique.

379. Le 14 mai 1836, le ministre de la justice de Belgique a soumis à la Chambre des représentants un projet de loi tendant à abroger l'arrêté du 9 septembre 1814. On lit dans l'exposé des motifs [1] « que les dispositions des art. 2123 et 2128 du Code civil et 546 du Code de procédure civile ont été modifiées, à l'égard de la France, par l'arrêté de 1814, mais qu'elles ont conservé leur application aux contrats passés et aux décisions judiciaires portées dans d'autres pays. Cependant il n'existe aucun motif pour soumettre la France à une législation exceptionnelle..... Il a donc paru juste d'abroger l'arrêté du 9 septembre 1814 et de rétablir la réciprocité de législation, qui n'aurait jamais dû être interrompue. »

Cet exposé des motifs repose sur une erreur : il paraît que son rédacteur a ignoré, sinon la force légale toujours subsistante de l'art. 121 de l'Ordonnance de 1629, du moins la jurisprudence des Cours et tribunaux français, qui applique cet article même aux jugements étrangers rendus au préjudice d'un étranger (voy. *suprà*, n°s 347 et 357) (a). L'arrêté de 1814 est une mesure de rétorsion

[1] Moniteur belge du 15 mai 1836.

(a) L'expression de M. Fœlix n'est pas très-exacte. Il veut dire que, d'après la jurisprudence la plus générale, les tribunaux français doivent réviser les décisions des tribunaux étrangers, non-seulement quand elles sont rendues contre un Français, mais même quand elles sont rendues contre un étranger.

prise contre la France, de même que les mesures analogues ordonnées dans d'autres pays avant et après 1814[1]. L'arrêté belge n'établit pas même une rétorsion complète : en effet, le Belge qui a obtenu en Belgique un jugement contre son débiteur belge est obligé, lorsque ce débiteur se réfugie en France, de subir l'application de l'art. 121 de l'Ordonnance de 1629 (a), tandis que le créancier français qui poursuit en Belgique l'exécution d'un jugement français contre son débiteur français réfugié en Belgique, ne tombe pas sous l'application de l'art. 3 de l'arrêté (voy. *infrà*, n° 382).

Quoi qu'il en soit, le projet de loi présenté en 1836 à la Chambre des représentants n'a pas été discuté, et l'arrêté de 1814 a conservé sa vigueur.

380. L'opinion que nous avons exprimée *suprà*, n° 352, sur le véritable sens des art. 2123 et 2128 du Code civil et 546 du Code de procédure civile, est généralement reçue en Belgique. C'est ce qui nous a été affirmé par tous les jurisconsultes belges avec lesquels nous avons eu occasion de conférer sur la question. Il paraît même que cette opinion n'a jamais été contestée devant les tribunaux belges : car dans les recueils d'arrêts nous n'avons pu trouver aucuns débats sur la question de savoir s'il y a lieu d'adopter, dans l'application desdits articles des Codes et de l'arrêté de 1814, le premier ou le second des deux systèmes qui, en France, se disputent l'interpréta-

[1] Voy. *suprà*, n° 357.

(a) Il est obligé de justifier de nouveau sa prétention devant le tribunal français.

tion des mêmes articles des Codes et de l'Ordonnance de 1629. On reconnaît, en thèse générale, que le tribunal belge saisi de la demande tendant à déclarer exécutoire un jugement rendu à l'étranger, se borne à examiner si le jugement renferme une disposition contraire soit à la souveraineté de la nation belge, soit aux intérêts de cette nation comme telle, soit enfin au droit public de la Belgique[1]. S'il ne renferme pas de disposition de ce genre, le tribunal déclare le jugement exécutoire, sans révision préalable du fond de sa décision, ou, en d'autres termes, sans entrer dans l'examen des droits privés des parties qui ont fait l'objet de la contestation devant le tribunal étranger. En effet, c'est ainsi que le veulent le texte et l'esprit des articles cités des Codes, d'après ce que nous avons établi au n° 353.

381. La règle générale que nous venons d'énoncer admet une seule exception, qui ne s'applique qu'aux jugements rendus en France, et au préjudice d'un Belge : cette double condition est exigée par l'art. 3 de l'arrêté de 1814, pour que la partie qui a succombé devant les juges étrangers soit admise à débattre de nouveau ses droits comme entiers devant les tribunaux belges. Ainsi, ce droit n'appartiendra pas au citoyen belge condamné par un jugement rendu en Prusse ; de même, le Français (résidant ou non en Belgique) ne pourra réclamer la révision d'un jugement rendu à son préjudice en France, en Prusse, ou dans tout autre pays, lorsque la partie qui a obtenu gain de cause demandera en Belgique l'exécution de ce jugement sur les biens du condamné qui se trou-

---

[1] *Voy.* les exemples de décisions qui rentrent dans ces catégories, *suprà*, n° 321.

vent dans ce royaume. Jamais, en Belgique, on n'a prétendu étendre le texte de l'art. 3 de l'arrêté de 1814 en faveur des étrangers qui ont succombé devant les juges étrangers, comme l'a fait en France, par rapport à l'article 121 de l'Ordonnance, l'arrêt de la Cour de cassation du 9 avril 1849 (a).

382. On peut se demander si le mot « habitants, » employé dans l'art. 3 de l'arrêté de 1814, a la même signification que celui de « sujets » de l'art. 121 de l'Ordonnance ; en d'autres termes, si cet art. 3 établit un privilége au profit seulement des nationaux belges ou bien au profit de tout individu qui se trouve habiter momentanément la Belgique. M. Maniez[1] se prononce dans le premier sens. Il fait remarquer qu'à l'époque de la rédaction

---

[1] Mémoire déjà cité, p. 63.

(a) Dans ces nos 380 et 381, M. Fœlix ne s'exprime peut-être pas avec une clarté parfaite. En effet, on serait tenté de croire, au premier abord, que l'opinion qui prévaut en Belgique est précisément celle qui, suivant M. Fœlix, devrait prévaloir en France, laquelle consiste à distinguer suivant que le jugement étranger a été rendu contre un national ou contre un étranger. Or, la jurisprudence belge, en principe, ne fait point cette distinction : elle reconnaît autorité de chose jugée à la sentence du tribunal étranger (autre qu'un tribunal français), aussi bien quand la sentence a été rendue contre un Belge que quand elle a été rendue contre un étranger. En un mot, la jurisprudence belge, n'ayant pas à tenir compte de l'art. 121 *in fine* de l'Ordonnance de 1629, applique la doctrine que nous avons vue enseignée par Boitard et par M. Massé. *Voy.* ci-dessus, p. 82, note *a*, et 98, note *a*.

Ajoutez l'arrêt de la Cour d'appel de Bruxelles, du 3 juin 1843 (*Gaz. des Trib.* des 26 et 27 juin). Il s'agissait, dans l'espèce, d'un jugement rendu en France et entre Français : la question était de savoir si l'arrêté de 1814 ne s'opposait pas à ce qu'il pût être déclaré purement et simplement exécutoire en Belgique, et la Cour reconnaît que l'arrêté ne s'y oppose point.

de l'arrêté il y avait incertitude sur le sort définitif de la Belgique, et que d'ailleurs le mot « sujet » aurait éveillé la susceptibilité des masses, puisque le trône impérial venait d'être renversé au nom de la liberté et de l'affranchissement des peuples. On peut ajouter que l'arrêté de 1814 était commun à la Belgique et au territoire formant le royaume actuel des Pays-Bas, et que les habitants de ce dernier territoire comptaient sur la restauration de l'ancienne république des Provinces-Unies. — «Quant au mot *citoyen*,» dit M. Maniez, «on ne pouvait non plus l'employer, puisqu'en s'en servant, le droit de révision n'eût pas été accordé à tous les Belges, mais l'eût été seulement aux Belges qui, à la fois, auraient eu la jouissance des droits civils et la jouissance des droits politiques, la qualité de citoyen étant subordonnée à la réunion de ces deux conditions. »

Nous adoptons cette manière de voir : nous pensons avec l'auteur que le mot « habitants » s'applique seulement aux régnicoles, et non pas à tous les individus qui se trouvent accidentellement sur le sol belge ; enfin, que c'est aux régnicoles seuls que le législateur de 1814 a eu pour but d'accorder un privilége. — L'interprétation que nous rejetons aurait pour effet d'entraver l'exécution immédiate de presque tous les jugements rendus en France contre les débiteurs qui se réfugieraient en Belgique : car ils seraient *habitants* de la Belgique dans le sens littéral du mot. Il nous est impossible de penser que le législateur de 1814 ait entendu attirer en Belgique, par l'avantage énoncé en l'art. 3 de l'arrêté de 1814, le rebut de la société française.

383. Dans les *pays situés sur la rive gauche du Rhin*,

détachés de la France en 1814 et en 1815, et dans le *duché de Berg*, l'art. 121 de l'Ordonnance de 1629 n'a jamais obtenu force de loi ; cependant les Codes civil et de procédure civile y ont été promulgués et conservent leur force et vigueur jusqu'à ce jour. — En matière d'exécution des jugements étrangers, il faut distinguer la Prusse rhénane de la Bavière et de la Hesse rhénane.

384. La *Prusse rhénane* (qui comprend le duché de Berg) est régie, en cette matière, uniquement par les dispositions des art. 2123 et 546, aucune nouvelle disposition législative n'ayant été publiée depuis 1814. Dès lors les Cours et tribunaux devraient suivre, sans exception, la règle générale que nous avons établie, quant à la France et à la Belgique, aux n°s 353 et 380 ci-dessus. Cette opinion a été professée par feu Sand, avocat général à la Cour d'appel de Cologne, fondateur et rédacteur en chef des *Archives de la Prusse rhénane*[1] ; il a rapporté deux jugements du tribunal de Trèves qui ont prononcé dans le même sens, dans des causes où des étrangers seuls étaient intéressés. La Cour d'appel de Cologne a adopté le même principe par son arrêt du 10 janvier 1825[2], rendu également entre deux étrangers.

D'autre part, et quoique l'art. 121 de l'Ordonnance de 1629 n'ait pas été publié dans ces provinces, l'ancienne Cour impériale de Trèves, par arrêt du 18 mars 1807[3], avait appliqué au profit des Français le principe consacré par cette disposition. Trois arrêts de la Cour de Cologne, des 6 mai 1828[4], 18 décembre 1833[5] et 4

---

[1] T. I, part. 2, p. 164.
[2] *Archives*, t. VI, part. 1, p. 189.
[3] *Jurisprudence de la Cour impériale de Trèves*, par M. Birnbaum, t. 1, p. 367.
[4] *Archives*, t. XII, part. 1, p. 18.
[5] *Ibid.*, t. XIX, part. 1, p. 271.

mars 1837 [1], ont également décidé que le régnicole qui a succombé devant un tribunal étranger peut débattre de nouveau ses droits devant ses juges naturels appelés à déclarer exécutoire le jugement étranger. Les motifs de ces arrêts portent, en substance, qu'un nouvel examen du fond de la cause peut seul assurer au sujet la protection à laquelle il a droit, et que les jugements étrangers ne sauraient recevoir leur exécution dans la Prusse rhénane qu'autant que les jugements prussiens reçoivent également leur exécution dans le pays où a été rendu le jugement qu'il s'agit d'exécuter ; enfin, que l'art. 121 de l'Ordonnance peut servir d'interprétation à l'art. 546 du Code de procédure civile. Nous pensons que, parmi ces motifs, celui qui se tire du principe de la réciprocité est le seul fondé en droit [2].

385. Les tribunaux du royaume des Pays-Bas ayant refusé purement et simplement (par application de l'arrêté du 9 septembre 1814) de recevoir les demandes portées devant eux contre des sujets néerlandais, et tendant à déclarer exécutoires les jugements rendus dans la Prusse rhénane ou à considérer ces jugements comme un titre pouvant servir de base à une action formée devant eux, trois rescrits du ministre de la justice de Prusse, en date des 19 juin et 6 octobre 1828 et 9 décembre 1836 [3], ont ordonné des mesures de rétorsion ; toutefois (portent ces rescrits), il demeure libre aux tribunaux de reconnaître, selon les circonstances de chaque espèce, que le jugement néerlandais entraîne, à

[1] *Ibid.*, t. XXV, part. 1, p. 79.
[2] Dans les trois espèces, il s'agissait d'arrêts rendus en Belgique.
[3] Lottner, t. III, p. 232 et 249 ; t. V, p. 517.

la charge du sujet prussien, des engagements qui l'obligent à l'égal d'un contrat. D'après l'assertion d'un magistrat respectable [1], les tribunaux de la Prusse rhénane n'appliquent point ces dispositions aux jugements rendus en Belgique depuis 1830 ; cependant nous venons de voir que le contraire a été jugé par la Cour de Cologne.

386. L'arrêt de la Cour de Cologne du 18 décembre 1833 a consacré en même temps deux principes admis en France : l'exécution du jugement étranger ne peut être ordonnée sur simple requête et sans débats contradictoires [2] ; les actes d'instruction, ainsi que les preuves acquises en pays étranger, peuvent être pris en considération par le tribunal saisi de la demande à fin d'exécution [3].

387. Le 4 juin 1841, une convention est intervenue entre la Prusse et le grand-duché de Hesse, relativement à l'exécution réciproque des arrêts et jugements rendus dans les provinces rhénanes des deux États [4].

388. Les jugements ou arrêts passés en force de chose jugée, rendus dans la Prusse rhénane, seront mis à exécution dans l'ancienne Prusse, et *vice versâ*, sur l'attestation délivrée par le tribunal qui a prononcé ou par le président de la Cour supérieure, portant que le jugement ou arrêt a passé en force de chose jugée [5].

389. Dans la *Bavière rhénane*, il existe sur la matière un arrêté du gouvernement provisoire, en date du 4 avril 1845, ainsi conçu : « Les jugements rendus par

---

[1] M. Schlink, p. 14.
[2] Voy. *suprà*, n° 351.
[3] Voy. *suprà*, n° 369.
[4] *De l'exécution des jugements étrangers*, n° 213.

[5] Rescrit du ministre de la justice de Prusse, du 23 août 1834. Lottner, t. IV, p. 141 ; M. Schlink, p. 11. *De l'exécution des jugements étrangers*, n° 212.

« les tribunaux étrangers ne sont pas exécutoires dans
« le territoire de cette administration »[1]. Ce texte ne va
pas plus loin que les art. 2123 du Code civil et 546 du
Code de procédure civile, avec lesquels il fait double
emploi, et en présence desquels il peut paraître complétement inutile ; il n'a aucune analogie avec l'art. 121
de l'Ordonnance de 1629. D'où la conséquence que la
mission des tribunaux de la Bavière rhénane, appelés
à déclarer exécutoire un jugement étranger, se borne à
l'examen de la question que nous avons indiquée *suprà*,
n°s 353 et 380.

L'arrêt de la Cour d'appel de Deux-Ponts, dont nous
avons déjà fait mention[2], a statué en ce sens.

390. Relativement à la *Hesse rhénane*, l'Ordonnance
du 21 juin 1817, dont nous avons déjà fait mention[3],
contient, § 15, les dispositions suivantes : « En règle
« générale, les jugements rendus en pays étranger n'ont
« ni l'autorité de la chose jugée ni force exécutoire dans
« nos possessions situées sur la rive gauche du Rhin ;
« on ne peut non plus acquérir un droit d'hypothèque
« judiciaire par l'inscription de ces jugements aux re-
« gistres des hypothèques. — Les jugements rendus en
« pays étranger entre deux étrangers, ou entre des ré-
« gnicoles et des étrangers, dans les territoires où le
« principe de l'art. 14 du Code civil français, principe
« que nous ne maintenons que par mesure de rétorsion,
« n'est pas en vigueur, seront déclarés exécutoires après
« citation directe, sans préliminaire de conciliation, et
« sans que le défendeur soit admis à discuter de nouveau

---

[1] Siebenpfeiffer, t. III, p. 115.   [3] *Suprà*, n° 340.
[2] *Suprà*, n° 352.

« le fond ; et ensuite on pourra acquérir un droit d'hy-
« pothèque judiciaire par l'inscription de ces jugements
« aux registres hypothécaires. »

En conformité de cette loi, la Cour de cassation du grand-duché, séant à Darmstadt, a jugé, le 5 avril 1827[1], que le jugement rendu à l'étranger entre deux étrangers peut être déclaré exécutoire lors même que, étant rendu par défaut, il se trouve réputé non avenu (art. 156 du Code de procédure civile). — Suivant un autre arrêt de la même Cour, du 14 août 1828[2], le jugement étranger, qui valide une saisie-arrêt formée entre les mains d'un Hessois, au préjudice d'un étranger, ne saurait être déclaré exécutoire, attendu que ce jugement est nul, la demande en validité de la saisie-arrêt devant être suivie devant les tribunaux hessois. — Enfin, un arrêt de la même Cour, du 2 novembre 1830[3], a décidé que le jugement portant homologation d'un concordat, rendu dans un pays où l'art. 14 n'est pas en vigueur (en Bade), doit être déclaré exécutoire dans la Hesse rhénane, sans que le tribunal hessois puisse admettre une nouvelle discussion du fond. D'après le même arrêt, cette demande peut être portée devant le tribunal de commerce ou devant le tribunal civil, au choix du demandeur.

391. Nous avons déjà parlé *suprà*, n° 387, de la convention conclue entre la Prusse et le grand-duché de Hesse, relativement à l'exécution réciproque des arrêts et jugements rendus dans les provinces rhénanes des deux Etats.

<hr>

[1] *Archives de la Hesse rhénane,* t. I, p. 1 ; M. Bopp, *Suppléments,* p. 157.

[2] *Archives,* t. I, p. 15.
[3] *Ibid.,* t. III, p. 40.

Nous avons également déjà fait mention *suprà*, n° 340, de la convention conclue entre les gouvernements de Hesse et de Bade en 1813 ; un rescrit ministériel, du 17 novembre 1830[1], a prescrit les formes à observer pour l'exécution des jugements badois dans la Hesse rhénane.

392. Du reste, l'Ordonnance du 21 juin 1817 dispose (§§ 7-9) « qu'à l'avenir les jugements rendus par les tri- « bunaux des diverses parties du grand-duché auront « force de chose jugée et seront exécutoires dans toute « l'étendue du grand-duché »[2].

393. En *Toscane*, l'art. 794 du règlement sur la procédure civile, en date du 15 novembre 1814, porte : « Les jugements rendus par les tribunaux étrangers n'ont « pas en Toscane l'exécution parée, sauf les dispositions « contraires contenues dans les lois politiques et dans les « traités »[3]. Cette disposition est conforme aux art. 2123 du Code civil et 546 du Code de procédure civile français, mais elle n'a point reproduit la dernière disposition de l'art. 121 de l'Ordonnance de 1629 : il y a donc lieu de suivre, en Toscane, le principe adopté en Belgique (voy. *suprà*, n° 380).

394. L'art. 636 du Code de procédure civile des *Deux-Siciles* est la traduction de l'art. 546 du Code français : aussi M. Rocco[4] renvoie-t-il, sur l'exécution des jugements napolitains ou siciliens en pays étranger, et *vice versâ*, aux principes suivis en France.

395. La disposition de l'art. 546 du Code de procé-

<hr>

[1] Martens, *Nouveau recueil*, t. VIII, p. 230 ; t. IX, p. 81.
[2] *De l'exécution des jugements étran-gers*, n° 228.
[3] *Répertoire du droit toscan*, t. IV, v° *Giurisdizione regia*, n° 1, 3° ; t. VII, v° *Regio exequatur*, n° 3.
[4] Liv. III, ch. 26 et suiv.

dure civile français a également été maintenue dans le Code d'*Haïti.*

396. Le Code de procédure civile du royaume de *Grèce* (de 1834) contient les dispositions suivantes [1] :

Art. 858. « Les jugements rendus par les tribunaux « étrangers et les actes publics reçus par les officiers « étrangers ne seront susceptibles d'exécution en Grèce « qu'après qu'ils auront été déclarés exécutoires par les « tribunaux du royaume. »

Art. 859. « Dans le cas de l'article précédent, l'ordre « d'exécution sera délivré : — 1° par le président du tri-« bunal de première instance du lieu de l'exécution, et « sans autre examen du contenu du jugement ou de « l'acte, lorsque toutes les parties sont des étrangers ; « 2° par le tribunal de première instance lui-même, et « seulement après l'examen préalable du contenu, lors-« que l'une des parties est un régnicole. »

Art. 860. « Dans le cas du second § de l'art. 859, « l'exécution ne pourra être refusée qu'autant que les « jugements se trouveront en contradiction avec des faits « prouvés, ou lorsque les jugements ou actes publics se-« ront contraires à des lois prohibitives du royaume. »

Art. 861. « Lorsque, dans le cas de l'article précé-« dent, l'exécution a été refusée, — 1° les jugements « étrangers n'ont aucun effet, et la cause doit être dé-« battue de nouveau devant les tribunaux du royaume et « jugée par eux ; 2° les actes publics et étrangers, lors-« qu'ils ont été signés par les parties, tiendront lieu « d'actes sous seing privé, relativement aux points réglés « d'une manière conforme aux lois du royaume. »

[1] M. de Maurer, *Recueil de documents*, p. 782.

397. Le Code de procédure civile des *Pays-Bas* a substitué à l'art. 546 du Code français la disposition suivante, qui consacre complétement la jurisprudence suivie en France[1] :

Art. 431. « Hors les cas expressément énoncés dans « la loi, aucun jugement rendu par les juges ou tribu- « naux étrangers ne peut être mis à exécution dans le « royaume[2]. — Les causes peuvent être de nouveau dé- « battues devant le juge néerlandais et décidées par lui. « — Dans le cas d'exception dont il vient d'être parlé, « les jugements rendus par les juges ou tribunaux étran- « gers ne pourront être mis à exécution dans ce royaume « qu'après que le tribunal de première instance dans « l'arrondissement duquel l'exécution devra avoir lieu « aura, sur requête, accordé la permission de l'exécu- « tion, dans les formes indiquées par l'article précé- « dent[3]. — En accordant cette permission, le tribunal « ne soumettra pas la cause à un nouvel examen. »

---

[1] Voy. *suprà*, n° 357.

[2] L'ancien droit des Pays-Bas admettait, en cette matière, le principe de la réciprocité. *Voy.* Lyndrajer, ch. I, §§ 10 et suiv. Le même auteur expose, ch. III, l'état du droit de ce royaume depuis 1813 jusqu'à la promulgation des nouveaux Codes (1838).

[3] Cet article précédent (430) est ainsi conçu : « Les grosses des juge- « ments rendus dans les Pays-Bas peu- « vent être mises à exécution dans « tout le royaume. Elles porteront en « tête les mots : *au nom du roi.* — « Elles seront signifiées à personne ou « domicile, de la manière prescrite par « l'art. 4 de ce Code. »

§ 4. ÉTATS QUI, SANS AVOIR ADOPTÉ LA LÉGISLATION FRANÇAISE, N'ADMETTENT CEPENDANT PAS LE PRINCIPE DE LA RÉCIPROCITÉ.

Sommaire.

398. L'*Espagne* [1] ne possède aucune loi ancienne ou moderne concernant l'exécution des jugements rendus en pays étranger. Il n'existe pas non plus de traités relatifs à cette exécution, conclus entre l'Espagne et d'autres Etats. L'usage et la jurisprudence des tribunaux ont établi le principe que les jugements rendus en pays étranger ne sont pas regardés comme *res judicata*, et qu'ils ne peuvent sortir aucun effet en Espagne. Ce principe a sa base dans deux anciennes lois, qui cependant n'ont pas été rendues en vue des jugements des tribunaux étrangers. La loi XXXVIII, du Code appelé *fuero viego de Castilla*, en parlant des jugements, dit que, « pour « avoir force et exécution, ils doivent être rendus par des « juges espagnols et prononcés au nom du roi. » La seconde loi se trouve au nombre de celles appelées *de toro* (*leyes de toro*), et qui sont l'œuvre des rois catholiques Ferdinand et Isabelle; elle déclare que « sont seuls exécutoires « les jugements des tribunaux compétents du royaume. » Covarruvias [2] dit que les juges ne peuvent mettre à exé-

---

[1] Voy. *De l'exécution des jugements étrangers*, n° 329.

[2] Dans son traité intitulé : *Opus juris civilis*, liv. III, ch. 14, p. 248.

cution des jugements autres que ceux rendus par les tribunaux investis par le roi d'une juridiction établie par une loi. Le comte de la Caciada [1] déclare qu'un Espagnol ne peut invoquer, ni contre un Espagnol, ni contre un étranger, un jugement rendu hors du territoire espagnol et d'après des lois qui ne sont pas promulguées ou reconnues par le roi. — En Espagne, le jugement étranger n'est compté pour rien ; celui qui l'a obtenu doit former une nouvelle demande, la suivre d'après les règles de la procédure admise dans le royaume et l'appuyer des lois espagnoles. Le jugement étranger peut seulement être pris en considération par les tribunaux espagnols, comme un document propre à établir une présomption favorable à la justice de la demande (a).

[1] *De las leyes civiles,* liv. III, ch. 8, p. 325.

(a) L'année 1855 a vu publier en Espagne un Code de procédure civile (*ley de enjuiciamento civil*) qui consacre le système le plus complet de réciprocité en ce qui concerne l'exécution des jugements rendus en pays étranger. Il contient, en effet, les dispositions suivantes :

« Lorsque la sentence a été prononcée dans un pays avec lequel « l'Espagne a conclu des traités spéciaux concernant les affaires judi-« ciaires, ces traités seront observés rigoureusement. —Si au contraire « le jugement a été obtenu dans un pays qui n'est pas lié avec l'Es-« pagne par un tel traité, mais où il existe une jurisprudence fixe et « généralement reçue quant à l'exécution des sentences prononcées en « Espagne, c'est cette même jurisprudence que suivront les tribunaux « espagnols en statuant sur la demande en *exequatur*.

« Les jugements rendus dans un État où les jugements émanés des « tribunaux espagnols ne peuvent être exécutés d'aucune manière, « soit parce que la jurisprudence reçue s'y oppose, soit parce que les « lois l'interdisent formellement, ne pourront, sous aucun prétexte, « recevoir leur exécution en Espagne. — Néanmoins les jugements « prononcés dans un pays étranger qui n'aurait conclu avec l'Espagne « aucun traité spécial, et dans lequel il n'existerait aucune jurispru-

399. En *Portugal*[1], la loi de la nouvelle réforme judiciaire, du 21 mai 1841, renferme une disposition textuelle relative à l'exécution des jugements rendus en pays étranger. Le chap. 2 de la sect. 3 de cette loi, intitulé : « De la compétence des tribunaux de justice (*Relaçoès*),» parle, art. 44, des attributions des tribunaux ; on y lit, § 5 : « Réviser et confirmer les juge-« ments rendus par les tribunaux étrangers pour qu'ils « puissent avoir leur exécution, sauf ce qui pourrait être « établi par des traités, et le cas de convention entre les « parties, faite et signée devant le juge et confirmée par un « jugement du tribunal de l'exécution.»—Aucune distinction n'est admise entre le cas où le jugement étranger est rendu au préjudice d'un Portugais et celui où il est rendu au préjudice d'un étranger résidant dans le royaume ou y possédant des biens. Les tribunaux portugais ne procèdent à la révision et à l'exécution d'un jugement étranger qu'à la suite d'une commission rogatoire délivrée par le tribunal qui a rendu ce jugement : il ne suffit pas d'une requête de la partie. Le jugement présenté par la

---

[1] *De l'exécution des jugements étrangers,* n° 331.

« dence constante sur la matière dont il s'agit, mais où il n'y aurait « non plus aucun précédent refusant péremptoirement l'exécution « des jugements rendus en Espagne, auront force et seront exécutés « dans notre pays, s'ils sont fondés sur une action personnelle, s'ils « n'ont pas été rendus par défaut, si leurs dispositions sont licites en « Espagne, si enfin aux formalités nécessaires pour qu'ils soient consi-« dérés comme authentiques dans le pays où ils ont été rendus se « trouvent réunies celles que nos lois exigent pour qu'un acte dressé en « pays étranger fasse foi en Espagne.»

Voy. le *Journal des avoués* de 1856 (10e vol. de la 2e série), art. 2244, p. 4.

partie, sans commission rogatoire, n'est regardé que comme pièce probante dont il peut être fait usage dans une nouvelle demande formée devant un tribunal portugais. Lorsque ce tribunal est saisi par suite d'une commission rogatoire, son examen porte sur la forme de cette commission, sur les formes observées dans la procédure qui a précédé le jugement, et sur le fond de la décision.

400. La législation de la *Suède* n'offre aucune disposition relative à l'exécution des jugements rendus en pays étranger. Les tribunaux suédois ne reconnaissent point à ces jugements l'autorité de la chose jugée : la partie qui a obtenu le jugement en pays étranger doit former en Suède une nouvelle demande. En statuant sur cette demande les tribunaux suédois prennent en considération l'exposé des faits contenu dans le jugement étranger, ainsi que les motifs de ce jugement [1].

401. En *Norwége* [2] il n'existe pas non plus de loi spéciale sur la matière, et l'on n'applique pas le principe de la réciprocité. Les tribunaux norwégiens ne regardent pas comme *res judicata* et ne font pas mettre à exécution les jugements des tribunaux étrangers; la partie condamnée est admise à faire valoir, devant les tribunaux norwégiens, tous les moyens qui ont été repoussés par le tribunal étranger.

402. En *Russie*, et aux termes d'une Ordonnance impériale de l'année 1827, l'exécution d'un jugement étranger n'a lieu qu'après un nouvel examen du fond de la décision [3]. Une disposition spéciale, conforme à ce prin-

---

[1] *De l'exécution des jugements étrangers*, n° 332.

[2] *Ibid.*, n° 333.

[3] M. de Püttlingen, § 136, p. 154.

cipe, porte que les jugements des tribunaux étrangers ne peuvent être mis à exécution sur les immeubles du débiteur situés en Russie : le demandeur doit former une nouvelle action devant le tribunal de la situation des immeubles [1]. — Nous avons déjà fait mention, *suprà*, n°s 349 et 375, du traité conclu entre la France et la Russie le 11 janvier 1787.

§ 5. GRANDE-BRETAGNE ET ÉTATS-UNIS.

Sommaire.

403. La jurisprudence *anglaise* et *écossaise* a établi, quant à l'exécution des jugements rendus à l'étranger, un système qui diffère à la fois du principe de la réciprocité et du principe contraire admis dans le droit français. En Angleterre, on ne refuse pas, en thèse générale, tous leurs effets aux jugements rendus en pays étranger ; on n'exige pas non plus la réciprocité comme condition *sine quâ non* : la seule condition rigoureusement exigée, c'est que le jugement émane du tribunal compétent. Ce caractère essentiel établi, les Cours de justice anglaises ne procèdent cependant pas par la forme de simple *exequatur*, c'est-à-dire qu'elles ne déclarent point exécutoire le jugement étranger ; elles ne se regardent pas comme liées par ce jugement [2]. Celui qui l'a obtenu doit former, devant la Cour anglaise compétente, une nouvelle demande tendant

---

Lois civ., X, 2294. Voy. la *Revue étrangère*, t. III, p. 270, n° 76.

[2] Voy. la *Gazette des Tribunaux* du 14 décembre 1841.

à se faire adjuger ce qui fait l'objet du jugement étranger. Devant la Cour anglaise ce jugement est regardé comme un *titre* décisif faisant preuve complète de la dette, tant que la partie adverse n'en a pas démontré l'irrégularité. A défaut de cette justification, le tribunal anglais rend un nouveau jugement de condamnation.

Cet état de la jurisprudence est attesté par MM. Kent [1], Story [2], Wheaton [3], Burge [4] et Ockey [5]. On trouve dans les ouvrages de MM. Kent, Story et Burge de nombreuses décisions des Cours anglaises et écossaises rendues dans le système que nous venons d'indiquer. Voici les termes dans lesquels M. Wheaton [6] a résumé cette doctrine :

« D'après la législation *anglaise*, le jugement rendu par
« un tribunal étranger compétent est décisif lorsqu'il
« s'élève une contestation sur le même objet entre les
« mêmes parties, et ce jugement forme *exceptio rei judi-*
« *catæ* contre toute nouvelle demande fondée sur la
« même cause. Un jugement étranger constitue *primá*
« *facie* la preuve de la demande, lorsque la partie qui l'a
« obtenu requiert les tribunaux anglais de le confirmer ;
« le défendeur est obligé d'attaquer le jugement, c'est-à-
« dire de justifier que ce jugement a été irrégulièrement
« obtenu. A défaut de cette justification, le jugement est
« admis comme preuve de la dette : la Cour anglaise,
« saisie de la cause, reconnaît l'existence de la dette et
« ordonne les mesures d'exécution nécessaires. Mais,
« lorsque l'examen de la procédure, à la suite de laquelle
« le jugement étranger a été rendu, établit que ce juge-

[1] T. II, p. 118.
[2] § 584, p. 491 et suiv.
[3] T. I, p. 188.
[4] T. III, p. 1049 et suiv.
[5] Vo *Foreign judgment.*
[6] A l'endroit cité.

« ment a été obtenu injustement ou frauduleusement,
« sans que la partie condamnée ait eu personnellement
« connaissance de l'instance, ou lorsqu'il est démontré
« clairement et sans équivoque, par des preuves externes,
« que le jugement est basé sur de fausses prémisses ou
« sur des raisons insuffisantes, ou sur une violation évi-
« dente de la loi locale ou étrangère, le jugement ne sera
« pas confirmé par les tribunaux anglais. »

Une déclaration donnée, en 1840, par l'ambassadeur d'Angleterre à Paris [1], constate le même principe.

Un arrêt rendu par la Cour de l'Échiquier à Londres, statuant comme Cour de droit commun, dans la session de Trinité (du 22 mai au 12 juin) 1834, a jugé dans ce sens [2]. Il s'agissait de l'exécution d'une sentence d'arbitres forcés prononcée à Paris.

404. Aux *Etats-Unis d'Amérique*, dit M. Wheaton, « la même jurisprudence est admise relativement aux jugements et décrets rendus par les tribunaux d'un État étranger à l'Union. » Ce principe est également professé par MM. Kent [3] et Story [4]. — « Mais, continue M. Wheaton, le jugement rendu dans l'un des États qui composent cette Union a, dans tous les autres, l'autorité et les effets que lui accordent les lois de l'Etat dans lequel il a été rendu, c'est-à-dire que « il produit le même effet dé-« cisif qu'un jugement rendu dans l'État même. » — En effet, l'art. 4, § 1, de la Constitution porte : « Dans chaque « Etat, les actes publics, documents et procédures judi-« ciaires des autres Etats auront pleine foi et autorité. —

---

[1] Sirey, 1841, II, 193, en note.
[2] *Tyrwhitt's reports*, vol. 4, p. 751.
Voy. *De l'exécution des jugements* *étrangers*, article *Angleterre*.
[3]. T. II, p. 120.
[4] § 608.

« Le Congrès pourra, par des lois générales, prescrire le
« mode de faire preuve desdits actes, documents et pro-
« cédures et en régler les effets. » C'est ce qui a été fait
par acte du Congrès en date du 26 mai 1790, chap. 2 [1] (a).

CHAPITRE II.

DES SENTENCES ARBITRALES.

Sommaire.

[1] M. Kent, t. II, 118 et 120; M. Story, § 609; M. Odent, t. II, p. 179-658.

(a) Comp. M. le baron Roguet, *Législation de l'étranger aux États-Unis
Revue pratique de droit français*, t. III, p. 232).

405. Nous exposerons d'abord la manière dont les sentences arbitrales reçoivent leur exécution dans les États où elles ont été rendues, et nous commencerons par la France et par les États qui ont adopté la législation française ou qui l'ont prise pour modèle; ensuite nous parlerons de l'exécution des mêmes sentences dans un État étranger.

406. En *France*, les sentences arbitrales, qu'elles émanent d'arbitres volontaires [1] ou d'arbitres forcés [2], ne sont pas exécutoires par elles-mêmes : elles ne le deviennent que par l'ordonnance d'exécution, délivrée par le président du tribunal de première instance ou du tribunal de commerce [3] (a). Mais, lorsque les sentences des arbitres

[1] Code de procédure civile, partie II, liv. 3, Titre unique, art. 1003 et suiv.

[2] Code de commerce, art. 51 et suiv.

[3] Code de procédure civile, articles 1020 et 1021; Code de commerce, art. 61.

(a) La loi du 17 juillet 1856 a supprimé l'arbitrage forcé, de manière à faire rentrer dans la compétence des tribunaux de commerce *les contestations entre associés et pour raison de la société*. Voy. le *Traité de droit commercial* de M. Bravard, t. 1er, p. 478 et suiv.

se trouvent revêtues de cette ordonnance d'exécution, elles sont exécutoires, et peuvent être mises à exécution par les mêmes voies que les jugements et arrêts des Cours et tribunaux ordinaires : aussi elles emportent hypothèque comme ceux-ci [1].

407. Les dispositions des Codes français sur la matière ont encore force de loi en *Belgique*, dans les provinces de la *rive gauche du Rhin* détachées de la France, et dans le duché de *Berg*.

408. Les Codes de procédure civile et de commerce des *Deux-Siciles* ont reproduit les dispositions des Codes français relatives à l'exécution des sentences arbitrales et à l'hypothèque qu'elles emportent [2].

409. A *Genève*, les mêmes dispositions ont encore force de loi. Les Codes civil et de commerce français y sont toujours en vigueur, et les art. 355 et 356 du nouveau Code de procédure civile correspondent à l'art. 1020 du Code français. L'art. 356 porte textuellement : « Le « jugement arbitral revêtu de l'ordonnance d'exécution « sera assimilé, quant à ses effets, aux jugements rendus « par les tribunaux. Il sera exécuté par les mêmes « voies. »

410. La législation du grand-duché de *Bade* a également adopté les principes de la législation française concernant l'exécution des sentences arbitrales, tant en matière civile qu'en matière de commerce [3]; ces sentences sont déclarées exécutoires par le juge ordinaire, sans examen du fond de la décision. Seulement, la loi enjoint

---

[1] *Voy.* les articles cités à la note précédente, et l'art. 2123 du Code civil.

[2] Code de procédure civile, arti-cles 1096 et 1097 ; Code de commerce, art. 60; Code civil, art. 2009.

[3] Code de commerce, art. 61.

expressément au juge de refuser son ordonnance d'exécution lorsque la sentence est relative à des droits sur lesquels la loi défend de compromettre [1]. Les sentences revêtues de l'ordonnance d'exécution sont assimilées aux jugements des tribunaux.

411. Le Code de procédure civile du royaume de *Grèce*, en date du 14 avril 1834 [2], reconnaît l'arbitrage volontaire (art. 105 et suiv.) et l'arbitrage forcé (art. 108). Ce dernier diffère sous deux rapports de l'arbitrage forcé admis en France : 1° il a lieu dans toutes les affaires concernant le commerce et les lettres de change ; 2° le demandeur a le choix d'exiger la constitution d'un tribunal arbitral ou de porter la cause devant les juges ordinaires. — La voie de l'appel est admise contre les sentences des arbitres volontaires et forcés, à moins que les parties n'y aient renoncé par le compromis (art. 116). La sentence devenue inattaquable a, entre les parties, l'effet d'un jugement passé en force de chose jugée ; néanmoins, elle ne peut être mise à exécution qu'autant qu'elle a été déclarée exécutoire par le président du tribunal de l'arrondissement (art. 118). Cet *exequatur* n'est pas nécessaire lorsque tous les membres d'un tribunal ont été choisis comme arbitres (art. 119 et 856). — Le Code grec admet également (art. 124 et 125) des arbitres chargés de concilier les parties, par analogie de l'institution existant en Prusse [3].

412. Dans les *États pontificaux*, les sentences rendues par les arbitres volontaires ou forcés sont déclarées exécutoires par les tribunaux civils ou de commerce,

---

[1] Code de procédure civile, art. 206 et 215.

[2] M. de Maurer, p. 623 et suiv.

[3] Voy. *infrà*, n° 419.

sans examen préalable de leur mérite [1]; et après l'ordonnance d'exécution elles emportent hypothèque générale [2].

413. La loi du grand-duché de *Toscane*, en date du 13 octobre 1814, a placé les sentences d'arbitres volontaires au même rang que les contrats bilatéraux. Ces sentences sont publiées par les tribunaux de première instance; elles sont sujettes à l'appel, à moins d'une renonciation portée par le compromis. « Dans ce dernier « cas, dit l'art. 66 de ladite loi [3], la partie qui a succombé « peut seulement se pourvoir devant le tribunal de pre« mière instance, et soutenir qu'elle a été lésée par la « sentence des arbitres, de même qu'elle le pourrait à « l'égard de tout autre contrat bilatéral. » — Le Code de commerce toscan a maintenu l'institution des arbitres forcés en matière de société commerciale ; aux termes de l'art. 61 de ce Code, les sentences des arbitres, en cette matière, sont déclarées exécutoires par ordonnance du président du tribunal de commerce et sans aucune modification [4]. — Les sentences arbitrales emportent hypothèque du jour de la date du décret du tribunal compétent qui les déclare exécutoires (loi du 2 mai 1836, art. 67) [5].

414. La nouvelle législation du royaume des *Pays-Bas* a supprimé l'arbitrage forcé en matière de contestations entre associés [6]. En ce qui concerne l'arbitrage volontaire, le Code de procédure civile, liv. III, Tit. 1,

---

[1] *Règlement du 10 novembre 1834,* art. 1773, 1774 et 1775 ; Code de commerce, art. 60.

[2] *Règlement de 1834,* art. 123.

[3] *Répertoire du droit toscan,* v[is] *Arbitri* et *Compromesso,* n° 7.

[4] *Ibid.,* v° *Società mercantile,* n°s 34-44.

[5] *Ibid.,* v° *Ipoteche,* n° 68.

[6] Voy. la *Revue étrangère,* t. **V,** p. 380; t. VI, p. 500.

art. 642, charge le président du tribunal de première instance de déclarer exécutoires les sentences arbitrales ; et, aux termes de l'art. 644, les sentences ainsi déclarées exécutoires peuvent être mises à exécution par les voies ordinaires. — On sait que le nouveau Code civil néerlandais ne reconnaît pas d'hypothèque judiciaire.

415. Dans .le royaume de *Sardaigne*, les sentences arbitrales, loin d'être exécutoires par elles-mêmes, ne forment même pas titre entre les parties. En effet, on lit dans les Lois et Constitutions, liv. III, Tit. 23, art. 23 : « Lorsqu'une des parties se plaindra par-devant quelque « tribunal d'une sentence arbitrale, l'on n'y aura aucun « égard, et la cause sera jugée comme si elle n'avait pas « été rendue » [1].

416. En *Allemagne*, dans les pays régis par le *droit commun*, celui au profit duquel une sentence arbitrale a été rendue doit faire assigner la partie adverse devant son juge ordinaire pour voir ordonner l'exécution de la sentence. « Cette action, dit Glück [2], n'est pas l'*actio judicati*, « mais une *actio in factum*, ou, pour mieux dire, l'*actio* « *ex compromisso* : le demandeur se fonde sur le com-« promis conclu entre les parties, et sur la sentence pro-« noncée en conséquence. »

Une jurisprudence constante, attestée par le même auteur [3], autorise les tribunaux à s'écarter de la sentence dans les cas suivants :

1° Lorsque, par le compromis, les parties se sont engagées à payer une somme d'argent en cas d'inexécution

---

[1] Mansord, t. I, § 370. — *Voy.* Mantelli, VII, p. 288 et la note 3; VIII, appeud., p. 151-153. Code civil sarde, art. 2980.

[2] *Commentaire*, vol. VI, § 483, p. 100.

[3] *Ibid.*, § 482, p. 97 et suiv.

de ce compromis, et que cette somme a été effectivement payée ;

2° Lorsqu'il peut être justifié que l'arbitre a agi avec partialité ou avec inimitié, ou bien qu'il s'est laissé corrompre ;

3° Si l'arbitre a ordonné l'exécution d'une convention contraire aux bonnes mœurs ;

4° En cas de nullité de la sentence. — La sentence est nulle : *a*, si elle repose sur un faux motif ; *b*, si elle a été rendue après l'expiration du délai fixé ; *c*, en cas de violation d'une loi expresse ; *d*, lorsqu'il y a contrariété entre la sentence et un jugement passé en force de chose jugée ; *e*, en cas d'inobservation des formes essentielles de toute procédure judiciaire, comme lorsque les parties n'ont pas été entendues, ou lorsque l'arbitre n'a pas eu égard à des faits évidemment pertinents ; enfin *f*, lorsque l'arbitre n'a pas observé les formes spécialement convenues par le compromis ;

5° Lorsque, par la sentence, l'une des parties a été lésée de plus de moitié de ses droits (*læsio enormissima*).

417. Le Code de procédure civile de *Bavière*, le premier des Codes allemands dans l'ordre chronologique, traite, chap. 17, § 2, « des compromis et des sentences arbitrales. » L'arbitre, ainsi que l'amiable compositeur (*arbitrator*), ne peuvent mettre eux-mêmes leurs sentences à exécution : ce droit appartient exclusivement au juge ordinaire. C'est aussi devant le même juge que chacune des parties peut se pourvoir par appel de la sentence, à moins que, par le compromis, elle n'ait renoncé à tout recours. Le Code bavarois admet expressément la première des causes qui, d'après le droit commun, autori-

sent le juge à s'écarter de la sentence (voir le numéro précédent); dans ce cas il n'est donc pas nécessaire de se pourvoir contre la sentence.

418. En *Autriche*, l'exécution de la sentence arbitrale est ordonnée par le juge ordinaire de la partie qui a succombé, sur la demande formée à cette fin par la partie qui a obtenu gain de cause, excepté dans le cas où, par le compromis, les parties ont également donné mission à l'arbitre de mettre sa sentence à exécution, auquel cas l'arbitre peut adresser des commissions rogatoires aux autorités compétentes pour qu'elles procèdent aux actes d'exécution [1]. Aucun recours contre la sentence n'est ouvert aux parties lorsqu'elles y ont renoncé lors ou depuis le compromis. Dans ce cas elles ne peuvent attaquer le jugement que pour dol commis par l'arbitre [2]. A défaut de renonciation, chacune des parties est reçue, dans la quinzaine du jour de la signification de la sentence, à se pourvoir contre cette sentence devant le juge ordinaire; elle pourra faire valoir tous ses moyens de fait et de droit, comme si la sentence n'existait pas [3].

419. Le Code de procédure civile de *Prusse* parle des arbitres volontaires. Il porte, part. I, Tit. 2, § 176 : « Les « arbitres ne peuvent mettre eux-mêmes leurs sentences « à exécution : la partie qui a obtenu gain de cause doit « présenter le compromis et la sentence au juge ordi- « naire, avec requête tendant à ordonner l'exécution de « cette sentence. » — Aux termes du § 172, « la sentence « est nulle dans les deux cas suivants : 1° si les parties « n'ont pas été entendues ou si l'arbitre n'a pas eu égard

---

[1] Résolution impériale du 31 octobre 1785. M. Zimmerl, t. I, p. 232.

[2] Code de procédure civile, § 273.

[3] *Ibid.*, § 274.

« à des faits évidemment pertinents; 2° si la sentence a
« violé une loi expresse du royaume. » — Les §§ 173,
174 et 175 ajoutent : « Lorsque les parties se sont expres-
« sément engagées, par le compromis, à exécuter pure-
« ment et simplement la sentence arbitrale, cette con-
« vention doit sortir ses effets. A défaut de cette conven-
« tion, et lorsqu'une des parties attaque la sentence
« comme nulle aux termes du § 172, les parties peuvent,
« dans les dix jours qui suivent la publication de la
« sentence, se pourvoir devant le juge ordinaire. Ce juge
« statuera sur la cause en première instance, si la sen-
« tence est nulle, et dans le cas contraire en seconde
« instance. »

Il existe en Prusse des arbitres publiquement institués,
ayant la mission de concilier les contestations[1]. En cas
de conciliation, ils rédigent un procès-verbal, qui est
signé par les parties; chacune d'elles peut demander,
devant le juge ordinaire, l'exécution de ladite transaction[2].

420. En *Angleterre*[3], la sentence arbitrale (*Award*) n'a
d'autre force que celle d'un titre obligatoire; il n'y a pas
lieu à accorder une simple ordonnance d'exécution sans
examen du fond de la décision : la partie qui a obtenu
gain de cause par la sentence doit, pour en obtenir l'exécution, former une action en justice[4]. Cette action, selon

[1] Voy. la *Revue étrangère*, t, III, p. 115.
[2] *Ibid.*, p. 121.
[3] Tomlins, v° *Award*, n°ˢ 6 et 7. *Penny Cyclopædia*, v° *Arbitration* (article de M. Carey). M. Ockey, v° *Arbitration*.
[4] *Gazette des Tribunaux* du 15 janvier 1843 (a).

(a) L'affaire rapportée dans ce numéro de la *Gazette des Tribunaux* est
allée jusqu'en cassation (Dev.-Car., 45, 1, 362).

la nature de la condamnation prononcée par l'arbitre,
est portée soit devant une Cour du *common law*, soit devant une Cour d'équité. Aussi la partie qui a succombé
devant l'arbitre peut-elle, devant les mêmes Cours, former
un recours contre la sentence. La principale exception
qui peut être opposée à la sentence, c'est qu'elle aurait
été obtenue par corruption ou rendue avec partialité. Une
loi positive [1] a prononcé la nullité de la sentence dans ces
deux cas, sans autoriser d'autres causes de nullité; mais,
d'après ce qu'atteste Tomlins [2], les Cours sont dans
l'usage de donner une interprétation large à cette disposition.

421. En *Espagne*, la loi n'autorise pas les juges à déclarer exécutoires les sentences arbitrales sur la simple
présentation qui leur en est faite. Ordinairement chacune
des parties s'engage, par le compromis, à payer une
somme d'argent à titre de peine, dans le cas où elle n'exé-
cuterait pas la sentence à prononcer par les arbitres (*a*).
A défaut de cette stipulation, la sentence devient également
ment obligatoire par l'expiration de dix jours à partir de
celui où elle est prononcée, sans protestation d'une des
parties. Toutefois, dans l'un et dans l'autre cas, la partie
qui a succombé devant les arbitres peut demander qu'un
nouvel arbitrage soit fait par des hommes notables, ou
former un recours devant le juge de première instance,

---

[1] Stat. 9 et 10, Guillaume III, ch. 15.   [2] A l'endroit cité, n° 7.

(*a*) C'est précisément de cet engagement réciproque des parties que
vient le mot *compromis*. *Voy.*, au Digeste de Justinien, le Titre *De receptis*
(IV, 8).

soit pour cause de nullité de la sentence, soit pour d'autres causes. La sentence serait nulle si les parties ont compromis sur une question qui peut entraîner des poursuites criminelles ou sur la validité d'un mariage, etc. — Ce que nous venons de dire des sentences d'arbitres ordinaires s'applique également à celles d'amiables compositeurs : la différence entre les arbitres et les amiables compositeurs consiste uniquement en ce que ces derniers sont dispensés de suivre, dans la procédure, les formes et délais établis pour les tribunaux [1] (a).

422. En *Portugal*, la loi autorise les parties à faire décider leurs contestations par des arbitres ; mais les sentences n'ont par elles-mêmes aucune exécution : il appartient au juge ordinaire de première instance d'en ordonner l'exécution [2]. La loi déclare nulle la convention par laquelle les parties renoncent à l'avance à tout recours contre la sentence arbitrale [3].

423. Après avoir ainsi passé en revue les lois des principaux Etats de l'Europe relatives à l'exécution des sentences arbitrales rendues dans le même Etat où il s'agit de les exécuter, nous arrivons à la question de l'exécution de ces sentences lorsqu'elles sont rendues dans un pays étranger.

Aucune des législations dont nous venons de faire mention n'offre une disposition textuelle sur cette ques-

[1] Sala, liv. III, Tit. 2, n°s 32-39. | liv. IV, Tit. 22, § 3.
[2] Mello-Freire, liv. I, Tit. 2, § 21 ; | [3] *Ibid.*, liv. I, Tit. 8, § 12.

(a) Comp. les art. 1009, 1019 et 1027-1° du Code de procédure civile français.

tion. Les Codes français eux-mêmes, et particulièrement les art. 2123 du Code civil et 546 du Code de procédure civile, gardent le silence sur l'exécution des sentences arbitrales rendues en pays étranger. Nous n'avons pas non plus trouvé, sur la question qui nous occupe, des monuments de la jurisprudence, la France seule exceptée. Dès lors nous sommes réduits à chercher la solution de la question dans les principes du droit international privé qui ont été établis ou reconnus à l'occasion de questions analogues.

Nous examinerons d'abord la question en vue du droit français, qui, comme nous l'avons indiqué ci-dessus, établit, quant à l'exécution des sentences arbitrales rendues dans le même Etat, des principes différents de ceux qui sont admis dans plusieurs autres législations.

424. Il faut sans doute admettre qu'en règle générale, les sentences arbitrales rendues en pays étranger n'ont par elles-mêmes aucune force ni exécution dans le royaume. Nous verrons par la suite que le droit français reconnaît deux espèces de sentences arbitrales : dans les unes, la puissance publique de l'Etat intervient d'une manière quelconque ; les autres, au contraire, sont l'œuvre exclusive d'arbitres volontaires choisis par les parties et investis par celles-ci du pouvoir de décider la contestation, sans aucune intervention de la puissance publique (a). Dans l'une et dans l'autre hypothèse, si les sentences ont été rendues hors de France, elles émanent d'un pouvoir qui

---

(a) Cette distinction est encore, jusqu'à un certain point, applicable, même depuis la loi du 17 juillet 1856, qui a supprimé l'arbitrage forcé. *Voy.*, ci-dessous, n° 425.

n'est pas français, et qui, par conséquent, expire sur les limites du territoire. Nous rappellerons à cet égard les principes que nous avons indiqués *suprà*, n°s 347 et 357 (a).

Toutefois, il faut reconnaître une différence essentielle qui existe entre le pouvoir des arbitres étrangers et celui des juges institués par le souverain étranger : le pouvoir de ces derniers émane toujours de la puissance publique de l'Etat étranger, tandis que celui des arbitres peut avoir sa base unique dans la volonté des parties, sans aucune intervention de cette puissance publique. Cette différence fait naître une distinction qui, suivant nous, peut résoudre, quant à la France et aux Etats dont la législation imite celle de la France, la question de l'exécution des sentences arbitrales rendues en pays étranger. Voici cette distinction :

Ou la sentence arbitrale participe de la nature d'un

(a) M. Fœlix parle de sentences arbitrales *rendues en pays étranger*, *rendues hors de France*. Mais, en réalité, ce qu'il suppose, c'est une sentence arbitrale *rendue par des arbitres étrangers* ou *par des arbitres dans la nomination desquels est intervenue une autorité étrangère*. En effet, ici, comme en matière de jugements proprement dits (*voy.* ci-dessus, p. 40, note *a*), quand on recherche quelle est l'efficacité de la sentence, ce n'est point le lieu où elle a été arrêtée qu'il faut considérer. Ainsi, dans le cas d'arbitrage purement volontaire, quelle importance pourrait on raisonnablement attacher à la circonstance que les arbitres n'étaient pas en France quand ils ont arrêté et rédigé leur sentence? Je sais bien qu'aux termes de l'art. 1020 du Code de procédure, « le « jugement arbitral sera rendu exécutoire par une ordonnance du pré- « sident du tribunal de première instance *dans le ressort duquel il a été* « *rendu* »; mais cet article, supposant la sentence rendue en France, statue (comme l'art. 2123 C. Nap. quand il parle d'un jugement rendu *en pays étranger*) *de eo quod plerumque fit*, et l'on en fausserait le sens si on voulait le prendre rigoureusement à la lettre.

contrat, ou bien elle est un véritable acte de juridiction contentieuse. Au premier cas, elle recevra son exécution dans les Etats étrangers, même dans ceux qui, comme la France, n'admettent pas en thèse générale l'exécution des jugements rendus par les tribunaux publics étrangers, ni même le principe de la réciprocité [1]; au second cas, l'exécution de la sentence arbitrale d'un Etat étranger dépendra des principes et des lois qui régissent, dans le même Etat, l'exécution des jugements rendus par les tribunaux publics d'un autre Etat : car ces jugements et les sentences arbitrales de la seconde espèce ont la même source, qui est la puissance publique de l'Etat (a).

La distinction dont il s'agit trouve son appui dans les principes que nous venons d'indiquer : le bien fondé de cette même distinction apparaîtra encore davantage par l'exposition des diverses hypothèses qui peuvent se présenter.

Le premier cas se présente, dans toute sa simplicité, lorsque les deux parties nomment volontairement un ou plusieurs arbitres pour décider la contestation qui les divise, et que cet arbitre rend sa sentence : celle-ci n'est

[1] Voy. *suprà*, n° 328.

(a) Nous appelons l'attention du lecteur sur le mot *exécution*, employé plusieurs fois dans cet alinéa. Ce serait évidemment méconnaître la pensée de M. Fœlix que d'entendre ici le mot *exécution* comme signifiant *la force exécutoire, l'exécution parée* : en effet, il est certain que le *contrat* passé par-devant des officiers publics étrangers, pas plus que le *jugement* rendu par des magistrats étrangers, n'a par lui-même force exécutoire en France. Quand M. Fœlix parle d'*exécution*, il veut parler de la *foi* ou de l'*autorité* attachée à l'acte ou au jugement, des effets qu'il peut produire en dehors du droit de pratiquer une saisie. Nous avons déjà eu l'occasion de faire une observation du même genre, ci-dessus, p. 76.

alors que l'émanation ou la conséquence de la convention des parties qui ont nommé l'arbitre. Ce dernier est l'organe commun délégué par elles à l'effet de terminer une affaire dans laquelle elles sont intéressées : toutes les deux s'en sont rapportées à ce qu'il ferait dans cette affaire ; en d'autres termes, il est leur mandataire commun. Dès lors, ce que fera l'arbitre devra être regardé comme étant la volonté commune des deux parties, de même que l'acte du mandataire est considéré comme étant le fait du mandant lui-même. La sentence rendue par l'arbitre n'a d'un acte judiciaire que la forme : en réalité et au fond, elle est la constatation de la convention intervenue entre les parties par leur organe commun [1]. — Ce cas est analogue à celui où le vendeur et l'acheteur, ou bien le bailleur et le preneur, laissent à l'arbitrage d'un tiers la détermination du prix de la vente ou de la location. Les lois et les auteurs [2] reconnaissent que, dans ces deux hypothèses, si

---

[1] Ce principe a été confirmé implicitement par le jugement du tribunal de la Seine , du 21 janvier 1843 (*Gazette des Tribunaux* du 22) (*a*). — *Voy.* M. Rocco, liv. III, ch. 28, p. 520 ; M. Weiske, v° *Tribunal* (*Gericht*), p. 552.

[2] Art. 1592 du Code civil ; L. ult., C., *De contrah. empt* ; L. 25, pr., ff, *Locati.* Glück, *Comment* , t. XVI, § 980, p. 76 et suiv.; Pothier, *Pandectes*, liv. 18, Titre 1, n° 27 ; Pothier, *De la vente*, n° 23 ; M. Troplong, *De la vente*, n° 155 ; M. Duvergier, *De la vente*, n°s 150 et 151.

(*a*) Voici le *considérant* du jugement auquel M. Fœlix fait allusion :
« Attendu que, s'il résulte de la sentence que l'arbitre dont elle émane
« avait été saisi de la connaissance du litige par un renvoi ordonné par
« le juge du procès et consenti par les procureurs des parties, ce con-
« sentement ainsi provoqué, donné au cours d'une instance, non par
« la partie elle-même, mais par son représentant devant la justice, n'a
« pas le caractère de spontanéité nécessaire pour pouvoir être considéré
« comme un compromis ; que dès lors la sentence précitée doit être
« assimilée à un jugement rendu par une juridiction étrangère.... »
— Ajoutez Dev.-Car., 43, 2, 346.

le tiers nommé par les parties a fait la désignation du prix, le contrat de vente ou de louage est valable; il n'existe entre les parties que ce contrat, et la fixation à laquelle le tiers a procédé ne constitue pas un acte de juridiction [1] (a).

Le second cas, celui où la sentence arbitrale est un véritable acte de juridiction, se présente lorsque le législateur a créé une juridiction par arbitres en obligeant les parties de porter leurs contestations devant cette juridiction; en d'autres termes, lorsqu'il y a arbitrage forcé. L'art. 51 du Code de commerce français, et les articles correspondants des Codes étrangers auxquels le Code français a servi de modèle, en fournissent des exemples [2]. La sentence de l'arbitre forcé ne participe point de la nature d'un contrat : les parties ne lui ont pas donné une

[1] Voy. *infrà*, n° 431.　　|　[2] Voy. *suprà*, n°s 406-413.

(a) Dans ce premier cas, pour rendre exécutoire en France la sentence arbitrale, faut-il obtenir un jugement d'un tribunal français, ou suffit-il d'une ordonnance du président? Suivant nous, l'ordonnance du président doit suffire : car la sentence d'arbitres étrangers vaut au même titre que la sentence d'arbitres français et ne doit pas être traitée autrement que celle-ci. M. Massé, qui admet en principe notre décision, la repousse seulement dans l'hypothèse où la sentence arbitrale aurait été rendue exécutoire en pays étranger par un tribunal entier (t. II, n° 815); c'est une distinction qui nous paraît purement arbitraire : la force exécutoire en France est indépendante des formes nécessaires pour produire cette même force exécutoire en pays étranger. Bien entendu, si la partie lésée par la sentence arbitrale prétendait que le compromis est entaché d'un vice, que les arbitres ont excédé leurs pouvoirs, etc., ce serait au tribunal entier à connaître d'une pareille question (art. 1028 du Code de procéd.). *Voy.* ci-dessous, n° 427 *in fine.*

M. Bonfils (n° 282) repousse, comme nous, la distinction proposée par M. Massé.

mission volontaire et directe. La volonté des parties n'est comptée pour rien, parce que le législateur a parlé. La mission de l'arbitre ne vient des parties que très-indirectement, et de la même manière qu'on peut dire que la mission de tout juge institué par le souverain vient des parties, savoir, en ce sens, qu'en règle générale ce juge n'a pas le pouvoir de s'occuper d'office de leurs contestations, et qu'il doit attendre que l'une d'elles ou toutes les deux s'adressent à lui. La circonstance que les parties ont le droit de choisir chacune son arbitre forcé n'a pas pour effet de rendre cet arbitrage purement volontaire ; la juridiction est forcée en principe, et la position est à peu près la même que dans le cas où le demandeur a le choix entre plusieurs tribunaux [1] : ici, chacune des parties a le choix entre plusieurs personnes. — Il faut donc reconnaître qu'en réalité l'arbitre forcé, en rendant sa sentence, exerce un acte de juridiction, qu'il procède comme délégué de la puissance publique, bien que sa sentence ne devienne exécutoire qu'en vertu de l'ordonnance du président du tribunal.

425. Quant aux deux cas dont nous venons de parler, notre opinion sur la nature de la sentence arbitrale nous semble à l'abri de toute critique (a). Mais il existe des hypothèses intermédiaires, qui ne rentrent exactement ni

---

[1] Art. 59, §§ 2, 4 et 9 du Code de procédure français. Martin, § 61 ; M. de Linde, § 105.

(a) *Voy.*, dans le même sens, M. Massé, t. II, n°s 815 et 816 ; M. Valette, *Revue de droit franç. et étr.*, t. VI, p. 614 ; M. Bonfils, n°s 281 et suiv.

dans l'un ni dans l'autre des deux cas sus-énoncés, et il est nécessaire d'examiner ces hypothèses.

Lorsque, dans un contrat, les parties ont déclaré que les contestations qui naîtront à l'occasion de ce contrat seront décidées par un ou par deux arbitres nominativement désignés, et qu'ensuite ces deux arbitres rendent leur sentence, la cause rentre dans le premier des deux cas dont nous avons parlé. Il en est de même lorsque, sans que le contrat porte la clause d'arbitrage, les parties, après que des contestations se sont élevées entre elles, font choix d'un ou de plusieurs arbitres, et que ces derniers rendent leur sentence.

Dans l'une et l'autre de ces deux dernières hypothèses, les parties peuvent autoriser les arbitres à choisir un tiers-arbitre, en cas de désaccord entre eux. La décision de ce tiers-arbitre, soit prise par lui seul, soit de concert avec les arbitres primitifs, participera toujours de la nature du contrat, parce que la volonté des parties est la base directe de sa mission.

Mais, si le compromis ne confère pas aux arbitres primitifs le pouvoir de choisir le tiers-arbitre, ou si, ce pouvoir leur étant donné, ils ne tombent pas d'accord sur la personne du tiers-arbitre, l'intervention des juges ordinaires deviendra nécessaire pour la nomination de ce départiteur [1] : ce dernier ne sera plus exclusivement choisi par les parties, il sera le délégué de la puissance publique; la sentence qu'il rendra ou à laquelle il prendra part sera un acte de juridiction. — Cette décision s'applique également à l'hypothèse où le contrat porte qu'en cas de

---

[1] Art. 1017 du Code de procédure civile français.

contestation, chacune des parties fera choix d'un arbitre et que le tribunal leur en adjoindra un troisième, chargé de juger conjointement avec les deux autres.

Il en est de même lorsque les parties sont convenues, dans le contrat, de nommer des arbitres en cas de contestation, et que, ce cas arrivant, l'une d'elles refuse de procéder à cette nomination. Le tribunal, sur la demande de l'autre partie, nommera un ou plusieurs arbitres ; mais ces arbitres seront les délégués de la puissance publique : leur sentence sera un acte de juridiction, parce que leur mission n'émanera pas directement de la volonté des parties et qu'elle n'aura obtenu son existence que par l'intervention de la puissance publique.

Enfin, le cas s'est présenté où un tribunal a autorisé un tiers-arbitre par lui nommé à statuer sur des points en litige à l'égard desquels les arbitres partagés avaient omis de déclarer leur désaccord [1]. Il est encore évident que, dans ce cas, le tiers-arbitre a procédé en qualité de délégué de la puissance publique, et, en conséquence, la sentence forme un acte de juridiction contentieuse.

426. Après avoir fait connaître les diverses hypothèses qui se présentent ordinairement, nous nous attacherons à établir la solidité du principe énoncé plus haut, c'est-à-dire à démontrer que les sentences arbitrales qui participent de la nature d'un contrat, devront, à l'instar des contrats, recevoir leur exécution dans les États étrangers, même dans ceux régis par le droit français et qui n'admettent point, en matière d'exécution des jugements rendus

---

[1] Arrêt de la Cour de cassation du 16 juin 1840. Voy., *infrà*, n° 430.

par des tribunaux ordinaires, le principe de la réciprocité ; au contraire, l'exécution, en pays étranger, d'une sentence arbitrale qui constitue un acte de juridiction contentieuse, dépendra des principes et des lois qui régissent l'exécution des jugements des tribunaux ordinaires.

427. La première de ces propositions paraît avoir été constamment reconnue en France ; nous avons vu, à la section 2, chap. Ier du présent Titre, n°s 347 et suiv., que la jurisprudence des Cours et tribunaux français refuse, en thèse générale, à tous les jugements rendus par les tribunaux étrangers, l'autorité de la chose jugée et la force d'exécution, et cela à cause de l'extranéité du pouvoir dont émanent ces jugements. La même jurisprudence n'a admis qu'une seule exception à cette règle générale : c'est que les sentences arbitrales rendues en pays étranger, et qui participent de la nature des contrats, peuvent être déclarées exécutoires par les tribunaux français. C'est une application des principes exposés plus haut, Titre I, chap. II, n°s 87 et suiv., d'après lesquels les conventions valables selon le statut personnel et le statut réel, ainsi que d'après la loi du lieu où elles ont été passées, sont valables partout. En effet, et comme nous l'avons déjà énoncé au n° 424, les sentences prononcées par des arbitres choisis par les parties elles-mêmes n'ont que la forme d'un acte judiciaire : en réalité et au fond, elles ne sont que la convention des parties [1]. Les tribunaux français, après avoir reconnu la qualité contractuelle d'une sentence arbitrale étrangère, peuvent donc en ordonner

---

[1] *Voy.* le passage de Merlin que nous citons ci-après.

l'exécution, de même qu'ils accorderont force et vigueur à une convention consentie en pays étranger. Le motif de cette exception à la règle générale, de la distinction entre cette classe de sentences arbitrales étrangères qui participent de la nature des contrats et les jugements des magistrats étrangers, le motif se trouve dans le texte de l'art. 121 de l'Ordonnance de 1629. « Le législateur, » dit Merlin [1], « distingue, dans les actes faits en pays étranger, entre « ce qui appartient à la puissance publique et ce qui ne « dépend que de la volonté privée des parties : il main- « tient ce qui ne dépend que de la volonté privée des par- « ties, parce que cette volonté n'est circonscrite par aucune « borne locale [2]..... »

« Dans les jugements, au contraire, la volonté privée « des parties n'est comptée pour rien, la puissance publi- « que agit seule ; et voilà pourquoi le législateur veut que « les jugements rendus en pays étranger soient considérés « en France comme non avenus..... »

« Très – certainement, » poursuit Merlin, « un juge « français peut déclarer reconnu et exécutoire en France « un contrat passé en pays étranger. Eh bien ! une déci- « sion arbitrale rendue en pays étranger est-elle autre « chose qu'un contrat ? N'est-elle pas la conséquence du « compromis par suite duquel les arbitres l'ont rendue ? « Ne se lie-t-elle pas essentiellement à ce compromis ? « Ne fait-elle pas avec ce compromis un seul et même

---

[1] *Questions de droit,* v° *Jugement,* § 14 (t. IV, p. 34 de la 3e édit.). Nous rapportons ce passage dans presque toute son étendue, parce que les principes exposés par l'auteur forment la base de ce que nous dirons sur tous les cas où l'exécution d'une sentence arbitrale est demandée dans un pays étranger.

[2] Suit ici le passage qui a été reproduit par Toullier (t. X, nos 78 et 79), auquel nous l'avons emprunté *suprà,* n° 226.

« corps? Que serait-elle sans ce compromis? Elle ne serait
« qu'un vain chiffon, elle ne serait rien. C'est le com-
« promis qui lui donne l'être, c'est du compromis qu'elle
« tire toute sa substance, elle n'existe que par le com-
« promis. Elle a donc, comme le compromis, le caractère
« de contrat; et, dans l'exacte vérité, elle n'est que l'exé-
« cution du mandat que les parties ont confié aux arbi-
« tres; elle n'est même, à proprement parler, qu'une
« convention que les parties ont souscrite par les mains
« de ceux-ci. »

De là résulte, suivant l'auteur, que « par les mots
jugements rendus ès royaumes et souverainetés étrangères,
la loi n'entend que les jugements qui doivent toute leur
existence à la puissance publique de ces royaumes, de ces
souverainetés, c'est-à-dire des jugements émanés des tribunaux, et que ces jugements sont les seuls que la loi déclare comme non avenus en France, et qu'elle conserve
toute leur force aux décisions arbitrales rendues à l'étranger. En effet, les arbitres ne sont pas de véritables juges :
ils ne tiennent point leur mission de la puissance publique
du lieu où ils la remplissent, mais de la volonté des parties. Il est également certain que les décisions arbitrales
ne sont pas de véritables jugements; elles n'acquièrent le
caractère de jugements que par l'ordonnance judiciaire
qui les déclare exécutoires..... Une décision arbitrale
rendue dans un pays étranger, qui y a été revêtue, par un
juge de ce pays, d'une ordonnance d'exécution, ne pourra
être exécutée en France, en vertu de cette ordonnance ;
mais il n'y a pas d'obstacle à ce que la partie en faveur de
laquelle la décision a été rendue la présente à un juge
français pour la faire revêtir d'une ordonnance d'exécu-

tion, et que le juge français la déclare exécutoire. » —
« Son refus, dit M. Pardessus [1], ne pourrait être fondé
« que si la sentence arbitrale contenait des dispositions
« portant atteinte aux principes du droit public en France,
« ou si elle statuait à l'égard d'un Français sur une ques-
« tion d'état ou sur toute autre au sujet de laquelle on ne
« peut compromettre en France. »

Les raisons exposées par Merlin ont été développées par
M. Mourre, ancien procureur général à la Cour de Paris,
dans son réquisitoire à la suite duquel a été rendu l'arrêt
du 16 décembre 1809 , cité ci-après [2]. Elles ont été
adoptées par Grenier [3], par Toullier [4], par Carré [5], par
MM. Pardessus [6], Lyndrajer [7], Troplong [8], Bioche et
Goujet [9] (a).

Il existe dans le même sens deux arrêts de la Cour de
Paris, du 16 décembre 1809 [10], et du 7 janvier 1833 [11],
ainsi qu'un jugement du tribunal de première instance de
la Seine, du 6 juillet 1831 [12]. — Dans les espèces jugées
par les deux arrêts, les sentences avaient été rendues au
préjudice d'un étranger, et le fait de cette extranéité fut
invoqué comme motif accessoire de repousser les exceptions proposées contre l'exécution des sentences. Mais la

---

[1] T. VI, n° 1488, 3°. Le premier de ces arguments se trouve aussi dans les motifs de l'arrêt du 7 janvier 1833, cité ci-après.

[2] *Questions de droit*, § 14, n° 3 à la fin.

[3] *Des hypothèques*, t. 1, n° 213.

[4] T. X, n° 87.

[5] *Lois de la procédure civile*, sur l'art. 546, quest. 1900.

[6] T. VI, n° 1488, 3°.

[7] Chap. II, § 16.

[8] *Des hypothèques*, n° 453.

[9] V° *Arbitrage*. sect. 2, n°s 412, 413 et 414 ; v° *Exécution*, § 4, n° 62.

[10] *Questions de droit, ibid.*; Sirey 1810, II, 198.

[11] Sirey, 1833, II, 145.

[12] *Gazette des Tribunaux* du 22 juillet 1831.

(a) Ajoutez M. Bonfils, n°s 284 et suiv.

décision devrait être la même, si un Français avait succombé par la sentence arbitrale rendue à l'étranger. En effet, ainsi que le remarque Toullier [1], « à quel titre le « Français pourrait-il demander qu'il lui fût permis de « débattre ses droits de nouveau et de les remettre en ju- « gement ? Les hommes qui l'ont jugé n'exerçaient pas une « juridiction territoriale..... L'autorité ou le pouvoir, « qu'ils ne tenaient que des parties, n'avait rien de civil, « rien de politique ; il n'appartient qu'au droit des gens, « et dès lors cette décision doit être reçue chez tous les « peuples, les juges doivent partout en ordonner l'exécu- « tion » (a).

N'oublions pas, en terminant cette partie de la discussion, que Merlin et les auteurs qui l'ont suivi ne parlent que des cas de l'arbitrage volontaire et de la désignation de la personne des arbitres faite par les parties elles-mêmes ; aussi les espèces jugées par les arrêts cités rentrent dans cette catégorie.

Il importe de compléter les opinions de ces auteurs par l'observation suivante. Dans tous les cas, la sentence arbitrale, qui ne forme, en réalité, qu'une convention passée entre les parties, demeure, par suite de sa nature, sujette aux causes de nullité, rescision, résolution, ré-

---

[1] A l'endroit cité.

(a) M. Dalloz (v° *Droit civil*, n° 428) veut que le Français, au préjudice de qui la sentence arbitrale a été rendue, puisse demander en France la révision, *parce qu'il y a lieu de craindre que les préventions de nationalité n'aient nui aux droits du Français*. Comme le remarque très-bien M. Bonfils (n° 283), c'est méconnaître le caractère de la sentence rendue par des arbitres volontaires.

vocation ou réduction, qui sont admises contre les conventions, suivant les distinctions que nous avons établies *suprà*, n°s 111 et 112. En conséquence, ces causes peuvent être invoquées par voie d'exception contre la demande tendant à l'exécution de la sentence.

428. Nous avons établi, au numéro précédent, que la permission accordée par la jurisprudence aux tribunaux français, de déclarer exécutoires, sans révision préalable, les sentences arbitrales rendues en pays étranger, forme une exception à la règle générale, d'après laquelle les décisions d'un pouvoir étranger n'ont en France ni force de chose jugée, ni force d'exécution. De là il suit que cette exception doit être restreinte dans ses termes, et qu'elle ne saurait admettre une interprétation extensive, c'est-à-dire qu'elle ne s'applique qu'à cette classe de sentences arbitrales qui émanent d'arbitres volontaires désignés par les parties, lesquelles, par suite, sous la forme d'une sentence, ne constituent cependant, au fond, que des conventions. Dans tous les autres cas, les sentences arbitrales restent soumises à la règle générale que nous venons d'indiquer.

Cette proposition est féconde en conséquences, qui font l'objet des numéros suivants.

429. Nous avons dit, *suprà*, n° 424, que les sentences des arbitres forcés sont des actes de juridiction contentieuse, et que, par suite, ces sentences, en ce qui concerne leur exécution en pays étranger, sont soumises aux lois ou usages suivis dans ces pays à l'égard des jugements des tribunaux institués par l'autorité souveraine étrangère. Cette opinion, conséquence immédiate de la proposition énoncée au numéro précédent, est partagée

par MM. Biœhe et Goujet [1], qui citent un arrêt rendu dans le même sens par la Cour de Paris, le 27 juillet 1807 ; elle l'est également par M. Chauveau [2]. La Cour de cassation, par ses arrêts des 15 juillet 1836, 15 mai 1838 et 26 avril 1842, a implicitement jugé dans le même sens, en déclarant que les arbitres forcés sont investis d'un caractère public, qu'ils constituent une juridiction instituée par la loi, et sont, en quelque sorte, une section temporaire des tribunaux de commerce [3]. L'avis contraire a été soutenu par Toullier [4] et par M. Mourre [5].

430. La Cour de cassation, par arrêt du 16 juin 1840 [6], a considéré comme étant un véritable acte de juridiction contentieuse et, par suite, comme étant soumise à la révision des tribunaux français, la sentence arbitrale rendue en pays étranger par un tiers-arbitre nommé par le tribunal du lieu et autorisé par ce tribunal à statuer sur des points en litige à l'égard desquels les arbitres partagés avaient omis de déclarer leur désaccord. La justice de cette décision de la Cour suprême ne saurait faire l'objet d'un doute : c'est encore une conséquence de ce qui a été dit au n° 428.

431. Par suite du même principe, toutes les fois que, d'après ce qui a été dit, *suprà*, n° 425, l'intervention des tribunaux institués par l'autorité souveraine devient nécessaire pour désigner la personne des arbitres, leur sen-

---

[1] V° *Arbitrage*, n° 413 ; v° *Execution*, n° 63.

[2] Troisième édition des *Lois de procédure civile* de Carré, sur l'art. 546, quest. 1900.

[3] Sirey, 1836, I, 539 ; 1838, I, 398 ; 1842, I, 531. Dalloz, 1836, I, 345 ; 1838, I, 228 ; 1842, I, 169.

[4] T. X, n° 88.

[5] Dans les conclusions qu'il a données comme procureur général, sur l'affaire jugée par arrêt de la Cour de cassation, du 31 juillet 1815 (*Questions de droit*, v° *Jugement*, § 14, n° 3).

[6] *Gazette des Tribunaux* du 21 octobre 1840 ; Sirey, 1840, I, 583 ; Dalloz, 1840, I, 237.

tence sera un acte de juridiction contentieuse, et elle sera soumise, quant à son exécution dans un État étranger, aux mêmes règles que les jugements desdits tribunaux : car elle ne découle plus purement et simplement de la volonté des parties : elle n'a plus la nature d'un contrat. L'intervention de la puissance publique, quoique cette intervention soit fondée en droit, change la nature des rapports qui existent entre les parties : ces rapports, de purement conventionnels qu'ils étaient, entrent dans la classe des actes contentieux [1].

La question dont nous nous occupons s'est présentée dans la cause jugée par l'arrêt de la Cour royale de Paris, du 19 mars 1830 [2]. Cependant elle n'a pas été décidée, attendu que l'espèce rentrait dans une disposition exceptionnelle portée par le traité conclu entre la France et la Suisse, circonstance qui rendait inutile l'examen de la question.

432. En France et dans les États dont la législation est calquée sur celle de la France, la puissance publique intervient même à l'occasion de sentences qui émanent de la volonté exclusive des parties, et pour en assurer l'exécution : nous voulons parler des ordonnances d'exécution prescrites par les art. 1020 du Code de procédure civile et 61 du Code de commerce. Ces ordonnances d'exécution se trouvent absolument sur la même ligne

---

[1] Ce principe a été adopté par un ugement du tribunal de la Seine, du 21 janvier 1843 (*Gazette des Tribunaux* du 22 du même mois). Le jugement a été confirmé le 22 juin 1843 (*Gazette des Tribunaux* du 23 du même mois (a).

[2] Sirey, 1830, II, 145.

(a) *Voy.* ci-dessus, p. 161, note .

que les jugements émanés des tribunaux des États où lesdites ordonnances ont été rendues. En effet, c'est dans l'ordonnance d'exécution, comme dans le jugement qu'intervient la puissance publique pour donner un ordre aux officiers de justice et à tous les régnicoles [1], et cet ordre ne peut sortir ses effets dans un territoire étranger [2]. Dès lors l'ordonnance d'*exequatur* rendue en France ou dans un État régi par les principes de la législation française, ne peut recevoir d'exécution dans un État de cette classe et respectivement en France, qu'autant que les jugements émanés des tribunaux du même État où cette ordonnance a été rendue sont exécutés dans l'État où l'on réclame l'exécution de ladite ordonnance. De là il suit ultérieurement que le bénéficiaire d'une sentence rendue en France par des arbitres volontaires, qui se propose d'en réclamer l'exécution, comme d'une convention, dans un État régi par les lois françaises, par exemple en Belgique, doit se borner à invoquer la sentence seule, sans prendre une ordonnance d'exécution selon la prescription de l'art. 1020 [3].

433. Passons aux États étrangers non régis par les Codes français ou dont la législation n'a pas été formée sur le modèle de ces Codes.

434. Les lois de ces États ne parlent que de l'exécution des *jugements* rendus, soit dans le même État, soit en pays étranger ; elles gardent le silence sur l'exécution des sentences arbitrales. La raison en est que, ainsi que nous l'avons vu *suprà*, n°s 416 à 422, dans ces États les sen-

---

[1] Voy. *suprà*, n⁰ 353.
[2] Merlin, *Questions de droit*, au passage rapporté, *suprà*, n⁰ 427.
[3] Dans les espèces dont il est parlé *suprà*, n⁰ 427, les sentences n'avaien pas été déclarées exécutoires par une autorité judiciaire.

tences arbitrales n'ont aucune exécution par elles-mêmes et qu'elles ne peuvent l'obtenir que par un jugement qui en confirme les dispositions. Dès lors la loi qui parle des jugements comprend implicitement aussi les sentences arbitrales.

Si donc l'exécution d'une sentence arbitrale, rendue en pays étranger, est réclamée dans un des États dont nous parlons, il faut faire la distinction suivante : ou la sentence a déjà été confirmée, soit par un jugement, soit par un autre acte de la puissance publique, ou bien elle est présentée dans son état primitif sans confirmation ou ordonnance d'exécution. Au premier cas, elle se trouve dans la même position que tout autre jugement ou acte de l'autorité publique, c'est-à-dire qu'elle ne reçoit son exécution que dans les cas et de la manière dont tous autres jugements ou ordonnances judiciaires, rendus dans le même État, sont exécutés dans l'État dont il s'agit ; en d'autres termes, on lui applique les mêmes lois qui règlent l'exécution desdits jugements ou ordonnances émanés des juges du même État étranger (a).

Au second cas, on examinera si la sentence participe de la nature d'un contrat, ou si elle est une émanation de la puissance publique. Dans la première de ces hypothèses, elle sera à la vérité soumise à un débat, mais pour les causes seulement qui peuvent faire annuler,

____

(a) Je ne puis pas admettre que celui qui a obtenu une sentence arbitrale *purement contractuelle* perde un avantage quelconque par cela seul que la sentence est judiciairement confirmée : évidemment il peut toujours se prévaloir de la sentence même qui lie son adversaire, en faisant abstraction de la confirmation judiciaire qu'elle a reçue.

rescinder, résoudre, révoquer ou réduire une convention[1] ; dans la seconde hypothèse, qui comprend les diverses espèces dont nous avons parlé *suprà,* n°s 429 à 431, la sentence retombe dans la première catégorie, comme œuvre de l'autorité publique dont l'effet forcé expire sur la limite du territoire soumis à cette autorité.

Ainsi, lorsqu'une sentence arbitrale rendue en France l'a été par des arbitres volontaires, sans intervention de la puissance publique, mais qu'elle a été déclarée exécutoire aux termes de l'art. 1020 du Code de procédure civile, on appliquera à cette sentence, dans un État non régi par la législation française, les lois de cet Etat concernant l'exécution des jugements étrangers (*a*) : on peut prendre pour exemple l'électorat de Hesse [2] ou le grand-duché de Hesse [3]. Il en sera de même lorsque cette sentence rentre dans une des espèces que nous avons indiquées aux n°s 430 et 431, ou lorsqu'elle sera l'œuvre d'arbitres forcés (n° 429). Dans ces diverses hypothèses, il est même indifférent que la sentence ait été revêtue ou non en France d'une ordonnance d'exécution. Par suite, dans toutes ces hypothèses, la partie qui a succombé par la sentence pourra débattre de nouveau ses droits devant le tribunal hessois saisi de la demande tendant à l'exécution de la sentence.

[1] Voy. *suprà,* n° 427 à la fin.
[2] Voy. *suprà,* n° 339.
[3] Voy. *suprà,* n° 340.

(*a*) Voy. la note *a* de la page précédente.

CHAPITRE III.

DE L'HYPOTHÈQUE RÉSULTANT DES JUGEMENTS ET DES SENTENCES ARBITRALES RENDUS EN PAYS ÉTRANGER.

Sommaire.

435. Nous avons déjà fait remarquer *suprà*, n° 324, qu'en France le jugement emporte de droit hypothèque générale sur les immeubles actuels du débiteur et sur ceux qu'il pourra acquérir par la suite. Cet effet du jugement est propre à la législation française, et il ne se rencontre que dans les Etats qui ont adopté cette législation ou dont les lois, en cette matière, sont calquées sur celle de la France (a). Dans les autres Etats, les jugements

---

(a) L'institution de l'hypothèque judiciaire a été souvent critiquée (*Voy.* la *Revue de dr. franç. et étr.*, t. VI, p. 921 et suiv.). Elle avait été supprimée par l'Assemblée nationale en 1850, dans la deuxième

n'emportent pas de droit hypothèque sur les biens du débiteur condamné ; ils forment seulement l'un des titres en vertu desquels l'autorité compétente accorde , soit l'hypothèque spéciale sur les immeubles ou meubles que le créancier désigne à cette fin, soit l'envoi en possession du créancier (*immissio*) dans les mêmes immeubles ou meubles. Il nous reste à développer cette indication : nous passerons en revue les lois des principaux Etats de l'Europe, en commençant par la France, pour faire connaître jusqu'à quel point un jugement étranger peut, dans ces États, ou emporter de droit une hypothèque, ou en former la base. Nous indiquerons en même temps les

---

délibération sur le projet de loi relatif à la révision du régime hypothécaire. Voici quelques passages du discours prononcé par M. Valette, au nom de la Commission, dans la séance du 18 décembre 1850.

« La Commission a reconnu que ce droit n'est pas un de ceux qui
« méritent le respect public , comme dépendant de la puissance des
« personnes sur leurs biens , de la transmission qu'elles veulent en
« faire sous certaines conditions ; qu'il ne se rattache pas non plus à
« une idée de justice ; mais qu'il n'est que le résultat, en quelque sorte
« factice, d'un système ancien qui a péri en très-grande partie, et sans
« lequel jamais on n'aurait eu la pensée d'établir législativement l'hy-
« pothèque dont il s'agit... -

« La théorie d'abord , puis la pratique des affaires, montrent l'im-
« mense danger de cette préférence qui est accordée à un créancier
« sur un autre créancier, uniquement par suite de l'accélération de la
« marche d'une procédure...

« C'est d'ailleurs un point non contesté entre les jurisconsultes que
« les hypothèques générales sont une cause incessante de procès, d'in-
« terminables débats et de complications dans les ordres. »

On sait que le projet sur la révision du régime hypothécaire n'a pas été converti en loi. L'hypothèque judiciaire a donc continué de subsister dans la législation française.

cas où les sentences arbitrales rendues en pays étranger peuvent emporter hypothèque.

436. Le principe de l'indépendance des nations s'applique surtout aux immeubles situés dans le territoire de chacune [1] : de là il suit, comme nous l'avons déjà fait remarquer au n° 60, que le statut réel règle tout ce qui concerne les droits d'hypothèque légale, conventionnelle ou judiciaire sur les immeubles ; en d'autres termes, aucune hypothèque ne peut exister sur les immeubles, à moins qu'elle ne soit autorisée par la loi du lieu de la situation. Donc le jugement ou la sentence arbitrale ne peut emporter hypothèque sur les immeubles situés dans un État étranger à celui où l'un ou l'autre a été rendu, qu'autant que la loi du premier de ces États le permet. — Nous ne parlons ici que de l'hypothèque judiciaire, qui fait l'objet de l'art. 2123 du Code civil français.

437. Cet article est ainsi conçu : « L'hypothèque ju-« diciaire résulte des jugements, soit contradictoires, soit « par défaut, définitifs ou provisoires, en faveur de celui « qui les a obtenus. Elle résulte aussi des reconnaissances « ou vérifications, faites en jugement, de signatures appo-« sées à un acte obligatoire sous seing privé [2]. — Elle « peut s'exercer sur les immeubles actuels du débiteur et « sur ceux qu'il pourra acquérir par la suite, sauf aussi « les modifications qui seront ci-après exprimées (a). — « Les décisions arbitrales n'emportent hypothèque qu'au-

[1] Voy. *suprà*, n°s 56 et suiv.   [2] Voy. *suprà*, n° 259.

(a) Le mot *aussi* s'explique par l'art. 2122 *in fine*. Les *modifications* dont parle notre art. 2123 font l'objet des art. 2161, 2162 et 2165.

« tant qu'elles sont revêtues de l'ordonnance judiciaire
« d'exécution » [1]. — Le dernier alinéa de cet article a
déjà été rapporté *suprà*, n° 350. On trouve également
suprà, n° 348, la disposition de l'Ordonnance de 1629
qui refusait déjà aux jugements rendus en pays étranger
le pouvoir d'emporter de droit hypothèque sur les biens
situés en France.

Nous avons vu *suprà*, n°s 347, 357, 424 et suivants,
qu'en France, la jurisprudence maintient rigoureusement, en matière d'exécution de décisions émanées d'un
pouvoir étranger, le principe de l'indépendance des nations (*a*). Quant à l'hypothèque résultant, sur les immeubles situés en France, d'un jugement rendu par un
tribunal étranger, le dernier alinéa de l'art. 2123 est formel : le jugement doit, au préalable, être déclaré exécutoire par un tribunal français. Nous renvoyons, relativement à cette déclaration d'exécution, à ce que nous avons
dit *suprà*, n°s 352, 353 et 357.

438. La déclaration d'exécution (l'*exequatur*) donnant
seule au jugement étranger le pouvoir de frapper les immeubles situés en France, l'inscription hypothécaire ne
peut être prise que postérieurement à cette déclaration.

D'un autre côté, d'après le texte du dernier alinéa de
l'art. 2123, la déclaration d'exécution émanée d'un tribunal français suffit parfaitement pour attribuer au juge-

[1] Voy. *suprà*, n° 406.

(*a*) Ce principe est d'ailleurs formellement consacré par l'art. 546 du
Code de procédure.

ment étranger le pouvoir d'emporter hypothèque en France : il n'y a jamais nécessité, pour le tribunal, d'ordonner expressément que ledit jugement emportera hypothèque.

439. En ce qui concerne le traité conclu entre la France et la Suisse, relativement à l'exécution réciproque des jugements rendus dans les deux pays, nous rappellerons l'observation que nous avons empruntée à Toullier[1]. Quoique le traité porte : « les jugements seront exécutoires, » et que le terme « exécutoire » comprenne l'hypothèque[2], les jugements *suisses* ne forment pas *de plano* un titre pour prendre une inscription hypothécaire en France. Il faut ici combiner la disposition du traité avec le dernier alinéa de l'art. 2123, et consacrer la nécessité de l'addition de la formule exécutoire française : cette formule sera ajoutée en vertu d'une ordonnance du président du tribunal du lieu de la situation de l'immeuble.

440. Le traité conclu entre la France et la *Sardaigne*[3] contient, par rapport aux hypothèques, la disposition suivante : «... Il est encore convenu que, de la même ma-
« nière que les hypothèques établies en France par des
« actes publics ou judiciaires sont admises dans les tribu-
« naux de S. M. le roi de Sardaigne, l'on aura aussi
« pareil égard, dans les tribunaux de France, pour les
« hypothèques qui seront constituées à l'avenir par con-
« trats publics, par ordonnances ou jugements, dans les
« Etats de S. M. le roi de Sardaigne. » Cette disposition n'est pas impérative comme l'est celle du traité avec la

---

[1] Voy. *suprà*, n° 372.
[2] Voy. le numéro précédent.
[3] Voy. *suprà*, n°ˢ 344 et 352.

Suisse ; le terme « avoir égard » n'est pas synonyme de celui « seront exécutoires ; » et nous pensons avec M. Troplong [1] qu'on ne peut prendre inscription hypothécaire en France, en vertu d'un jugement sarde, qu'autant qu'un tribunal français a donné pouvoir de l'exécuter (a).

441. L'art. 2123 garde le silence relativement à l'hypothèque résultant des sentences arbitrales rendues en pays étranger, bien que le lieu de traiter cette matière eût été à la fin du dernier alinéa de cet article. M. Troplong [2] a cherché à remplir la lacune existante dans le texte de la loi ; mais l'auteur se borne à parler de l'arbitrage exclusivement volontaire : il décide que, dans ce cas, il n'y a pas lieu à révision, et que le tribunal français n'a qu'à donner un *pareatis*. Nous maintenons, en matière d'hypothèques, la distinction que nous avons établie relativement à l'exécution forcée des sentences arbitrales [3].

442. Nous renvoyons, relativement aux questions qui pourraient naître de la réunion ou de la séparation des

---

[1] *Des hypothèques*, t. II, n° 454.
[2] *Ibid.*, n° 453.

[3] Voy. *suprà*, n°ˢ 424 et suiv.

(a) Aux termes du traité conclu en 1846 entre la France et le grand-duché de Bade, traité que nous avons déjà mentionné ci-dessus, p. 124, « les jugements ou arrêts rendus, en matière civile et com- « merciale, par les tribunaux compétents de l'un des deux États con- « tractants, emporteront hypothèque judiciaire dans l'autre » (art. 1). L'art. 3 ajoute que, pour faire l'inscription, « il suffira d'une expé- « dition légalisée du jugement et d'un acte constatant la significa- « tion. »

territoires, ainsi que de l'occupation ennemie, à ce que nous avons dit aux n°s 363 et 364.

443. Les dispositions de l'art. 2123 du Code civil ont été conservées en *Belgique*, dans les *provinces de la rive gauche du Rhin* détachées de la France, dans le duché de *Berg* et dans le canton de *Genève* [1]. En effet, les nouvelles lois rendues pour la Bavière rhénane et pour la Hesse rhénane [2] ne dérogent point à cet art. 2123. Nous renvoyons, au sujet de ces territoires, à ce que nous venons de dire par rapport à la France, aux n°s 437 et 438.

444. Parmi les États dont les nouvelles lois sont calquées sur la législation française, il faut, dans l'ordre chronologique, compter d'abord le *grand-duché de Bade*. L'Édit du 22 décembre 1809, portant publication du Code civil français comme loi de cet État, renfermait, § 26, alinéa 3, une exception qui n'accordait pas la force légale à l'art. 2123. Cependant cet article fut mis en vigueur par une Ordonnance grand-ducale, en date du 8 mai 1811 [3].

445. Le dernier alinéa de l'art. 2009 du Code civil des *Deux-Siciles* est la traduction du dernier alinéa de l'art. 2123 du Code français; seulement on a omis les mots : « sans préjudice des dispositions contraires qui « peuvent être dans les lois politiques ou dans les « traités » [4].

446. Le Code d'*Haïti*, art. 1890, dernier alinéa, a copié littéralement le dernier alinéa de l'art. 2123 du Code français [5].

---

[1] Voy. *suprà*, n°s 342, 377, 392, 407 et 409.

[2] Voy. *suprà*, n°s 389 et 390.

[3] Appendice au Code civil badois, édition de 1836, p. 126 et suiv.

[4] Voy. *suprà*, n° 394.

[5] Voy. *suprà*, n° 395.

447. Dans les *Etats pontificaux*, la seconde partie du § 112 du règlement de 1834 porte : « Les jugements des « tribunaux étrangers n'emportent hypothèque sur les « immeubles situés dans ces Etats, qu'autant qu'ils ont « été déclarés exécutoires par les tribunaux, conformé-« ment aux lois de la procédure. » Le § 123 dispose de la même manière en ce qui concerne les sentences arbi-trales revêtues de l'ordonnance d'exécution [1].

448. En *Toscane*, l'art. 67 de la loi du 2 mai 1836 [2] est ainsi conçu : « Les jugements des tribunaux étrangers « n'emportent hypothèque qu'autant qu'ils ont été dé-« clarés exécutoires par les tribunaux toscans, et du jour « de cette déclaration, sauf, dans des cas particuliers, « les diverses dispositions des lois politiques et des trai-« tés. » — Quant aux sentences arbitrales, voyez *suprà*, n° 413.

449. Le Code civil du royaume de *Sardaigne* contient, art. 2181, la disposition suivante : « Les jugements rendus « en pays étranger ne conféreront aucune hypothèque « sur les biens situés dans les États, à moins qu'il n'y « ait à cet égard une disposition expresse dans les traités « politiques. » — Nous avons parlé *suprà*, n° 440, du traité conclu entre la France et la Sardaigne.

450. La loi hypothécaire de la *Grèce*, du 11 (23) août 1836 [3], porte, art. 14 : « L'hypothèque judiciaire résulte... « des jugements rendus en pays étranger, lorsqu'ils sont « exécutoires dans le royaume. »

451. Dans tous ces États, les sentences arbitrales ren-

---

[1] Voy. *suprà*, n° 412.
[2] *Répertoire*, v° *Ipoteche*, n° 68.
[3] Voy. la *Revue étrangère*, t. IV, p. 139 et suiv.

dues en pays étranger pourront emporter hypothèque, d'après ce que nous avons dit *suprà*, n° 441.

452. Dans les États dont la législation n'a pas pris pour modèle celle de la France, le jugement de condamnation n'emporte point de droit hypothèque générale sur les biens actuels du débiteur et sur ceux qu'il pourra acquérir par la suite : il forme seulement l'un des divers titres en vertu desquels l'autorité compétente accorde, soit l'hypothèque sur des immeubles ou meubles que le créancier désigne spécialement à cette fin, soit l'envoi en possession du créancier (*immissio*) dans les mêmes immeubles ou meubles. L'*immissio* a pour effet d'assurer au créancier, non-seulement le droit de percevoir les fruits de la chose, mais aussi un droit de préférence sur le prix de l'objet.

Le premier de ces cas se présente en Autriche [1], en Bavière [2], en Wurtemberg [3], dans le grand-duché de Saxe-Weimar [4] et en Suède [5].

Le second cas a lieu en Prusse [6] et dans le grand-duché de Hesse [7].

Il est entendu que les jugements rendus en pays étranger peuvent produire ces effets, tout comme les jugements rendus dans le même État où l'hypothèque ou l'*immissio* est demandée, pourvu que le principe de la réciprocité se trouve reconnu entre les deux Etats : dans le cas con-

---

[1] Code civil, §§ 449 et 450; Code de procédure civile, § 322. M. Winiwarter, *Manuel*, t. II, p. 160.

[2] Loi du 1er juin 1822, art. 9 et 10, et art. 12, n° 12.

[3] Loi du 15 avril 1825, art. 46.

[4] Loi hypothécaire, § 48. Voy. M. Mittermaier, *Principes*, § 264, note 14.

[5] Loi du 13 juillet 1818, art. 1.

[6] Code de procédure civile, part. I, Tit. 24, §§ 116 et suiv.

[7] M. Bopp, *le Jurisconsulte*, p. 484.

traire, le jugement étranger devra, au préalable, être déclaré exécutoire ou confirmé.

453. La question de savoir si, dans les États dont nous venons de parler au numéro précédent, les sentences arbitrales rendues en pays étranger peuvent former un titre propre à servir de base à une hypothèque, se décidera par les distinctions que nous avons énoncées *suprà*, n° 434, relativement à l'exécution forcée de ces sentences dans les mêmes États.

CHAPITRE IV.

DE LA JURIDICTION VOLONTAIRE.

Sommaire.

454. En droit strict, les actes de cette juridiction n'ont pas d'effet à l'étranger.
455. Diversité des lois sur la matière.
456. Distinction entre les deux juridictions, par rapport aux personnes qui les exercent.
457. Division de la matière.
458. Énumération des actes de juridiction volontaire. France.
459. Suite. Droit commun allemand.
460. Prusse.
461. Absence et déclaration de faillite en droit allemand.
462. Différence entre l'exercice de la juridiction volontaire et les jugements passés d'accord en juridiction contentieuse.
463. Actes qui exigent une *causæ cognitio*.
464. La juridiction volontaire peut passer dans le domaine de la juridiction contentieuse.
465. Conflit des lois en cette matière.
466. Application des lois qui règlent la forme extérieure des actes.
467. Auteurs qui professent cette opinion.
468. Déclaration de faillite et absence.
469. Traités conçus dans le même sens.
470. Espèce dans laquelle il a été jugé autrement.

454. Du fait qu'un pouvoir souverain se trouve à la tête de chaque État, il résulte que tous les autres pouvoirs

publics qui s'exercent dans le même État ne sont que des émanations du pouvoir souverain. Dès lors, l'exercice de la juridiction volontaire, aussi bien que l'exercice de la juridiction contentieuse, tire son origine uniquement du pouvoir souverain de l'État, par l'effet de la nomination, faite par ce pouvoir ou par ses délégués, des magistrats ou autres personnes chargées d'administrer les deux espèces de juridiction. Par une conséquence ultérieure, et conformément au principe de l'indépendance des nations, dans la rigueur du droit, les actes de juridiction volontaire ne peuvent avoir d'effet dans les pays étrangers, et l'autorité de ces actes doit perdre sur la frontière sa force civile, tout comme l'autorité de la chose jugée en juridiction contentieuse [1].

Cependant, il s'est formé entre les nations civilisées un usage général d'admettre réciproquement l'autorité des actes de juridiction volontaire. Une nécessité [2] plus impérieuse que celle qui a fait admettre, dans divers États, l'autorité réciproque de la chose jugée en juridiction contentieuse, commande l'admission de l'autorité des actes de juridiction volontaire : en effet, ainsi qu'on le verra ci-après, les actes de juridiction volontaire sont d'une application bien plus fréquente dans les relations entre les nations que ne le sont les décisions rendues par la juridiction contentieuse. Très-souvent les actes de la vie civile, passés entre des citoyens de divers États, deviendraient complétement impossibles, si l'on refusait en pays étranger toute autorité aux actes de juridiction volontaire :

---

[1] Voy. *suprà*, n° 318. Martens, *Droit des gens*, § 98; M. Pardessus, n° 1467, 1o.

[2] *Usu exigente et humanis necessitatibus* (§ 2, *Inst.*, *De jure nat.*, *gent. et civ.*).

même les régnicoles éprouveraient fréquemment un préjudice notable par le refus général d'admettre l'autorité des actes de juridiction volontaire passés en pays étranger et qui les concernent [1].

Aussi, nous allons démontrer que, même dans les Etats qui, comme la France, refusent de reconnaître l'autorité de la chose jugée en pays étranger, on admet généralement l'autorité des actes de juridiction volontaire passés à l'étranger.

455. Nous avons rapporté *suprà*, nº 316, les définitions, données par les auteurs, des actes de juridiction volontaire, par opposition aux actes de juridiction contentieuse [2].

Les législations européennes, quoiqu'elles n'aient pas textuellement sanctionné ces définitions, les reconnaissent cependant implicitement, et le terme « juridiction volontaire » est généralement reçu [3]. Mais ces législations ne sont pas d'accord quant à la place à assigner aux divers actes dans l'une ou dans l'autre des deux classes de juridiction : l'acte qui, dans tel Etat, appartient à la juridiction contentieuse, rentre ailleurs dans la juridiction volontaire, et *vice versâ*. Ainsi, l'interdiction des individus qui se trouvent dans un état habituel de démence ou de fureur, et la nomination d'un conseil aux prodigues, ne peuvent être prononcées, en France, que par la voie contentieuse

[1] Vattel, liv. 2, ch. 7, § 85, et la note de M. Pinheiro-Ferreira; Martens, à l'endroit cité, et la note de M. Pinheiro-Ferreira; Klüber, § 57; Schmalz, traduction, p. 156 et 157; M. Rauter, *Procédure civile*, p. 168, 2o.

[2] Aux auteurs cités dans les notes du nº 316, on peut ajouter : de Reinhard, t. I, p. 333; Vattel, Martens et Klüber, aux endroits cités ci-dessus; Mittermaier, *Procédure civile comparée*, t. II, p. 47 et suiv.

[3] Il faut excepter l'Angleterre et les Etats-Unis, où le terme « juridiction volontaire » est inconnu.

(art. 489 et suiv. du Code civil) (*a*), tandis qu'en Allemagne ces deux actes appartiennent à la juridiction volontaire.

456. Les deux espèces de juridiction se distinguent encore par la qualité des personnes appelées à les exercer. Une règle consacrée dans tous les Etats civilisés n'appelle à l'exercice de la juridiction contentieuse que les juges revêtus de ce caractère par une nomination émanée du pouvoir souverain (*b*). La dénomination « actes de juridiction volontaire » n'a pas pour conséquence nécessaire que ces actes doivent être l'œuvre d'un magistrat de l'ordre judiciaire : cette dénomination comprend et embrasse tous les actes auxquels la coopération, l'assistance ou la présidence d'un officier public imprime le sceau de l'autorité. Aussi il existe à ce sujet une variété infinie entre les lois des divers Etats. En règle générale, les juges chargés de la juridiction contentieuse le sont également d'une partie plus ou moins considérable des actes de juridiction volontaire, et le surplus des actes de cette catégorie appartient à d'autres fonctionnaires ou officiers publics de l'ordre administratif ou judiciaire ; quelquefois même de simples citoyens sont appelés, soit à procéder seuls à ces actes, soit à y concourir avec des officiers publics. Ainsi, en France, la nomination du tuteur d'un mineur

---

(*a*) Les formes à suivre pour arriver à l'interdiction ou à la nomination d'un conseil judiciaire sont parfaitement exposées par M. Valette, *Explication sommaire du livre I du Code Napoléon*, p. 348 et suiv.

(*b*) En matière d'expropriation pour cause d'utilité publique (loi du 3 mai 1841), le jury fait bien acte de juridiction contentieuse ; pourtant nous n'avons pas là des juges revêtus de ce caractère par une nomination émanée du pouvoir souverain.

est rangée dans la catégorie des actes de juridiction volontaire, bien que le juge de paix ne fasse que présider le conseil de famille et que la majorité des membres de ce conseil puisse emporter le choix d'un individu autre que celui auquel le juge de paix donne sa voix. En Prusse, un commissaire de justice ou un notaire peuvent procéder à certains actes de juridiction volontaire. De même en France on doit ranger dans cette classe les actes des notaires et les légalisations données par les fonctionnaires de l'ordre administratif (a). Nous donnerons par la suite d'autres exemples encore qui éclairciront cette distinction.

« Les deux espèces de juridiction, » dit Glück [1], ont « pour but de garantir les droits des parties; mais cette « garantie n'est pas la même dans les deux cas. Le but de « la juridiction contentieuse est de garantir et de rétablir « les droits déjà lésés; la juridiction volontaire établit des « garanties contre les lésions futures. D'où il suit qu'à « proprement parler les actes de la première catégorie « entrent seuls dans les attributions du pouvoir judiciaire; « et, si la loi charge les magistrats revêtus de ce pouvoir « de procéder également aux actes qu'on appelle *de juri-* « *diction volontaire*, c'est là une attribution spéciale con- « férée à ces magistrats, et qui ne rentre pas nécessaire- « ment dans l'exercice de leurs fonctions. »

457. Pour donner une idée complète de cette matière,

[1] *Commentaire*, t. III, § 193, p. 93.

(a) Il ne me paraît pas bien exact de dire que donner le caractère d'authenticité à une convention ou légaliser une signature, ce soit faire acte de *juridiction*.

nous indiquerons d'abord les actes que les auteurs français rangent dans la catégorie des actes de juridiction volontaire, et ceux que le droit commun allemand, ainsi que
la législation de la Prusse, la plus complète sur la matière, placent dans la même catégorie. Nous ferons suivre
ces énumérations de l'indication de deux distinctions
établies par les auteurs, et nous expliquerons ensuite les
principes qui doivent être suivis en cette matière, dans
les cas de conflit entre les lois de différentes nations.

458. Nous avons reproduit *suprà*, n° 316, l'énumération
donnée par Merlin des actes qui, *en France*, sont comptés
parmi les actes de juridiction volontaire. Nous compléterons cette énumération, en citant : l'assistance du juge de
paix à la rédaction de l'acte de notoriété ayant pour objet
de suppléer l'acte de naissance, et l'homologation de cet
acte par le tribunal de première instance (art. 70 et 72 du
Code civil); la nomination du curateur d'un absent,
dans le cas de l'art. 112 du Code civil (*a*); du curateur
au ventre (art. 393 du même Code); du curateur d'un mineur émancipé (art. 480 du même Code); de celui d'une
succession vacante (art. 811 et 812); du curateur nommé
en cas de délaissement par hypothèque (art. 2174); du

(*a*) L'art. 112 du Code Napoléon ne parle pas de la nomination d'un
curateur à l'absent ; il dit seulement que, « s'il y a nécessité de pour-
« voir à l'administration de tout ou partie des biens laissés par une
« personne présumée absente et qui n'a point de procureur fondé, il y
« sera statué par le tribunal de première instance... » Or le tribunal
pourrait pourvoir à cette administration autrement que par la nomination d'un curateur : la loi lui laisse toute latitude à cet égard. En
fait, le tribunal, conformément à l'ancien usage, nomme presque toujours un curateur pour représenter le présumé absent, même en dehors
du cas spécial prévu par l'art. 113.

tuteur nommé au condamné dans le cas de l'art. 29 du Code pénal. Dans tous ces cas, le juge ne fait qu'interposer son autorité sans faire usage de son pouvoir de décider les contestations. — Nous ajouterons encore : la permission de justice à l'effet d'aliéner ou d'échanger l'immeuble dotal (art. 1558 et 1559 du Code civil); la déclaration d'absence (art. 115 et suiv. du Code civil)[1], et la déclaration de faillite (art. 440 du Code de commerce). En effet, ces deux derniers actes, quoiqu'ils portent la dénomination de *jugements*, sont passés sans contradiction. La faillite est prononcée, soit sur la déclaration faite par le failli, soit sur la demande unilatérale des créanciers, soit d'office. La contradiction dont le ministère public est chargé dans la procédure qui précède la déclaration d'absence (art. 114 du Code civil) se réduit au fond à des informations prises dans l'intérêt du présumé absent : la procédure n'est pas véritablement contradictoire avec l'absent, comme elle l'est, par exemple, dans le cas d'interdiction (art. 496 du Code civil, 893 et 894 du Code de procédure civile), ou en cas de refus du mari d'autoriser sa femme, soit à ester en jugement, soit à contracter (art. 218 et 219 du Code civil, 861 et suiv. du Code de procédure civile). En cas de déclaration d'absence, de faillite, d'aliénation ou d'échange d'immeubles dotaux, il ne s'agit, pour le juge, que d'accorder une attestation publique du fait de l'absence ou de la faillite, ainsi que des faits énoncés aux art. 1558 et 1559 du Code civil.

459. Le *droit commun de l'Allemagne*[2] range parmi les

---

[1] Avec Henrion de Pansey, *De l'autorité judiciaire*, ch. 14, et contre l'avis de Merlin, *ibid.*, n° 2, à la fin.

[2] Glück, *Commentaire*, t. III, § 193, p. 97 et suiv. ; t. XXXIII, § 1390, *d*, p. 165, §§ 1397 et suiv.

actes de juridiction volontaire : l'émancipation, l'adoption, la confirmation judiciaire de la vente de biens immeubles et d'autres contrats, les procurations reçues en justice, les testaments reçus en justice et l'ouverture de ces testaments, les ventes publiques volontaires, l'apposition des scellés et la confection de l'inventaire d'une succession, le dépôt et la consignation de deniers entre les mains d'un magistrat ou d'un tribunal, la nomination de tuteurs ou curateurs aux mineurs, aux individus en état de démence ou de fureur, aux prodigues ou aux absents, l'aliénation ou l'hypothèque des immeubles des mineurs, le paiement de sommes dues à un mineur (*a*), la confirmation d'une transaction sur des aliments futurs, d'une donation entre-vifs de valeurs au-dessus de 500 ducats, de contrats dans lesquels l'Etat est intéressé, de conventions matrimoniales faites au moment du convol d'un veuf ou d'une veuve, et par lesquelles il est stipulé, soit que les enfants du premier mari jouiront, dans la succession des nouveaux époux, des mêmes droits que ceux qui naîtront du second mariage (*Einkindschaft*), *unio prolium*, soit que les droits des enfants du premier mariage sont réduits à une somme ou quotité déterminée (*Abfindung*).

460. En *Prusse* [1], on divise d'abord les actes de juridiction volontaire en deux classes : ceux de la première doivent nécessairement être passés ou reçus devant un

[1] Code de procédure civile, part. II, Tit. I.

(*a*) Pour le paiement de sommes dues à un mineur, on suit encore en Allemagne la règle salutaire posée par Justinien (Inst., § 2 *Quib. alien. licet vel non*). En droit français, il y a sur ce point une lacune regrettable.

tribunal à ce désigné par la loi ; ceux de la seconde peuvent être faits ou reçus devant un tribunal quelconque du royaume.

Les actes de la première classe admettent diverses subdivisions, savoir : 1º les actes relatifs à l'aliénation d'un immeuble, à la constitution d'une hypothèque, d'une servitude ou d'autres droits réels, ceux qui peuvent être invoqués pour établir la prescription d'un immeuble, ceux relatifs aux aliénations d'immeubles à rente héréditaire ou aux antichrèses : tous ces actes sont de la compétence exclusive du juge de la situation de l'immeuble ; — 2º les aliénations ou engagements des navires : ces actes sont de la compétence exclusive des tribunaux maritimes dans les lieux où il en existe ; dans les autres lieux, ils peuvent être passés devant un commissaire de justice ou un notaire ; — 3º les actes suivants, qui doivent être passés devant le tribunal du domicile des parties ou de l'une d'elles, savoir : les contrats de mariage établissant la communauté des biens entre époux dans un lieu où cette communauté n'est pas reconnue par la coutume, ou excluant cette communauté dans un lieu où la coutume la reconnaît ; les constitutions de fidéicommis (sauf l'obligation de les faire inscrire au registre de la justice de la situation des biens), les démissions de biens faites sous la réserve d'une partie des biens du donateur, l'émancipation de la puissance paternelle, les certificats constatant qu'un individu est capable de s'obliger par lettres de change, les transactions sur aliments futurs ; — 4º les actes suivants, qui ne peuvent être passés que devant la Cour supérieure de justice, savoir : la confirmation des conventions matrimoniales relatives aux mariages de la main gauche (*Morganatiques*) et la confirmation des adoptions. Les légitimations d'enfants naturels et les déclarations de pleine majorité ne peuvent être accordées que par le roi, après examen préalable des juges.

Les actes de la seconde classe doivent, comme ceux de la première, être passés, à peine de nullité, devant un tribunal ; mais les parties ont le choix parmi tous les tribunaux du royaume. Ces actes sont : les contrats passés par les aveugles et les sourds-muets ; les achats de succession, les ventes de choses futures lorsque le prix est au-dessus de 100 écus (360 fr.), et que les deux parties ne sont pas commerçants ; les donations, les testaments (a), les pactes successoraux, les cautionnements de femmes, les conventions passées entre époux durant le mariage et par lesquelles la femme s'oblige envers un tiers au profit du mari, la constitution d'une dot immobilière, la convention matrimoniale qui appelle les enfants du premier lit à la succession des nouveaux époux, concurremment avec les enfants à naître du second mariage (*Einkindschaft*).

Enfin, quant aux actes ci-après dénommés, les parties sont libres de les passer devant un tribunal ou bien devant un commissaire de justice[1] ou un notaire, savoir : les contrats passés par des individus qui ne savent pas écrire ou qui en sont empêchés, ou qui ignorent la langue dans laquelle le contrat a été passé ; les reconnaissances de dettes en vertu desquelles on peut invoquer la procédure som-

[1] Voy. *suprà*, n° 228, t. 1, p. 441, note 6.

(a) Comp. t. Ier, p. 168, note *a.*

maire; les baux de biens ruraux, lorsque le fermage annuel dépasse 200 écus (720 fr.); les fiançailles, lorsque les publications n'ont pas encore eu lieu du consentement des deux parties; les conventions matrimoniales passées avant la célébration du mariage; enfin, tous les actes destinés à faire foi et preuve en justice sans y avoir été formellement reconnus.

461. Il nous reste à dire quelques mots sur les dispositions des législations allemandes concernant deux matières d'un usage fréquent, savoir: l'absence et la déclaration de faillite.

D'après le droit commun allemand, ainsi que d'après les législations particulières, on commence par nommer un curateur aux biens d'un présumé absent [1]. Les mêmes législations établissent une présomption de la mort de l'absent, lorsque l'absence a continué pendant un temps assez prolongé, lequel est diversement fixé en Autriche [2], en Prusse [3], en Bavière [4], en Wurtemberg [5], en Saxe [6] et dans le grand-duché de Hesse [7]. Ce temps expiré, le juge du domicile de l'absent, sur la demande des héritiers présomptifs, et après des publications insérées dans les journaux, mais sans instruction contradictoire, constate l'accomplissement des conditions requises par la loi, et déclare l'absent mort. Cette déclaration implique, pour les héritiers présomptifs, le droit de se mettre en possession de la succession.

L'état de faillite d'un commerçant et celui de déconfi-

---

[1] Glück, *Commentaire*, t. XXXIII, §§ 1397 et suiv.; M. Mittermaier, *Principes*, § 147.

[2] Code civil, § 24.

[3] Code général, part. 2, Tit. 18, §§ 823, 830 et 831. Ordonnance royale relative aux militaires absents, du 13 janvier 1817.

[4] Code civil, ch. 7, § 39.

[5] M. de Weishaar, t. II, p. 870.

[6] Glück, *ibid.*, p. 289, à la note.

[7] M. Bopp, *le Jurisconsulte*, p. 746.

ture d'un non-commerçant sont placés en Allemagne sur la même ligne, sous la dénomination de *Concurs* des créanciers [1]. Cet état est déclaré sans procédure contradictoire : le juge du domicile du débiteur commun constate le fait de l'insolvabilité : il nomme un curateur, et il convoque les créanciers [2].

Ainsi, la procédure suivie en cas d'absence, comme en cas de faillite et de déconfiture, rentre dans les actes de juridiction volontaire.

462. Il est inutile de faire observer qu'il ne suffit pas qu'un acte du juge intervienne entre des parties qui sont d'accord, pour qu'on doive le ranger dans la classe des actes de juridiction volontaire. Merlin s'exprime à cet égard dans les termes suivants [3] : « Un jugement rendu « entre deux parties dans une matière sujette à litige, « et sur laquelle leurs intérêts et leurs volontés se trou- « vent accidentellement en harmonie, n'en appartient « pas moins à la juridiction contentieuse, parce qu'il « y a nécessairement juridiction contentieuse là où il y « a pouvoir de commander à l'une des parties ce que « l'autre exige d'elle. »

463. Les auteurs français [4] établissent une distinction entre les actes de juridiction volontaire qui n'exigent aucune connaissance de cause (*causæ cognitio*) et ceux qui ne peuvent être faits qu'en connaissance de cause. Dans

---

[1] Voy. la *Revue étrangère*, t. 1, p. 577 et suiv.

[2] Voy. la *Revue étrangère*, à l'article cité. Martin, §§ 321 et suiv.; Bayer, *Procédure de faillite*, etc. — Règlement général sur le *Concurs* des créanciers en Autriche, §§ 1 et 2. Code de procédure civile de Prusse, part. 1, Tit. 50, §§ 4 et suiv.; Code de procédure civile de Bavière, ch. 19, et loi du 1er juin 1822 (de Spies, *Recueil des Suppléments*, p. 87 et suiv.).

[3] *Répert.*, v° *Juridiction gracieuse*, n° 1. *Voy.* Voet, *ad ff.*, Tit. *De jurisdict.*, n° 3.

[4] Henrion de Pansey, *De l'autorité judiciaire*, ch. 14; Merlin, au *Répertoire*, v° *Juridiction gracieuse*, n° 3; v° *Testament*, sect. 2, § 4, art. 5, n° 4; art. 6, n° 7.

la première classe se trouvent, suivant Merlin, l'ouverture d'un testament olographe ou mystique, et l'ordonnance qui prescrit le dépôt de ces actes dans les minutes d'un notaire, comme aussi l'émancipation (a) : tous les autres actes de juridiction volontaire appartiendraient à la seconde classe.

Nous croyons devoir ajouter à la première catégorie, entre autres, la permission du tribunal à l'effet d'aliéner ou d'échanger l'immeuble dotal, la déclaration d'absence ou de faillite [1].

Suivant Merlin, l'effet de la distinction que nous venons d'indiquer serait que, dans le premier cas, le juge ne saurait refuser l'interposition de son autorité, tandis que, dans le second cas, il pourrait la refuser.

En Allemagne [2], on admet la même distinction, sous les dénominations de *jurisdictio voluntaria mera* et *jurisdictio voluntaria mixta* : on compte dans la première classe l'émancipation, l'adoption (lorsque les lois ou coutumes locales permettent d'en accorder la confirmation judiciaire sur la simple demande des parties), la confir-

---

[1] Voy. *suprà*, n° 458.

[2] Glück, *Commentaire*, § 193; t. III, p. 196 et suiv.

(a) Il faut distinguer suivant que le mineur qu'il s'agit d'émanciper est ou n'est pas en puissance paternelle. Dans le premier cas, le mineur étant âgé de quinze ans, l'émancipation peut avoir lieu par la seule déclaration du père, ou, à défaut du père, de la mère, déclaration reçue par le juge de paix assisté de son greffier (C. Nap., art. 477). Dans le deuxième cas, le mineur étant âgé de dix-huit ans, l'émancipation peut avoir lieu en vertu d'une délibération du conseil de famille (art. 478) : le juge de paix, président du conseil de famille, prend part à la délibération, et même sa voix serait prépondérante en cas de partage (article 416).

mation judiciaire de la vente des biens immeubles ou d'autres contrats (exigée dans plusieurs pays), les procurations ou testaments reçus en justice, l'ouverture des testaments, les ventes publiques volontaires, l'apposition des scellés et la confection de l'inventaire d'une succession, le dépôt et la consignation des deniers entre les mains d'un magistrat de l'ordre judiciaire : tous les autres cas non contentieux appartiennent à la *jurisdictio voluntaria mixta*. — Les Codes allemands ne renferment pas cette distinction.

464. Tous les actes de juridiction volontaire peuvent passer dans le domaine de la juridiction contentieuse, lorsqu'ils sont attaqués par une personne qui y a intérêt : *Voluntaria jurisdictio*, dit d'Argentré[1], et après lui Merlin[2], *transit in contentiosam interventu justi adversarii*[3]. Ainsi, en France, la dation de tutelle peut être attaquée par le tuteur nommé ou par des membres du conseil de famille[4] ; l'ordonnance du président du tribunal qui envoie en possession le porteur d'un testament olographe ou mystique peut être attaquée par l'héritier *ab intestat*[5]. On trouvera ci-après, n° 467, d'autres exemples analogues. De même, dans le droit romain, l'individu adopté dans son enfance pouvait, à l'âge de la puberté, réclamer contre son adoption[6].

[1] Sur la Coutume de Bretagne, art. 1.

[2] Au *Répertoire*, v° *Juridiction gracieuse*, n° 2.

[3] Même langage dans Voet, *ad ff.*, Tit. *De jurisdict.*, n° 3.

[4] Art. 883 du Code de procédure civile.

[5] Favard, *Répertoire*, v° Testament, sect. 1, § 1, n° 5.

[6] LL. 32 et 33, ff., *De adopt.* (I, 7). Wening-Ingenheim, liv. 4, § 399 (95) ; Merlin, v° *Juridiction gracieuse*, n° 2 (a).

(a) Comp. notre *Cours élémentaire de droit romain*, t. 1, p. 302.

Dans tous ces cas et autres du même genre, le droit de réclamation appartenant à une partie n'empêche pas que, dans le principe, l'acte ne soit de juridiction volontaire.

465. Nous arrivons maintenant aux principes à suivre lorsqu'un acte de juridiction volontaire est invoqué devant les tribunaux d'un État autre que celui où il a été passé ou reçu.

466. En parcourant la série des actes que les auteurs et les lois comprennent sous la dénomination d'*actes de juridiction volontaire*[1], on demeure convaincu qu'aucun de ces actes n'est attributif de droits, comme le sont les jugements rendus en matière contentieuse (a) : les actes de juridiction volontaire n'ont pas pour objet, comme ceux-ci, le fond du droit, mais seulement la constatation de certains faits, conventions, engagements ou dispositions, c'est-à-dire la forme extérieure qui constate l'existence des uns et des autres. En effet, tous les actes de juridiction volontaire peuvent être rangés dans l'une ou l'autre des deux catégories suivantes : 1° ou ils constatent publiquement l'existence de certains faits qui, d'après le droit en vigueur dans l'État, entraînent soit la capacité,

[1] Voy. *suprà*, n°s 458-462.

(a) Évidemment M. Fœlix ne s'exprime pas ici d'une manière exacte. En effet, il est élémentaire que les jugements doivent être *déclaratifs* et non pas *attributifs* de droits : c'est une très-mauvaise sentence, celle qui attribue des droits à l'une des parties. — M. Fœlix a simplement voulu dire que, dans les actes de juridiction volontaire, l'intervention du juge n'est qu'une forme de l'acte, — tandis que, quand il s'agit de juridiction contentieuse, son intervention a un tout autre objet, savoir : la recherche et la proclamation du droit ou du fait allégué par l'une des parties et méconnu par l'autre.

soit l'incapacité pour un individu d'exercer tout ou partie des droits civils (l'adoption, la nomination du tuteur, l'émancipation, la *venia œtatis*, l'interdiction, etc.); 2° ou bien ils constatent l'existence de conventions, engagements ou dispositions de l'homme [1]. Dans l'un et dans l'autre cas, l'autorité du juge ou autre fonctionnaire ou officier public imprime, pour ainsi dire, aux faits, conventions, engagements ou dispositions, le sceau de l'autorité publique de l'État, et, par suite, ces faits, conventions, engagements ou dispositions, produisent les effets que la loi leur attribue.

De là il suit que les actes de juridiction volontaire rentrent dans l'application des lois qui règlent la forme extérieure des actes. Nous avons expliqué [2] que la forme des actes est régie par la loi du lieu dans lequel ils ont été passés. Cette maxime s'applique aux actes judiciaires comme aux actes extrajudiciaires, aux actes de juridiction volontaire comme aux actes de procédure contentieuse [3]. Les attributions des autorités rentrent dans la catégorie des lois relatives aux formes des actes : car un acte n'est pas revêtu de la forme nécessaire à sa validité, lorsqu'il a été fait ou reçu par un fonctionnaire que la loi n'a pas autorisé à cet effet [4].

De là résulte que, pour apprécier la validité d'un acte de juridiction volontaire, considéré en lui-même et abstraction faite du fond de son contenu, il y a deux points à examiner : 1° de savoir si la personne, le fonctionnaire ou officier public qui a fait ou reçu l'acte, avait obtenu,

---

[1] Voy. *suprà*, n° 316.
[2] *Suprà*, n°° 70, 1, et 73 et suiv.

[3] *Suprà*, n° 70, III, et n°° 125, 126 et suiv.
[4] Voy. *suprà*, n° 226.

par la loi du lieu de la confection, le pouvoir d'y procéder ; 2° si cette personne a observé les formalités extrinsèques prescrites. Dans l'affirmative, l'acte est valable en la forme.

Vient ensuite la question de sa validité intrinsèque, et celle-ci se juge soit d'après le statut personnel de l'individu auquel s'applique l'acte de juridiction volontaire, soit d'après les distinctions indiquées *suprà*, n° 70, II, et développées au chapitre II du Titre I, n°s 86 et suiv.

Par une conséquence ultérieure, tout acte de juridiction volontaire doit sortir ses effets dans les pays étrangers, sous la triple condition : 1° qu'il ait été fait ou reçu par un magistrat, officier public ou autre personne investie par la loi du lieu de la confection du même acte, du pouvoir d'y procéder ; 2° que l'acte soit revêtu des formalités prescrites par la même loi ; 3° que son contenu soit conforme au statut qui régit soit la personne à laquelle l'acte se rapporte, soit la substance ou la matière de l'acte.

Ainsi, le tuteur du mineur français nommé par le conseil de famille (art. 405 du Code civil) exerce en Prusse, sur la personne et sur les biens du même mineur, les droits que lui confère le Code civil, bien qu'en Prusse la nomination du tuteur appartienne exclusivement au juge [1], et que l'institution du conseil de famille y soit inconnue.

Vice versâ, lorsque, dans un pays étranger, la loi ou la coutume autorise les plus proches parents d'un individu à prononcer son interdiction pour cause de démence ou

---

[1] Code général, part. II, Tit. 18, §§ 56 et 90.

dé prodigalité et à le placer sous l'autorité d'un tuteur ou curateur, ce dernier sera fondé à exercer son autorité sur la personne et sur les biens de l'individu qui se trouvent en France, bien que, d'après le Code civil (art. 489 et suiv.), l'interdiction doive être précédée d'une instruction contradictoire.

De même, l'adoption faite en Allemagne entre sujets du même État et revêtue de la simple confirmation du juge, qui suffit pour sa validité [1], sortira ses effets en France relativement aux personnes et aux biens des parties qui s'y trouvent.

Il en sera de même des actes de juridiction volontaire passés à l'étranger et constatant des contrats, engagements et dispositions de l'homme (a).

[1] M. Mittermaier, *Principes*, § 366.

(a) L'ordonnance d'envoi en possession rendue par le président du tribunal au profit du légataire universel, conformément à l'art. 1008 du Code Napoléon, est bien un acte de juridiction volontaire (voy. ci-dessus, n° 316, p. 38); mais, pour cet acte, comme aussi pour d'autres du même genre, la Cour de cassation n'admet pas la doctrine de M. Fœlix. Voici quelques passages du rapport où se trouve présentée avec une grande clarté la distinction que la Cour paraît avoir voulu consacrer par son arrêt du 9 mars 1853 : « Sans aucun doute, dit M. le « conseiller-rapporteur, lorsque l'intervention du magistrat étranger « est destinée à donner à l'acte son complément et sa forme, de telle « sorte que l'acte lui-même serait sans valeur s'il était destitué de « la consécration que lui donne le magistrat, on peut dire qu'il est sou-« mis à la règle *locus regit actum*, et que, valable dans le pays où il a « été fait, il conserve toute son efficacité en France... Mais si l'acte, « complet par lui-même, ne reçoit rien de l'intervention du magistrat, « si le pouvoir judiciaire n'est invoqué que pour rendre exécutoire un « acte qui ne l'était pas, pour lui imprimer enfin le sceau et les effets « de l'authenticité, dans ces différents cas, la solution de la question

467. Le principe énoncé au numéro précédent a été reconnu dans toute son étendue par les auteurs qui ont

---

« doit être cherchée dans des principes différents de ceux qui règlent « la forme extérieure des actes ou la capacité des personnes. Or le testa- « ment olographe est un acte complet par lui-même : l'ordonnance du « président qui prononce l'envoi en possession n'ajoute rien à l'essence « de cet acte; elle ne fait que lui conférer la force exécutoire » (Dev.- Car., 53, 1, 269).

Mais cette distinction est, suivant moi, plus spécieuse que solide : elle ne repose, en réalité, que sur une confusion. Comment a-t-on pu imaginer que l'effet de l'ordonnance d'envoi en possession soit de conférer au testament la force exécutoire? La force exécutoire d'un acte consiste à permettre de pratiquer des saisies directement en vertu de cet acte, or, assurément, tel n'est point l'objet de l'ordonnance du président dans le cas qui nous occupe : le président remplit ici une fonction tout autre que celle qu'il remplit lorsque, par exemple, il déclare exécutoire une sentence arbitrale. Dans le cas qui nous occupe, l'ordonnance du président a un caractère analogue à celui de la délivrance consentie par les héritiers réservataires dans le cas de l'art. 1004; or personne sans doute n'oserait dire que cette délivrance, si elle a été consentie en pays étranger, n'aura aucun effet en France. En d'autres termes, le testament olographe ou mystique, une fois rendue l'ordonnance du président, équivaut à un testament par acte public passé en pays étranger : sans doute un pareil acte n'a pas force exécutoire en France; mais il permet au légataire d'exercer devant les tribunaux français toutes actions personnelles ou réelles, comme un acte de vente ou de donation passé à mon profit en pays étranger me permet de revendiquer *de plano* l'immeuble de France que j'ai acheté ou que l'on m'a donné.

Nous pouvons ajouter que le système de la Cour de cassation contrevient formellement au texte de la loi. En effet, dans ce système, l'ordonnance rendue par le magistrat étranger étant tenue pour non avenue, le légataire devra adresser sa requête au président du tribunal de la situation des biens, de sorte que, s'il y a des biens dans différents arrondissements, il lui faudra plusieurs ordonnances d'envoi en possession. Or, les art. 1007 et 1008 du Code Napoléon donnent compétence à un magistrat unique, au président du tribunal dans l'arrondissement duquel la succession est ouverte.

écrit sur le droit des gens, notamment par Vattel [1], Martens [2], Kluber [3], Schmalz [4] et M. Pinheiro-Ferreira [5].

D'autres auteurs se sont bornés à reconnaître le même principe relativement à certains actes de juridiction volontaire dont ces auteurs se sont spécialement occupés. C'est, en matière de tutelle ou de curatelle des mineurs, des interdits ou des prodigues, l'opinion de Rodenburg [6], de Boullenois [7], de Christin [8], de Montanus [9], de Hommel [10], de Merlin [11] et de M. Burge [12]. — Hert [13] professe la même opinion relativement à la *venia œtatis* (émancipation complète) et à la légitimation par rescrit du prince.

468. En ce qui concerne la déclaration de faillite et la déclaration d'absence, la jurisprudence des tribunaux français et belges s'est fixée dans le même sens : les syndics nommés par le jugement déclaratif de la faillite [14] et le curateur nommé par la justice à un absent, ou bien les héritiers envoyés en possession provisoire des biens d'un absent [15], peuvent exercer à l'étranger les droits de la masse ou les droits de l'absent, sans avoir besoin de faire déclarer exécutoires les jugements dont il s'agit : ces jugements se bornent à conférer une qualité pour faire valoir les droits d'une tierce personne.

Toutefois, quant au jugement déclaratif d'une faillite,

---

[1] Liv. II, ch. 7, § 85.
[2] § 98, à la fin.
[3] § 57.
[4] Traduction, p. 156 et 157.
[5] Notes sur les passages cités de Vattel et de Martens.
[6] Tit. I, ch. 3, n⁰ 4 ; Tit. 2, ch. 1, n⁰ 4.
[7] *Traité*, Tit. 1, ch. 2, observ. 4, p. 51 et 59.
[8] Vol. III, dec. 173, n⁰ 6.
[9] *Tractatus*, ch. 28, n⁰ 40.
[10] Obs. 409.

[11] *Répertoire*, v⁰ *Faillite*, sect. 2, § 2, art. 10, n⁰ 2.
[12] T. III, p. 1002 et suiv.
[13] Sect. 4, §§ 12 et 14.
[14] Arrêt de la Cour supérieure de justice de Bruxelles, du 21 juin 1820, rapporté par Merlin, au *Répertoire*, v⁰ *Faillite*, sect. 2, § 2, art. 10, n⁰ 2. Arrêt de la Cour royale de Bordeaux, du 10 février 1824 (Sirey, 1824, II, 119). Voy. *suprà*, n⁰ 369.
[15] Voy. *suprà*, n⁰ 369.

l'affaire peut passer dans le domaine de la juridiction contentieuse [1], lorsqu'il se présente des questions autres que celles de la preuve de la qualité des syndics et de leur droit d'agir dans l'intérêt de la masse.

Ainsi, lorsqu'un créancier, contestant l'état de faillite, exerce des poursuites individuelles contre la personne ou contre les biens du failli qui se trouvent dans un État autre que celui où il a son domicile et où la faillite a été déclarée, les tribunaux jugeront contradictoirement le mérite de la déclaration de faillite, c'est-à-dire la question de savoir si l'état de faillite existe en effet [2] ; ils examineront également la question de savoir à quelle époque il y a lieu de fixer l'ouverture de la faillite [3].

De même, l'affaire deviendra contentieuse lorsque le failli invoque la chose jugée par le jugement déclaratif de la faillite, pour se soustraire aux poursuites individuelles exercées contre lui dans un autre État : dans ce cas la législation de cet État décidera la question de savoir si la chose jugée à l'étranger y exercera ses effets ou non. Ainsi, en France, le jugement étranger ne fera pas obstacle aux poursuites individuelles contre un failli déclaré tel par un tribunal de sa patrie [4]. — Il en sera de même de la décision d'une autorité étrangère qui accordera à un étranger un sursis aux poursuites de ses créanciers [5], ou d'un concordat passé et homologué en pays étranger [6] (a).

---

[1] Voy. *suprà*, n° 464.
[2] Voy. *suprà*, n° 362.
[3] Arrêt de la Cour royale de Bordeaux, du 10 février 1824, rapporté *suprà*, n° 369.
[4] Voy. *suprà*, n° 368.
[5] *Ibid.*
[6] *Ibid.*

(a) Nous croyons utile de présenter ici, sous forme de résumé, un exposé sommaire des questions principales qui peuvent s'élever au cas

469. Le principe énoncé au n° 466 a été également consacré par les traités relatifs à l'administration de la

---

où un étranger a été mis en faillite dans son pays et conformément aux lois de son pays.

On peut d'abord se demander si les syndics nommés par le tribunal étranger ont qualité pour procéder en France aux mêmes actes auxquels ils ont pouvoir de procéder dans le pays où la faillite a été déclarée. En principe, il faut admettre l'affirmative : la procuration donnée en pays étranger vaut en France ; or, les syndics sont de véritables mandataires des créanciers de la faillite. Nous dirons donc que les syndics ont pouvoir à l'effet de recouvrer en France les sommes dues au failli. C'est l'opinion de M. Fœlix, et elle a été formellement consacrée par un arrêt de la Cour de Bordeaux du 22 décembre 1847 (Dev.-Car., 48, 2, 228). Nous ne pensons pas que, dans ce cas, on doive, comme le faisait M. Massé (1re édition, t. II, n° 314), distinguer si la faillite a été déclarée du consentement du failli ou malgré son opposition. En effet, d'une part, le failli étant étranger, le jugement, suivant nous, a autorité de chose jugée contre lui ; et d'autre part, les débiteurs même français ne sont pas recevables à méconnaître ce jugement, ni la qualité des syndics, car ils ne peuvent y avoir aucun intérêt légitime. Aussi M. Massé a-t-il fini par abandonner la distinction qu'il avait d'abord admise (2e édition, t. II, n° 809). Nous pensons également qu'on doit reconnaître qualité aux syndics à l'effet de poursuivre, dans l'intérêt de la masse, la vente des biens qui se trouvent en France. Comp. l'arrêt de la Cour de Colmar, du 10 février 1864, aux termes duquel le syndic nommé par le tribunal étranger peut faire en France tous actes conservatoires des droits de la masse, lors même que le jugement qui le nomme n'a pas été déclaré exécutoire par un tribunal français (Dev.-Car., 64, 2, 122). — Nous supposons toujours un homme qui n'a pas deux maisons de commerce distinctes, l'une en pays étranger et l'autre en France. La faillite étant déclarée pour la maison étrangère, les syndics nommés par le tribunal étranger ne pourraient en aucune façon s'ingérer dans les affaires de la maison française (M. Massé, t. II, n° 810).

Le jugement déclaratif de faillite qui a été rendu en pays étranger pourrait-il être invoqué comme faisant obstacle directement et par lui-même à des poursuites individuelles qui seraient exercées en France sur les biens ou sur la personne du failli? M. Fœlix admet la négative ; suivant nous, son opinion ne doit être partagée que dans le cas où c'est contre un créancier français qu'on voudrait se prévaloir ainsi du

justice qui ont été conclus entre divers États allemands. Chacun de ces traités contient une *Section* intitulée : « De

---

jugement déclaratif dont il s'agit. Tel paraît être le sentiment de M. Massé ; et, dans l'espèce sur laquelle est intervenu l'arrêt de la Cour de Colmar, du 11 mars 1820, que cite M. Fœlix lui-même (ci-dessus, n° 368, p. 109), il s'agissait d'un créancier français. La Cour de cassation a également décidé, le 20 janvier 1858, que le jugement d'un tribunal étranger qui déclare la faillite d'un étranger ne sufît point pour faire cesser en France l'arrestation provisoire pratiquée à la requête d'un créancier français (*Journal des avoués*, année 1858, art. 2994).

Enfin, le jugement étranger qui déclare la faillite peut-il, aux yeux de la loi française, altérer la capacité de la personne, comme le ferait, par exemple, un jugement d'interdiction? A cet égard, M. Fœlix semble admettre l'affirmative d'une manière absolue : car il met précisément sur la même ligne celui qui a été déclaré en faillite et celui dont l'interdiction a été prononcée par un jugement étranger (*voy.* t. Ier, n° 89, p. 207). Au contraire, M. Massé fait une distinction : suivant lui, ce failli sans doute ne sera plus admis à l'escompte de la Banque de France, l'entrée de la Bourse lui sera interdite; mais il ne cessera pas de pouvoir faire en France certains actes, tels que des aliénations et des paiements, qui ne lui sont défendus que relativement à ses biens et vis à vis de la masse de la faillite : « Il y a là, dit M. Massé, une « manière d'être des biens, et non une manière d'être de la personne : « c'est donc un statut réel » (t. I, n°s 546, 547, 557; t. II, n° 809). Telle est aussi la doctrine enseignée par Casaregis, ainsi que par M. Rocco (*Revue prat. de dr. fr.*, t. XIX, p. 124 et suiv.) ; et elle nous paraît conforme aux principes. En ce qui concerne les immeubles appartenant au failli et situés en France, il y a une raison particulière pour admettre cette doctrine. Aux termes de l'art. 490 *in fine* de notre Code de commerce, « les syndics sont tenus de prendre in- « scription, au nom de la masse des créanciers, sur les immeubles du « failli dont ils connaissent l'existence. » Cette inscription est destinée à prévenir les tiers que le propriétaire, étant en état de faillite, n'a plus la disposition des biens dont il s'agit. Or, une pareille inscription pourrait elle être prise en vertu du jugement étranger? Cela ne nous paraît pas possible, en présence des art. 2123 *in fine* et 2128 du Code Napoléon. Alors il serait par trop rigoureux, à défaut de ce moyen de publicité, d'annuler les droits réels constitués par le proprié-taire. — Mais cette doctrine peut-elle se concilier avec ce que nous

la juridiction non contentieuse » (*Gerichtsbarkeit in nicht streitigen Rechtssachen*). C'est sous cette rubrique que se trouve, dans le traité conclu entre les gouvernements de Wurtemberg et de Bade, le 30 décembre 1825-3 janvier 1826 [1], la disposition suivante (art. 22) : « Tous « actes entre-vifs et à cause de mort seront, en ce qui « concerne leur validité quant à la forme, appréciés se- « lon la loi du lieu où ils ont été passés, à moins que la « convention elle-même ne se trouve en opposition avec « une loi prohibitive en vigueur dans l'autre État. » Les traités que la Prusse a conclus sur le même objet avec Saxe-Weimar, Saxe-Altenbourg, Saxe-Cobourg-Gotha, Reuss-Plauen, le royaume de Saxe, Schwarzbourg-Rudolstadt, Anhalt-Bernbourg et Brunswick [2], offrent, sous la même rubrique, la disposition de l'art. 33 [3], que nous avons rapportée *suprà*, n° 85. Le traité entre le royaume de Wurtemberg et le grand-duché de Bade contient particulièrement, toujours dans la même *Section*, des dispo-

---

[1] Martens, *Nouv. rec.*, t. VI, p. 854. | [3] Dans quelques-uns de ces traités,
[2] Voy. *suprà*, n° 28, note. | c'est l'art. 34.

---

avons dit un peu plus haut, à savoir que les syndics ont qualité pour poursuivre la vente des biens qui se trouvent en France? Oui, car nous ne validons les droits réels du chef du failli qu'autant qu'ils sont nés avant que les syndics aient donné à leurs poursuites la publicité convenable.

Il va sans difficulté qu'un tribunal français peut, suivant les cas, déclarer la faillite d'un commerçant étranger; c'est là une mesure conservatoire. Il y a plusieurs décisions en ce sens, et notamment un jugement du tribunal de commerce de la Seine, du 7 octobre 1846 (*Gaz. des Trib.* du 8 octobre). Voy. aussi un arrêt de la Cour de cassation, du 24 novembre 1857 (Dev.-Car., 58, 1, 65). Comp. le *Traité de droit commercial* de M. Bravard, t. V, p. 9 et suiv.).

sitions concernant la tutelle et curatelle des mineurs, des individus en état de démence, des prodigues et des absents : les deux gouvernements se sont engagés réciproquement à reconnaître le tuteur ou autre administrateur nommé par le juge du domicile de l'incapable ou de l'absent. Des dispositions analogues se trouvent dans l'art. 16 [1] de chacun des traités conclus par la Prusse, et dont nous venons de parler.

470. Après avoir ainsi exposé les principes qui dominent la matière, nous ne croyons pas inutile de parler d'une cause qui a eu quelque retentissement, et dans laquelle, ce semble, le tribunal de première instance de la Seine et la Cour royale de Paris se sont écartés des mêmes principes.

En 1830, le duc Charles de Brunswick, alors régnant, perdit sa couronne par suite d'une révolution. En 1831, sa déchéance fut prononcée, et le duc Guillaume, son frère puîné, monta sur le trône. En 1833, les plus proches agnats du duc Charles, savoir : le roi de la Grande-Bretagne et de Hanovre, le duc Guillaume de Brunswick, de concert avec les ducs de Cumberland, de Sussex et de Cambridge, frères du roi de la Grande-Bretagne, rendirent, les 6 février et 14 mars, une ordonnance qui déclara le duc Charles interdit pour cause de prodigalité et privé de l'administration et de la disposition de ses biens ; un curateur fut nommé, en la personne du duc de Cambridge..... Les motifs des mesures ainsi prises dans l'intérêt de la conservation de la propre fortune du duc Charles sont, d'après le même acte, qu'il est sur le point

---

[1] Dans quelques-uns de ces traités, c'est l'art. 15.

d'épuiser et de dissiper sa fortune dans des entreprises légalement impossibles, et dangereuses autant pour lui que pour d'autres personnes [1], et qu'il cherche à anéantir ainsi les justes prétentions déjà formées ou à former sur sa fortune par des parties intéressées [2]; enfin l'honneur et la dignité de sa famille.

Cet acte reçut son exécution non-seulement dans le duché de Brunswick, mais encore dans les autres États allemands où se trouvèrent des parties de la fortune personnelle du duc Charles. Le duc de Cambridge, voulant se saisir de l'administration des sommes que le duc Charles avait apportées et placées en France, fit signifier l'acte d'interdiction aux détenteurs desdites sommes, et il fit assigner ceux-ci, conjointement avec le duc Charles, devant le tribunal de la Seine, pour voir dire que toutes les valeurs mobilières et immobilières appartenant à ce dernier seraient remises au demandeur. A l'appui de ces conclusions, on établissait, au nom du duc de Cambridge, que, d'après le droit en vigueur en Allemagne, les agnats avaient le pouvoir de prononcer l'interdiction et de nommer un curateur [3], sans être obligés à observer des formes autres que celles qui avaient été suivies [4], et que c'est d'après les lois de la nation à laquelle appartient un étranger que les tribunaux français auront à juger s'il a ou n'a pas tel état, s'il est capable ou incapable. Pour le duc Charles, on a fourni la réponse qui a passé dans les

---

[1] Les armements qu'il préparait pour reconquérir le duché.

[2] En quittant la ville de Brunswick, il avait emporté des caisses publiques des sommes qui ne lui appartenaient pas, et dont les parties intéressées réclamaient la restitution.

[3] *Voy.* le mémoire publié en 1833 par l'auteur du présent traité, intitulé : *Mémoire relatif aux débats élevés devant les tribunaux au sujet de l'interdiction de S. A. le duc Charles de Brunswick,* p. 26 et suiv.

[4] *Ibid.,* p. 30.

motifs de l'arrêt de la Cour royale, du 16 janvier 1836 [1], confirmatif du jugement qui rejette la demande. Ces motifs sont ainsi conçus : « Considérant que l'acte des « 6 février et 14 mars 1833, par sa forme, par l'autorité « dont il émane, par la personne à laquelle il s'applique, « par les circonstances dans lesquelles il est intervenu, « par les motifs sur lesquels il est fondé, est un acte essen- « tiellement politique, dont les effets ne peuvent se « régler par le droit civil ; — considérant qu'un acte « de cette nature ne peut affecter la capacité civile d'un « étranger en France et n'y peut recevoir aucune exé- « cution. »

Certes, ces motifs ne sont nullement fondés : il s'agis- sait d'un véritable acte de juridiction volontaire. Le pou- voir des auteurs et signataires de cet acte n'a nullement été révoqué en doute par la Cour royale, qui n'a de même élevé aucune critique contre la forme suivie dans la ré- daction de cet acte. Elle a écarté le droit des agnats par la considération que l'acte était essentiellement politique, ce qui, probablement, veut dire que l'interdiction n'a pas été prononcée dans la vue d'empêcher le duc Charles de dis- siper sa fortune personnelle dans de folles entreprises, et que l'interdiction est uniquement basée sur le motif poli- tique d'empêcher le duc Charles de faire des efforts pour reconquérir son duché par la force des armes et pour chasser du trône le duc Guillaume. Après avoir substitué ce motif à ceux indiqués dans l'acte, la Cour en conclut qu'un acte de cette nature ne peut affecter la capacité civile d'un étranger en France et n'y peut recevoir aucune

---

[1] Sirey, 1836, II, 70.

exécution. La raison de cette conclusion, la Cour ne l'a pas indiquée, et par là son argumentation s'écroule complétement. En effet, si nous admettons le motif que la Cour suppose à l'interdiction, il demeure toujours incontestable que les dépenses faites par un individu quelconque pour atteindre un but d'un succès aussi peu probable que l'était la conquête du duché de Brunswick, en présence de toute la Confédération Germanique, qui avait reconnu le duc Guillaume, sont des dépenses folles et placent l'individu dans la catégorie des prodigues, d'après la définition d'Ulpien [1].

La circonstance que l'acte d'interdiction aurait un motif politique ne pouvait donc pas déterminer les juges à s'écarter du principe reçu par l'usage des nations, et d'après lequel on respecte les actes de juridiction volontaire passés dans les pays étrangers. En droit, il n'y avait que deux points à vérifier : c'était de savoir 1° si, d'après la législation qui régissait le duc Charles, ses agnats avaient le pouvoir de prononcer son interdiction, et 2° si les formes suivies étaient autorisées par la même législation. Si la magistrature française peut regarder comme un acte de courage de sa part la résistance qu'elle a opposée, dans l'intérêt d'un prince détrôné, à l'exécution de l'acte d'un prince aussi puissant que l'est le roi de la Grande-Bretagne, elle doit se garder de créer des précédents qui peuvent devenir funestes à ses propres justiciables. En effet, l'arrêt du 16 janvier 1836 autorise les tribunaux étrangers à refuser l'exécution de la nomination d'un conseil faite

[1] L. 12, § ult, ff., *De tutor. et curat. dat.* Aux termes de cette loi, sont prodigues ceux qui traitent *bona ad se pertinentia ut, nisi subveniatur his, deducantur in egestatem,* ou qui, *quoad bona ipsorum pertinet, furiosum faciunt exitum.*

en France, en vertu de l'art. 513 du Code civil, à un sujet français, pourvu qu'ils mettent en avant le prétexte que les dépenses du prétendu prodigue n'auraient qu'un but politique.

Nous ajouterons que la cause du duc Charles de Brunswick ne pouvait passer dans le domaine de la juridiction contentieuse [1] par la résistance que ce prince opposait à l'exécution de l'interdiction prononcée : il y a pour cela une raison spéciale dans la circonstance qu'en Brunswick, seul domicile du duc Charles, il n'existe pas de tribunal compétent pour statuer sur une question d'état de cette nature. Telle est la position des membres d'une famille régnante : si, d'une part, ils jouissent de prérogatives spéciales, en retour leur existence sociale dépend du libre arbitre des chefs des familles, qui sont les princes régnants [2].

CHAPITRE V.

DE L'EFFET OU DE L'EXÉCUTION DES ACTES DANS LES PAYS ÉTRANGERS.

Sommaire.

471. Division de la matière.
472. France. Actes authentiques : leurs effets.
473. Foi publique. Art. 1319. Lois étrangères. Rapports internationaux (renvoi).
474. Force exécutoire. Lois étrangères.
475. Rapports internationaux relatifs à la force exécutoire des actes.
476. Stipulation d'hypothèque. Art. 2128.
477. Lois étrangères.
478. Actes sous seing privé.

471. Nous avons déjà examiné, dans les Titres qui précèdent, une partie des questions qui peuvent se pré-

---

[1] Voy. *suprà*, n° 464.

[2] Voy. la *Revue étrangère*, t. VIII, p. 715 et suiv.

senter relativement à l'exécution des actes dans les pays étrangers. Nous avons parlé, au Titre III, de la force probatoire de ces actes, soit qu'ils aient été reçus par des fonctionnaires ou officiers publics, soit qu'ils aient été passés sous signature privée. Il a déjà été question, au Titre VI, chapitre II, de la mise en grosse et de la formule exécutoire. Nous avons aussi fait remarquer que l'acte qui, suivant la loi du lieu de sa confection, emporte la voie de l'exécution parée, ne jouira pas de cette prérogative dans les autres pays [1]. Nous entrerons encore dans quelques détails, en comparant entre elles les dispositions des diverses législations relatives aux effets des actes. Nous parlerons d'abord des actes authentiques, et nous terminerons par les observations relatives aux actes sous seing privé.

472. En *France*, l'art. 1317 du Code civil définit ainsi l'acte authentique : « C'est celui qui a été reçu par officiers publics ayant le droit d'instrumenter dans le lieu « où l'acte a été rédigé, et avec les solennités requises. » Cette définition s'applique aux actes notariés et, en général, aux actes de juridiction volontaire.

Les actes notariés ont un triple effet :

1° Ils font pleine foi de la convention qu'ils renferment, entre les parties contractantes et leurs héritiers ou ayant-cause; néanmoins, en cas de plainte en faux principal, l'exécution de l'acte argué de faux sera suspendue par la mise en accusation, et, en cas d'inscription de faux faite incidemment, les tribunaux pourront, suivant les circonstances, suspendre provisoirement l'exécution de

---

[1] Voy. *suprà*, nos 99 et 230. M. Massé, t. II, nos 330 et 418.

l'acte. C'est la disposition de l'art. 1319 du Code civil; elle se trouvait déjà dans l'art. 19 de la loi du 25 ventôse an XI (16 mars 1803) *sur le notariat*.

Cette foi publique n'appartient pas exclusivement aux actes notariés : elle est commune à tous les actes qui émanent des divers fonctionnaires publics, pourvu que ces actes aient été faits par eux dans l'exercice de leurs fonctions, qu'ils se trouvent compris dans le cercle de leurs attributions et qu'ils soient revêtus des formalités prescrites. Ainsi les procès-verbaux des juges de paix, ceux des commissaires-priseurs, les exploits, significations et autres actes du ministère des huissiers, les certificats des conservateurs des hypothèques, les procès-verbaux des agents des régies des domaines et des contributions indirectes, et une foule d'autres actes, sont autant d'actes authentiques [1].

2° Les actes notariés ont force exécutoire comme les jugements. L'art. 19 de la loi du notariat est ainsi conçu : « Tous actes notariés seront exécutoires dans toute l'étendue du royaume » [2]. Il n'en est pas ainsi des actes reçus par d'autres officiers publics, et qui sont également regardés comme authentiques, tels que les procès-verbaux de vente dressés par les greffiers, huissiers ou commissaires-priseurs : ces actes ne sont pas exécutoires. — Les notaires seuls ont le droit de délivrer des grosses ou expéditions exécutoires de leurs actes, c'est-à-dire d'intituler les expéditions et de les terminer par la même formule que les jugements des tribunaux : c'est la disposition de

---

[1] Favard, *Nouveau répertoire*, v° *Acte authentique*.

[2] La même disposition se retrouve dans l'art. 547 du Code de procédure, mais d'une manière trop générale, en ce que le législateur emploie le mot *acte* sans aucune restriction.

l'art. 25 de la loi du notariat [1]. Le même pouvoir n'appartient pas aux autres officiers publics dont nous venons de faire mention.

Quelques actes des administrations publiques jouissent également de la prérogative de l'exécution parée, à l'égal des jugements [2] : c'est un point qui sort des bornes du présent traité.

3° L'hypothèque ne peut être valablement stipulée que dans un acte notarié (art. 2127 du Code civil).

473. En ce qui concerne la foi publique des actes authentiques en général, la disposition de l'art. 1319 du Code civil français a été reproduite dans le Code civil de *Bade* [3], dans celui des *Deux-Siciles* [4], du canton de *Vaud* [5] et du royaume de *Sardaigne* [6], dans la loi du royaume de *Grèce* sur l'organisation judiciaire et sur le notariat [7]; le *Motu proprio* pour les *États pontificaux*, du 10 novembre 1834 [8], contient des dispositions analogues.

Quant aux autres États, nous avons déjà parlé, au Titre III, de la foi que leurs législations attribuent aux actes authentiques [9].

Nous avons également parlé de la foi dont jouissent les actes authentiques passés en pays étranger [10].

474. La force exécutoire n'est attribuée, même dans le royaume, aux actes notariés, qu'en France seulement et dans les pays qui ont adopté la législation française sur la matière. Ainsi, on la trouve en *Belgique* et dans les *Pays-*

---

[1] Voy. *suprà*, n°s 303 et suiv.
[2] Favard, v° *Exécution des jugements et actes*, § 1, n° 3.
[3] Art. 1319. Il faut ajouter les §§ 436, 438, 453, 454 et 455 du Code de procédure civile.
[4] Art. 1273.
[5] Art. 979.
[6] Art. 1416
[7] Du 2 février (21 janvier) 1831, art. 191.
[8] Art. 1412 et 1421.
[9] Voy. *suprà*, n° 228.
[10] *Suprà*, n° 226.

Bas, où la loi du 25 ventôse an XI est encore en vigueur [1] ; de même, dans la *Prusse rhénane* [2], dans la *Bavière rhénane* [3] et dans la *Hesse rhénane* [4], dans le royaume des *Deux-Siciles* [5], dans le canton de *Genève* [6] et dans le royaume de *Grèce* [7]. Le Code de procédure civile de *Bade* ne reconnaît pas la force exécutoire des actes notariés : ces actes peuvent seulement être invoqués à titre de preuve et à l'appui de la demande ou de l'exception [8]. Le *Motu proprio* pour les *États pontificaux* [9] n'admet l'exécution parée qu'autant qu'elle a été stipulée.

Dans les autres pays étrangers qui n'ont pas adopté les principes de la législation française, les actes notariés, et même ceux qui sont reçus par les membres des tribunaux, n'emportent pas l'exécution parée [10] : tous ces actes n'obtiennent force exécutoire qu'en vertu d'un jugement. Les législations allemandes admettent, pour arriver à l'exécution des conventions et dispositions constatées par des actes publics, une procédure sommaire et plus expéditive que la procédure ordinaire : telle, dans le droit commun, la procédure du *mandatum sine* ou *cum clausulâ* et la procédure qu'on appelle improprement « procès d'exécution » (*Executif Prozess*) [11]. Dans les territoires particuliers, la législation ou la jurisprudence ont donné des développements à ce dernier mode de procéder : c'est le cas en

---

[1] Voy. *suprà*, n° 197. Art. 436 du Code de procédure civile des Pays-Bas.

[2] Art. 38 de l'Ordonnance royale du 25 avril 1822, sur le notariat.

[3] et [4] D'après la loi du 25 ventôse an XI, qui est encore en vigueur.

[5] Art. 635 et 637 du Code de procédure civile.

[6] Art. 368 du Code de procédure civile.

[7] Loi de 1834, déjà citée, même article 191. Code de procédure civile, art. 856.

[8] §§ 436 et suiv.

[9] Art. 1412.

[10] Weiské, v° *Exécution*, p. 105.

[11] Martin, §§ 244 et suiv.; M. de Linde, §§ 354, 360 et suiv.; Bayer, *Procédure sommaire*, §§ 7 et suiv.; M. Mittermaier, *Procédure civile comparée*, t. IV, p. 170.

Autriche [1], en *Prusse* [2], en *Bavière* [3], dans le royaume de *Saxe* [4], dans les grands-duchés de *Bade* [5], de *Hesse* [6] et en *Danemark* [7].

475. En ce qui concerne les rapports internationaux sur ce point, c'est-à-dire l'exécution forcée des actes passés en pays étranger, le principe énoncé dans l'art. 121 de l'Ordonnance de 1629 et dans l'art. 546 du Code de procédure civile français est encore en vigueur en *Belgique*, sur la *rive gauche du Rhin*, dans le duché de *Berg* et à *Genève;* ce même principe a été reproduit dans les Codes de procédure civile des *Deux-Siciles* [8], d'*Haïti* [9], de la *Grèce* [10] et des *Pays-Bas* [11]. Une disposition analogue existe en *Toscane* [12].

Les traités conclus entre la France, la Suisse et la Sardaigne gardent le silence sur l'exécution forcée des actes authentiques passés dans les territoires respectifs.

Il est inutile de faire remarquer qu'il ne peut être question de l'exécution forcée des actes passés en pays étranger dans les Etats dont la législation n'admet point *de plano* l'exécution forcée des actes reçus par les officiers publics du même Etat [13].

---

[1] Code de procédure civile, § 298.

[2] Code de procédure civile, part. I, Tit. 28, § 2. Ordonnances royales des 18 juillet 1831, 1er juillet, 1833, 13 et 17 octobre 1833, 4 mars 1834, 26 avril et 19 juin 1836, 18 octobre 1837 et 21 juillet 1846. Voy. l'observation de mon ami, M. Bergson, sur le § ci-dessus dans son *Coup d'œil sur la nouvelle législation de la Prusse en matière de procédure civile et criminelle* (Revue de droit français et étranger, t. IV, 1847, p. 130).

[3] Code de procédure civile, ch. 5, §§ 6 et 7.

[4] Müller, *Promptuarium juris*, v⁰ *Mandatum.*

[5] Code de procédure civile, Tit. 33, §§ 702 et suiv.

[6] M. Bopp, *Suppléments*, etc., p. 409 et suiv., et p. 625.

[7] M. Stein, *Histoire de la procédure civile en Danemark*, p. 226.

[8] Art. 636.

[9] La disposition de l'art. 546 du Code français y a été reproduite.

[10] Art. 858. Voy. *suprà*, n⁰ 396.

[11] Art. 436, au milieu. Voy. *suprà*, n⁰ 397.

[12] *Répertoire du droit toscan*, v⁰ *Giurisdizione regia*, n⁰ 1, 3⁰; v⁰ *Regio exequatur*, n⁰ 8.

[13] M. Massé, t. II, n⁰ 327. — M. de Belleyme (II, 219) soutient que les con-

476. Nous arrivons à la stipulation d'hypothèque.

C'est un principe admis dans tous les Etats que l'hypothèque, pour être valable, doit être consentie dans un acte reçu par un officier public. Nous examinerons l'effet qu'un acte portant stipulation d'hypothèque peut exercer dans un Etat étranger.

L'art. 2128 du Code civil français reproduit la disposition de l'art. 121 de l'Ordonnance de 1629 : nous avons déjà rapporté le texte de l'un et de l'autre[1].

L'art. 2128, conséquence du principe de l'indépen-

trats passés à l'étranger peuvent être, en France, déclarés exécutoires par la simple apposition de la formule par le président du tribunal. Cette opinion nous semble très-contestable. Les arrêts cités par l'auteur sont antérieurs à 1819 (a).

[1] Voy. *suprà*, nos 226 et 350, et mon travail sur l'exécution des jugements étrangers en France.

(a) Voici comment s'exprime M. de Belleyme (*Ordonnances sur requétes et sur référés*, 3e édition, t. Ier, p. 511) : « Les actes reçus en pays « étranger par l'officier public compétent, avec les formalités prescri- « tes dans les lieux où ils sont passés...., ne sont exécutoires en France « qu'en vertu de la formule exécutoire donnée par le président du tri- « bunal dans le ressort duquel ils doivent être exécutés. » Nous ne nous bornerons pas à dire avec M Fœlix que cette opinion nous semble très-contestable; nous dirons qu'elle est manifestement erronée, en présence de l'art. 546 du Code de procédure. Ce qui est très-singulier, c'est qu'à la suite des lignes que nous venons de transcrire, M. de Belleyme ajoute : « Cette formule ne suffirait pas pour autoriser à « prendre une inscription valable, selon l'art. 2128 du Code Napoléon.» Or, l'art. 546 du Code de procédure, pour indiquer de quelle manière les actes reçus par les officiers étrangers deviennent susceptibles d'exécution en France, renvoie précisément à l'art. 2128 du Code Napoléon. La vérité est que l'acte passé par devant un officier public étranger ne vaut pas mieux, au point de vue de la force exécutoire, qu'un acte sous seing privé : en conséquence, la personne dont le droit est constaté par un pareil acte a besoin, pour pouvoir arriver à l'exécution forcée, d'obtenir d'un tribunal français un jugement de condamnation. Comp. Boitard, sur l'art. 546 du Code de procédure, et M. Bonfils, n° 291.

dance des nations, ne distingue pas entre le cas où celui qui a constitué l'hypothèque par acte passé à l'étranger est Français et le cas où il est étranger, ni entre le cas où les biens situés en France appartiennent à un étranger et le cas où ils appartiennent à un Français : dans toutes ces hypothèses, l'hypothèque consentie par un acte passé à l'étranger n'a aucun effet, et le Code n'autorise pas même une action devant les tribunaux français tendant à faire déclarer que l'acte étranger emportera hypothèque en France, conformément à sa teneur. Pour faire valoir cet acte en France, il ne reste au bénéficiaire que le moyen d'obtenir un jugement de condamnation au paiement de la somme portée dans l'acte, et de prendre inscription en vertu de ce jugement[1] (a).

[1] Grenier, *des Hypothèques*, t. I, n° 16; M. Troplong, *des Hypothèques*, sur l'art. 2128, n° 512 *bis*. Ce dernier auteur critique avec raison la disposition de l'art. 2128.

(a) Les rédacteurs de l'art. 2128, se conformant à la tradition de l'ancienne jurisprudence, dans laquelle tout acte notarié emportait hypothèque générale, ont confondu mal à propos le droit réel d'hypothèque et la force exécutoire : on ne comprend pas pourquoi le propriétaire, qui par un acte passé en pays étranger peut aliéner son immeuble de France ou le grever de servitude, ne pourrait pas également le grever d'un droit d'hypothèque. — Du reste, l'application de cette disposition singulière doit être soigneusement limitée au cas prévu par le législateur, c'est-à-dire au cas de l'hypothèque conventionnelle. Ainsi, nous avons admis (t. Ier, p. 151, note b) que l'hypothèque légale de la femme mariée frappe les biens du mari, lors même que le contrat de mariage a été dressé et le mariage lui-même célébré en pays étranger : cette hypothèque, en effet, ne résulte véritablement pas de l'acte, elle est attachée à la qualité de la personne. A cet égard, M. Massé (t. II, n°s 827 et suiv.) propose des distinctions qui ne nous paraissent pas fondées, et sur lesquelles nous aurons occasion de revenir en traitant spécialement des mariages célébrés en pays étranger. Il faut également décider que le privilége du vendeur ou du copartageant

Le texte de l'art. 2128 admet une exception, fondée sur les lois politiques ou sur les traités. Nous ne connaissons pas de loi politique en vigueur en France qui ait déclaré qu'un acte authentique passé dans tel État étranger peut donner hypothèque sur les biens situés en France.

Il n'existe, à notre connaissance, qu'un seul traité qui ait dérogé à la disposition générale de l'art. 2128 : c'est le traité conclu le 24 mars 1760 entre la France et la Sardaigne. Nous avons déjà rapporté[1] la disposition de l'article 22 de ce traité, relative à la matière : nous reviendrons sur cette disposition, au numéro suivant, en parlant de la Sardaigne.

477. Parmi les Codes étrangers auxquels le Code français a servi de modèle, le Code civil de *Bade*[2], celui d'*Haïti*[3]

[1] Voy. *suprà*, nº 440. — Le traité avec la Suisse garde le silence sur l'exécution *des actes* et sur l'hypothè- que qui en peut résulter (a).
[2] Art. 2128.
[3] Art. 1895.

---

peut grever des immeubles de France en vertu d'un acte de vente ou de partage passé en pays étranger. Il faut nécessairement le décider, si l'on admet que le privilége existe et peut être inscrit, encore que l'acte de vente ou de partage soit sous seing privé. Or ce dernier point paraît bien devoir être admis, en présence surtout de l'avis du Conseil d'Etat du 3 floréal an XIII. Je crois même que le bénéfice de la séparation des patrimoines peut être réclamé, et l'inscription requise conformément à l'art. 2111 du Code Napoléon, par le créancier ou légataire porteur d'un acte passé par devant un officier public étranger.

(a) D'un arrêt de la Cour de cassation du 10 mai 1831 (Sir., 31, 1, 195), il résulte qu'aux termes des traités conclus entre la France et la Suisse, notamment du traité de 1777, un contrat passé en Suisse pourrait emporter hypothèque sur des immeubles situés en France, pourvu que les contractants soient Français ou Suisses. Comp. M. Bonfils, nºs 288 et 289.

et celui des *Pays-Bas*[1] ont reproduit le texte de l'article 2128, tandis que la loi hypothécaire de la *Grèce* garde le silence sur la question.

Le Code des *Deux-Siciles*, art. 2014, contient la disposition suivante : « Les contrats faits en pays étranger par « acte authentique, selon les lois du lieu, peuvent pro- « duire hypothèque sur les biens situés dans le royaume, « après avoir été examinés par le tribunal civil de la pro- « vince ou de la vallée, et le ministère public entendu : la « sentence ordonnera l'inscription. »

L'art. 1589 du Code civil du canton de *Vaud* est ainsi conçu : « Les contrats passés en pays étranger ne peuvent « donner d'hypothèque sur les biens situés dans le canton. »

On lit dans le § 112 du *Motu proprio* pour *les États pontificaux*, en date du 10 novembre 1834 : « Les con- « trats stipulés en pays étranger ne produiront point d'hy- « pothèque sur les biens situés dans les États pontifi- « caux, sauf la réciprocité, et sauf encore les conventions « politiques et les traités. »

La loi *toscane* du 2 mai 1836 porte, art. 72 : « Les « contrats stipulés en pays étranger ne confèrent point « d'hypothèque sur les biens situés dans le territoire « toscan, à moins qu'il n'y ait des dispositions contraires « dans les lois politiques ou les traités ; et, dans ce cas, « l'hypothèque ne pourra être inscrite qu'après que l'acte « étranger aura été déposé aux archives des contrats[2], « conformément aux ordonnances. »

Le Code civil *sarde* dispose, art. 2188 : « Les actes au- « thentiques passés en pays étranger ne donnent aucune

[1] Art. 1218.
[2] Voy., à ce sujet, le *Répertoire du* | *droit toscan*, v° *Archivio del contrati*, | n° 8.

« hypothèque sur les biens situés dans les États, à moins
« qu'il n'y ait à cet égard une disposition expresse dans
« les traités politiques. »

Cette disposition se trouvait déjà dans l'art. 19 de l'Edit
sur les hypothèques, en date du 16 juillet 1816, mais
avec une addition ainsi conçue : « Et, dans ce cas, l'hy-
« pothèque sera sujette aux formalités prescrites pour sa
« publicité. »

Cette addition, suivant nous, était inutile, parce que,
même sans disposition textuelle, l'hypothèque sera toujours sujette aux formalités prescrites pour sa publicité
par les lois du lieu de la situation de l'immeuble. Les lois
qui soumettent les hypothèques à des formalités ayant
pour but leur publicité, appartiennent évidemment au
statut réel, et elles s'appliquent à toutes les hypothèques,
quelle qu'en soit l'origine, pourvu qu'elles soient destinées
à grever des immeubles situés dans le territoire pour lequel a été rendue la loi qui prescrit les formalités dont il
s'agit[1]. Dès lors, l'addition qui terminait l'art. 19 de
l'Edit de 1816 est censée de droit se trouver également
dans l'art. 2188 du Code civil sarde.

Les formalités dont il s'agit sont celles de l'insinua-
tion, formalités établies par les lettres patentes de S. M.
Sarde, du 10 mai 1816, et par les art. 1420 et suiv. du
Code civil[2].

Il est évident que les actes passés en France, et con-
stitutifs d'hypothèque sur des biens situés dans le territoire
sarde, conformément au traité de 1760, sont soumis à
la formalité de l'insinuation, et qu'on ne saurait regarder

---

[1] Voy. *suprà*, n° 60.   [2] Voy. *suprà*, n° 295.

comme une violation de ce traité l'obligation imposée aux porteurs desdits actes de remplir cette formalité ; de mêmes les sujets sardes, bénéficiaires d'actes analogues passés chez eux, ne peuvent élever de réclamation à raison des droits d'enregistrement des mêmes actes qu'ils sont tenus de payer en France[1]. Telle est aussi l'opinion de Mansord[2].

478. En ce qui concerne les actes sous seing privé, à proprement parler, il ne peut être question de leur exécution : ils ne peuvent servir qu'à faire preuve. Nous avons déjà traité cette matière[3]. Nous ajouterons seulement que le texte de l'art. 121 de l'Ordonnance de 1629 s'applique aussi bien aux actes sous seing privé qu'aux actes authentiques, en ce sens que les premiers, quoique faits en pays étranger, sont admis en France comme titres probatoires, pourvu que les signatures ou le contenu aient été reconnus ; dans le cas contraire, la vérification des signatures devra être faite d'après les formes prescrites en France[4], tandis que les preuves admissibles pour établir d'une autre manière le contenu de l'acte sont appréciées d'après la loi du lieu où il a été passé[5].

[1] Voy. *suprà*, nᵒˢ 284 et suiv.
[2] T. I, §§ 334 et suiv.
[3] Voy. *suprà*, nᵒ 231.
[4] Voy. *suprà*, Lᵒˢ 224 et suiv.
[5] Voy. *suprà*, nᵒ 233.

TITRE VIII.

DES VOIES OU MODES D'EXÉCUTION.

Sommaire.

479. Nous avons déjà fait remarquer *suprà*, n° 330, que la loi du lieu de l'exécution régit les formalités qui doivent accompagner cette exécution, les différents modes ou voies d'exécution à employer, et en général les effets que le jugement doit sortir. Ici nous entrerons dans quelques détails de législation comparée, au sujet des modes d'exécution, qui ne sont pas les mêmes dans tous les pays. Nous parlerons des modes d'exécution usités en France et de ceux qui sont usités dans les principaux Etats de l'Europe ; ensuite nous traiterons en particulier de la contrainte par corps. Nous ferons remarquer que dans quelques Etats le porteur d'un jugement ou autre acte exécutoire peut, à son choix, employer cumulativement tous les modes légaux d'exécution, tandis que,

ailleurs, la loi a tracé un ordre à suivre dans l'emploi de ces modes. Nous parlerons du *beneficium competentiæ* et de la surséance de paiement. Enfin nous ferons mention des droits de préférence qui peuvent être invoqués sur le prix des objets aliénés par vente forcée à la suite des divers modes d'exécution.

480. En France [1], celui qui a obtenu un jugement peut procéder à son exécution :

1° Sur les meubles ou objets réputés meubles appartenant au débiteur et qui se trouvent entre ses mains (*saisie-exécution*) [2]. Cette saisie admet deux variations, l'une relative aux fruits pendants par racine (*saisie-brandon*) [3], l'autre relative à certains meubles incorporels (*saisie de rentes constituées*) [4].

2° Sur les mêmes objets, lorsque, quoique appartenant au débiteur, ils se trouvent entre les mains d'une autre personne (*saisie-arrêt, opposition*) [5].

3° Sur les immeubles appartenant au débiteur (*saisie immobilière*) [6].

4° Sur la personne même du débiteur (*contrainte par corps, emprisonnement*) [7].

Chacun de ces divers modes d'exécution est soumis à des formalités particulières.

481. Les mêmes modes d'exécution sont autorisés par les Codes auxquels le Code français a servi de modèle;

---

[1] M. Rauter, *Procédure civile*, n° 276, p. 314.
[2] Art. 583-625 du Code de procédure civile.
[3] Art. 626 635 du même Code.
[4] Art. 636-655 *ibid.*
[5] Art. 557 582 *ibid.*
[6] Art. 673-717 *ibid.*
[7] Loi du 17 avril 1832; art. 780-805 du Code de procédure civile (*a*).

(*a*) Ajoutez la loi du 13 décembre 1848.

ce sont le Code des *Deux-Siciles* [1], le Code du canton de *Genève* [2], celui du canton de *Vaud* [3] et celui des *Pays-Bas* [4]. Ces mêmes modes d'exécution avaient déjà été consacrés par les *Lois et Constitutions Sardes* publiées en 1770 [5].

482. Les modes d'exécution ne sont pas les mêmes dans les autres législations étrangères.

483. *Le droit commun allemand* autorise [6] :

1° Des amendes, et même l'emprisonnement du débiteur qu'on appelle *emprisonnement civil ;*

2° L'expulsion du possesseur, et *l'immission* du créancier dans la possession d'un objet ;

3° La saisie-exécution : on peut même, si le débiteur ne possède pas des immeubles ostensibles, exiger de lui la prestation du *juramentum manifestationis ;*

4° L'expropriation forcée ;

5° La saisie-arrêt [7] ;

6° L'établissement de garnisaires dans la maison du débiteur, pour vaincre sa mauvaise volonté (*a*) ;

[1] Art. 647 et suiv.

[2] Art. 411 et suiv.-623.

[3] Art. 535-699. Ce Code contient (art. 498 503) des dispositions analogues à celles des législations allemandes concernant les condamnations à la délivrance d'un objet déterminé, et les condamnations à faire ou à ne pas faire.

[4] Art. 439 550, et 585-611.

[5] Liv. III, Tit. 32, art. 16. Les articles 10-12 parlent des condamnations à la délivrance d'objets individuels.

[6] Martin. §§ 262. 270 et suiv.; M. de Linde, §§ 372 et 374. Les législations allemandes distinguent entre l'exécution des condamnations au paiement d'une certaine somme, et l'exécution des condamnations soit à la délivrance d'un objet déterminé, meuble ou immeuble, soit à faire ou à ne pas faire. Nous ne parlons ici que de l'exécution des condamnations de la première espèce. Cette observation est commune à toutes les législations spéciales allemandes que nous mentionnerons ci-après.

[7] M. Mittermaier, *Archives*, t. XXIV, p. 389.

(*a*) Ce mode d'exécution est admis dans la législation française relativement à certaines matières spéciales. *Voy.* notamment l'arrêté consulaire du 16 thermidor an VIII, *contenant règlement sur le recouvrement des contributions directes et l'exercice des contraintes.*

7° La contrainte pour obliger le débiteur à travailler afin de gagner de quoi payer le montant des condamnations ;

8₀ La contrainte par corps [1].

484. Le Code de procédure civile d'*Autriche* [2] admet la saisie-exécution, la saisie-arrêt, l'expropriation forcée, l'emprisonnement [3].

485. Le Code de procédure civile de *Prusse* [4] autorise la saisie-exécution des meubles, celle des créances actives, la saisie-arrêt; le séquestre des immeubles, pour les fruits en être versés entre les mains du créancier à compte sur sa créance; l'expropriation forcée des immeubles, et enfin la contrainte par corps [5]. Les traités conclus entre la Prusse et divers États allemands dont nous avons fait mention *suprà*, n° 28, note, stipulent tous (art. 29) qu'en matière de lettres de change, la contrainte par corps prononcée par jugement rendu dans le territoire de l'un des Etats contractants sera exécutée dans l'autre.

486. Le Code de procédure civile de *Bavière* [6] autorise la saisie-exécution des meubles, l'envoi en possession du créancier dans les immeubles ou leur expropriation forcée, au choix du créancier, la saisie des droits réels réputés immeubles, la saisie des créances actives; enfin, la contrainte par corps [7].

---

[1] Martin, §§ 240 et 241.

[2] Ch. 31, art. 302 et suiv. Ofner, t. I, p. 233 et suiv.

[3] Le même Code renferme des dispositions spéciales en ce qui concerne l'exécution des condamnations soit à la délivrance d'un objet déterminé, meuble ou immeuble, soit à faire ou à ne pas faire.

[4] Part. I, Tit. 24.

[5] L'observation placée en note au n° 484 (Autriche) est également applicable au Code de procédure de la Prusse.

[6] Ch. 18, § 1.

[7] Les observations qui forment les notes 3 et 5 de la présente page, sont communes au Code de la Bavière.

487. Dans le royaume de *Hanovre,* le Code de procédure civile pour les tribunaux inférieurs [1] établit la saisie-exécution sur les meubles du débiteur, la saisie des créances actives, l'envoi en possession du créancier dans les immeubles, et l'expropriation forcée [2]. Ce Code n'autorise pas la contrainte par corps.

488. Le Code de procédure civile du grand-duché de *Bade* [3] autorise les moyens d'exécution suivants : la saisie-exécution, la saisie-brandon, la saisie-arrêt sur les créances actives du débiteur, sur le traitement et la pension auxquels il a droit, la mise en possession et jouissance des biens du débiteur, l'expropriation forcée et la contrainte par corps dans les cas déterminés par la loi [4].

489. Le règlement pour les *Etats pontificaux,* du 10 novembre 1834, autorise les modes d'exécution ci-après : la saisie-arrêt (§§ 1206-1227), la saisie-exécution des meubles (§§ 1228-1252) et des immeubles (§§ 1253-1258), des droits et actions réelles (§§ 1259 1262); enfin, si par ces divers moyens d'exécution le créancier n'a pu obtenir son paiement, il peut exercer contre le débiteur la contrainte par corps, sans qu'il soit nécessaire que le juge l'ait expressément prononcée (§§ 1386 et 1387) [5].

490. Dans le grand-duché de *Toscane,* l'exécution du jugement doit commencer par la saisie des biens meubles et immeubles : si le prix de la vente de ces biens ne suffit pas pour éteindre la dette, et que celle-ci

---

[1] Collection de M. Ebhard, t. II, p. 397.

[2] Voir l'observation à la note, au n° 484 (Autriche).

[3] §§ 983 et suiv.

[4] Voir l'observation à la note, au n° 484.

[5] Même observation.

dépasse la somme de 30 lire (22 fr. 50 cent.), le créancier, qu'elle que soit la nature de la créance, a le droit d'exercer la contrainte par corps contre le débiteur (*Motu proprio* du 14 mai 1793, art. 2). Si le débiteur est étranger, la discussion préalable de ses biens meubles et immeubles n'est pas nécessaire (*ibid.*, art. 3) [1].

491. En *Espagne,* l'exécution du jugement a lieu par la saisie et vente des biens du débiteur; en même temps, ce dernier peut être emprisonné s'il ne fournit pas caution pour le montant de la dette. La contrainte par corps n'a pas lieu, pour dettes purement civiles : 1° contre les nobles, à moins qu'ils ne soient receveurs de deniers publics; 2° contre les docteurs et licenciés des diverses Facultés; 3° contre les laboureurs; 4° contre les individus qui ont fait cession de biens. Ces personnes peuvent néanmoins être arrêtées pour dettes résultant de délits ou quasi-délits [2].

492. Dans le royaume de *Portugal,* l'exécution se fait par la saisie et vente des biens : en règle générale, la contrainte par corps ne peut être exercée contre la personne du débiteur. Par exception, cette voie d'exécution a lieu contre les débiteurs qui, par dol, cachent leurs biens aux poursuites des créanciers, ou qui les ont aliénés, ou qui ont, par dol ou fraude, empêché l'exécution du jugement pendant plus de trois mois; enfin, contre les dépositaires [3].

493. En *Danemark,* le Code de Chrétien V [4] autorise

---

[1] *Répertoire du droit toscan,* v° *Esecutione personale,* nos 19 et 20.

[2] Sala, liv. III, Tit. 15, nos 5 et suiv.

[3] Mello-Freire, liv. IV, Tit. 22, §§ 8 et 18.

[4] Liv. I, ch. 21, art. 8; ch. 24, articles 17, 32 et 33.

la saisie des meubles et immeubles, la saisie-arrêt [1], ainsi que la contrainte par corps [2].

494. En *Angleterre,* les modes d'exécution sont : la contrainte par corps, la saisie des meubles, celle des revenus des immeubles et celle de la propriété des immeubles [3].

La poursuite dirigée contre un étranger ne peut porter que sur les biens meubles qu'il possède en Angleterre, l'étranger étant incapable d'y posséder des immeubles. Mais la contrainte par corps peut avoir lieu contre lui dans les cas où elle est autorisée par les lois anglaises, et lors même que, dans la patrie de l'étranger, cette voie d'exécution ne serait pas admise [4].

Quant aux *États-Unis,* voy. *infrà,* nº 530.

495. La législation de l'*Écosse* autorise les mêmes modes d'exécution qui sont admis en Angleterre [5].

496. En *Grèce,* les différentes voies d'exécution sont : la saisie des meubles ou immeubles, la contrainte par corps dans les cas où la loi l'autorise, et l'établissement de garnisaires (art. 878 du Code de procéd. civ.).

La contrainte par corps a lieu, entre autres, contre tout étranger condamné par jugement d'un tribunal grec, soit au paiement d'une somme d'argent, soit à faire ou à ne pas faire quelque chose, et qui ne possède point des immeubles en Grèce ou qui ne fournit pas une caution suffisante (art. 999).

497. Nous avons quelques notions spéciales à ajouter

---

[1] *Archives de la Prusse rhénane,* t. VII, p. 114, 115 et 148.

[2] *Voy.* la *Revue étrangère,* t. IX, p. 950.

[3] Tomlins, et *Penny Cyclopædia,* vº *Execution.* Stat. 1 et 2, Vict., cap. 110, sect. 11-16. *Law Magazine,* vol. XX, p. 471 et 472.

[4] Tomlins, vº *Foreign.*

[5] Burton, part. 19, ch. 3, p. 567 à 594.

relativement à l'exercice de la contrainte par corps contre les étrangers en vertu de jugements de condamnation. Nous avons déjà parlé *suprà*, Tit. V, de l'arrestation provisoire des étrangers.

498. En *France*, l'art. 14 de la loi du 17 avril 1832 est ainsi conçu : « Tout jugement qui interviendra au « profit d'un Français, contre un étranger non domi- « cilié en France, emportera la contrainte par corps, à « moins que la somme principale de la condamnation « ne soit inférieure à cent cinquante francs, sans dis- « tinction entre les dettes civiles et les dettes commer- « ciales. »

Cette disposition, jusqu'aux mots : « à moins que… » se trouvait déjà littéralement dans l'art. 1 de la loi du 10 septembre 1807 [1].

499. L'art. 14 constitue évidemment un privilége au profit des Français ; et, comme les priviléges n'admet- tent pas d'interprétation extensive, cette disposition ne peut pas être invoquée par l'étranger qui jouit des droits civils en France, aux termes d'une ordonnance du roi rendue en conformité de l'art. 13 du Code civil. C'est ce qui avait déjà été jugé sous l'empire de la loi du 10 sep- tembre 1807 [2]. Depuis la publication de la loi de 1832, le tribunal de commerce de Paris s'était prononcé en sens contraire, le 12 septembre 1835 [3]. Cependant l'avis opposé a prévalu [4] (a).

[1] Voy. mon commentaire de la loi du 17 avril 1832, p. 39 et suiv.
[2] *Ibid.*, sur l'art. 14, n° 7.
[3] *Gazette des Tribunaux* du 13 sep- tembre 1835.
[4] Voy. *suprà*, n° 256.

(a) Je crois, au contraire, que l'étranger qui a la jouissance des droits civils par application de l'art. 13 du Code Napoléon, peut invo-

D'un autre côté, les termes de l'art. 14, « étranger « non domicilié en France, » indiquent que la contrainte par corps a lieu contre tout étranger qui n'a pas acquis en France un domicile légal. Or cette acquisition ne peut se faire que par une ordonnance royale rendue au vœu de l'art. 13 du Code civil [1] (a).

En conséquence, il a aussi été jugé [2] que l'étranger condamné par corps à raison de cette qualité doit être déchargé de la contrainte par corps, si, depuis le jugement, il a obtenu une ordonnance royale qui l'autorise à établir son domicile en France. En effet, la nouvelle position du débiteur offre au créancier des garanties qu'il ne présentait pas jusque-là (b).

500. Aux termes de l'art. 14 de la loi du 17 avril 1832, la contrainte par corps n'a pas lieu contre un étranger à raison d'une somme inférieure à 150 fr. — L'art. 17 de la

[1] Voy. *suprà*, n° 254. Jugement du tribunal de la Seine du 4 août 1842, et arrêt de la Cour royale du 25 du même mois (*Gazette des Tribunaux* des 6

[2] Arrêt de la Cour royale de Paris du 25 avril 1834 (MM. Crémieux et Pamois (1 août et 6 septembre 1842). torni, 1834, p. 336).

quer l'art. 14 de la loi de 1832, tout aussi bien que le Français. C'est également l'opinion de M. Demolombe (t. I, n° 266). Comp. ci-dessus, t. I, p. 490, note *a*.

(a) Ajoutez, en ce sens, un jugement du tribunal de commerce de la Seine, confirmé en appel le 15 décembre 1855 (Dev.-Car., 56, 2, 159).

(b) Que décider dans le cas inverse, c'est-à-dire dans le cas où l'étranger qui, au moment de la condamnation prononcée contre lui, était autorisé à fixer son domicile en France, est venu ensuite à perdre le bénéfice de cette autorisation? La Cour de Paris a jugé, le 17 janvier 1863, que la contrainte par corps, non prononcée lors de la condamnation, ne peut pas l'être ultérieurement pour la même dette (Dev.-Car., 64, 2, 33). Cette décision ne me paraît pas conforme aux principes. *Voy*. l'annotation mise au pied de l'arrêt.

même loi fixe, en proportion des sommes dues, la durée de l'emprisonnement. La loi de 1807 n'avait limité ni la somme ni la durée [1] (a).

501. L'art. 18 rend commune aux étrangers une exception déjà introduite précédemment en faveur des Français : c'est que la contrainte par corps ne sera pas prononcée ou cessera dès que le débiteur aura commencé sa soixante-dixième année. De même, l'art. 19 interdit la contrainte par corps au profit de proches parents du débiteur [2] (b).

[1] Voy. mon commentaire sur la loi de 1832, art. 17, n° 1.

[2] *Ibid.*, sur l'art. 19.

(a) Le tribunal civil de la Seine a jugé, le 12 juin 1857, que, pour calculer la durée de l'emprisonnement, il faut prendre comme point de départ, non le jour du jugement, mais le jour de l'arrestation provisoire (*Gaz. des Trib.* du 17 juin).

(b) Relativement aux règles que l'on applique en France aux étrangers, en ce qui concerne la contrainte par corps, nous ajouterons quelques observations :

I. On peut d'abord se demander si les étrangers sont recevables à invoquer le bénéfice des adoucissements apportés par certains articles de la loi du 13 décembre 1848. Ainsi, d'après l'art. 17 de la loi de 1832, la contrainte par corps exercée contre un étranger cesse de plein droit au bout d'un certain temps, qui varie de deux ans à dix ans, suivant le chiffre de la condamnation principale; cette disposition n'a-t elle pas été abrogée par l'art. 12 de la loi de 1848, ainsi conçu : « Dans « tous les cas où la durée de la contrainte par corps n'est pas détermi-« née par la présente loi, elle sera fixée par le jugement de condamna-« tion dans les limites de six mois à cinq ans» ? La Cour de Paris a d'abord jugé à plusieurs reprises (Dev.-Car., 56, 2, 159; 57, 2, 220) que les dispositions de la loi de 1832, relatives aux étrangers, n'avaient aucunement été abrogées par la loi de 1848 : « Cela, dit la Cour, a été bien entendu dans la discussion de cette dernière loi : spécialement en ce qui concerne l'art. 17 de la loi de 1832, s'il avait été abrogé en 1848, la conséquence serait qu'en matière commerciale un étranger pourrait être traité moins sévèrement qu'un Français. » (Comp., en effet, les

502. La loi du 10 septembre 1807 est encore en vigueur
en *Belgique*, dans la *Prusse rhénane*, dans la *Bavière rhé-*

---

art. 4 et 12 de la loi de 1848.) Il est à remarquer que les arrêts de la
Cour de Paris ont été rendus contrairement aux conclusions du ministère public. Le système qu'ils consacrent me paraît effectivement
bien rigoureux; et, en présence des termes généraux de l'art. 12 de la
loi nouvelle, je ne sais pas jusqu'à quel point il est permis d'invoquer
ce qui peut avoir été dit dans la discussion. Le deuxième rapport présenté à l'Assemblée nationale au nom du *Comité de législation* porte
d'ailleurs textuellement que les étrangers non domiciliés seront soumis à la règle générale posée dans l'art. 12. — Dans le système de la
Cour de Paris, il faudrait également refuser aux étrangers le droit d'invoquer le bénéfice des art. 10 et 11, ainsi conçus : « La contrainte par
« corps ne peut être prononcée ni exécutée au profit de l'oncle ou de la
« tante, du grand-oncle ou de la grand'tante, du neveu ou de la nièce,
« du petit-neveu ou de la petite-nièce, ni des alliés au même degré. —
« En aucune matière, la contrainte par corps ne pourra être exercée
« simultanément contre le mari et la femme, *même pour dettes diffé-*
« *rentes.* Les tribunaux pourront, dans l'intérêt des enfants mineurs
« du débiteur, et par le jugement de condamnation, surseoir pendant
« une année au plus à l'exécution de la contrainte par corps.»
La Cour de Paris a fini par revenir sur sa première jurisprudence.
Par son arrêt du 11 janvier 1859, après une admirable plaidoirie de
M. Crémieux, elle a décidé que l'art. 17 de la loi de 1832 a été remplacé par l'art. 12 de la loi de 1848 (Dev.-Car., 59, 2, 8). Cette nouvelle
jurisprudence est également appliquée par le tribunal civil de la Seine :
voy. le jugement du 19 janvier 1859, confirmé en appel le 26 février
suivant (Dev.-Car., 59, 2, 131). – Mais, l'art. 17 de la loi de 1832 étant
ainsi écarté, il reste à savoir si *en matière commerciale* l'étranger est soumis à l'art. 4 de la loi de 1848, ou bien au contraire à l'art. 12 de la
même loi : le texte de l'art. 4 suppose que la matière est commerciale,
sans distinguer si le débiteur est Français ou étranger, et, de son côté,
le texte de l'art. 12 s'applique au cas où le débiteur est étranger, sans
distinguer si la matière est civile ou commerciale. Je crois qu'il est plus
conforme à l'esprit de la loi de 1848 de traiter l'étranger comme le
Français en matière commerciale. Mais, à cet égard, il faut reconnaître
que la jurisprudence n'est point encore fixée. Ainsi, la Cour de Paris,
après avoir consacré, le 4 mars 1859, la doctrine qui me paraît préférable (Dev.-Car., 59, 2, 131), l'a ensuite abandonnée, le 28 août 1861

nane et dans la *Hesse rhénane,* sauf les modifications qui y ont été apportées dans cette dernière province [1].

[1] Voy. *suprà,* nos 261 et 262.

(Dev.-Car., 61, 2, 581), pour y revenir enfin le 17 novembre et le 13 décembre 1862 (Dev.-Car., 63, 2, 4).

II. Nous avons admis (ci-dessus, p. 206, note *a*) que, lorsqu'un individu a été déclaré en état de faillite par un tribunal étranger, cela ne fait pas obstacle à ce que la contrainte par corps puisse être exercée en France contre lui par un créancier français. Au contraire, lorsque la faillite d'un étranger a été déclarée par un tribunal français, il faut appliquer en principe l'art. 455 *in fine* du Code de commerce, et décider qu'aucun créancier ne peut plus exercer la contrainte par corps. En effet, la contrainte par corps a pour but d'amener le débiteur à payer; or, ici il n'est plus en son pouvoir de payer, puisqu'il est dessaisi (C. de commerce, art. 443). — Le tribunal de la Seine s'est écarté de cette doctrine dans un cas particulier. Un étranger avait été déclaré en état de faillite, et un sauf-conduit lui avait été accordé, par le tribunal de commerce de la Seine ; un créancier français, ayant formé opposition au jugement déclaratif de faillite, avait obtenu une ordonnance de référé l'autorisant à faire arrêter provisoirement le débiteur aux termes de l'art. 15 de la loi du 17 avril 1832. Sur la demande en nullité de ladite arrestation, formée par le débiteur, est intervenu, le 28 février 1856, un jugement qui confirme l'ordonnance de référé : « Attendu, » y est-il dit, « que l'art. 16 de la loi de 1832 pose d'une « manière générale et absolue quelles sont les exceptions à la règle de « l'arrestation provisoire des étrangers, et qu'au nombre de ces excep- « tions ne figure pas la faillite ; — qu'on ne comprendrait pas, d'ail- « leurs, pourquoi l'étranger failli, qui par cela même offre moins de « garantie, se trouverait dans une position plus favorable après qu'a- « vant la faillite » (*Gaz. des Trib.* du 5 mars 1856). Cette restriction au principe que nous avons établi peut très-bien être admise : en effet, d'une part, l'arrestation provisoire n'a pas précisément pour but d'amener le débiteur à un paiement immédiat, et, d'autre part, dans l'espèce, l'existence même de la faillite était mise en question. Mais la Cour de cassation me paraît aller trop loin lorsqu'elle dit, en termes généraux, dans les *considérants* de son arrêt du 24 novembre 1857 (déjà cité ci-dessus, p. 206, note *a in fine*), que les dispositions de la loi du 17 avril 1832 n'ont rien d'incompatible avec la mise des étrangers en état de faillite.

503. Dans le grand-duché de *Bade,* la dernière addition
à l'art. 2060 du Code civil est ainsi conçue : « Il y aura

III. Lorsqu'un étranger est soumis à la contrainte par corps, il ne
peut pas y échapper au moyen de la cession de biens. Mais rien ne
s'oppose à ce qu'un étranger dont la faillite est liquidée puisse être
déclaré excusable ; il suffit pour s'en convaincre de comparer les art. 905
du Code de procédure et 540 du Code de commerce. De même, on a
jugé avec raison que l'étranger failli peut obtenir un concordat (Cour
de Paris, 16 mars 1844). — Du reste, la déclaration d'excusabilité
permettrait bien à l'étranger failli d'échapper à la contrainte par corps
vis à vis de ses créanciers étrangers, mais non vis à vis de ses créanciers français. *Voy.* le *Traité de droit commercial* de M. Bravard, t. V,
p. 642, note 2.

IV. Enfin nous devons indiquer ici une question importante, qui se
rattache à la *théorie des statuts* : lorsqu'un tribunal français condamne un étranger envers un autre étranger, pour savoir si cette condamnation peut emporter contrainte par corps, faudra-t-il consulter la
loi française ou la loi personnelle des parties? D'abord, si nous supposons que dans l'espèce la contrainte par corps est bien admise par la loi
étrangère, mais non par la loi française, il faut dire que le condamné ne pourra pas être emprisonné en France : en effet, l'application du statut personnel aurait ici quelque chose de contraire à l'ordre
public tel que nous le comprenons (C. Nap., art. 2063. *Voy.* ci-dessus,
t. 1er, no 99 *in fine*, p. 236 et 237). Mais que décider dans le cas inverse,
dans le cas où, en raison de la nature de la condamnation, la contrainte
par corps est admise par la loi française et non par la loi étrangère? La
question s'est présentée dans la pratique. Voici dans quelles circonstances :

La Cour de chancellerie de New-York avait condamné un citoyen
des États-Unis à payer une somme de 48,000 dollars, qu'il se trouvait
devoir à un autre Américain par suite d'opérations commerciales; l'arrêt ne prononçait pas la contrainte par corps. Le défendeur s'étant réfugié à Paris, le demandeur le poursuit pour obtenir l'exécution en
France de la condamnation prononcée à New-York. Nous remarque-
rons en passant que, dans l'espèce, le demandeur s'est adressé au tribunal de commerce, conformément à la doctrine que nous avons enseignée ci-dessus (p. 99, note *a*), et qu'aucune difficulté n'a été soulevée
à cet égard. Le demandeur concluait à ce que le tribunal prononçât la
contrainte par corps; mais ces conclusions sont écartées, par les motifs suivants : « Attendu qu'il résulte des renseignements fournis qu'aux

« lieu à contrainte par corps en vertu de tout jugement

« États-Unis la contrainte par corps n'est prononcée en matière com-
« merciale qu'autant que le créancier prouve que le débiteur a pris ou
« se propose de prendre les moyens de transférer son actif hors de la
« juridiction de la Cour où le procès est pendant, ou qu'ayant des va-
« leurs, il refuse de les appliquer aux condamnations prononcées contre
« lui, ou que la dette a été contractée d'une manière frauduleuse ; —
« que, dans tous les cas. elle n'est accordée que par le juge qui pro-
« nonce le jugement ou l'arrêt, et sur nouvelle requête ; .. — Attendu
« que les juges français ne doivent pas accorder, plus que les juges du
« lieu où les affaires ont été faites et la cause jugée, ce mode d'exécu-
« tion. » Il n'y a pas là, évidemment, une argumentation bien décisive, surtout en présence de la jurisprudence qui ne reconnaît pas
autorité de chose jugée aux sentences des tribunaux étrangers. Aussi
le jugement du tribunal de commerce a-t-il été infirmé en appel par
un arrêt du 2 décembre 1848, dont voici les principaux *considérants* :
« Considérant que, d'après l'art. 1er de la loi du 17 avril 1832, la con-
« trainte par corps doit être prononcée par les tribunaux français, sauf
« certaines exceptions déterminées, contre toute personne condamnée
« pour dette commerciale d'une somme de 200 francs et au-dessus ; que
« cette disposition est absolue et ne distingue pas si le demandeur et
« le défendeur sont étrangers ou non, si l'obligation a été contractée en
« France ou ailleurs ; que c'est la nature de la dette que la loi consi-
« dère uniquement ;... — Considérant que les tribunaux français n'ont
« pas à se préoccuper de quelle manière le jugement qui leur est sou-
« mis aurait été exécuté en pays étranger, mais de quelle manière
« leurs décisions doivent l'être en France ; que, quand un créancier
« leur demande, comme dans l'espèce, de déclarer un arrêt, rendu en
« pays étranger pour dette commerciale, exécutoire par tous les moyens
« admis par la loi française contre les débiteurs habitant le territoire
« français, ils ne peuvent se dispenser d'en ordonner l'exécution par
« la voie de la contrainte par corps, parce que le mode d'exécution d'un
« acte est régi par la loi du lieu où elle doit se pratiquer » (Dev.-Car.,
49, 2, 32).

Cette décision de la Cour de Paris me paraît très-juridique ; et je ne
puis approuver la doctrine, consacrée par la Cour de Colmar, le
25 août 1859, suivant laquelle un Français condamné en France pour
dette commerciale envers un étranger n'est pas contraignable par corps
lorsque la loi du lieu où la dette a été contractée et où elle était payable
n'admet pas la contrainte par corps (Dev.-Car., 60, 2, 310) : à mon
sens, il y a là une violation de l'art. 1er de la loi de 1832.

« rendu contre un étranger et passé en force de chose
« jugée. Il en sera de même lorsqu'il n'existera pas en--
« core de jugement sur les réclamations contre un étran-
« ger qui n'offre pas d'autre garantie. »

504. Le Code civil des *Deux-Siciles* reproduit, dans
la première partie de son art. 18, l'art. 1 de la loi
française du 10 septembre 1807 (14 de la loi du 17 avril
1832).

505. A *Genève*, l'art. 683 du Code de procédure civile
porte : « La contrainte par corps sera prononcée dans
« toute espèce de condamnations, au profit d'un individu
« domicilié dans le canton, contre l'étranger qui n'y
« sera pas domicilié; ne sera considéré comme étranger
« domicilié dans le canton que celui qui aura demandé
« et obtenu la permission d'y fixer son domicile. »

506. L'art. 405 du Code civil *Sarde* est ainsi conçu :
« Le jugement qui interviendra au profit d'un sujet con-
« tre un étranger non domicilié dans les Etats emportera
« la contrainte par corps, à moins que la somme prin-
« cipale de la condamnation ne soit inférieure à
« 300 livres. »

507. Le Code de procédure civile des *Pays-Bas* porte,
art. 585, n° 10 : « La contrainte par corps a lieu contre
« tous étrangers n'ayant pas de domicile dans le royaume,
« à raison de toutes dettes sans distinction qu'ils ont
« contractées au profit de sujets néerlandais. »

508. Quant aux *Etats allemands*, les dispositions concernant l'arrestation provisoire [1] sont également applicables au cas où il s'agit de l'exécution des jugements ou

---

[1] Voy. *suprà*, nᵒˢ 264-273.

actes : dans l'un ou l'autre cas, la contrainte par corps n'a lieu que sous les conditions que nous avons indiquées pour l'arrestation provisoire.

509. En *Danemark*, la contrainte par corps a lieu contre les régnicoles et contre les étrangers, pour toute espèce de dettes, quel qu'en soit le montant. Autrefois l'emprisonnement pouvait se prolonger pendant un temps presque indéfini ; aujourd'hui il est réduit à dix ans si le débiteur est régnicole, et à quinze ans s'il est étranger. Le montant des aliments, qui doit être consigné à l'avance, varie selon la saison ; il est, terme moyen, d'environ 17 francs par mois [1].

510. En *Norwége*, tout jugement de condamnation entraîne la contrainte par corps, quoique cette voie d'exécution n'y soit pas mentionnée [2].

511. Dans le royaume de *Suède*, la contrainte par corps a lieu pour dettes constatées par lettres de change ou par billets à ordre, quel qu'en soit le montant, et sans égard à la nationalité du débiteur, à moins qu'elles ne soient garanties par des hypothèques ; mais la contrainte par corps doit être prononcée par le jugement. L'emprisonnement peut se prolonger jusqu'au moment où le débiteur est déclaré en état de faillite, pourvu que le créancier ne demeure pas en retard de payer les aliments [3]

512. En *Russie,* la contrainte par corps peut être prononcée contre les commerçants et contre les bourgeois, pour toute sorte de dettes ; elle peut l'être également contre les nobles, mais ces derniers ne peuvent faire ni

---

[1] M. Angelot, p. 47. *Revue étrangère,* t. IX, p. 959.
[2] M. Angelot, p. 116 et 340.

[3] *Voy*. la nouvelle loi suédoise relative à la contrainte par corps, publiée le 10 juin 1841, §§ 1-6.

lettres de change ni faillite. Elle ne peut être prononcée contre les employés du gouvernement en service actif, parmi lesquels on compte les prêtres et les diacres. La durée de l'emprisonnement est fixée, contre les individus non nobles, en proportion du montant de la dette, depuis 2 mois (pour 100 roubles ou environ 400 fr.) jusqu'à 2 ans (pour 1,000 roubles et au-delà). Contre les nobles la contrainte par corps a lieu pendant cinq ans. Les aliments sont fixés à environ 13 fr. par mois [1]. — La contrainte par corps a lieu également contre les étrangers ; on ne peut quitter la Russie sans payer ses dettes ou du moins sans donner une garantie. Celui qui veut partir doit faire insérer trois fois dans les journaux l'annonce de son départ, afin que ses créanciers en soient prévenus [2].

513. En ce qui concerne les *Etats pontificaux*, le grand-duché de *Toscane*, l'*Espagne*, le *Portugal*, l'*Angleterre*, l'*Ecosse* et la *Grèce*, nous renvoyons à ce qui a été dit, relativement à la contrainte par corps, aux n°ˢ 489-496 ci-dessus.

514. Nous passons aux dispositions législatives qui statuent sur la question de savoir si tous les modes d'exécution peuvent être employés cumulativement, ou si le créancier ne peut les employer que dans un certain ordre tracé par la loi.

515. En *France*, le créancier a le droit d'employer simultanément les différents modes d'exécution autorisés par la loi, et que nous avons indiqués *suprà*, n° 480 ; ces procédures d'exécution se continueront jusqu'à ce que, par l'une d'elles, le créancier ait obtenu le paiement de

---

[1] M. Angelot, p. 284 et 285. | [2] M. Angelot, p. 286 et 287.

ce qui lui est dû en principal, intérêts et frais. En effet, le législateur, en autorisant ces divers modes d'exécution, n'a point prescrit un ordre dans lequel ils peuvent ou doivent être employés (*a*), et il n'a pas déclaré que l'emploi de l'un d'eux exclut l'emploi d'un autre.

516. Il en est de même dans les Codes rédigés sur le modèle de celui de la France, tels que le Code de procédure civile des *Deux-Siciles* [1] et celui de *Genève*. Ce dernier renferme des dispositions positives sur la question. Elles sont ainsi conçues : « Art. 406. Le créancier pourra « cumuler contre son débiteur les divers modes d'exécu- « tion autorisés par la loi. — Art. 407. Toutefois, si cette « cumulation n'offrait évidemment aucun avantage au « créancier, les juges pourront restreindre les diverses « poursuites à celle pour laquelle optera le créancier, ou, « à défaut d'option, à celle qu'ils détermineront. Ils or- « donneront, dans ce cas, le sursis des autres poursuites ; « ils pourront même les annuler, suivant les circon- « stances. »

Des dispositions analogues se trouvent dans les art. 670 et 671 du Code de procédure civile du canton de *Vaud*. « Le même créancier peut, dit l'art. 670, en vertu de la « même créance, opérer cumulativement les diverses sai- « sies spéciales, contre le débiteur ou les débiteurs de « cette créance, sous l'autorité du même juge, ou sous

____

[1] Art. 647.

____

(*a*) La loi enjoint quelquefois au créancier de ne procéder à l'expropriation des immeubles qu'après discussion du mobilier (C. Nap., art. 2206).

« celle de juges différents. Dans ce cas, chacune des sai-
« sies doit faire mention des autres. » L'art. 671 ajoute :
« S'il prévoit qu'une partie suffira au paiement de la
« dette, le saisissant peut abandonner celle des saisies
« qu'il trouve convenable, pourvu qu'elle ne soit pas
« parfaite. Les frais de la saisie abandonnée demeurent à
« la charge du saisissant. »

517. Le règlement pour les *Etats pontificaux* ne restreint nullement la faculté du créancier d'employer cumulativement les divers modes d'exécution autorisés par
la loi; seulement, la contrainte par corps doit venir la
dernière.

518. L'art. 437 du Code de procédure civile des *Pays-
Bas* porte : « Celui au profit duquel un jugement a été
« rendu ou un acte a été consenti, est libre de faire sai-
« sir en même temps les biens meubles et immeubles de
« la partie condamnée ou obligée. »

519. Les Constitutions *Sardes*, dans l'article cité, consacrent un ordre de voies d'exécution analogue à celui
qui se trouve établi dans la plupart des pays allemands
dont nous parlerons ci-après. L'exécution se fera, en premier lieu, sur l'argent ou sur les meubles, denrées ou
habits; s'il n'y en a pas, sur les immeubles ou sur les créances ou rentes constituées, au choix du créancier; s'il n'y a ni
des uns ni des autres, le débiteur pourra être emprisonné.

520. Les *législations allemandes* ont établi ce qu'on
appelle un ordre des moyens d'exécution (*Folge der
Wollstreckungsmittel*); elles interdisent au créancier
d'user simultanément de tous les moyens d'exécution
admis par la loi. Il devra commencer par l'un d'eux; si
le premier moyen ne produit pas de quoi le désintéresser

complétement, il pourra employer un autre moyen d'exécution, et ainsi de suite [1].

D'après le *droit commun*, on commence par placer des garnisaires dans la maison du débiteur; ce moyen n'ayant pas de succès, on procède à la saisie des meubles; si le créancier n'est pas complétement désintéressé, il peut, à son choix, demander sa mise en possession des immeubles du débiteur ou leur expropriation; la mise en possession peut être adjugée même au créancier chirographaire. En dernier lieu, on procède à la saisie-arrêt sur les créances actives du débiteur. La contrainte pour obliger le débiteur au travail est peu en usage. La contrainte par corps, dans le sens du droit français, n'est admise que comme dernière ressource [2].

521. La législation de l'*Autriche* n'offre point de disposition relative à l'ordre à suivre dans l'emploi des moyens d'exécution.

522. En *Prusse* [3], le créancier hypothécaire ou gagiste a le choix de poursuivre le paiement de sa créance sur toute la fortune mobilière du débiteur ou de s'en prendre spécialement à l'objet engagé (a). Dans le premier cas, et

---

[1] M. Mittermaier, *Procédure civile comparée*, vol. III, p. 156 et suiv., et surtout p. 196.
[2] Martin, §§ 270 et suiv.; §§ 240 et 241. M. de Linde, §§ 372 et suiv.
[3] Code de procédure civile, part. I, Tit. 24, § 62.

(a) C'est également la règle suivie en France. Mais, aux termes de l'art. 2209 du Code Napoléon, « le créancier ne peut poursuivre la « vente des immeubles qui ne lui sont pas hypothéqués que dans le « cas d'insuffisance des biens qui lui sont hypothéqués. » De même, il paraît bien résulter de l'art. 2105 que le créancier qui a privilége général sur les meubles et sur les immeubles peut être tenu de poursuivre d'abord son paiement sur les meubles.

lorsqu'il n'y a pas d'autre hypothèque ou d'autre gage, l'officier de justice chargé de l'exécution commencera par se placer comme garnisaire dans la maison du débiteur. Ce moyen n'ayant pas eu de succès, l'officier de justice procédera à la saisie mobilière. Si celle-ci ne produit pas de quoi désintéresser complétement le créancier, et même avant de procéder à la saisie mobilière, le créancier peut requérir la saisie-arrêt des créances actives du débiteur ou des traitements et pensions dont il jouit.

Lorsque tous ces moyens d'exécution sont demeurés insuffisants, ou lorsque le créancier a un droit réel sur les immeubles, on passe à ceux-ci. Si le débiteur les administre lui-même, le tribunal nomme un autre administrateur chargé de faire le versement des revenus entre les mains du créancier; cette mesure ne peut avoir lieu qu'autant que les revenus d'une année peuvent suffire à éteindre la dette. Si les immeubles sont loués ou affermés, le tribunal ordonne le paiement des loyers ou fermages entre les mains du créancier. Si ces mesures paraissent insuffisantes, le tribunal nomme un séquestre judiciaire; il ne peut accorder au créancier lui-même la possession et jouissance de l'immeuble sans le consentement du débiteur. Si la séquestration, prolongée pendant un an, n'a pas suffi pour éteindre la dette, ou si, d'après la nature de la créance, le créancier a le droit de s'en prendre à la substance de l'immeuble, on procédera à l'expropriation forcée.

A défaut de tout autre objet d'exécution, le débiteur peut être contraint à un travail en rapport avec ses connaissances et avec ses forces. Si ce dernier mode se présente comme inutile, ou si le créancier refuse d'y recourir, ou enfin si le débiteur ne satisfait pas aux prescriptions du tribunal dans le délai fixé, il y a lieu à la contrainte par corps.

523. En *Bavière* [1] et en *Hanovre* [2], les moyens d'exécution ne peuvent être employés que successivement et dans l'ordre indiqué ci-dessus.

524. Le Code de procédure civile du grand-duché de *Bade* [3] n'a pas conservé l'ordre des moyens d'exécution : le créancier peut les exercer tous simultanément.

525. En *Danemark* [4], l'exécution a lieu d'abord sur les meubles du débiteur; en cas d'insuffisance des meubles, sur les immeubles; en cas d'insuffisance des uns et des autres, le débiteur peut être emprisonné.

526. Le même ordre est observé en *Espagne* [5] et en *Portugal* [6] : les droits incorporels (*jura*) ne sont saisis qu'en cas d'insuffisance des meubles et immeubles.

527. En *Grèce*, les différentes voies d'exécution peuvent être employées cumulativement [7].

528. En *Angleterre*, le poursuivant a le choix de requérir soit la contrainte par corps contre la personne du débiteur, soit la saisie de ses meubles, des revenus de ses immeubles ou de la possession des mêmes immeubles; il peut obtenir simultanément les ordres de justice pour tous ces modes d'exécution [8].

---

[1] Code de procédure civile, ch. 18, § 1.

[2] *Ibid.*, à l'endroit cité ci-dessus (n° 487).

[3] Art. 966.

[4] Code de Chrétien V, liv. I, ch. 24, §§ 17, 32 et 33.

[5] Sala, liv. III, Tit. 15, §§ 5 et suiv.

[6] Mello-Freire, liv. IV, Tit. 22, § 8.

[7] Code de procédure civile, article 878.

[8] Tomlins, *Law Dictionary*, v° *Execution*, II. *Penny Cyclopædia*, v^is *Execution* et *Extent*. — Quant à la contrainte par corps, *voy.* mon article dans la *Gazette des Tribunaux* des 22 et 26 octobre 1831, et la *Revue étrangère et française*, t. VI, p. 80.

529. Il en est de même en *Écosse* [1].

530. Aux *États-Unis,* l'exécution a lieu d'abord sur les meubles, sous l'autorité des Cours d'équité [2] ; à défaut ou en cas d'insuffisance des meubles, on procède, sous l'autorité des Cours de la loi, à la vente des immeubles [3]. La contrainte par corps n'est admise qu'avec de grandes restrictions [4].

531. Les législations allemandes ont établi, au profit du débiteur, deux moyens de secours qui sont inconnus dans le droit français : c'est le *beneficium competentiæ* et la surséance de paiement (*moratorium,* en allemand *Anstands-Brief*) [5].

Le *beneficium competentiæ,* qui tire son origine du droit romain [6], est le droit accordé à certaines personnes de retenir, en cas d'exécution des jugements rendus contre elles, une portion de leurs biens à titre d'aliments [7].

La surséance de paiement, également empruntée au droit romain [8], s'obtenait aussi autrefois en France par des lettres royales qu'on appelait «lettres de répit» [9] : c'est

---

[1] Burton, part. 19, ch. 3, sect. 3, p. 171.

[2] Kent, t. IV, p. 429 et 430; t. II, p. 443 et 444.

[3] *Ibid.*, t. IV, p. 430 et suiv.

[4] Voy. la *Revue étrangère et française,* t. VI, p. 968; t. VIII, p. 173 et 925 (*a*).

[5] Voy. *suprà,* n° 368.

[6] Glück, *Commentaire,* t. XIV, § 897; t. XII, § 782; t. XIII, § 850; t. XV, § 967; t. XI, § 761; t. XIV, § 896; t. XXV, § 1237; t. XXVIII, § 1288; t. XXXII, § 1367. Mühlenbruch, § 154. *Bibliothèque du jurisconsulte :* Liège, 1826, p. 389. M. Weiske, v° *Beneficium competentiæ.* M. Francke, *Archives,* t. XXIII, p. 387 (*b*).

[7] Martin, § 269; Bayer, p. 531; M. de Linde, §§ 376 et 427.

[8] Glück, *Commentaire,* t. III, § 214.

[9] *Répertoire,* v° *Répit.*

(*a*) Comp. le jugement du tribunal de commerce de la Seine, rapporté ci-dessus, p. 236, note *b* IV.

(*b*) Comp. notre *Cours élémentaire de droit romain,* t. II, p. 604 et suiv.

une faveur accordée par le prince aux débiteurs qui, par des accidents fortuits et imprévus, sans fraude et sans aucune mauvaise conduite, se trouvent hors d'état de payer leurs dettes au moment où ils sont poursuivis par leurs créanciers [1] (a).

532. Le Code de procédure civile de *Prusse* [2] contient l'énumération des personnes qui ont droit de réclamer le *beneficium competentiæ*. Ce sont : les ascendants et descendants ; le beau-père ou la belle-mère, poursuivis en paiement de la dot promise ; les frères et sœurs, les époux, les associés, le donateur poursuivi en paiement des objets ou sommes donnés, le débiteur déjà admis au bénéfice de la cession et qui a acquis de nouveaux biens.

533. Le Code de procédure civile de *Bavière* [3] ajoute à cette énumération : les alliés en ligne directe, et au premier degré en ligne collatérale ; les membres de la noblesse, les personnes revêtues de quelque dignité, les communes et établissements publics.

534. Le Code de procédure civile de *Bade* [4] admet le *beneficium competentiæ* dans deux cas seulement : pendant le cours de l'instance sur la faillite ou la déconfiture ; et lorsque le débiteur, tombé précédemment en faillite ou en

[1] Martin, § 269 ; Bayer, p. 550 ; M. de Linde. §§ 376 et 427.
[2] Part. I, Tit. 49, § 16.
[3] Ch. 18, § 10.
[4] Art. 851 et 938.

(a) En France, aux termes de l'art. 1244 du Code Napoléon, « les « juges peuvent, en considération de la position du débiteur, et en « usant de ce pouvoir avec une grande réserve, accorder des délais « modérés pour le paiement, et surseoir à l'exécution des poursuites, « toutes choses demeurant en état. » Ajoutez les art. 122, 123 et 124 du Code de procédure.

déconfiture, et ayant acquis de nouveaux biens, est poursuivi par les créanciers qui ne se sont pas présentés dans les premières procédures, ou qui n'y ont pas obtenu leur paiement intégral.

535. En *Espagne* [1] et en *Portugal* [2], le *beneficium competentiæ* est également admis.

536. La surséance du paiement est accordée par le prince, d'après le *droit commun de l'Allemagne* [3]. Ce principe a été maintenu dans le Code de procédure civile de *Bavière* [4]. En *Prusse,* au contraire, le *moratorium* est accordé par les juges compétents [5]; il en est de même dans les *Pays-Bas* [6] et en *Belgique* [7].

En *Portugal* [8], c'est également le roi qui accorde cette faveur.

Le *writ of supersedeas* du droit *anglais* n'a de commun avec le *moratorium* usité en Allemagne que l'analogie du nom : cet ordre est accordé par les tribunaux pour cause d'erreurs ou d'irrégularités commises dans la procédure d'exécution [9].

537. Après la vente forcée des biens d'un débiteur, les questions de préférence soulevées entre les créanciers peuvent donner lieu à un conflit des lois de différents Etats. Les causes de légitime préférence sont les priviléges et les hypothèques [10]. Nous rappellerons ici les

---

[1] Sala, liv. III, Tit. 15, § 16.

[2] Mello-Freire, *Institutiones juris civilis lusitani*, liv. IV, Tit. 5, § 7.

[3] Martin , § 325 ; M. de Linde , § 433 ; Pütter, *Etudes (Beitraege, etc.)*, t. I, n° 15 ; Kluber, *Droit public* , § 486 ; M. Mittermaier , *Archives* , t. XVI, n° 17.

[4] Ch. 18, § 12. Ordonnance royale du 9 décembre 1825.

[5] Code de procédure civile, part. I, Tit. 47.

[6] Code de procédure civile (1838), liv. III , Tit. 2. Voy. la *Revue étrangère*, t. VI, p. 508.

[7] Arrêté du 25 novembre 1814.

[8] Mello-Freire, liv. IV, Tit. 5, § 8.

[9] Tomlins, v° *Supersedeas.*

[10] Art. 2094 du Code civil français.

principes d'après lesquels les conflits doivent être décidés.

Le prix de vente des immeubles se partagera entre les
divers créanciers du débiteur, conformément à la loi du
lieu de la situation. En effet, c'est cette loi qui règle les
droits de privilége ou d'hypothèque sur les immeubles; et,
par suite, les priviléges et hypothèques ne peuvent
s'exercer sur le prix autrement qu'en conformité de ladite loi[1].

S'il s'agit du prix de la vente des meubles du débiteur,
il faut distinguer : les meubles se sont-ils trouvés jusqu'à
la vente, et au moment où elle a eu lieu, dans le domicile
du débiteur, c'est la loi de ce domicile qui décide les
questions de préférence[2]; au contraire, si les meubles
appartenant au débiteur ont été saisis et vendus dans un
lieu autre que celui de son domicile, c'est la loi de cet
autre lieu qui décide les questions de préférence[3].

358. Les questions de préférence sur le prix des meubles se présentent surtout dans le cas de faillite et dans
celui de la déconfiture, qui est assimilée à la faillite par
les législations allemandes. D'après le principe de l'indépendance des nations, le jugement rendu par le tribunal
du domicile du débiteur, jugement qui nomme un administrateur de la fortune et qui ordonne la vente des biens
ainsi que la distribution du prix, n'aura d'effet qu'à l'égard
de ceux de ces biens qui se trouveront au lieu du domi-

---

[1] Voy. *suprà*, n° 60. Rodenburg,
Tit. 2, ch. 5, n° 15. Boullenois, *Traité*,
Tit. 2, ch. 5, obs 30; t. I, p. 812 et
suiv. Huber, *Jus publ univ.*, ch. 10,
n° 44. Hert, § 64. M. Story, § 325, *h*.
Voet, *ad ff.*, Tit. *Qui pot. in pign.*,
n° 38.

[2] Voy. *suprà*, n° 60, à la fin. Rodenburg, Boullenois, Huber, Hert et Voet,
aux endroits cités; M. Story, §§ 323 et
suiv.

[3] Voy. *suprà*, n° 62.

cile, et il y aura autant de répartitions à faire qu'il y aura de lieux différents dans lesquels se trouvent des immeubles ou des meubles appartenant au débiteur commun[1].

Pour obvier aux inconvénients résultant de cet état de choses, les tribunaux des divers Etats allemands sont disposés à admettre en principe la compétence exclusive du tribunal du domicile du débiteur à l'égard de toutes les contestations qui naissent de la faillite ou de la déconfiture[2], sauf à faire décider par ce tribunal les questions de préférence selon les lois du lieu de la situation des immeubles et de l'existence momentanée des meubles. Le Code de procédure civile de *Prusse*[3] renferme plusieurs dispositions qui tendent à faire prévaloir, dans la pratique, la compétence exclusive du tribunal du domicile, lorsque le débiteur commun possède des meubles ou immeubles dans un pays étranger. Les traités relatifs à l'administration de la justice, qui ont été conclus entre les Etats allemands, renferment des dispositions conçues en ce sens. Ainsi, on lit dans le traité convenu entre le royaume de Wurtemberg et le grand-duché de Bade le 30 décembre 1825-3 janvier 1826[4], art. 8 et 11 : « En cas de faillite ou de « déconfiture d'un individu domicilié dans l'un des Etats, « mais possédant des biens dans l'autre, les deux Etats « reconnaissent le tribunal du domicile du débiteur comme « juge général de la faillite ou déconfiture, et on n'ad- « mettra pas une seconde instance (*Partial Concurs*) dans « celui des Etats où le débiteur n'est pas domicilié........ « Le tribunal compétent à statuer sur la faillite ou la dé-

[1] Voy. *suprà*, n° 368.
[2] Bayer, *Du Concurs*, § 17, n° 5, p. 55.
[3] Part. I, Tit. 50, §§ 670 et 671, ainsi que les additions à ce dernier paragraphe.
[4] Martens, *Nouveau recueil*, t. VI, p. 854.

« confiture statuera sur la validité et la liquidité des créan-
« ces, suivant les lois de l'Etat dans lequel elles ont pris
« naissance. Les créances hypothécaires affectées sur des
« immeubles spéciaux seront jugées et colloquées d'après
« la loi du lieu de la situation..... Les sujets d'un Etat qui
« réclament un droit de préférence devant le tribunal de
« la faillite ou de la déconfiture siégeant dans un autre
« Etat peuvent exiger leur paiement sur le prix des biens
« du failli qui se trouvent dans leur patrie, et suivant les
« lois de cet Etat relatives aux droits de préférence. » —
Des dispositions analogues se trouvent dans les art. 20
et 21 [1] de chacun des traités conclus par la Prusse avec
d'autres Etats allemands, et dont nous avons fait mention
suprà, n° 28, note.

En *Autriche,* on admet les mêmes principes, mais en
cas de réciprocité seulement [2].

En *Bavière,* la compétence exclusive du tribunal du domicile n'est admise qu'en vertu d'un traité [3]; il en existe
un avec le Wurtemberg, du 7 mai 1821 [4].

Dans l'*Electorat de Hesse,* on n'admet point qu'un tribunal étranger ait le pouvoir de connaître de la faillite ou
déconfiture d'un sujet hessois [5] (a).

539. En règle générale, dans l'ordre ou la distribution
du prix des biens du débiteur commun, on ne fait aucune

---

[1] Dans quelques-uns des traités, ce sont les art. 19 et 20.
[2] M. de Püttlingen, § 139, p. 158.
[3] *Ibid.,* p. 159.
[4] M. de Spies, *Suppléments au Code de procédure civile,* p. 87.
[5] Voy. *suprà,* n° 339.

(a) Sur les questions indiquées par M. Fœlix dans ces n^{es} 537 et 538,
comparez les judicieuses observations de M. de Savigny, *System,* t. VIII,
§ 374 (p. 279 et suiv. de la traduction).

différence entre les créanciers régnicoles et les créanciers étrangers. Cette règle a lieu en *France*. — La loi des faillites d'*Autriche* porte, art. 27 : « Les sujets d'États étran-
« gers jouiront des mêmes droits que les régnicoles, à
« moins que, dans leur patrie, les sujets autrichiens ne
« soient pas traités sur le même pied que les régnicoles,
« auquel cas il y aura lieu d'appliquer le principe de la
« réciprocité. » — L'art. 22 de chacun des traités conclus entre la *Prusse* et divers États allemands, dont nous avons fait mention au n° 28, porte : « Nulle part il ne peut être
« établi une différence entre les créanciers régnicoles et
« les créanciers étrangers, relativement aux droits à exer-
« cer dans la faillite ou déconfiture. » — L'art. 812 du Code de procédure civile de *Bade* est ainsi conçu : « Les
« créances des étrangers et les réclamations formées con-
« tre eux seront, dans les instances nées de la faillite ou
« de la déconfiture, traitées à l'égal des créances ou récla-
« mations concernant les régnicoles, à moins de disposi-
« tions contraires établies par les traités, ou à moins que
« dans la patrie des étrangers on refuse aux sujets ba-
« dois la jouissance de droits égaux avec les régnicoles. »

Les tribunaux de quelques cantons *suisses* étant dans l'usage d'ordonner, dans les distributions de deniers en matière de faillite ou de déconfiture, le paiement par pré-férence aux citoyens du canton, le gouvernement autri-chien a pris des mesures de rétorsion [1].

Par contre, des traités établissant l'égalité des droits, en cas de faillite ou de déconfiture, des sujets ou ci-toyens respectifs, ont été conclus en 1808 entre le gou- ·

___

[1] Ofner, t. II, p. 44 et 45; M. de Püttlingen, § 143.

vernement de Bade et la Confédération suisse, à l'exception des cantons de Schwitz et de Glaris [1]; en 1826, entre le Wurtemberg et la même Confédération, à l'exception de Neuchâtel, Schwitz et Glaris [2]; enfin, en 1834, entre le gouvernement de Bavière et la Suisse, à l'exception des cantons d'Uri et de Zug [3]. La même disposition se trouve dans l'art. 4 du traité conclu entre la France et la Suisse en 1828 [4].

TITRE IX.

DES ACTES ILLICITES DE L'HOMME, OU DU DROIT CRIMINEL INTERNATIONAL.

Sommaire.

540. Introduction. Division de la matière.
541. Sens des mots *infraction* (*Verbrechen*), et *citoyen* ou *sujet*.

540. Le droit pénal ou criminel de chaque nation participe à la fois du droit public et du droit privé de cette nation [5]. Pour ce qui regarde l'action de l'Etat ou des autorités instituées à l'effet de poursuivre et de punir les auteurs des crimes et délits, le droit criminel est du ressort du droit public : il n'appartient au droit privé qu'en ce qu'il a également pour objet la réparation des intérêts privés qui ont été lésés par ceux des actes de

---

[1] M. Snell, t. I, p. 476.
[2] *Ibid.*, p. 479.
[3] *Ibid.*, p. 482.

[4] *Ibid.*, p. 496.
[5] M. Rauter, *Droit criminel français*, t. I, p. 56; Pütter, §§ 82-84.

l'homme que la loi qualifie de crimes ou délits. C'est
sous ce dernier point de vue que nous comprenons le
droit criminel international dans le présent traité [1].

Le droit criminel international traite, comme le droit
civil international, des personnes et des choses. Sous le
premier rapport, il distingue entre les citoyens ou sujets
de l'Etat et les étrangers; il subdivise les infractions
commises par les citoyens ou sujets selon qu'elles ont été
perpétrées, soit dans le territoire de la nation dont l'inculpé fait partie, soit hors de ce territoire. Dans l'une et
l'autre hypothèse, les infractions peuvent porter préjudice :

A l'Etat auquel appartient l'auteur du fait,

A d'autres citoyens ou sujets du même État,

A un Etat étranger,

A des citoyens ou sujets d'un État étranger.

De même, les étrangers peuvent commettre des infractions, soit dans le territoire de l'Etat où ils se trouvent
momentanément, soit hors de ce territoire ; et ces infractions peuvent également porter un préjudice :

Ou à l'Etat dans le territoire duquel l'étranger se
trouve,

Ou à un citoyen ou sujet de cet Etat,

Ou à un autre Etat,

Ou à un citoyen ou sujet de cet autre État [2].

Les choses sur lesquelles les infractions sont commises
peuvent se trouver, soit dans le territoire de l'Etat dont
les tribunaux sont appelés à instruire sur l'infraction et

---

[1] Suivant M. Falck (*Cours d'introduction générale*, traduction de
M. Pellat, § 37), le droit criminel appartient exclusivement au droit privé.

M. Den Tex (*Encyclopædia*, §§ 95 et
103, aux notes) s'attache à réfuter cette
opinion.

[2] M. Abegg, §§ 22.

à la punir, soit hors de ce territoire. On établit quelquefois une distinction entre les choses corporelles et les choses incorporelles.

En appliquant ces diverses distinctions, nous diviserons la matière en sept chapitres : le premier sera consacré aux infractions commises par un individu dans le territoire de la nation à laquelle il appartient ; le second chapitre traitera de la punition des infractions commises par un régnicole en pays étranger ; le troisième, des poursuites exercées contre un étranger pour crimes ou délits commis, soit dans le même Etat où ces poursuites se font, soit dans un autre État ; dans le quatrième chapitre, nous examinerons la question de savoir quelle est la loi pénale ou de procédure criminelle applicable, lorsque la poursuite a lieu dans un État autre que celui où le fait punissable a été commis ; le cinquième chapitre traitera de l'exécution des jugements rendus par les tribunaux étrangers en matière criminelle ; le chapitre VI est consacré aux choses sur lesquelles les infractions peuvent avoir été commises ; enfin, le chapitre VII traitera de l'extradition [1].

541. Nous emploierons le mot *infraction* dans le sens général que lui donne l'art. 1 du Code pénal français, et qui comprend toute violation des lois pénales, quelle que soit la gravité des peines. En parlant de la législation française, nous aurons soin de conserver la distinction qu'elle établit dans le même article entre les mots *crime*, *délit* et *contravention*. Les lois des États allemands désignent par un seul et même mot (*Verbrechen*) les infrac-

---

[1] Voy. *suprà*, n° 70, X-XIV.

tions aux lois pénales qu'en France on qualifie de crimes et de délits : pour éviter des confusions, nous traduirons partout, en citant les textes des lois allemandes, le mot *Verbrechen* par « crimes et délits. »

Nous ajouterons que les mots *citoyen, sujet* et *régnicole* seront employés comme synonymes.

CHAPITRE I.

DES INFRACTIONS COMMISES PAR UN RÉGNICOLE DANS LE TERRITOIRE DE SA PROPRE NATION.

|Sommaire.

542. Transition. Objets de ce chapitre.
543. La juridiction de l'État s'étend sur les eaux.
544. Le vaisseau en pleine mer continue le territoire. Juridiction.
545. Exception en cas de crime de piraterie.
546. Du jugement des prises.
547. Juridiction sur les militaires se trouvant en pays étranger.

542. Aucun doute ne peut s'élever sur le droit de l'Etat ou du corps social de punir les infractions à ses lois, lorsque ces infractions ont été commises par un citoyen ou sujet et dans le territoire. Il en est de même du droit qu'a la partie lésée de poursuivre, dans son intérêt privé, la réparation des mêmes infractions. Nous ne ferions pas même mention de cette hypothèse dans un *Traité du droit international,* si nous ne croyions pas utile d'examiner deux questions qui sont nées des rapports internationaux, mais qui, en réalité, rentrent dans le présent chapitre.

543. Il est reconnu dans le droit des gens[1] que le ter-

[1] Bynkershoeck, *De dominio maris,* cap. 2 : *Opera*, t. II, p. 126 et suiv. Vattel, liv I, §§ 206, 287, 290. Martens, §§ 39 et 40, et la note de M. Pinheiro-Ferreira sur le § 40. Azuni, t. I, ch. 2, art. 3. Klüber, §§ 130 et 131. *Voy.* aussi la *Revue étrangère*, t. VII, p. 751, et t. IX, p. 91 et suiv.

ritoire d'une nation ne comprend pas seulement les terres de sa domination, mais encore les eaux qui se trouvent enclavées dans ces terres, telles que les lacs qu'elles renferment, les fleuves et rivières qui les traversent, comme aussi tout ou partie des fleuves ou rivières qui limitent les terres et les séparent de celles d'un autre État. On admet même que la domination d'une nation s'étend sur les parties de la mer voisines des côtes, sur les ports, les baies et détroits. De là il suit que la juridiction sur ces mêmes eaux appartient également à cette nation ; en d'autres termes, que les crimes et délits commis sur ces eaux sont considérés comme commis dans le territoire de la même nation, et peuvent être punis par ses autorités [1]. Nous verrons *infrà*, n° 579, que ce principe s'applique sans distinguer si l'auteur de l'infraction est un régnicole ou un étranger (*b*).

544. D'autre part, tout vaisseau qui navigue dans la pleine mer, patrimoine commun de toutes les nations, est considéré comme formant une continuation du territoire de la nation à laquelle ou aux citoyens de laquelle il appartient. Dès lors les tribunaux de cette nation sont

---

[1] Vattel, liv. I, § 295 ; Martens, § 44 ; Azuni, *ibid.*, art. 7 ; Klüber, § 132 ; Wens, p. 36. *Voy.* la *Revue étrangère*, t. IX, p. 353 (*a*).

(*a*) Voy. surtout M. Théodore Ortolan, *Régles internationales et diplomatie de la mer*, liv. II, chap. 8, *De la mer territoriale* (t. I, p. 139 et suiv. de la 4e édition).

(*b*) On a même jugé que les tribunaux français pouvaient connaître de l'action en indemnité fondée sur un abordage qui avait eu lieu dans un port français entre deux navires anglais (*Gaz. des Trib.* du 18 novembre 1843).

seuls compétents pour connaître des crimes et délits commis à bord de ces vaisseaux [1]. On étend même cette compétence aux faits commis à bord des vaisseaux appartenant à la nation (*public vessels*) qui se trouvent dans un port étranger, bien qu'on admette que la répression des infractions commises sur un vaisseau particulier, dans un port étranger, appartient à la nation dans le territoire de laquelle le port est situé [2] (*b*). Ainsi, les crimes ou délits

[1] Vattel, liv. I, ch. 19, § 216; Wens, p. 42 et suiv.; M. Wheaton, t. I, part. II, ch. 2, § 10, n°s 3 et 4, et § 14, p. 150, 152 et 158. — Cette question a été discutée, en passant, dans la cause du *Carlo Alberto*, jugée par arrêts de la Cour de cassation du 7 septembre 1832 et de la Cour royale de Lyon du 15 octobre de la même année (*Gazette des tribunaux* du 8 septembre 1832. Sirey, 1832, I, 577; 1833, II, 237. Dalloz, 1832, I, 417; 1833, II, 145. Dalloz, *Dict.*, v° *Droit naturel*, n°s 69 et suiv. M. Dupin, *Réquisitoires*, t. I, p. 477. M. Théodore Ortolan, t. I, p. 109, 116 et 274) (*a*). — *Voy.* aussi *infrà*, n° 596, le § 2 du projet de Code pénal de la Norwége.

[2] Vattel et M. Wheaton, aux endroits cités; Klüber, § 55. *Voy.* le numéro précédent.

(*a*) *Voy.*, dans la 4ᵉ édition de M. Théodore Ortolan, liv. II, chap. 13, *De la juridiction internationale concernant les navires* (t. I, p. 257 et suiv.).

(*b*) En ce qui concerne les navires de commerce mouillés dans un port étranger, M. Fœlix n'indique pas une distinction qu'on a toujours faite en France et qui est consacrée par un avis du Conseil d'État du 20 novembre 1806, dont voici les principaux passages : « Le Conseil « d'État,.... considérant qu'un vaisseau neutre ne peut être indéfi- « niment regardé comme lieu neutre, et que la protection qui lui est « accordée dans les ports français ne saurait dessaisir la juridiction « territoriale pour tout ce qui touche aux intérêts de l'État ;..... que « les gens de son équipage sont justiciables des tribunaux du pays, « pour les délits qu'ils commettraient, même à bord, envers des per- « sonnes étrangères à l'équipage ; — mais que, si jusque-là la juri- « diction territoriale est hors de doute, il n'en est pas ainsi à l'égard « des délits qui se commettent à bord du vaisseau neutre, de la part « d'un homme de l'équipage neutre envers un autre homme du même « équipage ; qu'en ce cas, les droits de la puissance neutre doivent être « respectés, comme s'agissant de la discipline intérieure du vaisseau, « dans laquelle l'autorité locale ne doit pas s'ingérer toutes les fois que « son secours n'est point réclamé ou que la tranquillité du port n'est « pas compromise.... »

commis sur des vaisseaux naviguant en pleine mer, et sur les vaisseaux de l'Etat se trouvant dans un port étranger, ou par les équipages de ces vaisseaux, tombent sous la compétence des tribunaux de la nation à laquelle ils appartiennent et sont jugés selon ses lois (a).

545. La règle indiquée au n° 544 admet une exception dans le cas du crime de piraterie. Ce crime est regardé, non-seulement comme une violation du droit d'une nation déterminée, mais même comme une violation du droit des gens : par suite, les auteurs de ce crime peuvent être recherchés et punis partout où on les trouve [1].

546. En matière de prises maritimes, il est admis par l'usage que le juge du capteur est seul compétent pour connaître de la validité de la prise [2]. Ce principe ne forme pas une exception à celui établi au n° 544 ci-dessus; il est spécial au cas de guerre et n'a aucun rapport avec le droit international privé (c). — Dans le cas de prises faites

[1] Wens, p. 48 et suiv.; M. Wheaton, à l'endroit cité, p. 153 et 158; Martens, § 289; *Répertoire*, v° *Pirate*. *Voy.* aussi la *Revue étrangère*, t. IX, p. 353 (b).

[2] Martens, § 322, et la note de M. Pinheiro-Ferreira; *Répertoire*, v° *Prise maritime*, § 7, art. 1. M. Wheaton, t. II, part. 4, ch. 2, § 13.

(a) Les notions qui font l'objet de ces n°s 543 et 544 sont admirablement développées par notre éminent collègue M. Ortolan dans ses *Éléments de droit pénal*, n°s 919-937, t. I, p. 387 et suiv. de la 3e édition. — Comp. M. Massé, t. I, n°s 100 et suiv., n°s 526 et 527.

(b) Comp. M. Massé, t. I, n°s 154 et 528. *Voy.* surtout M. Théodore Ortolan, *op. cit.*, liv. II, chap. 11 (t. I, p. 207 et suiv.).

(c) *Voy.*, dans l'ouvrage de M. Théodore Ortolan, le chapitre intitulé *Capture des navires marchands*, et le chapitre intitulé *Course maritime* (t. II, p. 35 et suiv.). *Voy.* aussi M. Massé, t. I, n°s 153 et suiv., 405 et suiv.

durant la paix, aux termes de conventions conclues entre les gouvernements, on maintient la règle *actor sequitur forum rei*, et les tribunaux du domicile de l'armateur ou propriétaire du bâtiment arrêté sont seuls compétents pour connaître de la validité de la prise [1] (*a*).

547. Après avoir expliqué comment les vaisseaux naviguant en pleine mer forment la continuation du territoire de la nation, nous avons à nous occuper d'une autre fiction du droit des gens, relative à la personne de l'individu accusé d'un crime ou d'un délit. Le militaire sous les drapeaux ou en activité de service, qui se trouve dans un pays étranger, est considéré comme étant dans sa patrie : par suite, même lorsqu'il est dans un pays ami ou neutre, les crimes ou délits dont il s'est rendu coupable seront punis comme s'il les avait commis dans sa patrie. C'est la disposition d'un décret impérial du 21 février 1808 [2] et de l'art. 10 du Code pénal militaire des Pays-Bas de 1815 [3] (*b*).

---

[1] *Voy.* les traités des 30 novembre 1831 et 22 mai 1833 entre la France et l'Angleterre, celui du 26 juillet 1834 entre ces deux puissances et le Danemark, et celui du 20 décembre 1840 entre les principales puissances de l'Europe, la France exceptée (Bull. des lois de France, 1833, sect. 1, n° 4928 ; 1834, sect. 1, n° 5632. Collection de M. Duvergier, t. XXXIII, p. 351 ; t. XXXIV, p. 388. Martens, *Nouveau recueil*, t. IX, p. 544 et 549. *Revue étrangère*, t. IX, p. 160).

[2] *Répertoire*, v° *Souveraineté*, § 5, n° 9. *Voy.* M. Wheaton, à l'endroit cité, p. 151, n° 3.

[3] M. Bosch, *Droit pénal et discipline militaire*, p. 19 et 243.

(*a*) Ajoutez M. Massé, t. 1, n° 528.

(*b*) Comp. M. Ortolan, *Éléments de droit pénal*, n°s 938-942, t. 1, p. 396 et suiv. de la 3e édition.

CHAPITRE II.

DES POURSUITES CONTRE UN RÉGNICOLE A RAISON D'UN FAIT PAR LUI COMMIS EN PAYS ÉTRANGER.

Sommaire.

548. Les auteurs ne sont pas d'accord sur la question de savoir s'il y a lieu de poursuivre un régnicole à raison d'un crime ou délit par lui commis en pays étranger. Voet[1] la résout affirmativement, par le motif que le délinquant, étant obligé de connaître la loi de son domicile, doit être censé avoir eu égard à cette loi dans la perpétration du fait. Boehmer[2], qui discute la question uni-

---

[1] *De statutis*, sect. 11, ch. 1, n⁰ 4. | §§ 13 et suiv. (Dans les *Electa, exerc.*
[2] *De delictis extra territ. commissis,* | 20.)

quement par rapport aux divers États allemands, et
d'après leur position pendant l'existence de l'Empire germanique, est arrivé à la même solution. Martens [1] garde
le silence sur cette question. M. Pinheiro-Ferreira [2] soutient l'affirmative, pourvu qu'il existe une plainte.
Schmalz [3] distingue entre les faits qui, en eux-mêmes et
en tout lieu, sont regardés comme crimes ou délits, tels
que le meurtre, le vol, et ceux qui ne rentrent pas dans
cette catégorie : il punirait les premiers seulement. Abegg [4]
et Klüber [5] se prononcent indistinctement contre toute
poursuite, attendu que, d'une part, dans le lieu de la
perpétration du fait criminel, la partie lésée ne se trouvait pas sous la protection de l'Etat dans lequel il s'agit
d'exercer des poursuites, et que, d'autre part, les lois de
cet Etat n'avaient pas d'empire sur l'auteur du fait. Par
exception, Klüber admet la poursuite dans deux cas seulement : 1° lorsque l'Etat étranger où le fait a été commis la requiert ; 2° lorsque, dans l'Etat où la poursuite
doit être exercée, il existe une loi qui punit les faits
commis à l'étranger. Wens [6] et Cosmann [7] adoptent l'avis
d'Abegg et de Klüber, sans admettre des exceptions, et
sans distinguer si la lésion a été commise par le régnicole au préjudice d'un autre régnicole ou au préjudice de
sa nation même. Feuerbach [8], au contraire, soutient que,
dans ces deux dernières hypothèses, le régnicole reste
soumis aux lois pénales de sa patrie, dont l'application
ne saurait être écartée par la seule circonstance de son

[1] § 100.
[2] *Notes sur Martens*, t. 1, note 48,
p. 421 et 422.
[3] *Traduction*, p. 158 et 159.
[4] §§ 28, 35, 36 et 41.
[5] § 63.
[6] Sect. 2, §§ 1 et 5.

[7] §§ 2 et 3. — *Voy*., dans les *Nou-*
velles archives du droit criminel,
t. XIV, p. 147, le compte-rendu de
cet ouvrage, et, p. 546 et suiv., un arrêt rendu en ce sens.
[8] *Manuel*, § 31.

absence momentanée. C'est là aussi l'opinion de l'auteur d'un article du *American jurist* [1] ; elle a également été professée par Rudolph [2] et par Tittmann [3], mais pour le cas seulement où la partie lésée est ou l'Etat auquel appartient le délinquant, ou un autre sujet du même Etat. M. Mittermaier [4] partage l'avis de Wens et de Cosmann ; seulement, il admet une exception dans le cas d'une disposition textuelle contenue dans la loi de la patrie du délinquant. Enfin, suivant M. Story [5], et d'après le *common law*, les crimes et délits ne peuvent pas être punis ailleurs que dans le lieu où ils ont été commis (a).

549. Nous indiquerons ci-après les lois des principaux Etats de l'Europe sur la question qui nous occupe, en commençant par la France et les Etats dont la législation a été calquée sur celle de la France ; mais, avant de passer à cette exposition, nous emprunterons à M. Abegg [6]

---

[1] Vol. XXII, p. 381 et 386.
[2] §§ 10-12.
[3] A l'endroit cité, p. 18.
[4] *Notes sur Feuerbach*, 13ᵉ édit.
[5] §§ 620-622.
[6] §§ 48-51.

(a) Considérée au point de vue philosophique et législatif, cette question des crimes et délits commis en pays étranger est discutée avec une véritable supériorité par M. Ortolan (*Éléments de droit pénal*, t. I, p. 368 et suiv.). Ainsi il pose parfaitement le problème, quand il dit, au n° 886 : « Ce droit, pour chaque État, de punir, dans certaines hypothèses, des actes criminels commis hors du territoire national se présente, non pas comme une exception aux règles fondamentales de la pénalité, mais comme une application même de ces règles. Ici, comme ailleurs, la tâche du criminaliste, quant à la science rationnelle, et celle du législateur, quant à la loi positive, consisteront à déterminer quels seront les actes à l'égard desquels, et quelles seront les hypothèses dans lesquelles, les deux conditions de la *justice* et de l'*intérêt social* se trouveront réunies pour justifier et pour commander l'exercice de la puissance pénale. »

quelques indications sur l'histoire de la législation en cette matière.

En Grèce, aucune peine ne pouvait être infligée pour faits commis hors du territoire de chaque Etat. Il en était de même chez les Romains. Au moyen âge, et conformément au principe de la personnalité des lois [1], chaque individu fut puni d'après sa propre loi, en quelque territoire qu'il eût commis le fait punissable [2]. Plus tard, lorsque, chez les peuples d'origine germanique, le principe de la personnalité des lois avait cessé d'exister, on admit le *forum delicti commissi*, ensuite le *forum domicilii*, et plus tard, par l'influence du droit romain, le *forum deprehensionis* [3]. Le droit commun allemand admit concurremment ces trois *fora*, et les juges appliquaient toujours les lois de leur Etat.

550. En *France*, les art. 5, 6 et 7 du Code d'instruction criminelle renferment les dispositions suivantes : « Tout Français qui se sera rendu coupable, hors du ter- « ritoire de la France, d'un crime attentatoire à la sûreté « de l'Etat, de contrefaction du sceau de l'Etat, de mon- « naies nationales ayant cours, de papiers nationaux, de « billets de banque autorisés par la loi, pourra être pour- « suivi, jugé et puni en France d'après les dispositions « des lois françaises. — Cette disposition pourra être « étendue aux étrangers qui, auteurs ou complices des « mêmes crimes, seraient arrêtés en France, ou dont le « gouvernement obtiendrait l'extradition. — Tout Fran- « çais qui se sera rendu coupable, hors du territoire du

---

[1] Voy. *suprà*, n° 36.

[2] M. de Savigny, *Histoire du droit romain au moyen âge* (traduction de M. Guenoux), t. II, ch. 3, p. 88 et suiv.

[3] Boehmer, à l'endroit cité, § 78; Glück, *Commentaire*, vol. VI, § 517, p. 312.

« royaume, d'un *crime contre un Français,* pourra, à son
« retour en France, y être poursuivi et jugé, s'il n'a pas
« été poursuivi et jugé en pays étranger, et si le Français
« offensé rend plainte contre lui. »

551. Ces dispositions ont fait naître diverses questions.
Nous allons indiquer brièvement les solutions qui ont été
données à quelques-unes de ces questions par les auteurs
et par la jurisprudence.

Un Français marié qui contracte un second mariage en
pays étranger, avec une étrangère, est punissable d'après
l'art. 7, attendu que l'étrangère devient Française au moment même du mariage criminel [1] (*a*).

On n'est pas d'accord sur la question de savoir si le
mot « crime, » employé dans l'art. 7, comprend les délits comme les crimes. L'affirmative a été adoptée par un
arrêt de la Cour royale de Paris [2], qui a jugé que l'adultère commis par un Français en pays étranger peut être
poursuivi en France au retour de l'auteur du délit. La
négative, soutenue par Carnot [3], Mangin [4], Dalloz [5], a été
consacrée par la Cour royale de Douai [6] et par la Cour de
cassation [7]. Cette dernière opinion nous semble conforme
au texte (*b*).

---

[1] Arrêt de la Cour de cassation du 18 février 1819 (Sirey, 1819, I, 348; Dalloz, 1819, I, 150).

[2] Du 12 juillet 1839 (Sirey, 1840, II, 73; Dalloz, 1840, II, 87).

[3] T. I, p. 122.

[4] N° 69.

[5] *Dict.*, v° *Compét. crim.*, n° 32, 1°.

[6] Arrêt du 18 mai 1837 (Dalloz, 1837, II, 138).

[7] Arrêt du 26 septembre 1839 (*Gaz. des Tribunaux* des 27 et 28 septembre 1839; Dalloz, 1840, I, 374).

(*a*) Bien entendu, il faut supposer que cette étrangère était de bonne foi.

(*b*) A mes yeux, cette opinion est seule admissible : car il ne peut pas être permis d'étendre à un cas non prévu une disposition pénale. Et

Les crimes commis par des Français ou des étrangers
sur un territoire étranger peuvent être poursuivis en

M. Ortolan a grandement raison quand il dit (*Éléments de droit pénal*,
n° 914, p. 384 du t. I) : « Pour que le Français puisse être poursuivi
« et jugé en France à raison de faits par lui commis hors du terri-
« toire de l'Empire, il faut d'abord que le fait constitue un *crime* : s'il
« ne s'agit que de délits de police correctionnelle, aucune responsabi-
« lité pénale n'existe chez nous. Le doute qu'on a essayé de soulever
« sur ce point n'est pas sérieux : le texte du Code est formel, et d'accord
« en cela, d'ailleurs, avec la disposition précédente du Code de brumaire
« an IV. »

La Cour de cassation, par son arrêt du 31 août 1855, rendu après un
remarquable rapport de M. le conseiller Plougoulm (Dev.-Car., 55, 1,
753), a sanctionné encore une fois cette doctrine. — Nous avons lu avec
un certain sentiment de surprise les attaques qu'un magistrat distingué, M. Pont, a cru devoir diriger contre l'arrêt que nous venons de
citer (*Revue critique de législation*, t. VIII, p. 401 et suiv.). L'argumentation de M. Pont se réduit à peu près à dire que le Conseil d'État a
voté à plusieurs reprises une rédaction dans laquelle le *délit* figurait à
côté du *crime* : « Ainsi, ajoute M. Pont, le doute n'est pas possible : le
« législateur a voulu soumettre les délits aussi bien que les crimes au
« principe posé dans l'art. 7 du Code d'instruction criminelle. » Faut-
il donc rappeler à M. Pont qu'il n'est pas permis à un jurisconsulte de
dire, en parlant du Conseil d'État : « *le législateur ;* » — et qu'en 1808,
pas plus qu'aujourd'hui, il n'était possible de voir une loi dans un
texte non voté par le Corps législatif? — Dans l'affaire à l'occasion de
laquelle est intervenu l'arrêt du 31 août, il s'agissait d'un délit d'adultère commis en Belgique par une femme française. Le tribunal de la
Seine, n'osant pas méconnaître le texte si formel de l'art. 7, avait ima-
giné, pour proclamer sa compétence, un moyen bien curieux tiré de la
nature particulière du délit. « Le tribunal, » dit M. Pont (et la phrase
vaut la peine d'être mise sous les yeux de nos lecteurs), « le tribunal
« avait envisagé le délit d'adultère dans sa nature intime, délit privé
« jusqu'à un certain point, se résumant dans la violation de la foi
« conjugale, n'ayant de matérialité, comme d'existence morale pour
« le mari, qu'au lieu où réside le mariage, c'est-à-dire l'être moral
« constitué par le mariage et qui est représenté par le mari. » Inutile
de dire que la Cour de cassation n'a pas attaché d'importance à cette
singulière théorie.

France quand ils y ont été préparés ou qu'ils s'y sont achevés, en supposant que les faits par lesquels le crime a été ainsi, soit préparé, soit consommé en France, sont punis par la loi française [1].

Les tribunaux français n'ont pas juridiction pour punir un crime commis par un Français sur la personne d'un étranger en pays étranger, bien qu'au moment de la perpétration du crime le pays étranger fût occupé et administré par des troupes et des autorités françaises [2].

Mais l'art. 7 ne fait pas obstacle aux poursuites à exercer d'office, en France, pour simple délit ou pour crime non prévu par l'art. 5, contre un fonctionnaire public français qui avait la mission spéciale de n'exercer ses fonctions qu'en pays étranger, tel qu'un payeur chargé, en pays étranger, de délivrer des fonds dus par le gouvernement français [3], ou un consul [4] ou employé d'un consulat, lorsque l'un ou l'autre ont soustrait des deniers qui leur ont été confiés en leurs qualités respectives. Le fonctionnaire français qui contrevient, en pays étranger, aux devoirs de ses fonctions, même seulement au préjudice d'un Français qui ne porte pas plainte, a apporté un trouble à l'ordre public de sa patrie, parce qu'il a précisément la mission, par ses fonctions, de contribuer au maintien de cet ordre [5].

Les limites apportées par les art. 5, 6 et 7 du Code

---

[1] Arrêts de la Cour de cassation des 18 avril et 21 novembre 1806, 31 janvier 1822 et 1er septembre 1827 (Sirey, 1806, II, 581 ; 1807, I, 524. *Répert.*, v° *Contrebande*, n° 4). — Mangin, n° 72 ; Dalloz, *Dict.*, *ibid*, n° 32, 13°. Arrêt de la Cour royale de Colmar, du 25 août 1820 (Sirey, 1820, II, 536).

[2] Arrêt de la Cour de cassation du 22 janvier 1818 (Sirey, 1818, I, 178).

[3] *Répertoire*, v° *Compétence*, § 2, n° 8.

[4] *Gazette des Tribunaux* des 28 et 29 septembre 1843.

[5] *Voy* M. Bérenger dans la discussion du projet du Code criminel (Locré, t. XXIV, n 116). *Répert.*, v° *Consuls français*, § 2, n° 4; Cosmann, p. 59; Mangin, t. I, n° 71.

d'instruction criminelle à l'exercice de l'action publique, en ce qui concerne les délits commis en pays étranger, ces limites ne s'appliquent pas à l'action civile résultant des mêmes délits. C'est une opinion généralement adoptée [1] (a).

[1] Dalloz, *Dictionnaire*, v⁰ *Etranger*, n⁰ 93, et v⁰ *Compétence criminelle*, n⁰ 32, 16°.

(a) Aux décisions rapportées par M. Fœlix dans ce n° 551, nous en ajouterons trois qui ont une certaine importance :

1° Toujours par suite de cette idée qu'il n'est pas permis de donner à une disposition pénale une interprétation extensive, la Cour de Paris a décidé, par un arrêt du 8 février 1856 (Dev.-Car., 56, 2, 278), que la connexité qui peut exister entre un crime commis en France et un autre crime commis en pays étranger ne donne pas compétence aux tribunaux français à l'égard de celui-ci, s'il ne rentre dans les cas prévus par les art. 5, 6 et 7 du Code d'instruction criminelle : « Considérant, » dit la Cour, « que, si les art. 5 et 6 du Code d'instruction crimi- « nelle admettent la compétence des tribunaux français à l'égard de « certains crimes commis en pays étranger, et expressément mention- « nés dans lesdits articles, le crime de faux en écriture de banque n'a « été rangé au nombre de ces crimes que lorsqu'il s'agit de billets éma- « nés de banques autorisées par la loi française ; — Considérant que la « connexité ne saurait conférer aux tribunaux français compétence à « l'égard des crimes commis en pays étranger, cette compétence im- « pliquant exercice d'une souveraineté autre que celle à laquelle les « tribunaux français doivent leur autorité ; qu'ainsi les premiers juges « ont méconnu les principes du droit des gens et fait une fausse appli- « cation des lois de la compétence, en décidant que la fabrication de « billets de la banque d'Angleterre, commise soit à Gibraltar, soit à « Valence (Espagne), pouvait être soumise aux tribunaux français « comme étant connexe au crime d'usage des mêmes billets, commis « sur le territoire français... »

2° Aux termes de l'art. 7, le Français qui s'est rendu coupable en pays étranger d'un crime contre un Français ne peut, à son retour en France, être poursuivi et jugé qu'autant que le Français offensé rend plainte contre lui. On s'est demandé si la volonté du Français offensé, nécessaire pour que la poursuite commence, est également nécessaire pour qu'elle se continue : en d'autres termes, si l'action publique une

552. L'ancien droit criminel français n'apportait aucun empêchement à la poursuite d'un crime ou délit commis par un Français en pays étranger. Le droit intermédiaire autorisait cette poursuite en termes formels [1].

[1] Code de brumaire an IV, article 53 (a).

fois intentée ne doit pas être arrêtée par le désistement ultérieur du plaignant. Un arrêt de la Cour de cassation, du 2 octobre 1852 (Dev.-Car., 52, 1, 684), admet avec raison la négative. En effet, comme le dit la Cour, la loi, qui exige une plainte, n'exige en aucune façon que le Français offensé persiste dans cette plainte jusqu'au dernier acte de la poursuite. D'ailleurs, la plainte, au point de vue de la criminalité du fait, la révèle, mais ne la constitue pas.

3º Enfin la Cour de cassation a jugé, le 5 février 1857, que la poursuite autorisée par l'art. 7 ne peut avoir lieu qu'autant que le Français est *volontairement* rentré en France. Suivant la Cour, « par ces mots *à* « *son retour en France*, la loi a entendu un retour volontaire et spon « tané. Cette interprétation, qui se fonde d'abord sur le sens naturel « des termes, résulte encore de ce que la loi n'aurait pu prévoir un re « tour forcé, puisque les crimes commis en pays étranger ne peuvent « motiver une extradition. Elle résulte surtout de la différence qui « existe dans les textes des art. 6 et 7 : tandis que l'art. 6 étend la « compétence des tribunaux français aux auteurs ou complices étran « gers des crimes prévus par l'art. 5, *qui seraient arrêtés en France, ou* « *dont le gouvernement obtiendrait l'extradition*, l'art. 7 la restreint aux « Français qui seraient *de retour en France*. Si des art. 5, 6 et 7, on peut « induire que la loi pénale n'est pas seulement territoriale, mais qu'elle « a en même temps le caractère d'un statut personnel, puisqu'elle suit « la personne du Français en pays étranger et lui demande compte en « certains cas des crimes qu'il y a commis, il en résulte en même « temps que ce principe n'a été admis qu'à titre d'exception, et il « n'est pas permis d'étendre les termes dans lesquels la loi l'a en « fermé... » (Dev.-Car., 57, 2, 220).

(a) Il y a ici, évidemment, une fausse citation : car l'art. 53 du *Code des délits et des peines* (3 brumaire an IV) n'a aucun rapport à notre matière. M. Fœlix a sans doute voulu renvoyer à l'art. 11, ainsi conçu : « Tout Français qui s'est rendu coupable, hors du territoire de la Ré « publique, d'un délit auquel les lois françaises infligent une peine « afflictive ou infamante, est jugé et puni en France lorsqu'il y est

Les restrictions établies par les art. 5 et 7 du Code d'instruction criminelle ont pour effet qu'un Français, après avoir commis un crime ou délit en pays étranger, peut, en se réfugiant en France, se mettre tout à la fois à l'abri de l'action de la justice de sa patrie et de la justice étrangère, parce que, comme nous le verrons *infrà*, n° 611, la loi ne permet pas l'extradition des nationaux (*a*).

553. Le 19 février 1842, le garde des sceaux ministre de la justice a présenté à la Chambre des députés un projet de loi tendant à modifier le Code d'instruction criminelle. Ce projet renfermait la disposition suivante, destinée à remplacer l'art. 7 : « Tout Français qui se « sera rendu coupable, hors du territoire du royaume, « *d'un fait qualifié crime par la loi française*, pourra, à « son retour en France, y être poursuivi et jugé, s'il n'a « pas déjà été jugé contradictoirement en pays étran- « ger. »

La Commission nommée dans le sein de la Chambre a cru devoir donner plus d'extension au projet, et elle a

---

« arrêté. » Il faut bien remarquer, du reste, ce qui paraît avoir échappé à M. Fœlix, que les *délits* dont parle cet article 11 sont précisément ce que nous appelons aujourd'hui *crimes* (Code pénal, article 1).

(*a*) « Les vices de cette législation, » dit très-bien M. Ortolan (*Éléments de droit pénal*, n° 917), « peuvent se résumer en ces quatre « termes : pas assez d'autorité sur les nationaux en pays étranger ; — « pas assez de protection aux nationaux en pays étranger ; — pas assez « de protection à la société française contre des criminels qui résident « en son sein et qui peuvent y rester impunis ; — pas de satisfaction « suffisante aux sociétés étrangères qui ont pu être lésées par ces cri- « minels sur leur territoire. »

proposé la disposition suivante : « Tout Français qui se « sera rendu coupable, hors du territoire du royaume, « d'un fait qualifié *crime ou délit* par la loi française, « pourra, à son retour en France, y être poursuivi et « jugé, *s'il n'est pas intervenu* contre lui, *en pays étranger, « une sentence suivie d'exécution.* »

Plusieurs amendements furent proposés, et, après des débats prolongés [1], la Chambre, dans sa séance du 14 avril 1842, adopta la disposition suivante : « Tout Fran- « çais qui se sera rendu coupable, hors du territoire du « royaume, soit contre un Français, soit contre un étran- « ger, d'un fait qualifié crime ou délit par la loi fran- « çaise, pourra, à son retour en France, y être poursuivi « et jugé à la requête du ministère public, s'il n'a pas été « jugé définitivement en pays étranger. — A l'égard des « délits commis hors du royaume par un Français contre « un étranger, il ne pourra être dirigé de poursuites par « le ministère public que dans les cas qui auront été dé- « terminés entre la France et les puissances étrangères « par des conventions diplomatiques. »

Le projet de loi ainsi amendé n'a pas été présenté à la Chambre des pairs, et l'art. 7 du Code n'a pas subi de modification (*a*).

[1] M. Rauter a analysé ces débats dans un article du *Journal critique,* t. XV, p. 1 et suiv.

(*a*) Le 4 juin 1852, le Corps législatif votait, à une majorité considé- rable (191 voix sur 196 votants), un projet de loi ainsi conçu :

« Les art. 5, 6 et 7 du Code d'instruction criminelle sont abrogés, et « seront remplacés ainsi qu'il suit:

Art. 5. « Tout Français qui, hors du territoire de la France, s'est « rendu coupable d'un crime ou d'un délit puni par la loi française,

554. La législation du royaume des *Deux-Siciles* a pris celle de la France pour modèle. Les art. 6 et 7 des *Lois de la procédure en matière criminelle* (publiées en 1819) sont ainsi conçus : « L'action pénale peut être exercée « dans le royaume, et selon les lois du royaume, contre « les nationaux qui se seraient rendus coupables, hors

---

« peut être poursuivi et jugé en France, mais seulement à la requête « du ministère public. — Si le crime ou le délit a été commis contre « un particulier, français ou étranger, la poursuite et le jugement ne « pourront avoir lieu avant le retour de l'inculpé en France.—La con- « damnation par défaut, prononcée par un tribunal de police correc- « tionnelle, est comme non avenue si, dans les délais fixés par l'art. 73 « du Code de procédure civile, à compter du jour de la notification du « jugement faite conformément au § 9 de l'art. 69 du même Code, le « prévenu a formé opposition.

Art. 6. « Tout étranger qui, hors du territoire de la France, s'est « rendu coupable d'un crime, soit contre la chose publique, soit contre « un Français, peut, s'il vient en France, y être arrêté et jugé confor- « mément aux lois françaises. — A l'égard des délits, la poursuite « n'aura lieu que dans les cas et sous les conditions déterminés entre la « France et les puissances étrangères par des conventions diplomatiques. « —Toutes poursuites cessent contre l'étranger dont l'extradition a été « demandée et obtenue.

Art. 7. « La compétence de la Cour ou du tribunal est déterminée « par l'art. 24 du présent Code.—Néanmoins la Cour de cassation peut, « sur la demande du ministère public ou des parties, renvoyer la con- « naissance de l'affaire devant une Cour ou un tribunal plus voisin du « crime ou du délit.—Lorsqu'il s'agit d'un délit, ou lorsque le crime a « été commis contre un particulier, français ou étranger, aucune pour- « suite n'est exercée contre l'inculpé, français ou étranger, s'il prouve « qu'il a été jugé définitivement hors de France pour les mêmes faits; et « contre l'inculpé étranger, s'il établit que le fait ne constitue ni crime « ni délit dans le pays où il a eu lieu. »

Ce projet, envoyé au Sénat après le vote du Corps législatif, a été re- tiré par le gouvernement avant que le Sénat se fût prononcé. Il paraît que ce retrait a eu lieu par suite de difficultés diplomatiques. — Comp. M. Ortolan, *Éléments de droit pénal*, n° 918. — Un nouveau projet est soumis en ce moment (mai 1866) au Corps législatif.

« du territoire, de méfaits contre la sûreté de l'État, ou
« de contrefaçon de monnaies nationales, de lettres de
« crédit, de billets de banque, ou de tout autre papier
« émané d'un officier public ayant pouvoir de tirer de
« l'argent des caisses publiques. » — « L'action pénale
« peut aussi être exercée dans le royaume, et selon ses
« lois, contre les nationaux qui, hors de son territoire,
« se seraient rendus coupables de méfaits commis entre
« eux, si, avant son retour dans le royaume, l'inculpé
« n'a pas été jugé pour ce fait en pays étranger. Si la
« peine est différente dans les deux territoires, il sera
« puni de la peine la plus douce. »

555. Le règlement pour l'instruction criminelle dans
les *États pontificaux*, du 5 novembre 1831, contient,
§ 82, la disposition suivante : « Lorsqu'un sujet des Etats
« pontificaux demeurant en pays étranger s'y est rendu
« coupable d'un vol, et qu'il retourne dans les États avec
« les objets soustraits, il peut être arrêté partout, et le
« tribunal dans le ressort duquel il sera arrêté est com-
« pétent pour le juger conformément aux lois pontifi-
« cales. »

556. La loi *belge* du 30 décembre 1836 porte : Art. 1.
« Tout Belge qui se sera rendu coupable, hors du terri-
« toire du royaume, d'un crime ou d'un délit contre un
« Belge, pourra, s'il est trouvé en Belgique, y être pour-
« suivi, et il sera jugé et puni conformément aux lois en
« vigueur dans le royaume » [1]. — Art. 2. « Tout Belge
« qui se sera rendu coupable, hors du territoire du

---

[1] La même disposition se trouvait déjà dans le Code pénal militaire, art. 10 ; elle a été reproduite dans la loi du 8 janvier 1840 sur la répression du duel, art. 13.

« royaume, contre un étranger, d'un crime ou d'un
« délit prévu par l'art. 1 de la loi du 1ᵉʳ octobre 1833 [1],
« pourra, s'il se trouve en Belgique, y être poursuivi, et
« il y sera jugé et puni conformément aux lois en vi-
« gueur dans le royaume, si l'étranger offensé ou sa fa-
« mille rend plainte, ou s'il y a un avis officiel donné
« aux autorités belges par les autorités du territoire où
« le crime ou délit aura été commis. » — Art. 3. « Les
« dispositions ci-dessus ne sont pas applicables lorsque
« le Belge a été poursuivi et jugé en pays étranger, à
« moins qu'il ne soit intervenu une condamnation par
« contumace ou par défaut, auquel cas il pourra être
« poursuivi et jugé par les tribunaux belges. »

557. Le Code d'instruction criminelle des *Pays-Bas*,
exécutoire depuis le 1ᵉʳ octobre 1838, contient les dispositions suivantes :

Art. 8. « Le Néerlandais qui, en pays étranger, se
« rend coupable ou complice d'infractions par lesquelles,
« suivant les dispositions spéciales du Code pénal, le re-
« pos et la sûreté du royaume ont été mis en danger ou
« troublés, ou qui y commet une infraction prévue par
« les lois relatives aux monnaies légales du royaume
« ayant cours, ou qui y contrefait ou altère des effets
« publics ou autres effets légaux, ou des billets de banque
« autorisés par les lois, ou des sceaux, des timbres ou

---

[1] Cet art. 1 est ainsi conçu : « Le
« gouvernement pourra livrer aux
« gouvernements des pays étrangers,
« à charge de réciprocité, tout étran-
« ger mis en accusation ou condamné
« par les tribunaux desdits pays pour
« l'un des faits ci-après dénommés,
« qui auraient été commis sur leur ter-
« ritoire : 1º pour assassinat, empoi-
« sonnement, parricide, infanticide,
« meurtre, viol ; 2º pour incendie ;
« 3º pour faux en écriture, y compris
« la contrefaçon de billets de banque
« et effets publics ; 4º pour fausse mon-
« naie ; 5º pour faux témoignage ;
« 6º pour vol, escroquerie, concussion,
« soustraction commise par des dépo-
« sitaires publics ; 7º pour banqueroute
« frauduleuse. » *Voy*. la *Revue étrangère*, t. I, p. 65.

« marques d'un usage public dans ce royaume, sera pour-
« suivi et puni conformément aux lois néerlandaises,
« sans égard aux lois du pays où le crime ou délit a été
« commis, que ces lois prononcent une peine plus dure
« ou une peine plus légère, ou qu'elles n'en prononcent
« aucune contre l'infraction dont il s'agit. Les disposi-
« tions du présent article sont également applicables aux
« étrangers coupables ou complices desdites infractions,
« qui seront arrêtés dans ce royaume ou dont l'extradition
« sera ordonnée sur la réquisition du gouvernement. »

Art. 9. « Seront de même poursuivis et punis d'après
« les lois néerlandaises, après avoir été arrêtés dans le
« royaume ou après que leur extradition aura été obtenue :
« 1° les Néerlandais qui, en pays étranger, se sont rendus
« coupables ou complices d'une infraction au préjudice
« d'un Néerlandais ; 2° les Néerlandais qui, en pays étran-
« ger, se sont rendus coupables ou complices, au préju-
« dice d'étrangers, ou les étrangers qui, en pays étranger,
« se sont rendus coupables ou complices, au préjudice de
« Néerlandais, de l'un des crimes suivants : assassinat,
« incendie, vol avec effraction ou avec mauvais traite-
« ments, ou commis avec armes ou en réunion de deux
« ou plusieurs personnes, et avec circonstances aggravan-
« tes; fabrication ou mise en circulation de lettres de
« change fausses ou falsifiées, d'origine néerlandaise ou
« étrangère. »

Art. 10. « Dans les cas prévus par les articles précédents,
« le prévenu ne pourra être poursuivi ou condamné si,
« à raison de la même infraction, il a été, par jugement
« d'un juge étranger, soit absous, soit condamné et
« puni. »

558. Le Code pénal du royaume de *Sardaigne*, promulgué en 1839, porte :

Art. 5. « Le sujet du roi qui se sera rendu coupable, en
« pays étranger, d'un crime contre le respect dû à la reli-
« gion ou contre la sûreté de l'État, ou de contrefaçon du
« sceau, des monnaies, de cédules ou obligations de l'État,
« sera jugé et puni, dans les États du roi, d'après les dis-
« positions du présent Code. »

Art. 6. « Tout sujet qui aura commis, en pays étranger,
« un crime contre un sujet ou contre un étranger, s'il
« rentre dans les Etats du roi, y sera jugé et puni confor-
« mément aux dispositions du présent Code ; les peines
« qu'il aura encourues pourront cependant, suivant les
« circonstances, être diminuées d'un degré. — Cette dis-
« position sera applicable même au cas où un sujet aurait
« commis, en pays étranger, un délit contre un autre
« sujet, pourvu que la partie offensée en ait rendu
« plainte. Il en sera de même quand un sujet aura commis,
« hors du territoire, un délit contre un étranger, si, dans
« le pays auquel cet étranger appartient, on en use ainsi
« à l'égard des sujets du roi. »

Art. 10. « Les dispositions des articles 6 [1]..... resteront
« sans effet lorsque les coupables auront déjà été jugés
« définitivement dans le pays où l'infraction aura eu
« lieu, et qu'en cas de condamnation ils y auront subi
« leur peine. »

559. Nous arrivons aux législations allemandes.

Le Code pénal d'*Autriche* porte, art. 30 : « Les crimes
« ou délits commis par un sujet de nos Etats dans un Etat

---

[1] Les art. 7, 8, 9 sont relatifs aux | en pays étranger : ils seront rapportés
infractions commises par un étranger | *infrà*, n° 584.

« étranger seront également punis, à son retour, selon les
« dispositions du présent Code, sans égard aux lois du
« pays où ils ont été commis. » — Par application de ce
principe, le gouvernement autrichien et celui de la Prusse
se sont engagés réciproquement à faire punir leurs sujets
respectifs qui auront commis des délits forestiers, de
chasse, de pêche, ou des délits ruraux, dans le territoire
de l'autre Etat : la loi applicable est celle de l'Etat où
la poursuite a lieu (convention du 21 mars 1842) [1] (a).

560. Le § 97 du Code d'instruction criminelle de *Prusse*
est ainsi conçu : « Lorsqu'un sujet prussien a commis un
« crime ou délit en pays étranger, et que le tribunal prus-
« sien qui l'a fait arrêter refuse de suivre l'instruction
« contre lui, ce tribunal doit faire conduire le délinquant
« devant le juge prussien de son domicile, si le siége de
« ce dernier n'est pas éloigné de plus de six milles, et ce
« juge est obligé d'instruire à raison de ce crime ou délit.»
— Le § 98 du même Code ajoute : « Si le fait dont le sujet
« prussien est inculpé est punissable seulement d'après

[1] Bull. des lois de Prusse , 1842, p. 112.

(a) L'art. 30, que rapporte M. Fœlix, se trouve aujourd'hui remplacé,
dans le nouveau Code pénal autrichien, du 27 mai 1852, par le § 36,
dont voici le texte :

« A raison des crimes qu'un sujet de l'Empire autrichien a commis
« à l'étranger, s'il vient à être arrêté en Autriche, il ne doit jamais être
« livré à l'autorité étrangère ; mais il doit être traité conformément à
« la présente loi pénale, sans considération de la loi du pays où le crime
« a été commis. — Toutefois, dans le cas où il a déjà été puni à l'é-
« tranger pour un tel acte, la peine déjà subie sera comprise dans la
« peine encourue aux termes du présent Code. — Dans aucun cas, les
« jugements rendus par des tribunaux criminels étrangers ne pourront
« être exécutés en Autriche. »

« les lois étrangères, et non pas d'après les lois prus-
« siennes, il n'y a lieu à instruire ni à prononcer une
« peine. »

Une Ordonnance du 20 juillet 1820 [1] contient ce qui
suit : « Les dispositions du Code d'instruction criminelle,
« §§ 96 [2], 97 et 98, relatives aux crimes et délits com-
« mis par les régnicoles en pays étranger, seront égale-
« ment appliquées dans les provinces où ledit Code n'a
« pas force de loi. » Cette disposition concerne la *Prusse
rhénane.*

Voy., au surplus, la convention avec l'Autriche, du
21 mars 1842, mentionnée au numéro précédent (a).

561. On lit, dans l'Ordonnance du roi de *Bavière* du
16 mai 1813, portant promulgation du Code pénal, art. 3 :
« Les dispositions de ce Code régissent tous nos sujets
« sans distinction, soit que les infractions aient été com-
« mises dans leur patrie, soit qu'elles l'aient été en pays
« étranger, contre nous, contre nos sujets, ou contre un
« Etat étranger ou contre les sujets de ce dernier. » —
L'art. 30 de la deuxième partie du Code pénal ajoute :
« Aucun sujet bavarois ne peut être livré à un Etat étran-
« ger, à l'effet d'y être jugé et puni. S'il a commis un
« crime ou délit en pays étranger, l'instruction sera faite
« et le jugement prononcé par le tribunal bavarois dans le

[1] *Ibid.*, 1820, p. 129.
[2] L'art. 96 est relatif à l'extradition. | *Voy. infrà,* n° 622.

(a) Ajoutez le traité passé, en 1846, entre les États de l'union
douanière allemande (*Zollverein*), sur la fausse monnaie et sur l'al-
tération des papiers publics (*Revue de droit français et étranger*, t. III,
p. 986).

« ressort duquel il sera arrêté, et ce tribunal lui appli-
« quera la peine portée par les lois du royaume; sauf les
« dispositions des traités ou de conventions spéciales. »
— Une Ordonnance royale, en date du 13 mai 1817 [1], a
étendu à la *Bavière rhénane* la disposition de l'art. 3 de
l'Ordonnance de 1813, en ce sens que les sujets demeurant en cette province sont régis dans toutes les hypothèses indiquées ci-dessus, par les lois pénales de la France,
qui se trouvent encore en vigueur dans la même province.

562. Le Code pénal du grand-duché d'*Oldenbourg*, de
1814, porte, art. 501 : « Aucun sujet oldenbourgeois ne
« peut être livré à un gouvernement étranger, à l'effet
« d'être poursuivi et puni à raison des infractions qu'il
« aurait commises. Le sujet qui aura commis des crimes
« ou délits en pays étranger, ou au préjudice d'un Etat
« étranger, sera poursuivi par le tribunal oldenbourgeois
« dans le ressort duquel il sera arrêté, et il sera puni con-
« formément aux lois du grand-duché, sauf cependant
« les dispositions spéciales de traités ou de conventions. »
— Cette disposition a également force de loi dans la principauté de *Birkenfeld*, située sur la rive gauche du Rhin,
et qui a été réunie au grand-duché d'Oldenbourg [2].

563. Le Code pénal du royaume de *Saxe*, de 1838,
contient la disposition suivante : Art. 2. « Les sujets saxons
« seront punis selon les prescriptions du présent Code, à
« raison de tous les crimes ou délits commis dans le
« royaume ou à l'étranger » [3].

[1] Siebenpfeiffer, t. III, p. 116.
[2] M. de Finckh, p. 11.
[3] Il faut joindre à cet article la dis-position finale de l'art. 4, qui sera rap-portée *infrà*, nº 589.

La même disposition se trouve dans l'art. 2 du Code pénal du grand-duché de *Saxe-Weimar* (exécutoire depuis le 1ᵉʳ août 1839)[1] et de celui du duché de *Saxe-Altenbourg* (exécutoire depuis le 1ᵉʳ octobre 1841)[2].

564. Le Code pénal du royaume de *Wurtemberg*, sanctionné le 1ᵉʳ mars 1839, contient les dispositions suivantes :

Art. 3. « Les dispositions pénales du présent Code sont
« applicables à tous crimes, délits ou contraventions
« commis par les Wurtembergeois en pays étranger, soit
« au préjudice d'autres régnicoles, soit au préjudice d'é-
« trangers. Toutefois, il n'y aura lieu ni à poursuite ni à
« punition, dans les cas suivants : 1° lorsque l'infraction,
« commise au préjudice d'un Etat étranger, de ses auto-
« rités ou de ses sujets, ne se trouve point prévue par les
« lois du royaume ; 2° lorsque le crime ou délit commis
« au préjudice de l'Etat étranger ou de ses autorités de-
« meurerait impuni d'après les lois du même Etat, s'il
« était commis par un sujet de ce même État au préjudice
« du royaume de Wurtemberg ou de ses autorités ; 3° lors-
« que, dans l'Etat étranger, il a été rendu une ordonnance
« de non-lieu, ou que les tribunaux de cet Etat ont pro-
« noncé soit un jugement d'acquittement passé en force de
« chose jugée, soit un jugement de condamnation, et que
« la peine a été subie ou remise par voie de grâce, ou en-
« fin lorsqu'elle est prescrite conformément aux disposi-
« tions du présent Code. »

Art. 5. « Lorsque, dans la poursuite dirigée à raison

---

[1] *Observations sur le Code pénal de Saxe-Weimar*, etc., par M. Gross, p. 70 et suiv.

[2] *Nouvelles annales*, etc., par MM. de Watzdorf et Siebdrat, t. I, p. 66.

« d'un fait déclaré punissable par le présent Code, et
« commis au préjudice d'un Etat étranger ou de ses auto-
« rités, l'inculpé ou son défenseur soutient, et qu'il est
« établi d'une manière officielle, que les lois de l'Etat
« étranger ne portent contre le même fait qu'une peine
« moindre que celle édictée par le présent Code, ou du
« moins que la peine y est moindre si l'infraction a été
« commise au préjudice de l'Etat de Wurtemberg ou de
« ses autorités, la peine sera diminuée en conséquence,
« et le juge pourra la descendre au-dessous du mi-
« nimum. »

565. Là Constitution du duché de *Brunswick* porte,
§ 205 : « Les Brunswickois qui auront commis à l'étran-
« ger des faits punissables ne pourront être poursuivis et
« punis dans le duché qu'autant que le droit criminel
« commun allemand aura édicté des peines contre les
« mêmes faits. » — L'art. 2 du Code pénal (de 1840)
ajoute : « Lorsqu'aux termes du § 205 de la Constitution,
« les tribunaux brunswickois auront à statuer sur les
« crimes ou délits commis en pays étranger, ils applique-
« ront les dispositions du présent Code. »

Voy., au numéro suivant, le traité avec le Hanovre, du
19 septembre 1828.

566. L'art. 2 du Code pénal de *Hanovre*, sanctionné
en août 1840, contient les dispositions suivantes : « Les
« crimes ou délits commis par les sujets seront jugés
« d'après les dispositions du présent Code, sans distinguer
« si ces infractions ont été perpétrées dans le territoire du
« royaume ou en pays étranger et si elles préjudicient à
« des régnicoles ou à des étrangers. Toutefois, le présent
« Code ne sera pas appliqué contre un sujet, à raison d'un

« fait commis par lui à l'étranger au préjudice d'un au-
« tre sujet, lorsque ce fait n'est pas prévu par les lois du
« lieu de la perpétration. » — Par application du principe
formulé dans la première partie de cette disposition, il a
été convenu avec le Brunswick (le 19 septembre 1828) et
avec l'Électorat de Hesse (le 14 mars 1839), que les
sujets respectifs qui auront commis sur le territoire d'une
autre des parties contractantes des délits forestiers, de
chasse ou de pêche, seront jugés par les tribunaux de leur
patrie [1].

567. Le Code pénal du *grand-duché de Hesse* [2], sanctionné le 17 septembre 1841, porte, art. 4 : « Les sujets
« qui se rendront coupables d'un fait prévu par le présent
« Code seront jugés conformément à ses dispositions, que
« le fait ait eu lieu dans le grand-duché ou en pays étran-
« ger, au préjudice soit d'un régnicole ou d'un étranger,
« soit de l'Etat de Hesse, de la Confédération germanique
« ou de l'un des Etats qui la composent. Les faits d'un
« sujet perpétrés soit dans le grand-duché, soit à l'étran-
« ger, au préjudice d'un Etat qui ne fait pas partie de
« cette Confédération, ne pourront être l'objet d'une in-
« formation ou d'une condamnation de la part de nos
« tribunaux qu'après qu'ils auront obtenu une autorisa-
« tion du ministre de la justice. — Aucune peine ne sera
« prononcée, ou elle sera proportionnellement diminuée,
« dans les cas suivants : 1° lorsque l'infraction commise à
« l'étranger, au préjudice soit d'un Etat faisant partie de
« la Confédération germanique ou étranger à cette Con-
« fédération, soit des autorités ou sujets de cet Etat, n'est

____

[1] M. Ebhard, t. II, p. 738 et 741.
[2] Ce Code est exécutoire dans les deux parties du grand-duché.

« point prévue par les lois du lieu de la perpétration, ou
« que ces lois la frappent d'une peine plus douce que celle
« portée par le présent Code ; 2° lorsque le régnicole a
« déjà subi une condamnation à raison du crime ou délit
« commis à l'étranger, ou qu'il y a été acquitté ; 3° lors-
« qu'à raison des mêmes crimes ou délits, il a été gracié
« dans le pays étranger ; 4° lorsque le régnicole qui a com-
« mis dans le grand-duché un crime ou délit au préjudice
« d'un État étranger, de ses autorités ou de ses sujets, a
« déjà subi une punition en pays étranger, ou qu'il y a
« été acquitté. »

568. L'*électorat de Hesse* ne possède point de Code
pénal. Toutefois les crimes ou délits commis, en pays
étranger, par un sujet hessois, sont poursuivis et punis
dans l'Électorat, et d'après les lois en vigueur, pourvu
qu'il s'agisse de délits communs reconnus punissables dans
tous les Etats, et non pas de faits que la législation spéciale de l'Etat étranger a qualifiés crimes ou délits, ou
bien de contraventions aux lois de police ou de finance.
Telle est la jurisprudence de la Cour suprême de justice à
Cassel. Cette jurisprudence est fondée sur la double circonstance : 1° que les faits dont il s'agit sont qualifiés
crimes ou délits par le droit des gens, et que celui qui
s'en est rendu coupable a enfreint les règles de ce droit ;
2° que l'accusé est fondé à exiger que ses actes soient jugés
d'après les lois de la nation à laquelle il appartient, et que
l'État ne peut lui-même reconnaître d'autres lois comme
régulatrices des actes de ses sujets [1].

____

[1] Communication de M. Bickell, pré-
sident de la Cour d'appel de Marbourg, aucien conseiller à la Cour suprême de
justice à Cassel.

Voy., au n° 566, le traité conclu avec le Hanovre, en date du 14 mars 1839.

569. Le Code pénal du grand-duché de *Bade* contient les dispositions suivantes :

§ 4. « Le régnicole est soumis aux lois du grand-duché, « même à l'égard des faits commis en pays étranger. Tou-« tefois, lorsque les lois étrangères ne frappent ces faits « d'aucune peine, ou lorsqu'elles les frappent d'une peine « plus douce, les mêmes dispositions seront appliquées au « régnicole, à moins que le fait n'ait été dirigé contre « l'État de Bade, contre ses autorités ou contre une per-« sonne habitant le grand-duché. Lorsque, aux termes « des lois étrangères, la poursuite à raison d'un fait com-« mis par un régnicole en pays étranger n'est admise « qu'autant qu'il y a demande ou plainte de la part des « parties intéressées, le Badois ne pourra être poursuivi « devant les tribunaux du grand-duché que dans la même « hypothèse, à moins que le fait n'ait été dirigé contre « l'État de Bade, contre ses autorités ou contre une per-« sonne habitant le grand-duché. »

§ 9. « Lorsqu'un individu aura été condamné ou ac-« quitté, à raison d'un crime ou d'un délit, par jugement « du tribunal étranger compétent et passé en force de « chose jugée, il n'y aura plus lieu à poursuite ni à juge-« ment, à raison du même crime ou délit, dans le grand-« duché, hors les cas où une affaire criminelle terminée « par un jugement étranger passé en force de chose « jugée pourra être reprise : excepté lorsque l'auteur du « fait s'est soustrait par la fuite à l'exécution du juge-« ment rendu en pays étranger. S'il ne s'est soustrait « qu'en partie à cette exécution, partie de la peine qu'il

« aura subie en pays étranger sera imputée sur celle pro-
« noncée par le nouveau jugement. »

570. Nous ajouterons la disposition relative à la matière, qui se trouve dans le Code pénal promulgué récemment dans le royaume de *Norwége*[1]. On lit dans le § 1 de
ce Code : « Les régnicoles seront jugés suivant les lois et
« par les tribunaux du royaume, à raison des crimes ou
« délits dont ils se rendront coupables, soit dans le
« royaume, soit en dehors. »

571. En *Angleterre*, en *Ecosse* et aux *Etats-Unis*, il est
de principe que les crimes et délits ne peuvent être punis
ailleurs que dans le lieu où ils ont été commis[2]. On ne
poursuivra pas un citoyen ou sujet à raison d'un délit
commis en pays étranger.

CHAPITRE III.

DES POURSUITES A EXERCER CONTRE LES ÉTRANGERS.

Sommaire.

572. Division de la matière.
573. Opinions des auteurs sur les poursuites à exercer contre un étranger,
    pour crimes ou délits commis dans le même territoire où la poursuite
    a lieu.
574. Opinions des auteurs sur les poursuites à exercer contre un étranger, à
    raison d'un fait par lui commis dans le territoire d'un autre État.
575. L'État n'est pas obligé.
576. Exterritorialité en matière criminelle.
577. Transition.
578. France.
579. Développements.
580. Deux-Siciles.
581. États pontificaux.

---

[1] *Voy.* sur ce Code la *Revue étrangère*, t. VIII, p. 925. Nous emprun-
tons ce texte au recueil intitulé : *Juxta-*
position des lois pénales, etc., t. 1.
[2] M. Story, §§ 620-622. Voy. *suprà*,
n° 548, à la fin.

572. Nous réunissons dans ce chapitre les expositions relatives à deux catégories d'infractions dont les étrangers peuvent être accusés : celles qu'ils commettent dans le territoire de l'Etat où les poursuites ont lieu, et celles qui sont commises dans un Etat autre que celui de la poursuite. Cette réunion nous a semblé nécessaire, par le motif que les lois des principaux Etats de l'Europe ont compris dans les mêmes dispositions ces deux catégories de crimes et délits.

573. Tout étranger peut être poursuivi, dans l'Etat de sa résidence momentanée, à raison des crimes ou délits par lui commis dans le territoire du même Etat. En matière criminelle comme en matière civile[1], le pouvoir législatif et le pouvoir judiciaire de chaque nation s'arrêtent sur la frontière du territoire, et ils ne peuvent exercer leurs effets dans les pays étrangers[2] ; mais ces deux pouvoirs s'étendent sur tous les individus qui se trouvent dans

[1] Voy. *suprà*, n°s 9, 10 et 318.

[2] Klüber, §60 ; Schmalz (Traduction p. 157).

le territoire, qu'ils soient régnicoles ou qu'ils soient étrangers [1], ainsi que sur les faits perpétrés par les uns et par les autres [2]. En effet, les étrangers comme les régnicoles se trouvent, par le fait, placés sous la protection des lois de l'Etat, mais aussi dans l'obligation de les observer [3] ; le pouvoir souverain de cet Etat est nécessairement en droit de réprimer la violation de ces lois, sous peine de cesser d'être souverain. Il n'y a donc pas lieu à distinguer si l'auteur de la violation des lois est un sujet du même Etat ou un étranger qui ne s'y arrête que passagèrement. Du reste, c'est une circonstance indifférente que le crime ou délit ait été commis au préjudice d'un sujet ou au préjudice d'un étranger, et que la victime soit présente sur les lieux ou absente du territoire : la violation de la loi locale existe dans l'un et dans l'autre cas, et l'absence de la victime ne saurait la faire disparaître [4].

Ces principes, professés par les auteurs qui ont écrit sur le droit des gens comme par ceux qui ont écrit sur le droit criminel (a), ont été sanctionnés par les dispositions textuelles de presque toutes les législations modernes. Toutefois, comme il n'existe pas d'obligation de la part d'une nation de protéger les étrangers, quelquefois on ne

[1] Martens, § 99 ; Klüber, § 62 ; Saalfeld, § 39.

[2] Martens. § 100 ; Voet, *De stat.*, sect. 11, ch. 1, n° 1 ; Hert, sect. 4, § 4 ; Feuerbach, § 31 ; Saalfeld, §§ 38 et 39 ; Abegg, § 23 ; Schmalz (Traduction, p. 157) ; Schmelzing, § 132, 159, 162 et 172 ; Homan, sect. 2, § 2 ; Wenz, sect. 2, § 1, p. 22 et 23 ; Rolin, n°ˢ 7-27, p. 9 et suiv. ; ch. 1, n°ˢ 1 et suiv. ; M. Kent, t. 1, p. 36 ; M. Story, §§ 620 et suiv. ; M. Wheaton, t. I, p. 158 ; M. Rocco, p. 260, 265 et suiv.

[3] M. Rauter, I, 50 et 62.

[4] M. Abegg, §§ 23 et 24. Cet écrivain réfute l'opinion émise par Tittmann (*De la justice criminelle*, § 15), qui soutenait l'impunité de l'auteur d'une escroquerie commise en Saxe au préjudice d'un Bavarois non présent en Saxe.

(a) Aux auteurs que vient de citer M. Fœlix il faut ajouter M. Ortolan, *Éléments de droit pénal*, t. 1ᵉʳ, p. 369, n° 881.

fait pas usage du pouvoir criminel lorsque la partie lésée et l'auteur du fait sont étrangers l'un et l'autre, et que l'ordre public de la nation où le fait a eu lieu n'a pas reçu d'atteinte [1].

574. Les auteurs ne sont pas d'accord sur la question de savoir s'il y a lieu de poursuivre un étranger à raison d'un fait par lui perpétré dans un autre Etat. Il s'agit, en d'autres termes, de décider si un Etat peut punir un étranger qui, après avoir commis un crime ou délit dans un autre pays, vient se retirer dans l'Etat où s'élève la question. Voet [2], Boehmer [3], Martens [4] et Saalfeld [5] tiennent pour l'affirmative : ce dernier donne pour motif que l'Etat a, de son chef, le pouvoir de punir l'auteur d'un fait qui partout est un crime ou un délit, et que ce droit doit lui appartenir, à plus forte raison, lorsqu'il en est requis par les autorités du pays où le fait a été commis. M. Pinheiro-Ferreira [6] émet le même avis, pourvu qu'il y ait plainte, soit de la part du particulier lésé, soit de la part du gouvernement étranger. Schmalz [7] refuse le droit de poursuite et n'admet que l'extradition. Abegg[8], Feuerbach [9], Homan [10], Sumner [11] et Rolin [12] se prononcent également contre toute poursuite, et M. Mittermaier [13] ne contredit pas cette dernière opinion (a).

[1] Martens, *ibid.*
[2] *De statut.*, sect. 11, ch. I, nᵒˢ 1 et 5.
[3] Dissertation citée, § 10.
[4] § 100.
[5] § 39.
[6] Note 48, sur le § 100 de Martens.
[7] Traduction, p. 160.
[8] §§ 28, 35, 36 et 41.
[9] § 31.
[10] Sect. 2, § 3.
[11] *Reports*, II, p. 482.
[12] Ch. 1, nᵒ 7, p. 24 et suiv.
[13] Dans ses notes sur le § 31 de Feuerbach.

(a) La théorie de M. Ortolan sur ce point est résumée par lui-même (nᵒ 902, p. 378) dans les termes suivants:

Les législations positives n'admettent, en règle générale, la poursuite contre un étranger prévenu de crimes ou délits commis dans un autre Etat, qu'autant que l'infraction préjudicie à l'Etat (considéré comme corps) dans le territoire duquel se fait la poursuite, ou qu'il s'agit de crimes de la plus haute gravité [1].

575. Au numéro précédent, nous avons examiné la question de savoir si un gouvernement est obligé de faire poursuivre un étranger ayant commis une infraction aux lois d'un autre Etat. — On est généralement d'accord qu'aucun gouvernement n'est obligé de faire exercer des poursuites dans les hypothèses indiquées [2].

576. Un usage généralement reconnu admet, en matière criminelle comme en matière civile, l'exterritorialité des souverains étrangers, de leurs ministres ou autres représentants, et de la famille, ainsi que de la suite et des gens de service, de ces derniers [3]; mais cette exception ne s'étend pas aux consuls [4] (a), et on la refuse ordinaire-

---

[1] Voy. *infrà*, n°s 578, 582, 583, 584, 585, 587, 588, 589, 590, 591, 592, 593, 595 et 596.

[2] Saalfeld, § 32.

[3] Voy. *suprà*, n°s 209 et suiv., et les auteurs qui y sont cités. M. Pinheiro-Ferreira, notes sur Vattel et sur Martens; Saalfeld, §§ 64, 68 et 69; Schmelzing, §§ 335-337, 347 et suiv.; Pœlitz, *les Sciences d'Etat*, t. V, p. 316 et suiv.; Homan, sect. 3, ch. 1; Rolin, ch. 1, n° 42, p. 27 et suiv.; M. Mittermaier, *Procédure criminelle comparée*, § 55; M. Rocco, p. 269. — Legraverend, t. I, p. 102; Mangin, t. I, n°s 79 et suiv.; M. Rauter, t. I, p. 57; M. Dalloz, *Dictionnaire*, v° *Agent diplomatique*, § 1; MM. Rotteck et Welker, *Dictionnaire*, v° *Ambassadeur (Gesandte)*; M. Weiské, même mot; M. de Püttlingen, §§ 165 et 173.

[4] Voy. *suprà*, n° 219. Mangin, t. I, n° 83.

« La qualité d'étranger dans le délinquant apporte, pour l'existence
« du droit de punir les faits extra-territoriaux, ces deux modifications :
« 1° condition d'une plus haute gravité dans les faits; 2e condition
« que ces faits aient été commis contre un national : parce que hors de
« là le droit d'expulser l'étranger ou de le livrer par extradition suffit à
« la garantie sociale. »

(a) Voici, sur ce point, comment s'exprime la Cour de cassation dans les *considérants* de son arrêt du 23 décembre 1854 :

ment aux domestiques du ministre étranger qui sont sujets du prince près duquel il est accrédité[1]. — Il est cependant admis qu'un ministre étranger, accusé d'un crime contre la sûreté de l'Etat, peut être éloigné ou expulsé du pays[2].

L'ancien usage[3], qui reconnaissait les hôtels des ministres étrangers comme asiles des malfaiteurs, n'est plus admis aujourd'hui[4] (a).

Nous compléterons l'énumération des lois étrangères que nous avons faite *suprà*, n° 220, par l'indication des lois suivantes, qui sont particulièrement relatives aux

[1] *Voy.* ci-après, n° 585, le § 221 du Code pénal d'Autriche.

[2] Martens, § 218 ; Schmelzing, § 348; Saalfeld, § 66 ; Pœlitz, p. 321; M. Weiské, à l'endroit cité, p. 675.

[3] Martens, § 220. *Voy.* deux ordonnances de Charles-Quint, publiées par Martens, *Recueil de causes célèbres*, t. I, p. 369-374.

[4] Martens, *ibid.*; Vattel, liv. 4, ch. 9, § 118; Schmelzing, § 357; Saalfeld, §§ 68 et 69 ; Mello-Freire, *Institut.*, liv. I, Tit. 6, § 16. Ordonnance de l'empereur d'Autriche du 24 décembre 1644; loi espagnole du 25 décembre 1716; loi portugaise du 11 décembre 1784 (Martens, *Recueil de causes célèbres*, t. I, p. 339 ; t. II, p. 359, 362 et 389).

« Si les traités de 1814 et de 1815, la convention de navigation du « 26 janvier 1826 et les divers actes diplomatiques secondaires inter- « venus depuis, ne contiennent aucune stipulation relative aux privi- « léges consulaires, il ressort de leur silence qu'il n'existe aujourd'hui « entre la France et la Grande-Bretagne d'autre règle à cet égard que celle « qui découle du droit des gens, règle qui en cette matière se résume « exclusivement dans le grand principe de la réciprocité. — Il est con- « stant que les consuls français en Angleterre ne jouissent point du « privilége d'exterritorialité dont F., consul anglais en France, avait « réclamé le bénéfice. Il suit de là, et ce par voie de conséquence né- « cessaire, que ce privilége n'existait pas pour lui ; qu'obligé, tout au « contraire, par les lois françaises de police et de sûreté, il avait à ré- « pondre de toute infraction prétendue à ces lois devant les juridictions « françaises... » (Dev.-Car., 54, 1, 811.)

(a) Sur les points qui font l'objet de ce n° 576, *voy.* M. Ortolan, *Éléments de droit pénal*, t. I, p. 199 et suiv., n°s 508-534, et p. 401, n°s 944-949.

poursuites pour crimes et délits : 1° deux Ordonnances de Charles-Quint, que nous venons de citer en note ; 2° lois portugaises de Jean IV (1640 à 1646), et de Jean V, du 11 décembre 1748 [1] ; 3° lois espagnoles du 21 juin 1692 (Charles II), et du 15 juin 1737 (Philippe V) [2] ; 4° Ordonnance de Frédéric IV, roi de Danemark, du 8 octobre 1708 [3] ; 5° deux actes du Congrès des Etats-Unis de l'Amérique septentrionale, de 1787 et 1790 [4] ; 6° le § 221, n° 4, du Code pénal d'Autriche [5] ; et 7° les §§ 251 et 252 du Code d'instruction criminelle de Prusse [6].

577. Passons aux lois positives concernant les poursuites contre les étrangers. Nous les indiquerons dans le même ordre qui a été suivi au chapitre précédent.

578. En *France,* l'art. 3 du Code civil porte : « Les « lois de police et de sûreté obligent tous ceux qui ha- « bitent le territoire. » D'après ce texte, nul doute qu'un étranger peut être poursuivi en France pour crimes ou délits par lui commis dans le territoire français. « Il ne « peut, à cet égard, » dit Mangin [7], « exister de différence « entre les citoyens et les étrangers ; l'action publique « s'étend donc aux étrangers qui commettent dans le « royaume des crimes, des délits ou des contraventions, « soit qu'ils ne fassent qu'y passer, soit qu'ils y résident.... « L'étranger devient sujet de la loi du pays où il se trans- « porte ; il est soumis à la puissance publique de ce pays... « Peu importe qu'il ait commis le délit au préjudice d'un « étranger. Lorsque la loi émet des peines contre ceux « qui commettent certaines actions, elle statue abstrac-

---

[1] Martens, *Recueil de causes célèbres,* t. II, p. 362 et 363.
[2] *Ibid.,* t. II, p. 359-361.
[3] *Ibid.,* t. I, p. 353.
[4] *Ibid.,* t. II, p. 397.
[5] Voy. *infrà,* n° 585.
[6] Voy. *infrà,* n° 586.
[7] Mangin, n° 69.

« tion faite de la qualité des personnes contre lesquelles
« ces actions sont dirigées, à moins que la criminalité du
« fait ne résulte uniquement de cette qualité. » L'auteur
cite plusieurs arrêts de la Cour de cassation qui ont statué
en ce sens.

En ce qui concerne les crimes ou délits commis par
un étranger en pays étranger, l'ancien droit criminel
français n'offrait pas de règles uniformes [1]. Le Code du
3 brumaire an IV, art. 12, déclarait justiciables des tribunaux français les étrangers qui contrefont, altèrent ou
falsifient les monnaies ou papiers-monnaies de France, ou
qui exposent sciemment, hors du territoire français, des
monnaies et papiers contrefaits. L'art. 13 ajoute : « A l'é-
« gard des délits de toute autre nature, les étrangers qui
« sont prévenus de les avoir commis hors du territoire de
« la République ne peuvent être jugés ni punis en France.
« Mais, sur la preuve des poursuites faites contre eux
« dans le pays où ils les ont commis, si ces délits sont du
« nombre de ceux qui attentent aux personnes ou aux
« propriétés et qui, d'après les lois françaises, emportent
« peine afflictive ou infamante, ils seront condamnés par
« les tribunaux correctionnels à sortir du territoire fran—
« çais, avec défense d'y rentrer jusqu'à ce qu'ils soient
« justifiés devant les tribunaux compétents. »

Cette disposition a été abrogée par la promulgation du
Code d'instruction criminelle (a). Ce Code, de son côté,

[1] *Ibid*, n° 61.

(a) Aujourd'hui le Gouvernement a toujours la faculté d'expulser les
étrangers par mesure de police. La loi du 3 décembre 1849 contient, à
cet égard, les dispositions suivantes :

ne contient qu'une seule disposition relative à la poursuite des crimes commis par des étrangers en pays étranger. C'est l'art. 6, ainsi conçu [1] :

« Cette disposition » (celle de l'art. 5, rapportée plus
haut; n° 550), « pourra être étendue aux étrangers qui,
« auteurs ou complices des mêmes crimes, seraient ar-
« rêtés en France, ou dont le Gouvernement obtiendrait
« l'extradition. »

579. Il résulte de la combinaison des art. 3 du Code
civil, 5 et 6 du Code d'instruction criminelle, que l'étranger peut être poursuivi en France : 1° à raison des crimes,
délits et contraventions par lui commis en France; 2° à
raison des crimes spécifiés en l'art. 5 du Code d'instruction criminelle, et qu'il aurait commis hors du territoire
de la France; mais, dans cette dernière hypothèse, la

---

[1] Mangin, n°s 62 et suiv.

Art. 7. « Le Ministre de l'intérieur pourra, par mesure de police,
« enjoindre à tout étranger voyageant ou résidant en France, de sortir
« immédiatement du territoire français, et le faire conduire à la fron-
« tière. — Il aura le même droit à l'égard de l'étranger qui aura obtenu
« l'autorisation d'établir son domicile en France; mais, après un délai
« de deux mois, la mesure cessera d'avoir effet si l'autorisation n'a pas
« été révoquée suivant la forme indiquée par l'art. 3. — Dans les dé-
« partements frontières, le préfet aura le même droit à l'égard de l'é-
« tranger non résidant, à la charge d'en référer immédiatement au Mi-
« nistre de l'intérieur. »

Art. 8. « Tout étranger qui se serait soustrait à l'exécution des mesures
« énoncées dans l'article précédent ou dans l'art. 272 du Code pénal,
« ou qui, après être sorti de France, y serait rentré sans permission du
« Gouvernement, sera traduit devant les tribunaux et condamné à un
« emprisonnement d'un mois à six mois. Après l'expiration de sa peine,
« il sera conduit à la frontière. »

Art. 9. « Les peines prononcées par la présente loi pourront être ré-
« duites conformément à l'art. 463 du Code pénal. »

poursuite ne peut avoir lieu contre lui par contumace[1].

Un étranger ne peut donc pas être poursuivi en France à raison de tout crime ou délit par lui commis en pays étranger au préjudice d'un Français : en d'autres termes, l'art. 14 du Code civil n'est pas applicable à la poursuite criminelle[2].

Il faut, pour appliquer l'art. 6, que l'arrestation de l'étranger ait été faite légalement et loyalement, et qu'il n'ait pas été amené sur le territoire par suite d'un événement de force majeure[3] (a).

Mais il n'est pas nécessaire, pour qu'un étranger puisse être poursuivi en France à raison des crimes spécifiés en l'art. 5, que ces crimes aient été commis en France[4].

Les art. 5 et 7 ne sont pas applicables dans le cas d'un crime commis au préjudice d'un Français au sein de peuplades à demi barbares, étrangères aux règles du droit des gens. Dans ce cas, la France conserve les droits qu'elle tient du principe de sa légitime défense : dès lors elle peut se saisir des coupables et les livrer à la justice de ses tribunaux[5].

---

[1] *Ibid.*, n° 69. M. Rauter, t. 1, p. 128, 129 et 413; t. II, p. 297. Dalloz, *Dictionnaire*, v° *Compétence criminelle*, n° 25, 6°.

[2] Merlin, *Questions de droit*, v° *Étranger*, § 2, n° 4. Arrêt de la Cour de cassation du 2 juin 1825. Dalloz, *Dictionnaire*, v° *Compétence criminelle*, n° 25, 3°.

[3] Arrêté des consuls du 18 frimaire an VIII; Carnot, sur l'art. 7, n° 13. Dalloz, *Dictionnaire, ibid.*, n° 25, 7° et 8°.

[4] Discussion au Conseil d'Etat, du 22 frimaire an XIII (13 décembre 1804) : Locré, t. XXIV, p. 527.

[5] Arrêt de la Cour de cassation du 17 mai 1839 (Dalloz, 1839, 1, 402).

(a) Nous avons vu qu'il en est de même en ce qui concerne le Français, lorsqu'il s'agit de faire application de l'art. 7. Ci-dessus, p. 271, note a 3°.

Par suite du principe établi *suprà*, n° 543, les crimes ou délits commis sur un bâtiment marchand étranger qui se trouve dans un port français peuvent être jugés par les tribunaux français [1].

Mais il résulte des principes exposés au n° 544 que les crimes ou délits commis en pleine mer sur un vaisseau marchand étranger, contre un Français se trouvant à bord de ce navire, ne rentrent pas dans la compétence des tribunaux français : la répression de ces infractions ne peut donc être poursuivie que devant les tribunaux de la nation dont le vaisseau porte le pavillon [2].

580. Les lois pénales des *Deux-Siciles* gardent le silence sur la question des poursuites contre les étrangers. Mais l'art. 5 du Code civil avait déjà statué sur la matière ; il porte : « Les lois obligent tous ceux qui habitent « le territoire du royaume, qu'ils soient citoyens ou étran- « gers, domiciliés ou de passage. » M. Rocco [3] démontre qu'en conséquence les étrangers peuvent être poursuivis, selon les lois des Deux-Siciles, non-seulement pour les crimes et délits commis dans ce royaume, mais aussi à raison de certains crimes ou délits commis en pays étran- ger. Le même auteur fait remarquer que la juridiction compétente pour statuer sur les crimes et délits des ré- gnicoles, l'est également pour connaître de ceux commis par les étrangers. Cette compétence ne comprend pas seulement l'action publique, mais aussi l'action civile [4].

581. Dans les *Etats Pontificaux*, aux termes de l'art. 60

---

[1] Avis du Conseil d'Etat, du 28 octo- bre 1806 (Dalloz, *Dictionnaire*, v° Com- pétence criminelle, n° 23, 9°).

[2] Arrêt de la Cour royale de Bor- deaux, du 31 janvier 1838 (Dalloz, 1839, II, 69 ; *Archives du commerce*, t. XXV, p. 128).

[3] P. 161-178, et p. 488.

[4] P. 527, et p. 267, n° 4.

du règlement de procédure criminelle, « la compétence « des tribunaux est déterminée par le lieu où le crime « ou délit a été commis. » Ainsi il n'y a pas de distinction à établir entre les personnes des délinquants, et l'étranger peut être poursuivi comme le sujet, à raison des faits par lui perpétrés dans le territoire.

582. En *Belgique*, les art. 3 du Code civil, et 5, 6 et 7 du Code d'instruction criminelle français ont encore force de loi en ce qui concerne les étrangers [1].

583. Quant aux *Pays-Bas*, *voyez* l'art. 8 du Code d'instruction criminelle, rapporté *suprà*, n° 557.

584. Le Code pénal du royaume de *Sardaigne* contient, art. 6, 8 et 9, les dispositions suivantes :

« L'étranger qui se sera rendu coupable, en pays « étranger, d'un crime contre la sûreté de l'État, ou de « contrefaçon du sceau, de monnaies, de cédules ou obli-« gations de l'État, sera jugé et puni d'après les disposi-« tions du présent Code, s'il est arrêté dans les États du « roi ou livré par une puissance étrangère. Dans le cas où « l'étranger qui, hors des États du roi, aura commis, en-« vers un sujet ou envers un autre étranger, un des « crimes mentionnés dans les articles 643 et suivants jus-« qu'à l'art. 647 inclusivement [2], serait arrêté dans les « États, ou livré par un autre gouvernement, il sera jugé « et puni conformément à l'art. 6, pourvu toutefois que le « crime ait été commis à la distance d'un demi-myria-« mètre au plus des frontières, ou que, s'il a été commis « à une plus grande distance, le coupable ait introduit,

---

[1] Discussion de la loi du 24 mars 1838, sur l'expulsion des étrangers. Voy. *Pasinomie*, 1838, p. 49, note 4. Voy. aussi *Belgique judiciaire*, I, n° 16, Chronique.

[2] Ce sont les vols commis à force ouverte.

« dans les États, des sommes ou objets volés. — Si le
« crime que l'étranger a commis en pays étranger, contre
« un sujet, n'est pas prévu par la disposition de l'article
« précédent, on devra, dans le cas où cet étranger entre-
« rait dans les États, l'y faire arrêter, et, après y avoir été
« autorisé par le roi, faire l'offre au gouvernement du
« pays où le crime a été commis de lui livrer le coupable
« afin qu'il le punisse. Si cette offre n'est pas acceptée, il
« sera jugé et puni dans les Etats, conformément à l'art. 6.
« — On observera la même disposition relativement
« au délit qu'un étranger aurait commis, hors des Etats,
« envers un sujet, lorsqu'en pareil cas ce dernier serait
« puni dans le pays auquel appartient l'étranger , sans
« préjudice de l'action civile qui est toujours réservée. »

585. En *Autriche*, le § 31 du Code pénal porte : « Les
« crimes ou délits commis par un étranger dans nos
« États sont jugés et punis conformément à ce qui est
« prescrit au présent Code. » Les §§ 32, 33 et 34 ajoutent :
« Si un étranger a commis un crime ou délit, hors de
« nos États, contre la constitution de la monarchie, ou
« qui préjudicie aux effets publics ou aux monnaies de
« nos Etats, il est traité comme sujet et puni selon la
« présente loi. — Si le crime ou délit ne rentre pas dans
« les catégories indiquées à l'article précédent, le dé-
« linquant étranger sera arrêté, et on se concertera
« promptement, relativement à son extradition, avec
« l'Etat dans le territoire duquel il a commis le crime ou
« délit. — Si cet Etat refuse de le recevoir, on procé-
« dera à son égard suivant les règles prescrites par la
« présente loi; cependant, si les lois du lieu où a été
« commis le délit portent une peine moins forte, elle lui

« est appliquée. La sentence devra en outre prononcer
« l'expulsion de l'individu de nos Etats après l'expiration
« de sa peine » (a).

Nous rapporterons encore la disposition du § 221,
n° 4, ainsi conçue : « Les membres des ambassades étran-
« gères et les personnes faisant partie de ces missions
« sont traités selon le droit des gens et ne sont pas sou-
« mis aux autorités du pays. Aussi les gens de la maison
« et les domestiques d'un ambassadeur, qui sont sujets
« immédiats de l'Etat auquel il appartient, ne sont pas
« soumis à la juridiction ordinaire ; en conséquence, si
« ces individus commettent quelque crime ou délit, les
« autorités s'assureront de la personne du prévenu, mais
« en même temps elles en donneront connaissance au
« ministre, afin que celui-ci reçoive la personne arrê-
« tée. »

586. Le Code général de *Prusse* contient, part. II,
Tit. 29, §§ 12 à 15, les dispositions suivantes : « Non-
« seulement les sujets, mais encore les étrangers qui
« résident dans le territoire de l'État, sont tenus d'en
« connaître les lois. — § 13 : En conséquence, ces étran-
« gers seront punis d'après les lois du royaume, lorsqu'ils
« commettent un crime ou délit dans le territoire. —
« § 14 : Les étrangers poursuivis à raison de crimes ou
« délits commis hors du royaume seront jugés d'après les
« lois du lieu de la perpétration de ce crime ou délit. —
« § 15 : Toutefois, dans ce cas, si la peine prononcée par

(a) Ces dispositions se retrouvent dans les §§ 37, 38, 39 et 40 du Code
pénal de 1852.

« les lois étrangères est plus forte que celle portée par
« les lois du royaume, celle-ci sera seule appliquée. »

Suivant le § 251 du Code d'instruction criminelle, au-
« cune poursuite ni arrestation n'aura lieu contre les
« princes et princesses de la maison royale, contre des
« princes allemands régnants, soit ecclésiastiques, soit
« séculiers, contre des princes apanagers des maisons
« régnantes d'Allemagne et autres princes allemands,
« comme aussi contre les ministres étrangers accrédités
« près de cette cour, et contre d'autres chargés d'affaires
« d'un État étranger, à moins d'ordres spéciaux donnés
« par le souverain à un tribunal ou à un officier de jus-
« tice. » — § 252 : « La même disposition est applicable
« aux épouses des personnes dénommées ci-dessus, ainsi
« qu'aux personnes appartenant à une mission accréditée
« près de cette cour, et aux individus se trouvant au ser-
« vice de ces personnes ; toutefois, les femmes des do-
« mestiques ne jouissent de la même prérogative qu'autant
« qu'elles se trouvent également au service du ministre
« ou chargé d'affaires, ou qu'elles habitent son hôtel. »

587. En *Bavière*, l'ordonnance de publication du Code
pénal porte : Art. 4. « Les étrangers seront jugés confor-
« mément aux dispositions du présent Code, à raison de
« tous crimes ou délits commis dans le territoire du
« royaume ; ils ne le seront, à raison des infractions
« commises en pays étranger, qu'autant que ces infrac-
« tions auront porté préjudice à nous, à l'État de Ba-
« vière, ou à l'un de nos sujets : sauf les dispositions
« contraires portées par des traités ou des conventions
« spéciales. » — Les art. 31 et 32 de la 2ᵉ partie du Code
pénal ajoutent : Art. 31. « Les étrangers qui se sont ren-

« dus coupables, hors du royaume, d'un crime ou délit,
« seront livrés au tribunal du lieu où le fait a été commis,
« à moins qu'il ne s'agisse d'un crime ou délit commis au
« préjudice de l'État de Bavière ou d'un sujet bavarois,
« auquel cas les dispositions de l'art. 30 seront appli-
« cables. — En cas de refus, par le gouvernement étran-
« ger, de recevoir le délinquant, il sera expulsé du
« royaume et menacé, en cas de rentrée, des peines por-
« tées par les articles 31 et 331 de la première partie du
« même Code (savoir : de l'exposition pendant trois jours
« de marché, et de la détention dans une maison de
« travail pendant un à quatre ans); dans tous les cas,
« il sera donné connaissance aux autorités de son domi-
« cile des dispositions prises à son égard. » — Art. 32.
« Lorsqu'un étranger arrêté en Bavière, outre les crimes
« et délits par lui commis en pays étranger, en a égale-
« ment commis dans le royaume, la poursuite n'aura lieu
« et la peine ne sera prononcée qu'à l'égard de ces der-
« niers ; et, après l'expiration de la peine, on observera les
« prescriptions de l'art. 31. »

588. Suivant le Code pénal du grand-duché d'*Olden-bourg*, l'étranger sera poursuivi à raison des crimes ou délits commis dans le territoire ; il ne le sera, à raison des crimes ou délits commis en pays étranger, qu'autant que ces infractions préjudicient soit à l'État d'Oldenbourg, soit à un de ses sujets (art. 514, 515 et 516) [1].

589. Le Code pénal du royaume de *Saxe* porte : Article 3. « Les dispositions du présent Code sont également « ment applicables aux étrangers poursuivis et punis par

---

[1] Voy. *suprà*, n° 562, *in fine*.

« des tribunaux du royaume, à raison d'un crime ou
« délit commis soit dans le royaume, soit à l'étranger. »
— Art. 4. « Toutefois, lorsque l'étranger est inculpé d'un
« crime ou délit commis en pays étranger, que la dé-
« nonciation judiciaire porte sur ce fait seul ou conjoin-
« tement sur d'autres crimes ou délits commis dans le
« royaume, et à moins que ce crime ou délit n'ait pas
« été commis au préjudice de l'Etat de Saxe, de son chef,
« ou d'un sujet saxon, — le juge d'instruction fera son
« rapport au ministre de la justice, et il attendra les
« ordres de ce dernier ; mais dans l'intervalle il prendra
« les mesures nécessaires et urgentes. Il en sera de
« même lorsqu'un sujet saxon aura commis en pays
« étranger ou qu'un étranger aura commis dans le
« royaume l'un des crimes ou délits prévus par les ar-
« ticles 89 à 92 du présent Code » [1]. — Art. 5. « Il sera
« également rendu compte au ministre de la justice de
« tout crime ou délit commis dans le royaume par un
« étranger qui, suivant les principes du droit des gens,
« n'est pas soumis aux autorités de ce pays pendant le
« séjour qu'il fait. »

Les mêmes dispositions se trouvent dans les art. 3 et
4 du Code pénal de *Saxe-Weimar* et de *Saxe-Altenbourg*.
(Voyez *infrà*, n° 625.)

La Constitution de *Saxe-Meiningen* porte : § 13. « Tous
« les étrangers qui séjournent dans l'Etat, à moins qu'ils

---

[1] Ces crimes sont : la haute trahison, la conspiration contre un Etat étranger, l'omission de dénoncer les mêmes faits ; les blessures ou voies de fait contre un souverain étranger, ou contre les membres de sa famille, ou contre ses représentants diploma- tiques ; les menaces ou injures contre ces mêmes personnes, la résistance contre l'autorité publique étrangère, l'excitation à cette résistance, la déli- vrance des prisonniers, la coalition à l'effet de désobéissance, les coalitions d'ouvriers, les émeutes et la rébellion.

« ne jouissent d'une exception établie par le droit des
« gens, doivent obéissance aux lois du pays, et seront
« jugés selon ces lois à raison des faits perpétrés et des
« crimes ou délits commis dans le territoire. »

590. On lit dans le Code pénal du royaume de *Wurtemberg* : Art. 4. « Les dispositions du présent Code sont
« applicables aux étrangers, à raison des crimes, délits
« et contraventions commis dans le territoire du royaume :
« les mêmes dispositions ne sont applicables aux étran-
« gers, à raison de faits par eux perpétrés en pays étran-
« ger, qu'autant que ces faits constituent des crimes ou
« délits contre le roi de Wurtemberg, l'Etat de Wurtem-
« berg, ses autorités ou l'un de ses sujets : le tout sauf
« les dispositions spéciales contenues dans les traités. »

591. En *Brunswick*, l'art. 205 de la Constitution porte :
« Les étrangers qui ont commis des crimes ou délits en
« pays étranger ne pourront être poursuivis par les tri-
« bunaux du duché qu'autant qu'il s'agira d'un crime ou
« délit commis au préjudice de l'Etat ou contre ses sujets,
« ou bien en vertu d'une autorisation accordée par le
« gouvernement. » — Le Code pénal de 1840 ajoute :
Art. 1. « Tout individu, sujet ou étranger, qui, dans le
« territoire du duché, aura enfreint les dispositions du
« présent Code, sera jugé d'après les mêmes disposi-
« tions. »

592. L'art. 3 du Code pénal du royaume de *Hanovre*
est ainsi conçu : « Les dispositions du présent Code se-
« ront appliquées aux étrangers, à raison de tous les
« crimes ou délits par eux commis, soit dans le terri-
« toire du royaume, soit à l'étranger et au préjudice de
« l'Etat de Hanovre. De même, les étrangers seront punis

« conformément au présent Code, à raison de tous les
« crimes ou délits commis en pays étranger, au préju-
« dice de nos sujets, lorsqu'ils n'auront été ni acquittés
« ni punis par les tribunaux étrangers, ou lorsque, après
« leur acquittement à l'étranger, il y aura des motifs de
« reprendre l'instruction dirigée contre eux. Lorsque,
« dans les cas ci-dessus, la loi du lieu où le fait a été
« commis prononce une peine plus douce que celle éta-
« blie par le présent Code, nos tribunaux appliqueront
« cette même loi ; et lorsque la peine par elle infligée ne
« se trouve pas établie par le présent Code, nos tribunaux
« prononceront une autre peine proportionnelle. Si la
« loi du lieu ne frappe d'aucune peine le fait dont il
« s'agit, aucune peine ne sera prononcée, à moins que
« ce fait n'ait été dirigé contre l'Etat de Hanovre. — Le
« tout sous la réserve des dispositions contenues dans les
« traités ou dans les conventions spéciales déjà conclues
« ou à conclure par la suite avec d'autres gouverne-
« ments. »

593. Le Code pénal du *grand-duché de **Hesse*** porte,
art. 6 : « Les étrangers sont jugés selon les dispositions
« du présent Code : 1° à raison de tous les faits qu'il
« déclare punissables, et qui ont été commis par eux
« dans le territoire du grand-duché ; 2° lorsque, hors
« de ce territoire, les étrangers se sont rendus cou-
« pables de crimes ou délits attentatoires à l'Etat, de
« lèse-majesté, de haute trahison contre le prince ou
« contre l'Etat, de rébellion, d'inondation, de contre-
« façon de timbres ou sceaux, ou de papier timbré de
« l'Etat, ou de monnaies et papiers ayant cours dans
« le grand-duché ou admis dans le commerce entre

« les particuliers. Toutefois, aucune peine ne sera
« prononcée, à raison d'un crime ou délit commis par
« un étranger, dans le territoire du grand-duché, au
« préjudice d'un Etat étranger ou de ses autorités,
« lorsqu'il aura été puni ou acquitté dans ce dernier
« Etat. »

594. Aux termes du § 19 de la Constitution de la
Hesse électorale, le séjour dans le territoire oblige à l'observation des lois et donne droit à leur protection. Par
suite de cette disposition, les tribunaux hessois informent
sur tous les crimes ou délits commis dans leurs ressorts
respectifs, soit par des régnicoles, soit par des étrangers,
et ils prononcent les condamnations ; ce principe n'admet
qu'une seule exception, dans le cas où, en conformité
d'un traité, le crime ou délit commis dans l'Électorat,
par un étranger, est de la compétence exclusive du tribunal du domicile du prévenu. En ce qui concerne les poursuites à exercer contre un étranger, à raison d'un crime
ou délit commis à l'étranger, la jurisprudence de la Cour
suprême s'est fixée, conformément aux principes généraux admis par le droit public et pénal, pour la compétence exclusive des tribunaux de l'Etat dans lequel le fait
a été perpétré ; on admet que l'arrestation du prévenu
dans un autre Etat n'attribue point aux tribunaux de ce
dernier le pouvoir de prononcer la peine, à moins que ce
pouvoir n'appartienne de droit au même Etat. Par suite,
dans ce cas, l'Etat dans lequel le prévenu a été arrêté
doit se borner à opérer l'expulsion ou l'extradition de cet
individu [1].

---

[1] Communication de M. Bickell.

595. En *Bade*, le Code pénal porte : § 5. « L'étranger « sera puni, conformément aux lois du grand-duché, « même à raison des faits par lui commis en pays étran- « ger, lorsque ces faits étaient dirigés contre l'Etat de « Bade, contre ses autorités, ou contre une personne ha- « bitant le grand-duché. Le § 9 de ce Code, rapporté « *suprà*, n° 569, est également applicable aux étrangers.

596. Le § 2 du Code pénal du royaume de *Norwége* est ainsi conçu : « Les étrangers seront jugés d'après les « lois du royaume et par ses tribunaux, à raison des « crimes ou délits dont ils se rendront coupables dans le « royaume, ou qu'ils commettront hors du territoire, au « préjudice de la Norwége ou des sujets norwégiens, ou « enfin au préjudice des étrangers qui se trouveront dans « des bâtiments norwégiens. »

597. En *Angleterre*, en *Ecosse*, et aux *Etats-Unis*, d'après ce que nous avons fait remarquer *suprà*, n° 571, le juge du lieu du crime ou délit est seul compétent pour en connaître : aucune autre nation n'a le pouvoir de punir le délinquant [1].

598. L'exercice de la juridiction criminelle sur les régnicoles et même sur les étrangers n'emporte pas le pouvoir de suivre les délinquants hors du territoire et de les arrêter dans un autre (*Nacheile*): car la juridiction ne saurait s'étendre au-delà des frontières de l'Etat [2]. Cependant ce droit de suite a été quelquefois accordé réciproquement, par des traités de nation à nation, aux autorités et officiers publics chargés du maintien de la sûreté publique. On en trouve des exemples : dans le

---

[1] M. Story, n°ˢ 620 et suiv. | [2] Schmelzing, § 160; Saalfeld, § 23.

traité pour l'extradition des déserteurs conclu entre l'Autriche et la Bavière, le 24 mai 1817 [1]; dans celui conclu entre la Bavière et la Hesse électorale, le 6 juillet 1815 [2]; entre le roi des Deux-Siciles et S. S. le Pape, mentionné ci-après, n° 616 ; entre la Bavière et le grand-duché de Bade, en 1843 [3]; dans le traité passé entre la Bavière et le grand-duché de Hesse pour l'extradition des malfaiteurs, le 31 octobre 1839 [4]; dans les conventions conclues sur le même objet entre l'Electorat de Hesse et le grand-duché de Hesse, en 1840 [5], et entre la Prusse et le grand-duché de Hesse, le 10 avril 1841 [6].

Quelquefois les gouvernements consentent même sans traité formel cette faculté (*Nacheile*), pourvu qu'elle ne soit pas exercée par une force militaire [7].

CHAPITRE IV.

QUELLE EST LA LOI PÉNALE, OU DE PROCÉDURE CRIMINELLE, APPLICABLE LORSQUE LA POURSUITE A LIEU DANS UN ÉTAT AUTRE QUE CELUI OU LE FAIT PUNISSABLE A ÉTÉ COMMIS?

Sommaire.

[1] Bulletin des lois de Bavière, 1817, p. 691. Schmelzing, *ibid.*

[2] Schmelzing. *ibid*.

[3] Publié par déclaration ministérielle du 29 septembre 1843, et inséré dans la feuille officielle (*Staats und Regierungs-Blatt*) du 12 octobre 1843.

[4] Bulletin des lois du grand-duché de Hesse, 1839, p. 402. *Le Télégraphe,* t. 1, p. 869.

[5] Bulletin des lois du grand-duché de Hesse, 1840, p. 185. *Le Télégraphe, ibid.*, p. 471.

[6] Bulletin des lois de Prusse, 1841, p. 67.

[7] Saalfeld, § 39.

599. Souvent la loi d'un État prononce une peine contre un fait que la loi d'un autre Etat laisse impuni; ou bien la peine infligée n'est pas la même dans les deux législations. Dans ce conflit, s'il fallait s'en tenir aux principes reçus en matière civile [1], la loi du lieu où le fait a été commis serait la seule applicable; telle est aussi l'opinion de Burgundus [2], de Leyser [3] et de Hert [4]. Cependant la grande majorité des auteurs anciens et modernes ont établi un principe contraire. Voet [5] estime qu'il faut appliquer la loi du lieu de la poursuite, par la double raison que la peine doit servir d'exemple aux autres habitants de l'Etat où elle s'exécute, et que le pouvoir du magistrat se borne à l'application de la peine édictée par la loi de son pays. L'auteur accorde pourtant au juge la faculté d'appliquer celle des deux lois qui est la plus douce. Bœhmer [6] approuve cette dernière opinion. Martens [7], Schmelzing [8], Saalfeld [9], Struve [10] et M. Pinheiro-Ferreira [11] regardent comme seule applicable la loi du lieu où s'exerce la poursuite. C'est aussi l'avis d'Abegg [12], qui, comme nous l'avons vu *suprà*, n° 574, soutient que les faits commis en pays étranger ne tombent sous l'application d'autres lois pénales que de celles du lieu de la perpétration. Hommel [13] veut qu'on applique soit la loi du

---

[1] Voy. *suprà*, n°s 96 et suiv.
[2] *Tract.* 5.
[3] *Specimen*, 74, *medit.* 5.
[4] Sect 4, § 19.
[5] *De statutis*, sect. 11, ch. 1, n° 5.
[6] §§ 21, 22 et 23.
[7] § 100, v^{is} : *conformément aux lois et à la constitution du pays.*
[8] § 162.
[9] § 39.
[10] P. 3, 4, 12, 13, 108, 109, 111, 115, 534.
[11] *Notes sur Martens*, n° 48, p. 421 et 422; *Cours de droit public*, t. II, p. 32.
[12] §§ 42-46.
[13] *Observ.* 281 et 409, n° II.

lieu où le fait a été commis, soit celle du lieu de la poursuite, selon que l'une ou l'autre est la plus douce. C'est aussi l'avis de Wolf [1]. Les autres auteurs gardent le silence sur la question (a).

600. Les législations modernes ont adopté, en règle générale, le sentiment de Voet; quelques-unes cependant ont admis un tempérament consistant à autoriser l'application de celle des deux lois qui est la plus douce.

La règle énoncée se trouve sanctionnée, à l'égard du régnicole ou de l'étranger poursuivi pour des infractions

[1] § 7.

(a) M. Ortolan (*Éléments de droit pénal*, t. I, p. 379 et suiv., nᵒˢ 904 à 907) exprime les idées les plus saines sur la question : « Nous devons « avant tout, dit-il, tenir pour certain que les juges d'un pays ne peuvent « jamais appliquer d'autre loi pénale que la loi pénale du pays, ni d'au- « tres peines que les peines décrétées par cette loi. Mais ne convient-il « pas, dans certains cas, de faire modifier par la loi du pays elle-même « la pénalité décrétée par cette loi, en considération de la loi étrangère « en vigueur au lieu où les faits extra-territoriaux se sont passés ? voilà « la question.

« Si cette loi étrangère est plus sévère, il est généralement reconnu « qu'on ne doit avoir aucun égard à cet excès de sévérité...

« Si elle est moins sévère, surtout si elle laisse impuni le fait qui a « été commis sur le territoire où elle est en vigueur, on ne peut se « dissimuler que, les mœurs, que l'opinion locale, que l'entraînement « du milieu dans lequel on agit, ayant sur le plus ou moins de culpa- « bilité une influence marquée, il y aurait injustice à ne tenir aucun « compte de cette influence. Mais, aux yeux de l'État qui exerce le « droit de punir, cette influence ne peut pas aller jusqu'à faire dis- « paraître la criminalité absolue...; ce sera seulement la culpabilité « individuelle du délinquant qui pourra s'en trouver affectée...

« Ces influences pourront avoir plus de poids encore si le délinquant « est un étranger. A l'égard de celui-ci, il y aura même deux lois étran- « gères à considérer : celle du lieu où le crime aura été commis, et celle « de l'État auquel appartient le coupable... »

commises à l'étranger, en *France* [1], dans les *Deux-Siciles* [2], dans les *Etats pontificaux* [3], en *Belgique* [4], dans les *Pays-Bas* [5], dans le royaume de *Sardaigne* [6], en *Autriche* [7], en *Bavière* [8], en *Oldenbourg* [9], en *Saxe* [10], en *Wurtemberg* [11], en *Brunswick* [12], en *Hanovre* [13], dans les grands-duchés de *Hesse* [14] et de *Bade* [15]. Le Code de la *Norwége* [16] consacre aussi la même règle.

Le tempérament existe dans les *Deux-Siciles*, en *Autriche* (pour l'étranger seulement), en *Wurtemberg*, en *Hanovre*, dans les *grands-duchés de Hesse* et de *Bade*.

En *Prusse*, la règle a lieu pour le régnicole seulement[17]; l'étranger est puni d'après la loi du lieu de la perpétration du fait [18].

En *France*, en *Belgique*, dans les *Pays-Bas*, en *Sardaigne*, en *Wurtemberg*, en *Hanovre*, dans les *grands-duchés* de *Hesse* et de *Bade*, Il n'y a plus lieu à poursuite (dans quelques cas du moins), lorsque le prévenu a été, pour le même fait, ou condamné et puni, ou acquitté, en pays étranger.

Nous rappellerons qu'en *Angleterre*, en *Ecosse*, et aux

---

[1] Code d'instruction criminelle, articles 5 et 6.
[2] Loi de procédure criminelle, articles 6 et 7. Voy. *suprà*, n° 554.
[3] Règlement, §§ 60 et 82.
[4] Loi du 30 décembre 1836. Code d'instruction criminelle, art. 5 et 6.
[5] Code d'instruction criminelle, articles 8 et 10.
[6] Code pénal, art. 5-10. Voy. *suprà*, n° 585.
[7] Code pénal, art 30-34 (*a*).
[8] Ordonn. de publication, art. 3 et 4.
[9] Code pénal, art. 501, 514 et suiv.
[10] Code pénal, art. 2, 3 et 4.
[11] Code pénal, art. 3, 4 et 5.
[12] Code pénal, art. 1 et 2.
[13] Code pénal, art. 2 et 3.
[14] Code pénal, art. 4 et 6.
[15] Art. 4 et 5.
[16] §§ 1 et 2.
[17] Code d'instruction criminelle, §§ 97 et 98. Arrêt de la Cour suprême de Berlin, du 14 mars 1842 (*Archives*, t. XXXIII, II, 11).
[18] Code général, part. 2, Tit. 20, §§ 14 et 15.

(*a*) *Voy.* ci-dessus, p. 300 et 301.

Etats-Unis, la jurisprudence n'autorise les poursuites que dans le lieu de la perpétration du crime.

M. Günther n'admet, à l'égard des faits commis à l'étranger, que l'application des lois qui les regardent comme *delicta juris gentium* [1].

601. Le principe de l'application de la loi du lieu de la poursuite a été sanctionné, en *France*, dans une question analogue, celle du passage d'une législation à une autre. Le décret impérial du 23 juillet 1810, sur la mise en activité du Code criminel, porte : Art. 6. « Les Cours et « tribunaux appliqueront aux crimes et aux délits les « peines prononcées par les lois pénales existant au mo- « ment où ils ont été commis ; néanmoins, si la nature « de la peine prononcée par le nouveau Code était moins « forte que celle prononcée par le Code actuel, les Cours « et tribunaux appliqueront les peines du nouveau « Code. »

602. Du principe que la loi du lieu de la poursuite est applicable à la punition du fait incriminé, il résulte que la prescription du même fait se règle également par les dispositions de cette loi, comme dans les matières civiles [2]. Aussi la Cour de cassation a jugé, le 25 novembre 1830 [3], que, dans le concours de deux dispositions différentes, la prescription des peines doit se régler d'après la loi la plus favorable à l'accusé.

603. Il est presque inutile de faire remarquer que la loi du lieu de la poursuite détermine seule la forme de

---

[1] P. 52.
[2] Voy. *suprà*, n°ˢ 100 et 564 (article 3).

[3] Sirey, 1831, 1, 392 ; Dalloz, 1831, 1, 68. *Voy.* Mangin, n° 295.

procéder. On appliquera les mêmes règles qui sont admises en matière civile [1].

C'est suivant la loi du même lieu que doit se décider la question de savoir si une poursuite d'office peut être exercée par les autorités publiques, ou si la partie lésée a seule le droit de poursuivre la réparation du préjudice que lui a causé le fait punissable. La même loi règle la question de la compétence des autorités. Ces propositions résultent de ce que nous avons dit des matières civiles [2]. Homan [3] s'explique dans le même sens.

CHAPITRE V.

DE L'EXÉCUTION DES JUGEMENTS RENDUS A L'ÉTRANGER EN MATIÈRE CRIMINELLE.

Sommaire.

604. Les jugements en matière criminelle n'obtiennent pas d'exécution en pays étranger, quant à la pénalité et à ses accessoires.
605. Il en est autrement de leurs dispositions concernant les réparations civiles.
606. *Quid* des actes d'information reçus en pays étranger ?

604. C'est un principe admis par les auteurs qui ont écrit sur le droit des gens, qu'aucun État n'autorise l'exécution, dans son territoire, des jugements rendus en matière criminelle par les tribunaux étrangers contre la personne ou contre les biens d'un individu [4]. C'est le sentiment

---

[1] Voy. *suprà*, n° 125. M. Rauter, t. I, p. 63.
[2] Voy. *suprà*, *ibid.*
[3] Sect. 2, § 4.
[4] *Voy.* en ce sens une circulaire de la Cour d'appel de Darmstadt (grand-duché de Hesse) en date du 3 août 1837. M. Bopp, *Suppléments*, p. 181, à la note.

de Richer [1], Martens [2], Klüber [3], Schmalz [4], Schmelzing [5], Saalfeld [6], de M. Pinheiro-Ferreira [7], de Carnot [8], de Mangin [9], de MM. Story [10] et Wheaton [11].

Par suite, les incapacités résultant de ces jugements ne peuvent avoir leurs effets en pays étranger. Ainsi la mort civile, qui, en France, est la conséquence nécessaire de diverses condamnations criminelles [12] (a), ne saurait être invoquée dans un pays étranger, pour invalider des actes qui ont été passés par le mort civilement hors du territoire où la condamnation a été prononcée [13]. Ce principe a même été proclamé en France, par rapport à la mort civile dont les lois de la Révolution avaient frappé les émigrés : on reconnut que la mort civile n'avait pu les

---

[1] Liv. I, sect. 8.

[2] § 104.

[3] § 65.

[4] Page 162.

[5] § 164.

[6] § 39.

[7] *Notes sur Martens*, vol. I, note 44, p. 418 et 419; *Cours de droit public*, t. II, p. 31.

[8] Sur l'art. 7, nos 7 et 8.

[9] No 70.

[10] §§ 621 et 628.

[11] T. I, p. 161.

[12] Art. 22 du Code civil français; art. 18, no 1, du Code civil d'Haïti. La mort civile ne se trouve ni dans le Code civil des Deux-Siciles, ni dans le Code sarde, ni dans les Codes des Etats allemands. Le projet de Code pénal pour le grand-duché de Bade (où la mort civile a été établie par la mise en vigueur du Code civil français) en propose la suppression. Elle a été textuellement abolie par l'art. 13 de la Constitution belge et par l'art. 4 du Code civil des Pays-Bas.

[13] Schmelzing, § 164; M. Story, §§ 620 et suiv.; Puraye, p. 19; M. Zoepfl, *Annales de Heidelberg*, 1842, p. 541.

(a) La mort civile a été abolie en France par la loi du 31 mai 1854. Du reste, cette loi a conservé quelques-uns des principaux effets qu'entraînait la mort civile :

« Le condamné à une peine afflictive perpétuelle, dit l'art. 3, ne peut « disposer de ses biens, en tout ou en partie, soit par donation entre-vifs, « soit par testament, ni recevoir à ce titre, si ce n'est pour cause d'ali- « ments.—Tout testament par lui fait antérieurement à sa condamnation « contradictoire, devenue définitive, est nul. — Le présent article n'est « applicable au condamné par contumace que cinq ans après l'exécu- « tion par effigie. »

atteindre en pays étranger [1]; et ceux qui y sont décédés ont été considérés comme morts *integri status* [2].

De même, l'infamie attachée à une condamnation criminelle n'a pas d'effet en pays étranger [3].

Sur ces deux points, Boullenois [4] professe une opinion contraire : suivant lui, l'état de mort civile ou la tache de l'infamie accompagne le condamné partout où il se transporte (a).

Enfin, la confiscation des biens, prononcée par un jugement criminel, ne s'étend pas aux biens que le con-

---

[1] Arrêt de la Cour de cassation du 7 janvier 1807 (Sirey, 1807, I, 129).

[2] Arrêt de la même Cour, du 26 janvier 1807 (Sirey, 1807, I, 123).

[3] Martens, § 104; M. Mittermaier, § 30; M. Story, §§ 623 et 624. — M. de Wæchter (*Archives*, t. XXV, p. 182 et suiv.) ne partage pas cette opinion.

[4] *Traité*, t. 1, observ. 4, p. 64 et 65.

(a) Cette opinion de Boullenois nous a toujours paru être seule conforme aux principes. En effet, du moment qu'on admet que le statut personnel régit l'état et la capacité des personnes, il n'y a point à distinguer pour quel motif l'état ou la capacité est affecté; il n'y a point à distinguer non plus s'il est affecté immédiatement en vertu d'une disposition générale de la loi, ou seulement à la suite d'une déclaration judiciaire. Il y a uniquement à voir si le jugement est régulier d'après la loi des juges qui l'ont rendu. — Du reste, il est bien entendu que nos tribunaux sont toujours investis d'un pouvoir discrétionnaire à l'effet de s'arrêter dans l'application de cette doctrine, si elle arrivait à contrarier l'*ordre public*. Ainsi, un étranger ayant été frappé de mort civile dans son pays, nous n'admettrions point par cela même son conjoint à contracter en France un nouveau mariage. C'est ce que nous avons également décidé en matière de divorce (t. I, p. 68, note a).

Voy notre *Hist. de la condit. civ. des étr. en France*, p. 375-376. — Comp. MM. Aubry et Rau, t. I, page 87 (3e édition). Les idées exprimées par notre honorable collègue de la Faculté de Caen, M. Bertauld, paraissent se rapprocher beaucoup des nôtres (*Questions controversées sur la loi des 2-31 mai 1854*, p. 9-14).

damné possède en pays étranger [1]. Boullenois partage cette manière de voir [2].

605. Les condamnations civiles prononcées par les tribunaux criminels étrangers reçoivent leur exécution dans les mêmes cas et de la même manière que celles résultant des jugements des tribunaux civils [3]. Aucune des lois que nous avons passées en revue au Titre VII n'établit une distinction à ce sujet, et les principes que nous avons exposés aux n°s 318 et 319 s'appliquent aussi bien aux jugements des tribunaux criminels prononçant des condamnations civiles qu'à ceux des tribunaux civils.

Aux termes d'un rescrit du roi de Bavière, en date du 27 septembre 1823 [4], les jugements rendus à l'étranger, en matière criminelle, au préjudice d'un sujet bavarois, seront mis à exécution dans le royaume sur les biens du condamné, en ce qui concerne les dépens adjugés contre lui, lorsque, d'après les lois bavaroises, il devrait être condamné aux dépens.

Le traité conclu entre la Bavière et le Wurtemberg, le 7 mai 1821 [5], porte, § 24, que « les jugements rendus en « matière criminelle dans l'un des deux royaumes seront « exécutés sur les biens du condamné situés dans « l'autre. »

La même disposition se trouve dans le traité conclu entre la Bavière et l'Electorat de Hesse, le 29 juillet 1827 [6].

Cette stipulation se reproduit dans l'art. 31 de chacun

---

[1] Martens, *ibid.*; Schmelzing, § 164.
[2] *Traité*, t. I, p. 344 et suiv.
[3] Carnot, sur l'art. 7, n°s 7-12; Mangin, t. I, n° 70, p. 429.
[4] M. de Spies, *Recueil des suppléments au Code pénal de Bavière*, 2e édit., p. 46.
[5] *Ibid.*; Martens, *Nouveau Recueil*, t. V, partie 2, p. 289.
[6] M. de Spies, *ibid.*

des traités conclus entre le royaume de Wurtemberg et le grand-duché de Bade, les 30 décembre 1825-3 janvier 1826 [1]; entre le même royaume et les deux principautés de Hohenzollern-Siegmaringen et Hohenzollern-Hechingen, traités qui ont été publiés les 28 avril et 23 juin 1827 [2].

L'art. 36 [3] de chacun des traités conclus entre la Prusse et divers Etats allemands, dont nous avons fait mention *suprà*, n° 28, à la note, admet même, dans certains cas, l'exécution des jugements criminels sur la personne du condamné.

606. Les auteurs français diffèrent sur la question de savoir si les tribunaux sont obligés de tenir pour constant le fait admis par les tribunaux étrangers, et qui a motivé les réparations civiles. Carnot [4] semble adopter l'affirmative; Mangin tient pour la négative. Nous croyons qu'il faut appliquer les principes que nous avons indiqués au n° 369.

Le règlement de procédure criminelle pour les Etats pontificaux, du 6 novembre 1831, contient à ce sujet, § 81, la disposition suivante : « Les informations et actes « d'instruction faits devant un tribunal étranger, confor- « mément aux usages du même Etat, seront regardés « comme valables et efficaces à faire preuve, bien que les « formes en vigueur dans les tribunaux des Etats pontifi- « caux n'aient pas été observées. »

Nous n'avons trouvé, dans les législations modernes, aucun texte analogue.

---

[1] Martens, *Nouveau recueil*, t. VI, p. 854.

[2] Bulletin des lois de Wurtemberg, 1827, p. 151 et 245.

[3] Dans quelques-uns de ces traités, c'est l'art. 37.

[4] Sur l'art. 7, n° 12.

CHAPITRE VI.

DES CHOSES SUR LESQUELLES LES INFRACTIONS PEUVENT ÊTRE COMMISES.

Sommaire.

607. Protection des choses corporelles et incorporelles.

607. Il est de règle générale, dans le droit des gens européen, que chaque Etat accorde sa protection à toutes les choses qui se trouvent dans son territoire, qu'elles soient la propriété d'un de ses sujets ou la propriété d'un étranger. Aussi l'expérience prouve que les infractions aux lois pénales sont punies dans tous les Etats, que les choses qui ont été l'objet de ces infractions soient la propriété d'un sujet ou celle d'un étranger.

On a cependant cherché à établir une distinction entre les choses corporelles et les choses incorporelles : quant aux premières, la règle générale n'a cessé d'être observée ; il en est autrement par rapport aux secondes, surtout lorsqu'il s'agit d'une propriété simplement intellectuelle (*a*).

Ainsi, les brevets d'invention ne jouissent d'aucun droit de protection dans les pays étrangers ; le droit de propriété temporaire qu'ils établissent est regardé comme étant l'effet d'une faveur spéciale accordée par le gou-

---

(*a*) La Cour de cassation a jugé, le 17 novembre 1855, que le fait de fabriquer en France de faux certificats de rentes étrangères constitue le crime de faux en écriture authentique et publique lorsque la négociation officielle de ces rentes est autorisée en France (Dev.-Car., 56, 1, 374).

vernement, laquelle ne peut s'étendre au-delà du territoire[1].

Il est généralement admis qu'en pays étranger on
peut impunément violer la propriété littéraire des auteurs
par la voie de la contrefaçon, à moins de lois expresses
ou de traités de nation à nation[2]. Un arrêté de la diète
germanique, en date du 9 novembre 1837, constate une
convention conclue en ce sens entre les divers Etats qui
composent la Confédération[3]; l'Autriche et la Prusse ont
adhéré à cette convention pour celles de leurs provinces
qui ne font pas partie de la Confédération (b). Il existe un

[1] Martens, *Droit des gens*, § 93 (alinéa) et § 100; surtout Schmalz, p. 150; Rolin, n° 24, p. 16 et 17. — En France, aux termes de la dernière loi sur les brevets d'invention, l'étranger qui a obtenu dans sa patrie un brevet d'invention peut en obtenir un en France pour la même invention, pourvu que la réciprocité soit accordée aux Français par les lois de la nation à laquelle il appartient (a).

[2] *Voy.* les débats qui ont eu lieu à ce sujet en Angleterre et en France, dans la *Revue étrangère*, t. V, p. 629; t. VI, p. 133 et 676; t. VIII, p. 170 et 351. *Voy.* aussi l'ouvrage de M. Lieber, « De la propriété littéraire des étrangers. »

[3] *Voy.* la *Revue étrangère*, t. VI, p. 118 et suiv.

(a) M. Fœlix a mal lu le texte de la loi du 5 juillet 1844 : cette loi n'exige aucunement la réciprocité dont parle notre auteur. Voici, en effet, la disposition de l'art. 29, disposition applicable à un Français aussi bien qu'à un étranger : « L'auteur d'une invention ou décou-
« verte déjà brevetée à l'étranger pourra obtenir un brevet en France.
« Mais la durée de ce brevet ne pourra excéder celle des brevets anté-
« rieurement pris à l'étranger. » Ainsi, le monopole ne peut pas durer
en France plus longtemps qu'à l'étranger : la loi ne veut pas que,
quand l'industrie sera libre à l'étranger, il y ait encore un monopole en
France. — Du reste, l'application de cet art. 29 sera presque toujours
paralysée par suite du principe fondamental posé dans l'art. 31 de la
même loi : presque toujours celui qui aura obtenu un brevet à l'étranger aura par là même donné de la publicité à son invention, et cette publicité entraînera comme conséquence l'impossibilité d'obtenir un
brevet en France.

(b) Voy. l'*Étude sur le droit de propriété littéraire en Allemagne*, par
M. Paul Laboulaye (*Revue historique du droit français et étranger*, t. I,
p. 272 et suiv.).

traité formel, en faveur de la propriété littéraire des sujets respectifs, entre l'Autriche et la Sardaigne, en date du 22 mai 1840 [1], traité auquel ont adhéré les Etats pontificaux [2], Lucques et Modène [3], la Toscane [4], le canton de Tessin [5] et les Deux-Siciles. La loi prussienne du 17 juin 1837 (art. 38) [6] offre, en cette matière, la réciprocité à tous les gouvernements étrangers. Le Parlement anglais, par une loi sanctionnée le 31 juillet 1838 [7], a autorisé le gouvernement à assurer aux auteurs étrangers la propriété de leurs ouvrages dans toute l'étendue de la domination britannique. En France, un projet de loi renfermant des dispositions analogues a été rejeté par la Chambre des pairs [8] (a).

[1] *Revue étrangère*, t. VII, p. 834.
[2] *Ibid.*, p. 840 et 925.
[3] *Ibid*, p. 1023.
[4] *Ibid.*, t. VIII, p. 175.
[5] *Ibid.*, p. 686.
[6] *Ibid.*, t. VI, p. 128 et 187-196.
[7] *Ibid.*, p. 133 et suiv.
[8] *Ibid.*, p. 676.

(a) Relativement aux ouvrages publiés pour la première fois en France, il n'y a pas à rechercher quelle est la nationalité de l'auteur : qu'il soit Français ou étranger, la loi française lui reconnaît les mêmes droits. *Voy.* le décret du 5 février 1810, art. 40, et l'arrêt de la Cour de cassation du 20 août 1852 (Dev.-Car., 53, 1, 234). Mais, relativement aux ouvrages publiés pour la première fois en pays étranger, on a distingué, pendant longtemps, suivant que l'auteur était Français ou étranger : on posait en principe que la publication d'une œuvre quelconque en pays étranger devait immédiatement la faire considérer en France comme tombée dans le domaine public, et l'on consentait seulement à ne pas appliquer ce principe à l'encontre d'un auteur français.

Aujourd'hui, d'après un décret du 28 mars 1852, les œuvres publiées en pays étranger sont complétement assimilées aux œuvres publiées en France. Voici le texte de ce décret :

Art. 1er. « La contrefaçon, sur le territoire français, d'ouvrages publiés à l'étranger et mentionnés en l'art. 425 du Code pénal, constitue un délit. »

Art. 2. « Il en est de même du débit, de l'exportation et de l'expé-

Deux questions analogues se sont présentées en France, la première par rapport aux brevets d'invention délivrés

---

« dition des ouvrages contrefaits. L'exportation et l'expédition de ces
« ouvrages sont un délit de même espèce que l'introduction sur le ter-
« ritoire français d'ouvrages qui, après avoir été imprimés en France,
« ont été contrefaits chez l'étranger. »

Art. 3. « Les délits prévus par les articles précédents seront réprimés
« conformément aux art. 427 et 429 du Code pénal. — L'art. 463 du
« même Code pourra être appliqué. »

Art. 4. « Néanmoins, la poursuite ne sera admise que sous l'ac-
« complissement des conditions exigées relativement aux ouvrages
« publiés en France, notamment par l'art. 6 de la loi du 19 juil-
« let 1793. »

La Cour de Paris a jugé, par son arrêt du 8 décembre 1853 (Dev.-
Car., 54, 2, 109), que les dispositions de ce décret sont applicables
aux ouvrages publiés pour la première fois en pays étranger, qui, lors
de sa promulgation, avaient été librement reproduits en France; que,
par conséquent, les éditeurs français ne peuvent, sans encourir les
peines de la contrefaçon, faire de ces ouvrages ni une édition nouvelle,
ni même un simple tirage sur des clichés établis antérieurement; qu'ils
peuvent seulement continuer à vendre les exemplaires des éditions déjà
publiées.

On s'est demandé si l'auteur étranger, de qui l'œuvre a été représentée
en pays étranger, peut se prévaloir du décret du 28 mars 1852 pour inter-
dire la représentation en France. La Cour de cassation, par son arrêt du
14 décembre 1857, a décidé qu'il ne le peut pas. Voici les *considérants*
de l'arrêt, *considérants* que nous sommes loin de trouver justes à tous
égards : « Si la propriété des œuvres littéraires, musicales et artisti-
« ques, dérive du droit naturel, la nature des objets auxquels elle
« s'applique n'a pas permis de la laisser soumise aux règles absolues du
« droit de propriété en général : des considérations d'ordre et d'intérêt
« public ont dû déterminer le législateur à en régler et modifier l'exercice.
« Pour les auteurs de compositions musicales et d'ouvrages dramatiques
« le droit de propriété s'exerce par les deux voies de l'édition et de la
« représentation. Loin d'avoir été consacrés à la même époque et sou-
« mis aux mêmes lois, ces deux modes d'exercice du droit n'ont été
« reconnus qu'à des époques différentes et ont été réglementés par des
« dispositions législatives souvent diverses. En effet, avant la loi du
« 28 mars 1852, le droit d'édition et de publication n'appartenait à
« l'étranger non autorisé à établir son domicile en France que dans

en pays étranger, la seconde par rapport aux dessins de fabrique et aux marques de fabrique adoptés par des fabricants étrangers. Est-il loisible à un Français : 1° de fabriquer ou de contrefaire les objets brevetés en pays étranger, et 2° de faire usage, pour ses marchandises, des marques ou dessins d'une fabrique étrangère? La première question a été généralement résolue par l'affirmative [1] (a). On regarde les brevets comme une émanation

[1] M. Renouard, *Des brevets d'invention.*

« les termes des art. 39 et 40 du décret du 5 février 1810, et la loi
« du 3 août 1844 en avait étendu les dispositions au droit de repré-
« sentation. La jurisprudence qui en avait fixé l'application, tout en ac-
« cordant les mêmes droits aux auteurs nationaux et étrangers, limi-
« tait cette égalité aux œuvres que ces derniers publiaient ou faisaient
« représenter pour la première fois en France. Le décret du 28 mars
« 1852, en énonçant uniquement les lois relatives à l'édition et à la
« publication, comme aussi par tous les termes dont il s'est servi, a
« entendu ne faire disparaître la restriction ci-dessus qu'en faveur du
« droit d'édition et ne rien changer aux dispositions relatives à la re-
« présentation des œuvres musicales ou dramatiques, dont il aurait dû
« prononcer l'abrogation si telle avait été son intention. Cette pensée
« se manifeste plus clairement encore dans les traités intervenus depuis
« la promulgation dudit décret, puisque l'on y stipule que le même
« principe que celui d'édition s'appliquera au droit de représentation
« des pièces publiées et représentées pour la première fois dans l'un
« ou dans l'autre pays. Il en résulte virtuellement et nécessairement
« qu'à l'égard du droit de représentation le décret a entendu maintenir
« la législation antérieure en l'absence de conventions diplomatiques :
« une interprétation contraire conduirait à ce résultat que les auteurs
« d'un pays avec lequel il n'existe pas de traité auraient en France un
« droit plus étendu que ceux du pays lié par un traité...» (Dev.-Car.,58,
1, 145),

(a) *Voy.* l'art. 29 de la loi du 5 juillet 1844, que nous avons reproduit ci-dessus, p.320, note *a.*

L'art. 32 de cette même loi du 5 juillet 1844 contenait la disposition suivante :

« Sera déchu de tous ses droits : 1°... 2°... 3° le breveté qui aura inexclusive du droit civil de chaque Etat ; on s'en tient aux termes du droit étroit, et on n'est pas encore arrivé à y appliquer le principe de la *comitas gentium* (voy. *suprà*, n° 11).

En ce qui concerne les marques des fabriques étrangères, la jurisprudence ne se trouve pas encore fixée. Le tribunal de première instance et la Cour royale de Paris (arrêts du 30 novembre 1840 et du 20 juin 1842) [1], ainsi que le tribunal de commerce de la même ville (jugement du 31 janvier 1842) [2], avaient accordé protection aux noms et marques de fabrique d'un étranger (anglais) dont un Français avait fait usage. Mais un arrêt de la Cour de cassation, du 14 août 1844 [3], a cassé l'un des arrêts cités. Un autre arrêt de la Cour de cassation, du 10 juillet 1846 [4], a jugé dans le même sens. Néanmoins la Cour royale de Rouen, par arrêt rendu sur renvoi de la Cour de cassation [5], a jugé comme la Cour de Paris. Nous re-

---

[1] *Gazette des Tribunaux* des 15 avril et 30 décembre 1840, 20 et 21 juin 1842 ; Sirey, 1841, II, 85 ; Dalloz, 1841, II, 75.

[2] MM. Lebir et Raoult, 1842, p. 63.

[3] *Gazette des Tribunaux* du 15 août ; Sirey, 1844, I, 756.

[4] *Gazette des Tribunaux* du 11 juillet 1846.

[5] *Gazette des Tribunaux* des 13 et 14 janvier 1845 ; *Journal de Marseille*, 1845, II, 18.

« troduit en France des objets fabriqués en pays étranger et sembla- « bles à ceux qui sont garantis par son brevet. *Sont exceptés des dispo- « sitions du précédent paragraphe les modèles de machines, dont le ministre « de l'agriculture et du commerce pourra autoriser l'introduction, dans le « cas prévu par l'art. 29.* »

Cette dernière phrase a été modifiée comme il suit, par la loi du 31 mai 1856 :

« Néanmoins, le ministre du commerce, de l'agriculture et des « travaux publics, pourra autoriser l'introduction : 1° des modèles de « machines; 2° des objets fabriqués à l'étranger, destinés à des expo- « sitions publiques ou à des essais faits avec l'assentiment du Gouver- « nement. »

garderions la sanction définitive de la doctrine de la Cour de cassation comme une calamité de plus à ajouter à celles qu'une législation et une jurisprudence étroites ont déjà attirées à la France [1], en provoquant des mesures de rétorsion dans les pays étrangers (a). Le projet de loi relatif aux modèles et dessins de fabrique présenté par le Gouvernement, et déjà adopté par la Chambre des pairs le 20 février 1846, porte, art. 23 : « Les étrangers joui-« ront en France des droits garantis par la présente loi, « en remplissant les formalités et conditions qui y sont « déterminées » (b).

[1] Notre opinion est partagée par M. Pardessus, t. VI, n° 1479.

(a) La Cour de cassation a persisté jusqu'à la fin dans sa doctrine. Par un arrêt rendu, toutes Chambres réunies, le 12 juillet 1848, elle a cassé l'arrêt de la Cour de Rouen qui déclarait recevable l'action des fabricants étrangers dont le nom avait été usurpé en France sur des produits industriels. Dans cet arrêt de cassation, on se contente d'invoquer les art. 11 et 13 du Code Napoléon, et d'affirmer que la loi du 28 juillet 1824, en punissant l'emploi frauduleux du nom commercial, a eu essentiellement en vue de protéger l'industrie nationale (Dev.-Car., 48, 1, 417). — Nous pouvons encore citer dans le même sens un arrêt de rejet de la Chambre des requêtes, du 12 avril 1854 (Dev.-Car., 55, 1, 827).

Par une sorte de réciprocité, la Cour de Paris a jugé, le 19 et le 29 novembre 1850, qu'un fabricant français ne peut pas poursuivre devant les tribunaux français le fabricant étranger qui usurpe sa marque de fabrique sur des produits fabriqués et vendus en pays étranger (Dev.-Car., 52, 2, 345). J'admets bien que nos tribunaux correctionnels soient incompétents : c'est l'application de la doctrine consacrée par les art. 5, 6 et 7 du Code d'instruction criminelle (ci-dessus, p. 267 et suiv.). Mais je ne vois pas pourquoi nos tribunaux civils, en pareil cas, ne condamneraient pas l'étranger à des dommages-intérêts, conformément aux art. 14 et 1382 du Code Napoléon (ci-dessus, t. Ier, p. 362).

(b) Par suite des événements politiques de 1848, ce projet n'a pas été converti en loi. Dans sa session de 1856, le Corps législatif a été

CHAPITRE VII.

DE L'EXTRADITION.

Sommaire.

---

saisi d'un nouveau projet, qui est devenu la loi du 23 juin 1857 *sur les marques de fabrique et de commerce.* Cette loi contient un Titre II, relatif aux droits des étrangers. Les dispositions de ce Titre ne nous paraissent pas suffisamment libérales. En effet le bénéfice de la loi ne peut être invoqué, soit par les Français, soit par les étrangers, qu'à la condition de posséder en France des établissements d'industrie ou de commerce (art. 5). Quant à ceux dont les établissements sont situés hors de France, ils ne sont admis à invoquer les avantages de la loi nouvelle que par l'effet de conventions diplomatiques accordant la réciprocité pour les marques françaises.

Ceux de nos lecteurs qui désireraient des renseignements plus étendus sur les matières qui font l'objet de ce chapitre VI consulteront avec fruit le *Code international de la propriété industrielle, artistique et littéraire,* par MM. Pataille et Huguet.

626. Wurtemberg.
627. Brunswick.
628. Hanovre.
629. Bade.
630. Electorat de Hesse.
631. Grand-duché de Hesse.
632. Schwartzbourg.
633. Suisse.
634. Espagne et Portugal.
635. Danemark.
636. Suède.
637. Norwége.
638. Russie.
639. Turquie.
640. Grèce.
641. Grande-Bretagne.
642. États-Unis.
643. Colombie, Pérou, Mexique.

608. L'extradition est l'acte par lequel un gouvernement livre l'individu prévenu d'un crime ou d'un délit à un autre gouvernement, qui le réclame afin de le juger et de le punir à raison de cette infraction.

Les auteurs sont divisés sur la question de savoir si le droit des gens et l'usage des nations obligent chaque Etat à accorder l'extradition, réclamée par un autre Etat, d'un individu accusé de crimes ou délits commis dans le territoire de ce dernier. Grotius [1], Heineccius [2], Vattel [3], Boehmer [4], Schmelzing [5], Kent [6] et Homan [7] se prononcent pour l'affirmative. Mais la négative est soutenue par Voet [8], Puffendorf [9], Leyser [10], Martens [11], Klüber [12], Kluit [13],

[1] *De jure belli et pacis*, liv. 2, ch. 21. sect. 2, 4, 5.
[2] *Prælectiones*, sur ces passages.
[3] Liv. I, § 233 ; liv. II, ch. 6, §§ 76, 77.
[4] *Prælectiones*, liv. II, ch. 6, § 35.
[5] § 161.
[6] Vol. I, p. 36 et 37.
[7] P. 53.
[8] *De stat.*, sect. 11, ch. 1, n° 6.
[9] *Elementa*, liv. VIII, ch. 3, §§ 23 et 24.
[10] *Med. spec.* 627, med. 10, *in medio*.
[11] § 101.
[12] § 66.
[13] *De deditione profugorum*, § 1, p. 7.

Saalfeld [1], Schmalz [2], M. Mittermaier [3], M. Mangin [4], M. Story [5], Wheaton [6], et dans un article du *American Jurist* [7]; elle l'a été aussi en Angleterre, dans l'affaire du navire américain *la Créole* [8]. Telle est aujourd'hui l'opinion commune. En d'autres termes, toute extradition est subordonnée à des considérations de convenance et d'utilité réciproque; les autorités d'un Etat ne sont pas obligées à accorder l'extradition d'un délinquant [9], à moins qu'il n'existe entre les deux Etats des traités formels applicables à la matière (*a*).

M. Pinheiro-Ferreira [10] va plus loin : il repousse toute extradition, et n'admet qu'une poursuite contre l'accusé dans le lieu où il s'est réfugié.

609. Dans l'usage des nations, les extraditions s'accordent ordinairement, même sans traité. Seulement on est moins facile à consentir l'extradition d'un citoyen ou sujet que celle d'un étranger [11], et même les lois de plusieurs Etats défendent expressément l'extradition des régnicoles [12].

[1] § 40.

[2] § 160.

[3] *Procédure criminelle allemande,* § 59.

[4] T. 1. n° 74.

[5] §§ 626 et 627.

[6] T. I, partie 2, ch. 2, § 14, p. 158; et, dans la *Revue étrangère,* t. IX, p. 352 et 353.

[7] Vol. XXII, p. 330.

[8] *Voy.* la *Revue étrangère,* t. IX, p. 349.

[9] *Gazette des Tribunaux* du 21 octobre 1840.

[10] *Cours de droit public,* t. II, p. 32, 33 et 179.

[11] *Prudentia politica suadet deditionem universam,* dit Kluit, ch. 2, § 1, p. 35 ; surtout en cas d'offre de réciprocité, § 2, p. 47. Le même auteur fait remarquer, § 3, p. 50 : *prudentia politica deditionem civis dissuadet.* *Voy.* Vattel, liv. I, § 233, et liv. II, § 77; Martens, *Droit des gens,* § 101; le même, *Causes célèbres,* t. I, p. 21; Schmelzing, § 161 ; Saalfeld, § 40; M. Mittermaier, *Procédure criminelle,* § 59.

[12] *Voy. suprà,* n° 561 (*b*) et *infrà,* n°s 611, 618, 619, 621, 622, 624, 625, 626, 627, 628, 629, 630, 631, 632, 633, 634 et 635. M. Mittermaier, *ibid.*

(*a*) Comp. M. Heffter, *Le droit international public de l'Europe,* § 63.

(*b*) Comp. le § 36 du nouveau Code pénal autrichien, rapporté ci-dessus, p. 280 note *a*.

On est dans l'usage de n'accorder l'extradition d'un individu qui a été condamné dans le pays de sa résidence, qu'après qu'il aura subi cette peine [1].

Il est aussi de règle que l'individu dont l'extradition a été consentie ne peut être poursuivi et jugé que pour le crime à raison duquel son extradition a été obtenue [2].

Un autre principe admis en cette matière, c'est que l'extradition n'a lieu qu'au préjudice des individus inculpés de crimes ou délits communs, c'est-à-dire d'infractions que les lois de tous les pays regardent comme punissables ; régulièrement on refuse l'extradition des individus accusés seulement de crimes politiques [3]. M. Kluit [4] improuve les traités d'extradition obtenus par l'Angleterre, du Danemark, le 23 février 1661 [5], et des États-Généraux des Pays-Bas, le 14 septembre 1662 [6], pour l'extradition des complices de l'homicide de Charles Ier. L'auteur fait remarquer [7] que le roi des Pays-Bas a refusé, plusieurs fois, en 1826 et en 1828, l'extradition de réfugiés politiques français, et il rapporte un semblable refus de la part de l'empereur de Maroc, de livrer des réfugiés politiques espagnols [8].

---

[1] Legraverend, *Procédure criminelle*, § 59, t. 1, ch. 1, sect. 7, p. 88 ; *Gazette des Tribunaux* du 23 mai 1829 (Cour d'assises de Vesoul), et du 23 juillet 1840 (affaire Mathéo). Aussi cette condition a été stipulée dans plusieurs traités relatifs à l'extradition. Voy. *infrà*, n° 613, 11°.

[2] Legraverend, p. 87 et 88 ; Mangin, t. I, n° 76. Voy. *infrà*, n° 613, 2° et 3°.

[3] M. Mittermaier, *ibid.* Cependant MM. Ortolan et Ledeau vont trop loin en disant (t. II, p. 231, à la note) : «Il « a été reconnu entre les gouverne- « ments d'Europe que désormais l'ex- « tradition n'aurait jamais lieu pour « délits politiques. » Voy. *infrà*, n° 613, 2°.

[4] P. 44, à la note.

[5] Dumont, *Corps diplomatique*, t. II, part. 2, p. 347.

[6] Article séparé. Voy. *Groot Placaet Book*, t. II, col. 2881.

[7] P. 83 et 84. Voy. la *Revue encyclopédique*, 1826, t. II, mai, p. 554.

[8] Lorsque les réfugiés politiques conspirent, dans le pays qui leur a donné asile, contre le gouvernement de leur patrie, les mesures qu'on est dans l'usage de prendre contre eux sont de les éloigner des frontières (interner) ou de les expulser du territoire. L'asile que les gouvernements accordent aux réfugiés politiques s'entend du cas où ils se rendent d'eux-mêmes et avec leurs propres ressources dans l'État qui leur sert d'asile ; le gouvernement

Les traités qui existent sur la matière désignent ordinairement les crimes ou délits dont l'individu doit s'être rendu coupable pour que son extradition puisse être accordée [1].

610. Nous allons passer en revue les législations des principaux Etats de l'Europe, en commençant par la France et les Etats qui ont pris la législation française pour modèle.

611. En *France*, la matière de l'extradition fait l'objet de dispositions législatives et de traités.

On distingue le cas où la demande d'extradition a pour objet un étranger qui se trouve en France, de celui où il s'agit d'un Français dont l'extradition est réclamée par un gouvernement étranger. Dans le premier cas, le pouvoir d'accorder ou d'ordonner l'extradition appartient tout entier et sans aucune restriction au roi [2], et rien n'empêche d'accorder cette extradition, lors même qu'il n'existe pas un traité avec l'Etat qui la réclame [3].

Le second cas est prévu par le décret impérial du 23 octobre 1811, qui établit certaines formes de procéder. Ce décret est ainsi conçu :

Art. 1. « Toute demande en extradition, faite par un « gouvernement étranger contre un de nos sujets, pré- « venu d'avoir commis un crime contre des étrangers « sur le territoire de ce gouvernement, nous sera sou- « mise par notre grand juge, ministre de la justice,

---

de cet Etat ne doit pas les faire cher-cher dans leur patrie et les faire con-duire dans son territoire, par exem-ple, au moyen de bâtiments de mer envoyés exprès dans un port de leur patrie.

[1] Saalfeld, § 40; M. Mittermaier,

ibid.

[2] Mangin, t. 1, n°s 75, 76 et 77.

[3] Arrêt de la Cour de cassation du 30 juin 1827 (Sirey, 1827, I, 438; Dalloz, 1827, I, 288; *Dictionn.*, v° *Droit naturel*, n° 54; v° *Compétence crimi-nelle*, n° 34, 4°).

« pour y être par nous statué ainsi qu'il appartiendra. »

Art. 2. « A cet effet, ladite demande, appuyée des
« pièces justificatives, sera adressée à notre ministre des
« relations extérieures, lequel les transmettra, avec son
« avis, à notre grand juge, ministre de la justice. »

Les auteurs qui ont écrit sous la Restauration regardent ce décret comme ayant conservé toute son autorité [1].
Depuis 1830, la légalité en a été contestée [2].

612. Le premier traité [3] dans lequel la France a promis et stipulé l'extradition, est le traité conclu entre elle
et l'Espagne, le 29 septembre 1765 [4]; le second l'a été
avec le duc de Wurtemberg, les 3-9 décembre de la même
année [5]. Ce dernier traité promet l'extradition réciproque
des brigands, malfaiteurs, voleurs, incendiaires, meur-
triers, assassins, vagabonds ; ce sont les termes du texte.
Le traité conclu entre l'Espagne et le Portugal, le 1er mars
1778 [6], et auquel la France a donné son adhésion le
5 juillet 1783 [7], contient, art. 6, l'engagement réciproque des puissances contractantes d'opérer l'extradition
des individus originaires de l'autre Etat, et qui sont accusés de fabrication de fausse monnaie, ou de contrebande relativement à l'entrée ou à la sortie des marchan-

---

[1] Legraverend, t. I, p. 89.

[2] M. Rauter, *Droit criminel*, t. 1, n° 55; Mangin, n° 78 (a).

[3] M. Kent, t. 1, p. 37 et 36, parle de traités d'extradition conclus entre la France et l'Angleterre en 1308, et entre la France et la Savoie en 1378. Je n'ai pu trouver aucune trace de ces traités.

[4] Ce traité n'a reçu aucune publicité. *Voy.* les notes de M. Royer-Collard sur l'art. 6 du Code d'instruction criminelle, dans l'édition des Codes publiée par lui en 1842.

[5] Martens, *Recueil des traités*, t. I, p. 310.

[6] Martens, *ibid.*, t. II, p. 612.

[7] *Ibid.*, p. 625.

(a) Comp. M. Bertauld, *Cours de Code pénal*, 2e édit., p. 575.

dises et deniers prohibés dans les royaumes respectifs, enfin des déserteurs. L'extradition des prévenus de contrebande a été de nouveau stipulée entre les deux gouvernements de France et d'Espagne, le 24 décembre 1786 (art. 16) [1].

Dans le traité conclu entre la France et la Suisse, le 2 fructidor an VI (19 août 1798), et qui a été renouvelé le 27 septembre 1803 et le 18 juillet 1828 [2], les deux États se garantissent l'extradition réciproqué des individus poursuivis ou condamnés à raison des crimes suivants : assassinat, empoisonnement, incendie, faux en écriture publique et en écriture de commerce, fabrication de fausse monnaie, vol avec violence ou effraction, vol de grand chemin, banqueroute frauduleuse; comme aussi l'extradition des fonctionnaires ou dépositaires publics, poursuivis pour soustraction de fonds appartenant à l'Etat [3].

Le traité de paix d'Amiens, du 6 germinal an X (27 mars 1802), entre la Grande-Bretagne, la France, l'Espagne et la république Batave, contient l'engagement réciproque des hautes parties contractantes de livrer en justice les personnes accusées des crimes de meurtre, de falsification ou de banqueroute frauduleuse [4]. Les conventions conclues entre la France et la Grande-Bretagne, le 31 août 1787, et le 7 mars 1815 [5], contiennent, art. 8 et 9, l'engagement réciproque des deux puissances de se

---

[1] *Ibid.*, t. IV, p. 187.

[2] *Ibid.*, t. VI, p. 466; t. VIII, p. 132; t. VII, p. 663. Bulletin des lois, 1829, n°s 10, 572. M. Snell, p. 495 et suiv.

[3] Une première rédaction de l'art. 5 du traité de 1828 ajoutait les « crimes contre la sûreté de l'Etat; » mais, dans la rédaction finale, cette phrase a été supprimée. *Voy.* M. Snell, p. 497 et 505.

[4] Martens, *ibid.*, t. VII, p. 404.

[5] *Ibid.*, t. IV, p. 280 et 285; *Nouveau recueil*, t. II, p. 104.

livrer tous les individus poursuivis en justice pour offenses commises dans leurs possessions aux Indes orientales.

Suivant plusieurs auteurs [1], le gouvernement français a déclaré, au mois de juin 1831, que jamais il n'accordera d'extradition et qu'il n'en sollicitera point ; on ajoute même que le gouvernement avait notifié alors, à la Confédération suisse, sa renonciation à la disposition des traités relatifs à l'extradition. Il paraît que ces déclarations, si elles ont été faites, n'ont pas eu de suite. En effet, d'une part, depuis cette époque, le gouvernement français a réclamé et obtenu des extraditions [2], et il a conclu des traités à ce sujet avec la Belgique et la Sardaigne [3]; d'autre part, on ne trouve, dans l'ouvrage de M. Snell [4], qui contient le recueil complet des traités et autres actes concernant les rapports diplomatiques entre la France et la Suisse, aucune trace de la prétendue notification.

Le 22 novembre 1834, un traité a été conclu entre la France et la Belgique [5], par lequel les deux gouvernements se promettent réciproquement l'extradition des individus non régnicoles, mis en accusation ou condamnés, pour l'un des crimes ci-après énumérés, par les tribunaux de celui des deux pays où le crime aura été commis [6], savoir : « 1° assassinat, empoisonnement, parri-

---

[1] Mangin, n° 74 (*Rev. étr.*, t. IV, p. 92) ; MM. Ortolan et Ledeau, t. II, p. 231, à la note; Dalloz, *Dictionnaire*, v° *Compétence criminelle*, n° 34.

[2] *Voy.* entre autres les affaires Mathéo, Desjardins et Foucher-Priée. *Gazette des Tribunaux* des 23 juillet 1840, 21 mai et 22 septembre 1842.

[3] *Voy.* ci-après, n°s 618 et 620.

[4] *Manuel du droit public de la Suisse.*

[5] Bulletin des lois, 1834, sect. 1, CCCXLIII, n° 5618. Collection de M. Duvergier, 1834, p. 283.

[6] D'après cette stipulation, le gouvernement belge n'est pas obligé à accorder l'extradition d'un Français qui a commis en Belgique l'un des crimes spécifiés ci-après. *Voy.* la *Revue étrangère*, t. IX, p. 1032.

« cide, infanticide, meurtre, viol ; 2° incendie ; 3° faux
« en écriture authentique ou de commerce, et en écriture
« privée, y compris la contrefaçon des billets de banque
« et effets publics, mais non compris les faux certificats,
« faux passe-ports et autres faux qui, d'après le Code pé-
« nal, ne sont point punis de peines afflictives et infa-
« mantes ; 4° fabrication et émission de fausse monnaie ;
« 5° faux témoignage ; 6° vol, lorsqu'il a été accompa-
« gné de circonstances qui lui impriment le caractère de
« crime ; 7° soustractions commises par les dépositaires
« publics, mais seulement dans le cas où elles sont punies
« de peines afflictives et infamantes ; 8° banqueroute frau-
« duleuse. » Aux termes de l'art. 3, chacun des deux
gouvernements se réserve cependant le droit de ne pas
consentir l'extradition dans quelques cas spéciaux et ex-
traordinaires (a).

Entre la France et la Sardaigne, il a été conclu, le 23
mai 1838, une convention relative à l'extradition réciproque des individus mis en accusation ou condamnés
dans leur pays respectif, pour les crimes énumérés dans
le traité avec la Belgique. Cette convention est limitée
aux Français qui se trouvent dans le royaume de Sardaigne, et aux sujets sardes qui se trouvent en France ou

---

(a) Dans une convention additionnelle du 22 septembre 1856, il est
dit (art. 1er) : « Ne sera pas réputé délit politique ni fait connexe à un
« semblable délit l'attentat contre la personne d'un souverain étran-
« ger ou contre celle des membres de sa famille, lorsque cet attentat
« constituera le fait soit de meurtre, soit d'assassinat, soit d'empoison-
« nement. »

en Corse; elle ne contient pas la réserve stipulée avec la Belgique[1] (a).

D'autres traités d'extradition ont été conclus, savoir : avec l'Angleterre, le 13 février 1843[2]; avec le duché de Lucques, le 10 novembre 1843[3], avec les États-Unis, le 9 novembre 1843, promulgué le 30 avril 1844[4] (b); avec

[1] Bulletin des lois, 1838, IX. Bull. DCXVI, n° 7716. Collection de M. Duvergier, 1838, p. 734.
[2] Collection de M. Duvergier, 1843,
p. 89.
[3] Ibid., 1844, p. 6.
[4] Ibid., 1844, p. 221.

(a) En mars 1858, il a été question à la Chambre des communes du traité entre la France et la Sardaigne. Voici le récit du journal anglais The Sun :

« M. Horsman interpelle le chancelier de l'échiquier relativement à « l'arrestation de M. Hodge en Sardaigne, et demande si le gouverne- « ment de S. M. a des motifs qui l'empêchent de faire connaître les cir- « constances de l'arrestation...

« Le chancelier de l'échiquier répond qu'il existe entre les gouverne- « ments de France et de Sardaigne un traité d'extradition en vertu du- « quel M. Hodge a été arrêté, sur quelques rapports qui se rattachent « au dernier attentat commis sur la personne de l'Empereur des Fran- « çais. On a demandé qu'il fût livré au gouvernement français; mais « il paraît que, d'après le traité, la Sardaigne n'a pu satisfaire à cette « demande sans obtenir au préalable l'adhésion du gouvernement an- « glais. En cet état de choses, il a été fait au gouvernement de S. M. une « demande tendant à ce que M. Hodge fût livré à la France par le gouver- « nement sarde. Le gouvernement de S. M. demanda, en conséquence, « que les papiers saisis sur la personne de M. Hodge fussent envoyés en « Angleterre, et c'est ce qui eut lieu. Le gouvernement de S. M., après « avoir examiné les papiers, et trouvant qu'ils ne suffiraient point pour « autoriser l'arrestation légale de M. Hodge en Angleterre, a refusé « d'accueillir la demande du gouvernement français... »

(b) Un article additionnel à cette convention a été conclu le 24 fé- vrier 1845.

Au sujet d'une demande formée contre les sieurs Grellet, Parot, David, voy. l'intéressant rapport de M. le commissaire fédéral F. Betts (Gaz. des Trib. du 17 juin 1857). — Un nouvel article additionnel a en- core été conclu le 10 février 1858.

le grand-duché de Bade, le 27 juin 1844[1] (*a*) ; avec le Luxembourg, le 26 septembre 1844[2] ; avec la Bavière, le 23 mars 1846[3] (*b*).

Il existe des traités particuliers concernant l'extradition des déserteurs. Cette extradition a été stipulée avec le Wurtemberg par le traité du 3-9 décembre 1765 déjà cité, et avec les États-Unis par l'art. 9 du traité du 14 novembre 1788[4] et le 23 juin 1823[5] ; elle l'a été avec la Sar-

[1] *Ibid.*, 1844, p. 431.
[2] *Ibid.*, 1844, p. 640. *Voy.* des cas d'application de ce traité dans la *Gazette des Tribunaux* des 2 et 3 mars et 18 décembre 1846.
[3] Dev.-Car., 46, 3, 35.
[4] Martens, t. IV, p. 417.
[5] Bull. des lois, Bull. 614, n° 15077.

(*a*) Joignez la Déclaration du 17 novembre 1854, et le décret impérial promulgué le 16 décembre suivant.

(*b*) Indépendamment des traités d'extradition mentionnés par M. Fœlix, la France, dans ces dernières années, en a conclu un assez grand nombre. Voici la liste des principaux :

Avec les Pays-Bas, le 7 novembre 1844 (ajoutez la convention additionnelle du 2 août 1860);

Avec le royaume des Deux-Siciles, le 14 juin 1845;

Avec la Prusse, le 21 juin 1845 (joignez un article additionnel du 20 août suivant);

Avec le royaume de Saxe, le 28 avril 1850 :

Avec l'Espagne, le 26 août 1850;

Avec la république de la Nouvelle-Grenade, le 9 avril 1850;

Avec le Wurtemberg, le 25 janvier 1853;

Avec la Bavière, le 20 juin 1854;

Avec le Portugal, le 13 juillet 1854 ;

Avec le Hanovre, le 13 mars 1855;

Avec l'Autriche, le 13 novembre 1855.

En ce qui concerne l'Angleterre, un traité, destiné à remplacer la convention incomplète du 13 février 1843, avait été conclu le 28 mai 1852 (*voy.* la *Gazette des Tribunaux* du 13 juin); mais il n'a pas été promulgué. Et la convention de 1843 vient d'être dénoncée par la France (*voy.* la séance du Corps législatif du 28 février 1866).

daigne, le 16 juin 1782 et le 9 août 1820 [1] ; avec les Pays-Bas, le 20 octobre 1821 [2] ; avec la Bavière, le 9 mai 1827 [3] ; et avec la Prusse, le 25 juillet 1828 [4] (a).

613. Une circulaire du garde des sceaux ministre de la justice, du 5 avril 1841 [5], donne les diverses solutions suivantes, qui offrent le résumé des principes de la matière :

« 1° L'extradition ne s'applique pas aux nationaux réfugiés sur le territoire de leur patrie : en conséquence, la France ne peut demander que l'extradition d'un Français ou d'un étranger réfugié dans un pays autre que celui auquel il appartient.

« 2° L'extradition ne peut avoir lieu qu'à l'égard du prévenu d'un fait passible d'une peine afflictive et infamante, c'est-à-dire d'un crime autre qu'un crime politique, et non d'un délit... Par suite, si l'extradition d'un individu accusé à la fois d'un crime et d'un délit a été obtenue, il ne doit pas être jugé sur le délit. Par suite encore, si l'extradition a été obtenue, à l'égard d'un individu prévenu d'un crime ordinaire et d'un crime politique, il ne doit être jugé que pour le premier, et, après

---

[1] Bull. des lois, Bull. 425, 1820, n° 9971. Martens, *Nouveaux suppléments*, t. II, p. 42.

[2] Bull. des lois, 1821, Bull. 486, n° 11576.

[3] Bull. des lois, 1827, Bull. 162, n° 6054. Martens, t. VII, p. 132.

[4] Bull. des lois, 1828, Bull. 257, n° 9590 ; Bull. des lois (*Gesetzsammlung*) de Prusse, 1828, p. 111. Martens, *Nouveau recueil*, t. VII, p. 671.

[5] Dalloz, *Dict.*, v° *Extradition* ; Royer-Collard, *les Codes français*, note sur l'art. 6 du Code d'instr. crim.

(a) Une Déclaration a été signée entre la France et l'Angleterre, le 23 juin 1854, relativement à l'extradition réciproque des marins déserteurs de la marine marchande des deux pays. De même entre la France et la Suède, le 17 mai 1856.

acquittement ou après l'expiration de la peine, il doit sortir de France sur l'ordre du Gouvernement et dans le délai fixé.

« 3° L'extradition énonce le fait qui y donne lieu, et ce fait seul doit être recherché (a). De là il suit que si, pendant le procès sur le crime qui a motivé l'extradition, il surgit des preuves d'un nouveau crime, une nouvelle demande d'extradition doit être formée.

« 4° Le Gouvernement est exclusivement compétent pour fixer la portée d'une extradition et en interpréter

---

(a) Cette proposition sert à rectifier ce qu'il y a d'un peu trop absolu dans la rédaction de l'alinéa précédent. La véritable règle, c'est que, l'extradition ayant été obtenue pour un certain fait, aucune poursuite ni aucune exécution ne peut avoir lieu pour un autre fait, du reste en principe, un gouvernement est toujours libre d'accorder une extradition qu'on lui demande. Comme le dit très-bien la Cour de cassation, dans son arrêt du 4 mai 1865, « Sans doute deux États peuvent « s'engager à se livrer réciproquement leurs nationaux poursuivis pour « crimes commis sur leurs territoires respectifs et déterminer les cas « dans lesquels l'extradition devra être autorisée ; mais ces conventions « ne peuvent faire obstacle à ce qu'elle soit accordée dans d'autres cas et « pour d'autres crimes que ceux qui y sont spécifiés. Ces actes de haute « administration, généralement motivés sur des nécessités ou même de « simples convenances internationales, échappent d'ailleurs à toute « appréciation et à tout contrôle de l'autorité judiciaire, qui n'a pas « à s'enquérir des motifs qui ont déterminé l'extradition. Dès lors le « Français arrêté sur un territoire étranger, et livré à son gouverne- « ment pour être jugé à raison de crimes commis en France, doit ré- « pondre à la justice de tous les faits à raison desquels l'extradition a « été accordée... » (Dev.-Car., 66, 1, 36.)

La Cour de cassation est allée plus loin dans son arrêt du 18 décembre 1858. Elle a jugé que, l'extradition d'un individu ayant eu lieu pour un fait qualifié d'une certaine manière (*viol et attentat à la pudeur avec violence*), cet individu peut être condamné pour le même fait qualifié diversement (*attentat à la pudeur sans violence sur un enfant de moins de onze ans*) (Dev.-Car., 59, 1, 632).

les termes ; les tribunaux doivent surseoir jusqu'à sa décision [1].

« 5° Le Gouvernement seul a qualité pour demander à l'étranger l'extradition ; les procureurs généraux peuvent seulement correspondre avec les magistrats des pays voisins, afin d'obtenir des renseignements.

« 6° Le procureur général doit transmettre à la chancellerie, avec lettre explicative, la requête d'extradition, accompagnée du mandat d'arrêt, ou de l'arrêt de la Chambre des mises en accusation, ou d'un arrêt de condamnation contradictoire ou par contumace, suivant l'état de la procédure... — Les gouvernements belge et espagnol sont dans l'usage de n'accorder l'extradition que sur la production de l'arrêt de la Chambre d'accusation.

« 7° Si, durant la demande d'extradition, le fait qui l'a provoquée a perdu le caractère de crime pour prendre celui de délit, ou s'il est intervenu un arrêt de non-lieu, le ministre doit en être averti sans délai, pour que la demande soit retirée, ou que le prévenu soit rendu à la liberté et conduit hors des frontières.

« 8° Lorsque le prévenu est livré, il est d'abord remis à l'autorité administrative, puis reçu par le procureur général, qui prend des mesures pour la translation au lieu où l'accusation doit être opérée.

« 9° Le Gouvernement a exclusivement le droit de statuer sur les demandes d'extradition formées par les gouvernements étrangers, bien que les magistrats de ces pays adressent parfois directement aux magistrats près les tribunaux français des mandats, ordres d'arrestation, ou

---

[1] Arrêt de la Cour de cassation du 29 août 1840, cité dans la circulaire.

jugements de condamnation; ces pièces doivent aussitôt être transmises à la chancellerie.

« 10° C'est à l'autorité administrative qu'est confiée en France l'exécution de l'ordonnance royale qui accorde l'extradition.

« 11° Si l'étranger, dont l'extradition est accordée, est sous le coup d'une prévention ou d'une condamnation, les poursuites commencées, ou la condamnation prononcée, doivent être mises à fin avant l'exécution de l'ordonnance d'extradition..., sans toutefois que l'extradition puisse être retardée pour une autre cause que la vindicte publique, par exemple, parce que l'étranger serait retenu pour dettes [1].

« 12° Les commissions rogatoires ne doivent être transmises aux tribunaux étrangers, ou reçues d'eux, que par l'intermédiaire du Gouvernement... La formule de réquisition que ces commissions contiennent par erreur doit être remplacée par celle d'invitation ou de prière, excepté à l'égard des commissions adressées dans les États sardes; conformément à l'art. 22 du traité avec la Sardaigne, du 24 mars 1760 [2], les demandes d'extradition doivent, dans les deux États, émaner des Cours royales (sénats). »

Le Gouvernement consent à ce que des commissions rogatoires émanées des tribunaux étrangers soient exécutées en France; mais il les examine avant d'en autoriser l'exécution, pour s'assurer qu'elles ne contiennent rien

---

[1] Les tribunaux sont incompétents pour connaître des réclamations du créancier incarcérateur contre l'extradition du débiteur. Arrêt du Conseil d'Etat du 2 juillet 1836, cité dans la circulaire.

[2] Cour d'assises de Paris, 15 décembre 1846 (*Gazette des Tribunaux* du 16 du même mois).

de contraire aux lois du royaume. Le magistrat auquel une commission rogatoire est transmise directement de l'étranger doit donc l'envoyer immédiatement au garde des sceaux.

614. L'extradition peut avoir lieu à raison de faits commis antérieurement au traité qui l'autorise. Ce traité ne fait que régler les droits préexistants.

615. Indépendamment de l'extradition, ou lorsque cette mesure n'est pas réclamée par un gouvernement étranger, le gouvernement français peut contraindre un étranger à sortir du royaume, en le faisant conduire jusqu'aux frontières[1] (a). Ce pouvoir résulte immédiatement du droit de souveraineté, d'après lequel aucun étranger ne peut exiger comme un droit la faculté de résider dans le royaume. Le Gouvernement ne fait usage de ce pouvoir qu'autant que la conduite de l'individu qui en

[1] M. Massé, t. II, n° 45 ; Goujet et Merger, v° *Etranger*, n° 27.

(a) C'est ce que décide en termes formels la loi du 3 décembre 1849, dont les art. 7, 8 et 9 ont été rapportés ci-dessus, p. 295, note *a*.

D'après la jurisprudence du Conseil d'État, l'arrêté ministériel qui prononce l'expulsion d'un étranger constitue une mesure de police et d'ordre public qui ne peut être déférée au Conseil d'État par la voie contentieuse; et il en est ainsi, même dans le cas où la qualité d'étranger serait contestée et la question de nationalité soumise aux tribunaux. *Voy.* notamment l'arrêt du 8 décembre 1853 (Dev.-Car., 54, 2, 409).

De même qu'un étranger peut toujours être expulsé de France par le gouvernement français, de même, en sens inverse, aux termes de l'Édit de juin 1778 (art. 82), un Français peut être expulsé du pays étranger où il réside, il peut en être expulsé sur l'ordre du consul français. *Voy.*, à ce sujet, l'arrêt du Conseil d'État du 15 mars 1855 (Dev.-Car., 55, 2, 517).

est l'objet inspire des inquiétudes, soit au Gouvernement lui-même, soit à un gouvernement ami de la France.

L'art. 13 du Code de brumaire an IV autorisait les tribunaux à condamner les étrangers à sortir du territoire, lorsqu'ils étaient poursuivis dans leur patrie pour crime, avec défense de rentrer jusqu'à ce qu'ils se fussent justifiés. Cette disposition ne se trouve pas dans le Code d'instruction criminelle : en effet, les mesures de police à prendre contre les étrangers sont dans les attributions de la haute police de l'État[1].

La loi du 21 avril 1832, relative aux réfugiés étrangers, déclarait, art. 2 : « Que le Gouvernement pourra... « leur enjoindre de sortir du royaume..., s'il juge leur « présence susceptible de troubler l'ordre et la tranquil « lité publique. » Cette disposition n'a pas été reproduite dans les lois subséquentes qui ont maintenu la partie de la loi du 21 avril 1832 relative aux secours accordés aux réfugiés étrangers; mais le principe n'en subsiste pas moins (a).

646. Les lois pénales du royaume des *Deux-Siciles*

---

[1] Carnot, sur l'art. 7, n° 16. Arrêt de la Cour de cassation du 6 sept. 1826 (Dalloz, 1827, I, 18). Dalloz, *Dict.*, v° *Etranger*, nos 74 et 75. *Gazette des Tribunaux* des 30 septembre, 4, 5, 6 et 13 octobre 1833; 11 janvier, 13 et 26 mars 1834. Voy. *suprà*, n° 578.

(a) Je lis, dans le rapport présenté à l'Assemblée nationale par M. de Montigny, sur le projet qui est devenu la loi du 3 décembre 1849 :

« Le droit d'expulsion avait été dépourvu de sanction jusqu'à la loi « du 1er mai 1834, qui, ne concernant que les réfugiés et étant d'une « nature toute temporaire, reste en dehors de la législation commune « et permanente du pays : la proposition doit avoir pour effet d'en gé « néraliser et d'en perpétuer les dispositions pénales... »

gardent le silence sur l'extradition. Cependant elle y est en usage, ainsi qu'il résulte d'un passage de M. Rocco[1]. Du reste, il existe un traité d'extradition avec Sa Sainteté le pape, en date du 29 juillet 1818[2], pour tous délinquants quelconques, avec autorisation accordée à la force armée respective de s'introduire dans le territoire de l'autre Etat pour effectuer l'arrestation. Un autre traité a été conclu avec le roi de Sardaigne, le 29 mai 1819[3], pour l'extradition réciproque de tous individus accusés ou condamnés à raison d'un crime emportant la peine des galères ou celle des travaux forcés à perpétuité ou à temps.

617. Dans les *États Pontificaux*, le principe de l'extradition est également admis, ainsi qu'il résulte, entre autres, du traité conclu avec le roi des Deux-Siciles[4].

618. L'art. 1 de la loi *belge* sur l'extradition, en date du 1er octobre 1833, a déjà été rapporté *suprà*, n° 556, à la note. Des conventions, basées sur cette loi, ont été conclues avec la France, le 22 novembre 1834[5], et avec la Prusse, le 29 juillet 1836[6].

Une loi du 22 septembre 1835[7] autorise le gouvernement à expulser du royaume tout étranger résidant en Belgique qui, par sa conduite, compromet la tranquillité publique, ou qui a été poursuivi ou condamné à l'étranger pour les crimes ou délits mentionnés dans la loi du 1er octobre 1833. L'effet de la loi de 1835, qui a été limité à trois ans, a été prorogé successivement jusqu'au

---

[1] P. 494.
[2] Martens, *Nouveau recueil*, t. V, p. 281.
[3] *Ibid.*, p. 398.

[4] Voy. le numéro précédent.
[5] Voy. *suprà*, n° 612.
[6] *Pasinomie*, 1836, n° 462, p. 255.
[7] *Ibid.*, 1835, n° 643, p. 282.

1er janvier 1845, par les lois du 24 mars 1838[1] et du 25 décembre 1841[2].

619. Les art. 8 et 9 du Code d'instruction criminelle des *Pays-Bas*[3] supposent l'extradition obtenue par le gouvernement, d'étrangers ou de régnicoles ayant commis des crimes ou délits en pays étranger. De là il suit que le gouvernement néerlandais accordera également l'extradition, du moins dans les hypothèses desdits articles.

Des traités d'extradition des délinquants ont été stipulés entre les Pays-Bas et les États suivants : — Autriche et France, 21 avril 1718 et 16 décembre 1756[4]; — Hanovre, 1815[5] (a).

Il existe des traités d'extradition des déserteurs avec la France, du 20 octobre 1821[6], avec la Suède et la Norwége, du 20 mai 1827[7], et avec le Nassau, du 17 août 1828[8].

620. L'art. 11 du Code pénal du royaume de *Sardaigne* porte : « Aucune extradition ne pourra avoir lieu « sans l'autorisation du roi. » — Il existe des conventions relatives à l'extradition des malfaiteurs avec la France[9], avec l'Autriche[10], avec la Toscane[11], avec le duché de Mo-

---

[1] *Ibid.*, 1838, n° 22, p. 45.
[2] *Ibid.*; 1841, n° 1164, p. 751.
[3] Voy. *suprà*, n° 557.
[4] Moser, *Essais* (*Versuche*), t. X, ch. 4, § 9 ; t. VII, p. 150 et 151. Martens, *Guide diplomatique*, p. 133, 138 et 771.
[5] Klu.t, p. 130.
[6] Voy. *suprà*, n° 612.
[7] Martens, *Nouveau recueil*, t. VII, p. 214.
[8] *Ibid.*, p. 682.
[9] Voy. *suprà*, n° 612.
[10] Martens, *Recueil, Nouveaux suppléments*, t. II, p. 81.
[11] Martens, *Nouveau recueil*, t. XIII, p. 536.

(a) Ajoutez le traité conclu avec la Bavière le 26 octobre 1852 (*Gazette des Trib.* du 31 octobre).

dène [1], et les duchés de Parme et de Plaisance [2], avec la principauté de Monaco (art. 7 du traité du 9 novembre 1817) [3], et avec le duché de Massa et de Carrara [4]. Le même jour (30 janvier 1818), il a été signé avec ces deux États une convention d'extradition des déserteurs [5] (a).

621. En *Autriche*, le principe de l'extradition a été consacré par les §§ 33 et 34 du Code pénal [6]. Le gouvernement a conclu des traités d'extradition des individus accusés de crimes ou délits communs [7] : 1º avec le royaume de Sardaigne, le 21 avril 1792 et le 6 juin 1838 [8]; 2º avec les duchés de Parme, Plaisance et Guastalla, le 3 juillet 1818; 3º avec le duché de Modène, le 24 octobre 1818 et le 5 octobre 1834; 4º avec la Suisse (à l'exception des cantons de Glaris, Zug, Bâle, Appenzell, des Grisons et Genève), le 13 septembre 1828 [9]; 5º avec la Toscane, le 12 octobre 1829 [10].

Les traités pour l'extradition des individus accusés de haute trahison ont été stipulés : 1º avec la Russie et avec la Prusse, relativement aux sujets ressortissant des provinces respectives qui ont fait partie de la Pologne, le

[1] *Ibid., Nouveaux supplements*, t. I, p. 514.
[2] *Ibid.*, p. 523.
[3] Martens, t. II, p. 348.
[4] *Ibid.*, p. 368.
[5] *Ibid.*, p. 373.
[6] Voy. *suprà*, nº 585. M. de Püttlingen, § 152.

[7] *Voy.*, sur tous ces traités, M. de Püttlingen, §§ 154-159.
[8] Martens, *Recueil, Nouveaux suppléments*, t. II, p. 81.
[9] Martens, *Nouveau recueil*, t. VII, p. 646; t. IX, p. 22. M. Snell, t. I, p. 487.
[10] Martens, t. XV, p. 44.

(a) La *Gazette piémontaise*, du 28 novembre 1857, contient un décret royal ordonnant la mise à exécution du traité réciproque entre l'Espagne et le Piémont pour l'extradition des criminels, traité dont les ratifications avaient été échangées à Turin le 14 novembre.

4 janvier 1834; 2° avec tous les États composant la Confédération germanique, le 18 août 1836 [1], et 3° avec les Deux-Siciles [2].

Aux termes d'un traité avec la Bavière, en date du 25 août 1839, les tribunaux des deux États respectifs punissent les auteurs régnicoles de délits forestiers, de chasse, de pêche, et de délits ruraux, commis dans le territoire de l'autre Etat.

Des conventions d'extradition des déserteurs existent : 1° avec la Russie, en date des 26 avril 1808, 24 mai 1815 et 26 juillet 1822 [3]; 2° avec les duchés de Parme, de Plaisance et de Guastalla, du 23 octobre 1817; 3° avec le duché de Modène, du 24 octobre 1818; 4° avec Sa Sainteté le pape, du 1ᵉʳ juin 1821; 5° avec le royaume de Sardaigne, du 27 février 1826; 6° avec la Confédération germanique, des 10 février 1831 et 17 mai 1832 [4].

Une Ordonnance impériale du 10 décembre 1808 [5] trace la marche à suivre par les autorités autrichiennes, lorsqu'il y a lieu à l'extradition de délinquants étrangers, ou lorsqu'il s'agit d'obtenir l'extradition de délinquants régnicoles ayant commis des crimes ou délits dans le territoire de l'Empire.

622. Aux termes du § 96 du Code d'instruction criminelle de *Prusse* [6], on continuera d'observer, en matière d'extradition, les stipulations des traités conclus avec les gouvernements étrangers; toutefois, le même paragraphe

---

[1] Voy. *infrà*, n° 631 (Prusse). Klüber, *Droit public*, § 184, note *b*; § 225, note *c*.

[2] *Revue de droit français et étranger*, t. III, p. 493 (1846).

[3] Martens, *Nouveau recueil*, t. IV, p. 282; t. VI, p. 120.

[4] Klüber, *Droit public*, §§ 197 et 347; Martens, *Nouveau recueil*, t. IX, p. 205; t. X, p. 396.

[5] M. de Püttlingen, §§ 152 et 153. Une traduction de cette Ordonnance se trouve imprimée à la suite de la traduction du Code pénal d'Autriche, publiée par M. Victor Foucher.

[6] Voy. *suprà*, n° 560.

ajoute les dispositions suivantes : « 1° Le juge inférieur
« auquel un juge étranger livre un délinquant ne peut
« accorder les *reversalia de observando reciproco* qu'on exi-
« gerait de lui, qu'après avoir obtenu l'autorisation de la
« Cour supérieure de justice, laquelle consultera le mi-
« nistre des affaires étrangères ; — 2° en livrant un délin-
« quant à un tribunal étranger, le juge prussien doit
« exiger les *reversalia,* à moins que le ministre des af-
« faires étrangères ne les juge superflues dans l'espèce ;
« — 3° aucun juge ne peut effectuer l'extradition d'un
« délinquant sans en avoir préalablement obtenu l'auto-
« risation du ministre des affaires étrangères ; — 4° les
« tribunaux inférieurs s'adresseront à cette fin à la Cour
« supérieure de justice, laquelle fait son rapport au mi-
« nistre ; — 5° on doit accorder l'extradition de tout dé-
« linquant qui est étranger et qui a commis en pays
« étranger le crime ou délit dont il s'agit, à moins que le
« contraire n'ait été stipulé par des traités. »

La Prusse a conclu des traités d'extradition des accusés
de crimes ou délits communs : 1° avec le grand-duché de
Mecklembourg-Schwerin, le 14 février 1811 et le 28 février 1831 [1] ; 2° avec la Russie et la Pologne, le 25 mai
1816 et le 17 (29) mars 1830 [2] ; 3° avec la Belgique, le
29 juillet 1836 [3]. Les conventions arrêtées entre la Prusse
et divers États allemands dont nous avons fait mention
suprà, n° 28, note, renferment (art. 36-42) des stipula-

---

[1] Martens, *Nouveau recueil,* t. IX, p. 246. Bull. des lois, 1831, p. 4.

[2] Martens, *Nouveau recueil,* t. IV, p. 293 ; t. VIII, p. 244. Bull. des lois, 1830, p. 85. D'après une circulaire du ministre de l'intérieur de Prusse, en date du 24 novembre 1842, les deux puissances contractantes ont renoncé à l'exécution de cette convention. *Voy.* la Gazette universelle d'Augsbourg (*Allgemeine Zeitung*), n° 7, du 7 janvier 1843.

[3] *Voy. suprà,* n° 617. Martens, *Nouveau recueil,* t. XV, p. 98. Bull. des lois, 1836, p. 221.

tions relatives à l'extradition des étrangers ; l'art. 36 exclut formellement l'extradition des nationaux.

Il y a, en outre, des traités d'extradition des accusés politiques : 1° avec les autres Etats composant la Confédération germanique, du 1er février 1832 et de 1836 [1] ; 2° avec l'Autriche et la Russie, relativement aux sujets des provinces polonaises, du 4 janvier 1834 [2].

Aux termes de deux conventions conclues entre les Etats composant l'union douanière allemande, en date des 11 mai 1833 [3] et 1er novembre 1837 [4], il y a lieu à l'extradition des contrevenants aux lois de douanes ou des contributions indirectes, lorsque les inculpés ne sont pas sujets de l'Etat dans lequel ils ont été arrêtés.

Des conventions pour l'extradition des déserteurs ont été conclues avec tous les Etats composant la Confédération germanique [5], avec le Danemark [6], avec le Brésil [7] et avec la France [8], avec le Luxembourg [9], comme aussi avec la Russie [10].

623. En *Bavière*, l'extradition des régnicoles n'a jamais lieu, mais bien celle des étrangers, d'après ce que nous avons vu *suprà*, n°s 561 et 587.

Aux termes d'un rescrit royal, en date du 22 février 1814 [11], l'extradition d'un étranger sera effectuée par les

---

[1] Bull. des lois, 1832, p. 218 ; 1836, p. 310. Martens, *Nouveau recueil*, t. XV, p. 44.

[2] Bull. des lois, 1834, p. 21. Martens, t. XV, p. 44.

[3] Bull. des lois, 1833, p. 258.

[4] *Ibid.*, 1837, p. 178. Bull. des lois du grand-duché de Hesse, 1838, p. 48. M. Bopp, *Matériaux*, p. 18.

[5] Du 10 février 1831 ; Bull. des lois, 1831, p. 44.

[6] Du 25 décembre 1820 ; *ibid.*, 1821, p. 33.

[7] Du 9 juillet 1817 (art. 4). *Nouveaux documents politiques*, t. XII, n° 35, p. 346.

[8] Du 25 juillet 1828. Bull. des lois, 1828, p. 111.

[9] Le 11 mars 1844. Bull. des lois, 1844, p. 233.

[10] C'est le même traité qui concerne les prévenus de crimes ou délits communs.

[11] M. de Spies, *Suppléments au Code pénal*, p. 47.

autorités de police, après un rapport fait par elles à la régence, qui donne connaissance de la procédure au ministère. Suivant un autre rescrit royal du 17 février 1816 [1], les tribunaux bavarois peuvent, sans demander préalablement des instructions de la part de leurs autorités supérieures, réclamer des autorités étrangères l'extradition d'un sujet bavarois accusé d'un crime ou délit commis en Bavière.

L'art. 25 du traité conclu avec le Wurtemberg, en date du 7 mai 1821 [2], stipule l'extradition réciproque des sujets respectifs qui se sont réfugiés dans l'autre Etat.

L'extradition a lieu, sur la réquisition de l'Autriche, aux termes du rescrit royal du 22 février 1814, déjà cité.

Elle est également accordée sur la réquisition de la France [3].

Relativement à l'extradition des déserteurs, il existe un traité avec la France, en date du 8 mai 1827 [4], et un autre avec les Etats composant la Confédération germanique, du 10 février 1831 [5]; ce dernier remplace plusieurs traités antérieurs conclus avec quelques-uns des mêmes Etats.

624. Le Code pénal du grand-duché d'*Oldenbourg* interdit, art. 501, l'extradition d'un sujet ; mais il ordonne (art. 514) celle d'un étranger qui a commis un crime ou délit en pays étranger. Du reste, ce Code repro-

---

[1] *Ibid.*, p. 46.
[2] Martens, *Nouveau recueil*, t. V, part. 2, p. 289.
[3] *Gazette des Tribunaux* du 22 septembre 1842 (Cour d'assises d'Eure-et-Loir).
[4] Voy. *suprà*, n° 612.
[5] Voy. *suprà*, n°s 621 et 622.

duit (art. 515 et 516) les dispositions des art. 31 et 32 de la deuxième partie du Code de Bavière [1].

625. La Constitution et le Code pénal du royaume de *Saxe* gardent le silence sur l'extradition ; une Ordonnance antérieure, en date du 7 février 1820, interdit l'extradition des régnicoles [2].

La Constitution de *Saxe-Altenbourg*, du 29 avril 1831, porte : « Aucun régnicole qui habite le duché ne pourra, « soit en matière civile, soit en matière criminelle, et « hors des cas déterminés d'avance, être distrait de ses « juges ordinaires et jugé d'après des lois étrangères, à « moins qu'il ne se soit soumis lui-même à ces dernières. « En conséquence, aucune extradition ne pourra être « accordée, et les régnicoles ne pourront être contraints « à se présenter devant un tribunal étranger, à moins « d'un traité de gouvernement à gouvernement et de « l'observation du principe de la réciprocité, par exem- « ple s'il s'agit d'une confrontation requise pour l'ins- « truction de la cause, ou de délits légers, tels que les « délits forestiers. » — L'art. 37 du traité entre Saxe-Altenbourg et *Saxe-Weimar*, du mois d'août 1831, est relatif à l'extradition des malfaiteurs [3]. Il existe des conventions sur la matière avec la Prusse, avec Saxe-Weimar, Schwartzbourg-Rudolstadt, Reuss-Schleitz, Gera et Saalbourg, Saxe-Cobourg-Gotha et Saxe-Meiningen [4].

En *Saxe-Meiningen*, la Constitution du 23 août 1839 porte, § 13, 3e alinéa : « Il n'y aura lieu à l'extradition « qu'autant qu'un étranger se trouve accusé d'un crime

---

Voy. *suprà*, n° 587

[2] M. Bopp, *Suppléments*, p. 195, à la note.

[3] Martens, *Nouveau recueil*, t. IX, p. 482 et 490.

[4] M. Weiské, v° *Altenbourg*, t. I, p. 211 et 212.

« de droit commun, par exemple, de vol, vol avec vio-
« lence, escroquerie, meurtre, homicide, incendie, et
« qui, d'après les lois du duché, entraîne la peine de
« l'emprisonnement, et lorsque l'extradition sera récla-
« mée par les tribunaux de l'Etat où le crime a été
« commis, ou par ceux du domicile de l'accusé. Toute-
« fois, les traités déjà conclus à ce sujet avec d'autres
« Etats continueront d'être observés. »

626. L'art. 6 du Code pénal du *Wurtemberg* interdit
l'extradition d'un régnicole.

Des traités d'extradition ont été conclus : 1° avec la
Bavière, le 7 mai 1821 [1] ; 2° avec le grand-duché de Bade,
le 26 octobre 1824 [2], relativement aux prévenus de contrebande sur le sel ; 3° avec le même, relativement aux
accusés de crimes et délits communs, du 30 décembre
1825-3 janvier 1826 (art. 32) [3] ; 4° avec la Suisse, pour
le même objet, le 12 décembre 1825-1ᵉʳ février 1826 [4] ;
5° et 6°, toujours pour le même objet, avec Hohenzollern-
Siegmaringen et Hohenzollern–Hechingen (art. 32), en
1827 [5].

627. La Constitution du duché de *Brunswick* porte,
art. 206 : « Il n'y a pas lieu à accorder à un gouverne-
« ment étranger l'extradition d'un sujet brunswickois.
« L'extradition d'étrangers ne peut être accordée sans
« autorisation du gouvernement. Cette autorisation ne
« sera pas refusée en cas de réunion des circonstances
« suivantes : 1° lorsque l'extradition est requise par le
« gouvernement de l'un des Etats composant la Confé-

---

[1] Voy. *suprà*, n° 623.
[2] Martens, *Nouveau recueil*, t. VI, p. 607.
[3] *Ibid.*, p. 854.
[4] M. Snell, t. I, p. 493.
[5] Martens, *ibid.*, t. VII, p. 178, 189 et 270.

« dération germanique ; 2o lorsque le tribunal compétent
« a rendu un mandat d'arrêt contre un individu dont
« l'extradition est requise ; 3° et que, ou cet individu est
« sujet de l'Etat d'où émane la réquisition, ou qu'il est
« inculpé d'avoir commis un crime ou délit dans le ter-
« ritoire du même Etat : dans l'un et l'autre cas, il faut
« que le fait soit qualifié crime ou délit et passible d'une
« peine d'après le droit commun allemand ; 4° enfin,
« lorsque le gouvernement requérant admet les mêmes
« principes vis à vis le Brunswick. Le tout sans préju-
« dice de l'exécution des traités déjà conclus ou à conclure
« à l'avenir relativement à l'extradition des criminels :
« ces traités, en tant qu'ils auront rapport aux droits des
« régnicoles, devront être conclus de l'assentiment des
« Etats »

628. *Hanovre.* Une Ordonnance royale du 26 février
1822 [1] défend aux tribunaux de livrer l'individu accusé
d'un crime ou délit, qu'il soit sujet hanovrien ou étranger, aux autorités d'un autre Etat, à l'effet d'y être poursuivi et puni, à moins que l'extradition n'ait été spécialement autorisée par le conseil des ministres, ou à moins
de stipulations contraires portées par les traités conclus
avec d'autres Etats et publiés dans le royaume.

Des conventions d'extradition des prévenus de crimes
ou délits ont été conclues avec le Oldenbourg, le 13 juin
1815 [2] ; avec la ville de Brême, le 27 décembre 1815 [3],
et avec les duchés de Holstein et de Lauenbourg, le 28
mars 1817 [4] ; avec l'Électorat de Hesse, le 23 septembre

---

[1] M. Ebhard, t. II, p. 702.
[2] *Ibid.*, p. 705.
[3] *Ibid.*, p. 709. *Voy.* aussi Mar- | tens, *Nouveau recueil*, t. VI, p. 1085.
[4] M. Ebhard, *ibid.*, p. 703.

1817 [1] ; avec les Pays-Bas, le 28-31 octobre 1817 [2] ; avec Lippe-Detmold, le 12 juillet 1825 [3] ; avec la ville de Lubeck, le 17 octobre 1826 [4] ; avec la ville de Hambourg, le 14 mars 1827 [5] ; avec le grand-duché de Saxe-Weimar, le 20 mai 1828 [6]. L'extradition réciproque des déserteurs a été de même convenue avec les Pays-Bas, le 24 mai 1815 [7], et avec tous les Etats de la Confédération germanique [8].

629. Dans le grand-duché de *Bade*, voici les principes admis en cette matière, en attendant l'adoption du projet de Code pénal.

La Constitution de 1818 interdit, §§ 13 et 15, l'extradition d'un régnicole [9].

L'extradition d'un étranger n'est accordée, en règle générale, qu'au gouvernement de sa patrie [10] ou du consentement de ce gouvernement.

Lorsque l'extradition est réclamée en vertu d'un traité, elle peut être accordée par les Cours d'appel (*Hofgerichte*) [11] ; si la demande d'extradition se trouve basée uniquement sur le principe de la réciprocité, l'autorisation du ministre de la justice est nécessaire.

Par suite de la réciprocité admise de la part de la France, l'extradition est accordée à ce gouvernement, pourvu que les trois conditions suivantes se trouvent réunies : 1° lorsque le crime est puni, tant par les lois françaises que par les lois badoises, d'une peine afflictive

---

[1] *Ibid.*, p. 717.
[2] *Ibid.*, p. 721.
[3] *Ibid.*, p. 727.
[4] *Ibid.*, p. 731.
[5] *Ibid.*, p. 734.
[6] *Ibid.*, p. 735.
[7] *Ibid.*, t. IV, p. 648.

[8] Voy. *suprà*, n° 622.
[9] Voy. M. Mittermaier, *Procédure criminelle*, t. I, § 59, note 18.
[10] Ordonnance de 1830, non imprimée.
[11] Ordonnance de 1827, non imprimée.

et infamante ; 2° lorsqu'un arrêt de condamnation a été rendu ou que l'instruction préliminaire a été terminée et un mandat d'arrêt lancé contre le prévenu ; 3° lorsqu'il ne s'agit pas d'un crime politique.

Il en est de même par rapport à la Belgique.

En conformité d'une Déclaration donnée en 1827 par le gouvernement des Pays-Bas, l'extradition est accordée, à la demande de ce gouvernement, sur la production d'un arrêt de condamnation ou des pièces faisant preuve de l'existence de la poursuite judiciaire [1].

Il existe des traités d'extradition des individus inculpés de crimes ou délits : 1° avec le Wurtemberg, en date du 26 octobre 1824 [2] ; 2° avec tous les cantons suisses, à l'exception de Genève, en date du 25 novembre 1820-20 février 1821 [3] ; 3° avec Hohenzollern-Siegmaringen, de 1827 (art. 32) [4] ; 4° avec la France, du 27 juin 1844 [5] Plus les conventions entre les Etats composant la Confédération germanique, dont nous avons fait mention au n° 622 (Prusse).

630. L'Ordonnance de l'*Electeur de Hesse*, en date du 1er septembre 1820, contient les dispositions suivantes, relatives au principe de réciprocité à observer dans l'extradition de sujets hessois qui ont commis des crimes ou délits en pays étranger : « Ceux de nos sujets qui auront « commis un crime ou délit en pays étranger, ou qui en

---

[1] Communication de M. Mittermaier.

[2] Martens, *Nouveau recueil*, t. VI, p. 607. Le traité entre les mêmes Etats, du 30 décembre 1825-3 janvier 1826 (art. 32), parle de l'extradition des contrevenants aux lois relatives au débit du sel. Cette disposition est tombée en désuétude par suite du chan-gement dans le prix du sel.

[3] M. Snell, p. 484. Bulletin des lois, 1821, n°s 5 et 20. Une convention antérieure, de 1808, a perdu et cessé ses effets par la dissolution de la République helvétique.

[4] Martens, *Nouveau recueil*, t. VII, p. 303.

[5] Dalloz, 1844, III, 167.

« seront accusés, ne seront contraints à se présenter
« devant les autorités étrangères qui le requerront, à
« l'effet de voir procéder à l'instruction et au jugement,
« et, de même, l'extradition de ces sujets ne sera or-
« donnée, qu'autant que ledit Etat en agira de même à
« l'égard de ses propres sujets qui auront commis des
« crimes ou délits dans les pays de notre domination.
« En ce qui concerne les Etats dont les lois défendent,
« soit de contraindre leurs sujets à se présenter devant
« nos tribunaux, soit d'accorder l'extradition, ou qui
« sont dans l'usage de refuser l'un et l'autre, le même
« mode de procéder sera observé de la part de nos auto-
« rités ; et lorsque, dans ces Etats, les règles générales
« admettent des exceptions à l'égard de certains délits,
« par exemple, des délits forestiers, de chasse, de douane
« ou d'accise, les autorités hessoises procéderont de la
« même manière. Dans tous les cas, les sujets ne seront
« contraints à se présenter devant les autorités étrangères,
« ou ils ne seront livrés à celles-ci, qu'autant que ces
« autorités fourniront les *reversales de observando reci-*
« *proco.* » — Le § 6 de l'Ordonnance du 25 avril 1826 [1]
ajoute les dispositions suivantes : « A l'égard des rap-
« ports avec les tribunaux étrangers, relativement à l'ad-
« ministration de la justice criminelle, et en particulier
« à l'invitation faite à nos sujets de se présenter devant
« les autorités étrangères, ou à l'extradition des malfai-
« teurs, nous renvoyons au contenu de l'Ordonnance du
« 1er septembre 1820 et aux traités conclus avec plusieurs
« Etats qui ont été publiés au *Bulletin des lois.* Toutes les

---

[1] Voy. *suprà,* n° 339.

« fois que les autorités étrangères réclameront l'exécution
« d'un jugement de condamnation rendu par un tribunal
« étranger, sans que cette exécution ait été légalement
« promise, on prendra au préalable les ordres du mi-
« nistre de la justice. »

Conformément à ces dispositions, les autorités hessoises accordent, en règle générale, l'extradition de tout
régnicole ou étranger qui habite le territoire et qui a
commis un crime ou délit en pays étranger, pourvu que,
d'une part, le tribunal étranger qui réclame l'extradition
assure l'observation de la réciprocité dans les cas analogues, et, d'autre part, qu'il n'existe pas de traité établissant la compétence exclusive des tribunaux de l'Electorat. Hors ces cas, l'information et la condamnation
auront lieu dans l'État même.

Voici les traités, relatifs à l'extradition des prévenus
de crimes et délits communs, qui ont été conclus entre
la Hesse électorale et d'autres Etats : 1° avec le royaume
de Hanovre, le 26 août 1817, ratifié le 10 octobre même
année[1]; 2° avec Schaumbourg-Lippe, ratifié le 19 novembre 1819[2]; 3° avec Lippe-Detmold, ratifié le 4 avril
1820[3]; 4° avec Waldeck, en 1823[4]; 5° avec le Brunswick, ratifié le 5 mai 1823[5]; 6° avec Saxe-Meiningen,
le 6 mars 1824[6]; 7° avec Saxe-Weimar, le 19 mars
1828[7]; 8° avec le grand-duché de Hesse, en 1840[8].

Nous renvoyons, en ce qui concerne les traités conclus entre les États composant la Confédération germa-

---

[1] Bulletin des lois, 1817, n° 14.
[2] *Ibid.*, 1819, n° 14. Kluit, Dissertation citée.
[3] Bulletin, 1820, n° 5. Kluit, *ibid.*
[4] Martens, *Nouveau recueil*, t. VII,
p. 23.
[5] Martens, *ibid.*, t. VI, p. 254.
[6] Martens, *ibid.*, t. VII, p. 34.
[7] Martens, *ibid*, t. VII, p. 595.
[8] Bull. des lois du grand-duché,
1840, p. 185. *Le Télégraphe*, t. 1,
p. 871. Voy. *suprà*, n° 567.

nique ou l'union douanière, à ce qui a été dit au n° 622 (Prusse).

631. Le Code pénal du grand-duché de *Hesse* garde le silence sur l'extradition. Le § 20 de l'Ordonnance du 21 juin 1817 [1], et des instructions ministérielles en date des 11 février 1820 et 23 mai 1823, enfin des circulaires des Cours d'appel en date des 14 juin 1823, 12 septembre 1824 et 26 novembre 1829 [2], établissent à cet égard les règles suivantes : 1° le sujet hessois, prévenu d'un crime ou délit commis en pays étranger, ne peut être livré à un gouvernement étranger ; 2° lorsque l'extradition d'un étranger est demandée, à raison d'un fait par lui perpétré en pays étranger, on procède immédiatement à l'arrestation de l'inculpé, si le fait entraîne une condamnation criminelle, et on prend la décision de l'autorité supérieure quant à l'extradition elle-même.

Une circulaire du ministère de la justice, en date du 26 juillet 1837 [3], relative aux accusés réfugiés en France et adressée aux Cours criminelles, porte en résumé : 1° Les demandes en extradition ne peuvent être formées autrement que par la voie diplomatique, et elles doivent être accompagnées d'un document quelconque établissant qu'une procédure a été instruite contre l'inculpé, par exemple, une commission rogatoire ou une copie légalisée d'un mandat d'arrêt (*Steckbrief*) : il ne suffira pas d'adresser la demande directement aux autorités françaises du lieu du séjour du fugitif ; — 2° l'extradition ne peut être obtenue qu'autant qu'il s'agit d'un fait emportant,

---

[1] M. Bopp, *Suppléments*, p. 160.
[2] *Ibid*, p. 180 et suiv.
[3] MM. de Jagemann et Noellner, vol. II, p. 146 ; M. Bopp, *Suppléments*, p. 194.

suivant la législation française, une peine afflictive ou infamante. Sont exceptés les crimes et délits politiques.

Voici les traités d'extradition des individus inculpés de crimes ou délits, conclus entre le grand-duché de Hesse et d'autres États : avec la Bavière, signé le 31 octobre 1839, publié à Darmstadt le 21 novembre 1839[1] ; avec l'électorat de Hesse, publié à Darmstadt le 14 avril 1840[2]; avec le Bade, publié à Darmstadt le 5 février 1841[3] ; avec la Prusse, publié à Darmstadt le 23 mars 1841[4]; avec la ville libre de Francfort, publié à Darmstadt le 15 novembre 1841[5] (a). Nous renvoyons au n° 622 (Prusse), relativement aux traités conclus avec les États composant la Confédération germanique et l'union douanière allemande.

632. Entre les deux principautés de Schwarzbourg-Rudolstadt et Schwarzbourg-Sondershausen, un traité du 1er mars 1845 a stipulé l'extradition des malfaiteurs[6].

633. La *Suisse* a conclu des traités d'extradition des individus accusés de crimes ou délits, avec la France[7], avec l'Autriche[8] et avec le grand-duché de Bade[9]. Aucun de ces trois traités ne stipule l'extradition des citoyens suisses : celui conclu avec l'Autriche (art. 3) l'interdit même expressément.

634. En *Espagne*[10] et en *Portugal*, l'extradition des

---

[1] Voy. *suprà*, n° 598.
[2] Bulletin des lois du grand-duché de Hesse, 1840, p. 185. *Le Télégraphe, ibid.*, p.871. Voy. le numéro précédent.
[3] Bulletin, 1841, p. 141.
[4] *Ibid.*, 1841, p. 227.
[5] *Ibid.*, 1841, p. 655.
[6] Buddeus, p. 435 et 436.

[7] Voy. *suprà*, n° 612.
[8] Voy. *suprà*, n° 621.
[9] Voy. *suprà*, n° 629.
[10] Voy., relativement à la vallée d'Andorre, l'arrêt de cassation du 9 mai 1845 (*Gazette des Tribunaux* du 10; Dev.-Car., 45, 1, 396).

(a) Ajoutez le traité conclu avec la France le 26 janvier 1853 (Dev.-Car., 53, 3, 20).

étrangers prévenus de crimes ou délits commis à l'étranger a lieu suivant les principes du droit international[1]. Il n'existe d'autres traités sur la matière que ceux qui ont été conclus entre la France et ces deux gouvernements en 1778 et 1783[2].

635. Le *Danemark* a conclu des traités d'extradition des malfaiteurs : 1° avec le Brunswick, les 17 mai 1732, 25 juillet 1744, 19 février 1759 et 27 novembre 1767[3]; — 2° avec la Suède, le 10 décembre 1809 (art. 9 et article séparé)[4]. Ce traité comprend les sujets de l'une des parties contractantes, accusés des crimes suivants, commis dans leur patrie : lèse-majesté ou trahison contre l'État, meurtre, brigandage, incendie, faux, vol, banqueroute frauduleuse, faux témoignage et fabrication de fausse monnaie de métal ou de papier; — 3° avec la Norwége, le 7 mars 1823[5]. Les stipulations de ce traité relatives à l'extradition sont les mêmes que celles du traité avec la Suède, de 1809.

Il existe des traités d'extradition des déserteurs : 1° avec l'Espagne, du 21 juillet 1767[6]; 2° avec la Suède, du 10 décembre 1809, déjà cité; 3° avec Mecklembourg-Strelitz, du 1er février 1823[7]; 4° avec Mecklembourg-Schwerin, du 1er avril 1823[8]; 5° avec la ville de Hambourg, du 27 mai 1832[9].

636. La *Suède* a conclu des traités d'extradition des malfaiteurs : 1° avec le Danemark, le 10 décembre 1809[10];

---

[1] Communication de MM. de Tejada et Pinheiro-Ferreira.
[2] Voy. *suprà*, n° 612.
[3] M. Kluit, *passim*.
[4] Martens, *Nouveau recueil*, t. I, p. 223.
[5] Martens, *Nouveau recueil*, t. VII, p. 14.
[6] Martens, *Recueil*, t. I, p. 459.
[7] Martens, *Nouveau recueil*, t. VII, p. 5.
[8] Martens, *Nouveau recueil*, t. VII, p. 16.
[9] *Ibid.*, t. VI, p. 259.
[10] *Voy.* le numéro précédent.

2° avec la Russie, le 20 novembre 1810 (art. 7). Ce traité est relatif aux individus accusés de meurtre, de brigandage ou de vol; cependant l'extradition n'a pas lieu, si l'accusé est sujet de l'État dans lequel il s'est réfugié[1]. — L'extradition des déserteurs a été stipulée par les mêmes traités; il en existait déjà antérieurement avec la Russie, à la date des 29 octobre 1798 (art. 18), et 13 mars 1801 (art. 12)[2].

637. Quant à la *Norwége*, nous connaissons seulement le traité d'extradition conclu avec le Danemark[3].

638. La *Russie* a conclu des traités d'extradition des malfaiteurs et des déserteurs avec la Suède[4], avec l'Autriche[5] et avec la Prusse[6]; des traités d'extradition des déserteurs seulement : 1° avec le roi des Deux-Siciles, le 15 janvier 1787[7]; 2° avec le Portugal, le 9 décembre 1787 (art. 19) et le 27 décembre 1798 (art. 19)[8]; 3° avec le royaume de Saxe, le 21 octobre 1808[9].

639. La *Sublime Porte* est dans l'usage d'accorder l'extradition des malfaiteurs étrangers[10].

640. En *Grèce*, et conformément à un arrêté royal de 1834[11], il peut y avoir lieu à l'extradition des sujets turcs prévenus de crimes ou délits commis sur le territoire de cet Empire; mais les sujets grecs ne sont pas livrés aux autorités turques pour raison d'infractions commises sur le territoire turc.

---

[1] Martens, *Nouveau recueil*, t. IV, p. 33.
[2] Martens, *Recueil*, t. VI, p. 732; t. VII, p. 315.
[3] Voy. *suprà*, n° 635.
[4] Voy. *suprà*, n° 636.
[5] Voy. *suprà*, n° 621.
[6] Voy. *suprà*, n° 622.
[7] Martens, *Recueil*, t. IV, p. 223.
[8] *Ibid*, t. IV, p. 315; t. VI, p. 537.
[9] Martens, *Nouveau recueil*, t. I, p. 153.
[10] On en trouve un exemple dans la *Gazette des Tribunaux* du 21 mai 1842.
[11] *Voy.* la *Revue étrangère*, t. 1, p. 417.

641. Le gouvernement de la *Grande-Bretagne* n'accorde jamais l'extradition ni d'un régnicole ni d'un étranger accusé d'un crime commis hors du royaume-uni[1]. C'est par erreur, suivant nous, que M. Ockey[2] soutient qu'en thèse générale, le gouvernement de la Grande-Bretagne est investi du pouvoir de livrer aux gouvernements étrangers les étrangers accusés de crimes commis sur le territoire dont les autorités réclament l'extradition, et que, par exception seulement, le gouvernement anglais refuse les extraditions réclamées par celui de la France, à cause du défaut de réciprocité. En France, on accorde l'extradition des Anglais réfugiés et accusés de crimes commis en Angleterre[3], bien qu'il y ait aussi des exemples de refus[4].

Le traité conclu entre la Grande-Bretagne et les États-Unis, le 19 novembre 1794, ratifié le 28 octobre 1795[5], porte, art. 27, l'engagement réciproque d'accorder l'extradition de tous individus prévenus des crimes de meurtre ou de faux, commis dans les territoires respectifs.

Nous avons déjà fait mention d'une stipulation analogue entre la France et l'Angleterre, contenue dans le traité d'Amiens[6].

---

[1] Déclaration du ministre des affaires étrangères de France, du 16 mars 1782: *Questions de droit*, v⁰ Etranger, § 2, n⁰ 3 (p. 13, col. 2, vol. 3, 3ᵉ édit.). M. Mittermaier, *Procédure criminelle*, I, § 59, note 17. Débats devant le tribunal de police de *Mansion House*, à Londres, les 19 et 26 juillet 1841 (*Gazette des Tribunaux* des 23 et 29 du même mois). Discours de lord Brougham, prononcé à la Chambre des lords le 4 février 1842 (*Revue étrangère*, t. IX, p. 347) (a).

[2] P. 33.

[3] *Gazette des Tribunaux* du 29 juillet 1841.

[4] *Ibid.*, du 3 février 1841 ; tribunal de Tours.

[5] Martens, t. V, p. 640 et 687.

[6] Voy. *suprà*, n⁰ 612.

(a) *Voy.* la séance du Corps législatif du 28 février 1866, déjà citée ci-dessus, p. 336, note *b*.

Une convention d'extradition entre la Grande-Bretagne et les États-Unis se trouve dans l'art. 10 du traité signé à Washington le 9 août 1842. Chacune des puissances contractantes s'engage à livrer aux autorités de l'autre, et sur réquisition, les sujets de cette dernière ou les étrangers, accusés des crimes suivants, commis dans la juridiction de la partie requérante, savoir : homicide, acte de violence tendant à l'homicide, piraterie, incendie, vol, contrefaçon ou émission de valeurs contrefaites[1] (a).

L'Angleterre a stipulé l'extradition des déserteurs, en concluant des traités de subsides avec le landgrave de Hesse–Cassel, les 15 janvier 1776, 28 septembre 1787 et 10 avril 1700[2], avec le grand-duché de Bade, le 21 septembre 1793[3] ; avec Hesse-Darmstadt, le 5 octobre 1793[4] ; avec le Brunswick, le 5 novembre 1794[5] ; avec l'électeur palatin, le 16 mars 1800[6] ; avec le duc de Wurtemberg, le 20 avril 1800[7], et avec l'archevêque de Mayence, le 30 avril 1800[8].

642. Aux *États-Unis*, l'acte fédéral du 17 septembre 1787, art. 4, sect. 2, consacre l'extradition réciproque, entre tous les États, des individus accusés de crimes

---

[1] Voy. la *Revue étrangère*, t. IX, p. 952.
[2] Martens, *Recueil*, t. II, p. 422; t. IV, p. 306; t. V, p. 449.
[3] *Ibid.*, t. V, p. 487.
[4] *Ibid.*, t. V, p. 524.
[5] *Ibid.*, t. V, p. 620.
[6] *Ibid.*, t. VI, p. 707.
[7] *Ibid.*, t. VII, p. 47.
[8] *Ibid.*, t. VII, p. 54.

(a) *Voy.*, dans la *Gazette des Tribunaux* du 26 juillet 1843, un cas où l'extradition était réclamée par l'Angleterre en exécution de ce traité. Une femme accusée d'empoisonnement avait passé de Liverpool à New-York : pour refuser l'extradition, on faisait valoir son état d'aliénation mentale.

commis dans un autre Etat[1]. Mais il n'est pas d'usage d'accorder l'extradition des étrangers accusés ou condamnés qui cherchent un asile dans les Etats-Unis[2]. Cependant une loi de l'Etat de New-York, en date du 5 avril 1822, a autorisé le gouverneur à livrer aux gouvernements étrangers les étrangers accusés de meurtre, faux, vol ou autres crimes que les lois de cet Etat punissent de mort ou d'emprisonnement[3].

Nous avons fait mention, au numéro précédent, de la convention d'extradition conclue avec la Grande-Bretagne.

Entre la France et les Etats-Unis un traité d'extradition réciproque des malfaiteurs a été conclu le 9 novembre 1843[4].

643. La *Colombie* a conclu des traités d'extradition réciproque des malfaiteurs : 1° avec le *Pérou*, le 6 juillet 1822 (art. 11)[5], pour trahison, sédition ou autres crimes graves ; 2° avec le *Mexique*, le 30 juin 1824 (art. 11)[6], pour port d'armes contre l'autre Etat.

Les déserteurs sont expressément compris dans ces deux dispositions.

---

[1] Martens, *Recueil*, t. IV, p. 288 et 301.

[2] M. Kent, t. I, p. 36 et 37 ; M. Wheaton, t. I, p. 160.

[3] M. Kent, *ibid.* Lois révisées de New-York, vol. I, p. 164, sect. 9, 10, 11. M. Mittermaier, *La Procédure criminelle*, etc., § 59, note 17.

[4] Collection de M. Duvergier, 1844, p. 221. Voy. *suprà*, n° 612.

[5] Martens, *Nouveau recueil*, t. VI, p. 58.

[6] *Ibid.*, p. 361.

FIN DU TRAITÉ.

DES

MARIAGES

CONTRACTÉS

EN PAYS ÉTRANGER ,

Tableau comparatif des dispositions législatives qui régissent les principaux États de l'Europe, en ce qui concerne :

Les qualités et conditions requises pour pouvoir contracter mariage ;
Les formalités relatives à la célébration du mariage;
La faculté ou la prohibition de contracter mariage en pays étranger ;
Les effets du mariage sur la religion des enfants, lorsque les époux
professent des cultes différents.

1. Les difficultés aussi nombreuses que graves soulevées chaque jour à l'occasion des unions contractées par des Français en pays étranger, ou par des étrangers sur le territoire français, nous ont démontré qu'il y aurait quelque utilité à résumer les dispositions législatives et réglementaires existant en France sur la matière. Nous diviserons cet exposé en deux chapitres, dont le premier a pour objet les mariages contractés par des Français en pays étranger; le second, les mariages contractés en France par des étrangers. Dans la rédaction du second chapitre nous avons reconnu que nos études, limitées à la législation française, ne résoudraient qu'une partie de la question, et qu'il importait, pour offrir à nos lecteurs un travail de quelque ensemble et d'une utilité pratique, de réunir, dans un examen comparatif, toutes les prescriptions en vigueur dans les principaux Etats de l'Europe :

1° Sur les qualités et conditions requises pour pouvoir contracter mariage ;

2° Sur les formalités relatives à la célébration du mariage ;

En un mot, d'analyser toute la partie des législations étrangères qui correspond aux articles 144-164, 63-76 et 165-171 du Code civil.

Cet examen comparatif se subdivisera en neuf paragraphes : le § 1er aura pour objet l'âge requis pour contracter mariage ; — le § 2, les dispenses d'âge ; — le § 3, le consentement des parties ; — le § 4, la prohibition de la bigamie ; — le § 5, le consentement des personnes autres que les contractants ; — le § 6, les prohibitions pour cause de parenté, alliance, etc. ; — le § 7, les formalités qui doivent précéder et accompagner la célébration du mariage ; — le § 8, les mariages contractés par les régnicoles en pays étranger, ainsi que les mariages contractés par les étrangers sur le territoire de l'Etat ; — le § 9, les effets du mariage sur la religion des enfants, lorsque les conjoints appartiennent à des cultes différents.

CHAPITRE PREMIER.

DU MARIAGE CONTRACTÉ PAR UN FRANÇAIS EN PAYS ÉTRANGER.

2. Le Code civil français contient des dispositions textuelles relatives au mariage contracté par un Français en pays étranger : ce sont les articles 170 et 171.

L'article 170 est ainsi conçu : « Le mariage contracté « en pays étranger entre Français et entre Français et « étrangers sera valable s'il a été célébré dans les formes « usitées dans le pays, pourvu qu'il ait été précédé des « publications prescrites par l'article 63, au Titre *Des* « *actes de l'état civil,* et que le Français n'ait pas contre- « venu aux dispositions contenues au chapitre précé- « dent. »

Cet article, comme on voit, renferme trois dispositions, dont la première concerne la *forme ;* les deux autres sont relatives au *fond*.

1° Le mariage est valable s'il a été célébré suivant les *formes* usitées dans le pays [1] : c'est une application du principe que la forme des actes se règle par la loi du lieu où ils sont passés [2].

Le mariage de deux Français peut aussi, quant à la forme, être célébré à l'étranger par les agents diplomatiques ou par les consuls français (articles 47 et 48 du

---

[1] Voy. *infrà*, chap. II, § 7, l'indication des formalités relatives à la célébration du mariage, prescrites dans les principaux Etats de l'Europe.

[2] *Voy.* la *Revue étrangère et fran-* çaise, t. VII, p. 346, et le *Traité,* nᵒˢ 73 et suiv. Arrêt de la Cour de cassation (rejet), du 16 juin 1829 (Sirey, 1829, 1, 261).

Code civil) [1] ; il en est autrement du mariage entre un Français et un étranger, parce que ces agents ou consuls sont dépourvus de toute autorité sur les étrangers [2].

2° Le mariage doit, pour sa *validité intrinsèque,* être précédé des publications prescrites par l'art. 63, c'est-à-dire, de deux publications faites, en France, par l'officier de l'état civil, à huit jours d'intervalle, un jour de dimanche, devant la porte de la maison commune. La maison commune dont parle l'article 63 est celle du domicile que le Français, futur époux, a en France depuis au moins six mois (art. 166, 167 et 74) (*b*). Dans le cas où ce Français est, relativement au mariage, sous la puissance d'autrui (art. 148, 152, 153 et 158), les publications devront encore être faites devant la porte de la maison commune du domicile des personnes sous la puissance desquelles il se trouve (art. 168) (*c*).

Du reste, le Français qui a conservé un domicile en France, et qui se propose de contracter mariage à l'é-

[1] Ordonnance royale du 23 octobre 1833, art. 14-18.

[2] M. Durauton, *Cours de droit français,* t. II, nᵒˢ 234 et 235. Arrêt de la Cour de cassation, du 10 août 1819 (Sirey, 1819, 1, 492). Jugement du tribunal de la Seine, du 30 décembre 1837 (*Gazette des Tribunaux* du 31) (*a*).

(*a*) *Voy.* aussi M. Demolombe, *Cours de Code Napoléon,* t. I, n° 312.

(*b*) C'est-à-dire de l'endroit où en dernier lieu il a eu son principal établissement et six mois de résidence. Toutefois, si au moment où il a quitté la France il avait son principal établissement dans un endroit et six mois de résidence dans un autre, c'est à ces deux endroits que les publications devraient être faites.

(*c*) Il y a dans cette dernière phrase une double inexactitude. D'abord M. Fœlix, citant les articles 152 et 153, paraît croire que, quand un ou plusieurs actes respectueux doivent être adressés à l'ascendant qui ne consent pas au mariage, il sera nécessaire de faire les publications à la municipalité du domicile de cet ascendant; mais évidemment l'art. 168 est inapplicable, car ici on ne peut pas dire que le futur

tranger, doit faire procéder aux publications dans ledit domicile, bien qu'il demeure à l'étranger depuis plus de six mois ; l'article 167 du Code civil ne parle que du cas d'un changement de domicile *en France* [1] (a).

En ce qui concerne la détermination du domicile des Français, il y a lieu de suivre les règles que nous avons exposées ailleurs [2].

3° Il faut, et ceci concerne encore la *validité intrinsèque* du mariage, que le Français n'ait point contrevenu aux dispositions du chapitre Ier du Titre *Du mariage* du Code civil (art. 144 à 164), c'est-à-dire qu'il ait l'âge requis de 18 ou 15 ans, qu'il ait donné son consentement, qu'il ne se trouve point dans les liens d'un mariage précédent, qu'il ait obtenu le consentement de ses ascendants ou du conseil de famille, et qu'il ne se trouve point parent ou allié du futur conjoint à un degré prohibé.

Les dispositions indiquées au 2° et au 3° ne sont qu'une application du dernier alinéa de l'article 3 du Code civil, ainsi conçu : « Les lois concernant l'état et la

---

[1] Procès-verbaux du Conseil d'État, séance du 4 vendémiaire an X (Locré, *Législation civile de la France*, t. IV, p. 350); Delvincourt, *Cours de Code civil*, t. 1, p. 72, et les notes, p. 138, n° 4; Toullier, *Droit civil français*, t. I, n° 578; M. Duranton, n° 237.

[2] *Traité*, n°s 27 et suiv.

époux se trouve *sous la puissance* de l'ascendant. En sens inverse, M. Fœlix a tort de ne pas citer les art. 149 et 150, 159 et 160 : car, dans les différents cas qu'ils prévoient, l'art. 168 pourra très-bien recevoir son application.

(a) La rédaction de l'art. 167 a trompé M. Fœlix : cet article s'appliquerait très-bien au cas où une personne, ayant conservé son domicile dans un endroit, aurait dans un autre une résidence *même de plus de six mois*. — Je déciderais que, tant que la qualité de Français n'est pas perdue aux termes de l'article 17, la personne reste soumise à l'article 170.

« capacité des personnes régissent les Français, même
« résidant en pays étranger » [1].

3. La question de la nullité des mariages contractés
en pays étranger, entre Français ou entre Français et
étrangers, pour contravention à l'une ou l'autre des dispositions mentionnées ci-dessus, s'est présentée plusieurs
fois devant les tribunaux, et elle n'a pas été jugée d'une
manière uniforme [2].

On s'est fondé sur la généralité des termes de l'article 170, pour soutenir que le mariage contracté en pays
étranger est nul *dans tous les cas* où il n'a pas été précédé
des publications prescrites par le Code ; qu'il est nul *dans
tous les cas* où il a été contrevenu à l'une ou à l'autre des
dispositions du chapitre Ier du Titre *Du mariage*, sans distinguer si l'inobservation des prescriptions dont il s'agit entraîne ou non la nullité des mariages contractés en France.

Cette doctrine nous semble erronée, et nous pensons
que les mariages contractés par des Français en pays
étranger ne doivent être annulés que dans les cas où l'on
pourrait les arguer d'une nullité prononcée par la loi,
même en les supposant contractés en France.

4. Suivant nous, l'article 170 n'a eu pour but que de

---

[1] *Traité*, nos 27 et suiv.

[2] *Voy.*, en faveur de la validité des mariages, les arrêts de la Cour royale de Paris, des 8 juill. 1820, 16 juill. 1839 et 28 juin 1841 ; de la Cour royale de Colmar, du 25 janvier 1823 ; de la Cour royale de Nancy, du 30 mai 1826 ; de la Cour de cassation, des 12 fév. 1833 et 10 mars 1841 (rejet) ; enfin les jugements du tribunal de la Seine, du 16 déc. 1836 et du 3 avril 1840 (Sirey, 1820, II, 307 ; 1824, II, 156 ; 1826, II, 251 ; 1833, I, 195. Dalloz, 1839, II, 274. *Gazette des Tribunaux* des 17 et 18 déc. 1836, 4 avril 1840, 12 mars, 16 avril et 28-29 juin 1841). *Contrà*, voy. les arrêts suivants : Cour royale de Paris, 10 déc. 1827, 30 mai et 4 juillet 1829, et 13 avril 1840 ; Cour royale d'Angers, 12 janvier 1838 ; Cour royale de Montpellier, 15 janvier 1839 ; Cour de cassation, 8 novembre 1824, 9 mars 1831 et 6 mars 1837 ; jugements du tribunal de la Seine, des 4 juillet 1837 et 31 janvier 1840 (Sirey, 1824, I, 428 ; 1829, II, 178 et 179 ; 1831, I, 142 ; 1837, I, 177 ; 1839, II, 246. Dalloz, 1833, II, 135 et 164. *Gazette des Tribunaux* des 10 mars et 5 juillet 1837, 1er février, 13 et 14 avril 1840).

rappeler, à l'égard des mariages de Français contractés à l'étranger, l'application des deux principes fondamentaux que nous avons mentionnés ci-dessus : le premier, que la forme des actes est réglée par la loi du lieu où ils ont été passés ; le second, que les lois concernant l'état et la capacité des personnes régissent les Français même résidant en pays étranger.

A l'appui de ce système, nous invoquons à la fois le texte et l'esprit de l'article 170.

Le texte ne va pas au-delà d'un rappel du principe général concernant la forme des actes et des autres dispositions du Code concernant le mariage. Les termes employés par le législateur, bien que très-généraux, n'indiquent point son intention de déclarer nuls les mariages contractés par des Français à l'étranger, hors les cas où il a prononcé la nullité des mariages contractés en France. En renvoyant à l'article 63 et au chapitre Ier du Titre *Du mariage*, le législateur n'a déclaré applicables ces dispositions que telles qu'elles existent pour les mariages contractés en France : il leur a laissé la même teneur qu'elles ont à l'égard de ces derniers ; il n'a rien ajouté à leurs dispositions. D'ailleurs, le dernier paragraphe de l'article 3 du Code a repoussé à l'avance toute distinction à cet égard, en posant le principe général que, quant à son état et à sa capacité, le Français résidant à l'étranger est régi par les mêmes lois auxquelles il est soumis en France ; et le Titre *Du mariage* rentre incontestablement dans la classe des lois concernant l'état des personnes. Si les auteurs du Code avaient eu l'intention d'établir dans l'article 170 une exception à la règle posée en l'article 3, certes ils n'auraient pas négligé de s'expliquer à ce sujet ; mais, dans le silence du texte, il faut admettre que telle n'a pas été l'intention du législateur, et il faut s'en tenir à l'axiome que les nullités doivent être prononcées textuellement et ne peuvent pas être établies par induction.

Du reste, rien n'empêche les juges français de prononcer les nullités et amendes établies par le Code comme garantie de l'observation des règles et solennités prescrites, que le mariage ait été contracté en France ou à l'étranger. Il existe seulement cette différence que, dans ce dernier cas, il y a impossibilité d'appliquer l'amende contre l'officier de l'état civil qui n'est pas soumis à la juridiction française ; mais cette circonstance ne saurait pas entraîner de plein droit une modification de la loi, et transformer la disposition qui prononce une amende contre l'officier de l'état civil, en une disposition qui déclare nul le mariage entre les parties. Peut-être, lors d'une révision du Code et lorsqu'il s'agira *de novâ lege condendâ,* le législateur trouvera convenable d'introduire cette modification. Mais en attendant il est certain que les rédacteurs du Code n'ont pas établi la peine de nullité du mariage, dans le cas où l'officier de l'état civil qui y a procédé ne réside pas en France et ne peut pas être atteint des pénalités établies aux articles 192 et 193 du Code ; et, par suite, les juges ne peuvent pas prononcer cette nullité. La doctrine contraire aurait pour conséquence d'établir en principe que l'auteur d'une contravention, par le fait duquel son complice échappe à la punition, pourrait, outre la peine légale comminée contre lui-même, être frappé par le juge d'une peine extraordinaire non prononcée par la loi !

Néanmoins, la doctrine que nous repoussons a été sanctionnée par l'arrêt de la Cour de cassation du 6 mars 1837 et par celui de la Cour royale d'Angers du 12 janvier 1838. Nous rapporterons *infrà*, n° 7, en examinant les questions de détail, le texte du premier de ces arrêts, dont le second n'est que la reproduction.

5. Un second argument en faveur de la prétendue nullité des mariages contractés à l'étranger pour inobservation d'une règle ou formalité *quelconque* établie par le Code, consiste à dire : « Le texte de l'art. 170 déclare *valable* le mariage contracté à l'étranger, *pourvu que* certaines publications aient eu lieu en France, et que le Français n'ait point contrevenu aux dispositions contenues au chapitre Ier. Evidemment les mots *pourvu que...* indiquent une condition irritante : donc l'art. 170 déclare *non valables* ou *nuls* les mariages qui seraient faits sans ces publications et sans l'observation de toutes les dispositions contenues au chapitre Ier » [1].

Nous répondons, avec Merlin [2], que les termes cités de l'art. 170 sont évidemment synonymes de ceux-ci : « *Il « est des cas* où le défaut de publications ou d'actes respectueux peut influer sur l'annulation du mariage pour « cause de clandestinité ;... » ou, comme s'exprime l'arrêt de la Cour d'appel de Bruxelles, du 28 juillet 1828, rapporté par Merlin : Que « les conditions que cet article « impose, au moyen des mots *pourvu que,* sont aussi re- « latives et s'appliquent aussi à la contravention aux dis- « positions que renferme le chapitre Ier, sous lequel se

---

[1] Arrêts de la Cour royale de Paris, des 10 décembre 1827, 30 mai et 4 juillet 1839, déjà cités.

[2] *Répert.*, v° *Bans de mariage*, n° 2 ; *Questions de droit*, v° *Publication de mariage*, § 2. *Voy.* aussi les observations de M. Sirey, à la suite de l'arrêt de la Cour de cassation du 9 mars 1831.

« trouvent non-seulement des dispositions dont l'inob-
« servation entraîne la nullité absolue et irréparable du
« mariage, mais encore des dispositions dont l'inobserva-
« tion peut non-seulement se réparer, mais vient même
« à disparaître par le seul laps de temps ; que par consé-
« quent on ne peut induire du contenu littéral de l'ar-
« ticle 170 que toute contravention indistinctement à
« l'une des dispositions du chapitre Ier emporte nécessai-
« rement et *per se* une nullité absolue... » En un mot,
nous dirons que le texte de l'art. 170, entendu sainement
et sans préoccupation, n'indique autre chose, sinon que
les dispositions du Code relatives aux mariages contractés
en France sont également applicables aux mariages contractés par les Français à l'étranger [1]. Nous ajouterons
que l'argument *à contrario sensu* n'est qu'une source d'erreurs [2], et nous rappellerons qu'en thèse générale, les
nullités ne peuvent être créées par induction.

6. Si du texte nous passons à l'esprit de la loi, nous
voyons qu'il n'y avait, pour les auteurs du Code, aucun
motif de s'écarter, dans l'article concernant les mariages
contractés à l'étranger, des dispositions du même Titre
relatives aux mariages en général, et d'établir une distinction entre le mariage du régnicole dans le royaume et le
mariage d'un Français en pays étranger.

Il résulte de la discussion de l'art. 170 au Conseil
d'Etat [3] que cet article n'a d'autre but que d'assurer :
1° la comparution des parties devant un officier chargé

---

[1] Toullier, t. I, n° 578.
[2] Merlin, *Répert.*, v° ARGUMENT à *contrario sensu*. Aussi la Cour de cassation, dans les arrêts rendus sur l'application de l'art. 170, n'a jamais fait valoir l'argument indiqué ci-dessus.
[3] Locré, t. IV, p. 349, 350, 351 et 352.

de constater l'état civil dans le lieu de la résidence de l'une des parties; et surtout, 2° l'observation des dispositions fondamentales consignées dans le chapitre Ier. En particulier (et c'est une observation sur laquelle nous reviendrons ci-après), l'omission des publications en France n'a pas été regardée comme annulant le mariage; la formalité des publications a été établie uniquement pour empêcher les contraventions aux dispositions du chapitre Ier.

Les législateurs de tous les pays ont admis une différence entre les conditions prescrites pour contracter mariage : les unes sont regardées comme essentielles, les autres sont seulement des précautions salutaires; l'omission des premières entraîne la nullité du mariage, celle des autres n'a pas le même effet. Le Code civil a établi un système complet à ce sujet. Y a-t-il des raisons résultant de l'esprit de la loi qui puissent autoriser le juge à s'écarter du système du Code, lorsqu'il s'agit d'un mariage contracté à l'étranger? Telle est la question à examiner.

Nous n'avons pu trouver aucune raison en faveur de l'affirmative. Aussi aucun des arrêts qui ont prononcé la nullité des mariages contractés à l'étranger (hors le cas du défaut de publicité, où nous partageons la même opinion) n'a allégué un motif déduit de l'*esprit de la loi*; tous se sont bornés à l'un ou à l'autre des deux arguments que nous croyons avoir réfutés en parlant du *texte* de l'article 170. En conséquence, nous soutenons que l'esprit de la loi n'autorise point la distinction qu'on a prétendu établir; que les mariages contractés par les Français à l'étranger, suivant les formes usitées dans le pays, sont régis par les mêmes dispositions du Code civil qui régissent les mariages célébrés en France, et que ces mariages ne peuvent être déclarés nuls hors les cas où la nullité a été établie par les dispositions du Code.

7. Ainsi le mariage contracté à l'étranger entre un beau-frère et une belle-sœur français, avant la loi qui autorise ces unions, ou sans les dispenses prescrites par cette loi, est nul et sans effet [1] (a).

D'un autre côté, le mariage contracté par un Français en pays étranger, sans avoir été précédé, en France, des publications prescrites, n'est pas nul *dans tous les cas* [2]. Il peut être attaqué, dans les termes de l'art. 191, comme n'ayant pas été *contracté publiquement* [3] ; le texte de cet article, en se dispensant de prononcer expressément la nullité pour contravention aux art. 63, 166 et 167 [4], laisse au juge toute latitude d'examiner les faits et de déclarer,

---

[1] *Voy.* l'arrêt de la Cour de cassation du 8 novembre 1824, cité plus haut, et la *Gazette des Tribunaux* des 4 et 11 août 1839.

[2] Toullier, t. I, n° 578 ; Merlin, *Répertoire*, v° *Mariage*, sect. 6, § 2, deuxième question sur l'art. 191. Arrêts de la Cour de cassation du 10 mars 1841, et de la Cour royale de Paris, du 28 juin 1841, déjà cités ; arrêts de la Cour de cassation du 17 et du 20 août 1841 (*Gaz. des Tribunaux* du 18 août et du 3 septembre).

[3] Ainsi jugé également en Belgique, par arrêt de cassation du 28 juin 1830, et par arrêts de la Cour d'appel de Bruxelles, des 28 juillet 1828 et 27 juin 1831 (*Table générale de la jurisprudence belge*, v° *Mariage*, n°s 8, 9 et 10). — *Voy.* dans le même sens deux arrêts de la Cour d'appel de Cologne, du 20 juin 1821 et du 3 février 1824 (*Archives des provinces rhénanes de la Prusse*, t. III, p. 99 ; t. VI, p. 161).

[4] *Voy.* ci-après la disposition finale de la circulaire de M. le garde des sceaux, en date du 4 mars 1831.

(a) Les dispenses doivent-elles être accordées par l'Empereur des Français ou par le souverain du lieu où le mariage est célébré ? Il nous paraît évident qu'elles doivent être accordées par l'Empereur des Français, et nous ne distinguons même pas si la qualité de Français appartient aux deux futurs époux, ou seulement à l'un d'eux. La maxime *locus regit actum* est ici tout à fait inapplicable ; le statut personnel de chacun des futurs doit seul être pris en considération.

en conséquence, qu'il y a eu ou non publicité, et de prononcer, par suite, la validité ou la nullité du mariage [1]. Nous avons vu, au n° 6, que, dans la discussion du Code au Conseil d'Etat, l'omission des publications en France n'a pas été regardée comme emportant la nullité du mariage : cette formalité n'a été prescrite qu'à l'effet d'empêcher les contraventions aux dispositions du chapitre 1er. Lors donc que le défaut de publications ne concourt point avec une infraction aux dispositions du chapitre 1er, le mariage est valable [2]; et, par contre, le mariage serait nul, s'il était constaté qu'il n'a été célébré en pays étranger que pour échapper aux prohibitions établies dans le royaume [3].

De même, le mariage contracté à l'étranger par un Français mineur de vingt-cinq ans, ou par une Française mineure de vingt et un ans accomplis (art. 148, 159 et 160), sans le consentement des ascendants ou du conseil de famille, pourra être annulé, aux termes de l'art. 182; mais le défaut d'actes respectueux n'entraînera pas la nullité [4], pas plus qu'il ne le pourrait faire à l'égard d'un mariage contracté en France [5]. Les prescriptions des articles 151, 152 et 153 ne font qu'exiger un acte de déférence, capable d'amener un rapprochement entre les ascendants et l'enfant [6]; le législateur n'a pas attaché la

[1] M. Duranton, t. II, n° 238. La Cour de cassation s'est prononcée dans le même sens par l'arrêt déjà cité, du 9 mars 1831. L'arrêt de la Cour royale de Montpellier, du 15 janvier 1839, paraît avoir, en partie, adopté la même doctrine.

[2] *Questions de droit*, v° *Publication de mariage*, § 2.

[3] Arrêt de la Cour d'appel de Bruxelles, du 18 juin 1828 (*Table générale*, v° *Mariage*, n° 6).

[4] Arrêt de la Cour de cassation, du 12 février 1833, déjà cité. L'arrêt de la même Cour, du 6 mars 1837, s'est prononcé pour la nullité.

[5] Favard, *Répert.*, v° *Actes respectueux*, n° 8; M. Duranton, t. II, n°s 104 et 113.

[6] Bigot-Préameneu, Exposé des motifs du Titre *Du mariage* (Locré, t. IV p. 585 et suiv.).

peine de nullité à l'omission de cet acte ; et, comme nous l'avons déjà fait remarquer, le texte de l'art. 170, sainement entendu, ne saurait, par le renvoi qu'il fait aux dispositions du chapitre Ier, avoir le sens d'étendre la nullité aux cas prévus par les art. 151, 152 et 153.

Nous partageons l'opinion de Merlin [1] et de la *Gazette des Tribunaux* [2], d'après laquelle l'omission des actes respectueux peut former un adminicule ou élément de la preuve de la clandestinité du mariage ; mais nous contestons la doctrine admise par l'arrêt de la Cour de cassation du 6 mars 1837, d'après laquelle, en thèse générale, le mariage d'un Français, contracté à l'étranger, serait nul à défaut de publications en France ou pour omission des actes respectueux. Voici le texte de cet arrêt :

« Attendu que l'on ne peut pas interpréter l'art. 170 « du Code civil, sur les mariages contractés à l'étranger, « par les dispositions du même Code relatives aux ma- « riages célébrés en France ; que, si ces derniers peu- « vent être déclarés valables, lorsqu'il n'y a eu ni publi- « cations, ni actes respectueux, c'est parce que la loi « trouve sa sanction dans les peines qu'elle prononce « contre les officiers de l'état civil qui auraient procédé à « la célébration ; tandis que, pour les mariages contrac- « tés à l'étranger, comme les mêmes dispositions pénales « ne pourraient atteindre les officiers publics, la loi « n'avait d'autre moyen de donner une sanction à ses « prescriptions, qu'en frappant le mariage lui-même « d'invalidité ; que, s'il en était autrement, il suffirait à

---

[1] *Répert.*, v^o *Bans de mariage*, n° 2 (additions à la 4e édition, t. XVI, p. 110).

[2] Numéro du 16 avril 1841 ; exposé qui précède l'arrêt du 10 mars 1841.

« des Français de passer à l'étranger pour affranchir leur
« mariage de toutes les conditions imposées par les lois
« françaises, et pour, en s'abstenant des publications
« et des actes respectueux exigés, se soustraire, soit aux
« oppositions des tiers, soit à l'autorité de la puissance
« paternelle. »

Les deux motifs de cet arrêt (l'impossibilité d'atteindre l'officier de l'état civil, et la possibilité d'affranchir le mariage des conditions imposées par la loi) ne nous semblent pas fondés. Nous nous sommes déjà expliqué sur le premier de ces motifs, qui pourrait venir en considération s'il s'agissait *de lege condendâ*, de modifier la rédaction de l'article 170. Le second va ouvertement trop loin : car nous ne prétendons pas qu'en contractant mariage à l'étranger, le Français puisse se soustraire arbitrairement aux oppositions des tiers, ou à l'autorité paternelle, en omettant les publications prescrites par l'art. 63 ou les actes respectueux. Nous avons déjà fait mention du pouvoir appartenant aux tribunaux de prononcer la nullité du mariage pour défaut de publicité ; et, quant aux actes respectueux, certes les rédacteurs du Code n'en ont pas regardé l'omission comme une atteinte à l'autorité paternelle, puisqu'ils n'y ont pas attaché la peine de nullité, laquelle a été limitée au cas où la loi requiert le *consentement* des père et mère. Du reste, en ce qui concerne les publications en France, la Cour de cassation est déjà revenue sur l'arrêt de 1837, par celui du 10 mars 1841, que nous avons cité plus haut (a).

______

(a) Sur cette importante question à laquelle donne lieu l'art. 170 du

8. Du principe que les mariages contractés par des Français à l'étranger sont soumis aux dispositions du

Code Napoléon, spécialement en ce qui concerne le cas où les publications n'ont pas eu lieu en France, la jurisprudence paraît bien fixée dans le sens de la distinction indiquée par M. Fœlix. Nous pouvons encore citer, à cet égard , un arrêt de la Cour de Bordeaux, du 14 mars 1850, d'après lequel *l'omission des publications n'entraîne la nullité du mariage que lorsqu'elle a eu lieu à dessein et en vue d'éluder les dispositions de la loi française* (Dev.-Car., 52, 2, 561), et un arrêt de la Cour de cassation, du 28 mars 1854, dans les *considérants* duquel nous lisons ce qui suit : «Attendu qu'aux termes de l'art. 191 du C. Nap., la publicité « est la condition essentielle de tout mariage contracté par tout Fran-« çais... ; — que, si le législateur, dans l'intérêt des Français domici-« liés ou résidant à l'étranger, a pu, aux termes de l'art. 170, admettre « que les publications faites en France auraient pour effet de satisfaire « à la condition de publicité, et si on doit reconnaître avec la jurispru-« dence que même l'absence de ces publications pourrait en certains « cas n'être pas considérée comme entraînant la nullité du mariage, il « appartient aux juges français d'examiner et d'apprécier les circon-« stances dans lesquelles le mariage a été contracté et de rechercher si « la conduite des époux présente un caractère de bonne foi, ou si cette « conduite n'a eu d'autre but que de les soustraire ouvertement et à « dessein aux obligations imposées par la loi et de faire impunément à « l'étranger ce qu'il leur était impossible de faire en France » (Dev.-Car., 54, 1, 295). — La même doctrine paraît consacrée dans les *consi-dérants* du jugement que le tribunal de la Seine a rendu après partage le 27 août 1856 (affaire Pescatore). — Enfin, le 13 août 1863, la Cour de Caen déclare non recevable une demande en nullité de mariage fondée sur le défaut de publications, par les motifs suivants : « Consi-« dérant qu'aux termes de l'art. 196 du Code Napoléon, lorsqu'il y a « possession d'état et que l'acte de célébration du mariage est repré-« senté, les époux sont respectivement non recevables à demander la « nullité de cet acte ; considérant que D. représente l'acte régulier en « la forme du mariage par lui contracté avec la veuve H., dans l'île de « Jersey, le 24 février 1835; considérant qu'il n'est pas allégué que ce « mariage n'ait pas été célébré suivant les formes et d'après les règles « prescrites dans le pays où il a eu lieu ; considérant que, peu de « temps après, les époux sont revenus en France et ont été reconnus « comme tels par leurs familles respectives et par ceux qui ont pu être

Code civil qui régissent les mariages célébrés en France, il résulte que les fins de non-recevoir établies par le Code civil contre l'action en nullité d'un mariage contracté en France sont également applicables lorsqu'il s'agit d'un mariage contracté par un Français en pays étranger. Ainsi le défendeur à l'action en nullité peut

---

« appelés à avoir des relations avec eux ; qu'ils ont constamment ha-
« bité ensemble et sous le même toit, d'abord chez le père de la dame
« H., et, après sa mort, chez la mère de cette dernière ; que les actes
« de famille intervenus, que la qualité de co-tuteur, qui lui est donnée
« à plusieurs reprises, des enfants du précédent mariage de la veuve
« H., ainsi que les autres documents du procès, ne peuvent laisser au-
« cun doute sur la possession par D. du titre reconnu de mari de la
« veuve H., et qu'en présence de cette possession d'état, cette dernière
« est non recevable à demander, après vingt-cinq années, la nullité du
« mariage qu'elle a volontairement contracté...» (*Jurispr. des Cours imp.
de Caen et de Rouen*, par MM. Delasalle, Toutain et Paul Lemarcis,
t. XXVII, p. 35.)

Ajoutez, dans le même sens, M. Valette, sur Proudhon, t. I, p, 412; M. Demante, *Cours analytique*, t. I, n° 242; l'excellente consultation rédigée par M. Valette, à propos de l'affaire Pescatore, et l'article publié à propos de la même affaire par notre collaborateur et ami, Emile Ollivier (*Revue pratique de droit français*, t. II, p. 32). Enfin M. Demolombe résume comme il suit la doctrine dont il s'agit: « Les magistrats ap-
« pelés à statuer sur le sort d'un mariage célébré en pays étranger et
« confirmé ensuite par la possession d'état des époux , par le consen-
« tement des parents, par la naissance d'enfants, etc., les magistrats use-
« ront, même pour ce cas, du pouvoir discrétionnaire que leur con-
« fère l'art. 193. Appréciateurs souverains de la situation tout entière,
« des faits nouveaux comme des faits anciens, ils ne les diviseront
« pas ; et ils déclareront finalement, non pas, si vous voulez, que le vice
« de clandestinité a été purgé, mais que ce vice n'existait pas. Et rien
« ne sera plus logique à la fois et plus légitime. N'est-il pas vrai qu'un
« fait peut changer de gravité et de caractère, par suite d'autres faits
« postérieurs qui viennent ensuite s'y ajouter ? » (*Traité du mariage,*
t. I, n° 225.)

invoquer les dispositions des art. 183 et 185 du Code[1], l'approbation donnée par les ascendants, la possession d'état pendant une longue suite d'années, l'existence d'un ou de plusieurs enfants[2], etc.

9. Aux termes de l'art. 171 du Code, l'acte de célébration du mariage contracté en pays étranger sera transcrit sur le registre public des mariages du lieu du domicile de l'époux français, dans les trois mois après son retour dans le royaume ; mais le législateur n'a pas attaché la peine de nullité à l'omission de cette formalité ou à l'inobservation du délai prescrit[3], et chacune des parties peut réclamer le titre d'époux et les effets civils du mariage avant la transcription de l'acte[4] (b).

[1] Arrêt de la Cour de cassation, du 5 novembre 1839; arrêt de la Cour royale de Rennes, du 6 juillet 1840, et jugement du tribunal de la Seine, du 3 avril 1840 (Dalloz, 1839, I, 369; Sirey, 1839, I, 822 ; 1840, II, 397; *Gazette des Tribunaux* des 16 novembre 1839 et 4 avril 1840). Ainsi jugé en Belgique par arrêt de cassation du 28 juin 1830, et par les arrêts de la Cour d'appel de Bruxelles, du 28 juillet 1828 et du 28 juin 1830 (*Table générale*, v° *Mariage*, n°⁵ 8 et 9).

[2] Arrêts de la Cour de cassation, des 12 février 1833 et 25 février 1839, des 17 et 20 août 1841 ; arrêts de la Cour royale de Paris, des 13 juin 1836 et 16 juillet 1839 ; jugement du tribunal de Fontenay, du 14 juin 1834 (Sirey, 1833, I, 195; 1836, II, 297; 1839, I, 187; 1841, I, 681. Dalloz, 1839, I, 114; II, 274. *Gazette des Tribunaux* des 29 juin 1837 et 4 mars 1839). Arrêt de la Cour d'appel de Bruxelles, du 27 juin 1831 (à l'endroit cité, ci-dessus, n° 7). Arrêt de la Cour d'appel de Cologne, du 20 juin 1321 (*Archives*, t. III, p. 00) (a) Voy., en sens contraire, l'arrêt de la Cour royale de Montpellier, du 15 janvier 1839 (Sirey, 1839, II, 246).

[3] Arrêt de la Cour royale de Rouen, du 11 juillet 1827; arrêts de la Cour de cassation, des 16 juin 1829 et 2 février 1833 (Sirey, 1828, II, 206; 1829, I, 261; 1833, I, 195).

[4] M. Troplong, *Des hypothèques*, t. II, n° 513. Arrêt de la Cour de cassation, du 23 novembre 1840 (Sirey, 1840, I, 929; Dalloz, 1841, 1, 15). Ainsi décidé en Belgique, par arrêt de cassation du 28 juin 1830, et par arrêts de la Cour d'appel de Bruxelles, des 13 mai 1828 et 27 juin 1831 (*Table générale*, v° *Mariage*, n°⁵ 7, 9 et 10). — M. Duranton, t. II, n° 240, et t. XX, n° 21, professe l'opinion contraire.

(a) Cette doctrine paraît également consacrée dans les *considérants* d'un arrêt de la Cour de Paris, du 9 juillet 1853 (Dev.-Car., 53, 2, 401). Le pourvoi formé contre cet arrêt a été rejeté par la Cour de cassation (arrêt précité du 28 mars 1854). Joignez l'arrêt de la Cour de cassation du 8 novembre 1853 (Dev.-Car., 56, 1, 17).

(b) Nous considérons comme étant seule conforme aux principes

CHAPITRE II.

DES MARIAGES CONTRACTÉS EN FRANCE PAR DES ÉTRANGERS.

10. Le Code civil ni aucune autre loi ne contient des dispositions relatives aux mariages contractés, en France, entre étrangers, ou entre Français et étrangers. La ques-

---

l'opinion qu'indique ici M. Fœlix. Cependant on a souvent proposé à cet égard une distinction, que nous trouvons encore formulée (incidemment, il est vrai) dans les *considérants* de l'arrêt de la Cour de Bordeaux, du 14 mars 1850 : « Attendu, dit la Cour, que l'omission « de la formalité de l'art. 171 ne saurait invalider un mariage valable « dans son principe, et ne peut influer que sur le régime des biens, « les droits et les obligations des époux, avec lesquels des tiers auraient « contracté dans l'ignorance absolue du mariage » (Dev.-Car., 52, 2, 561). On arrive ainsi à dire que la femme n'a point d'hypothèque légale sur les biens du mari, et que les actes qu'elle a faits sans autorisation ne sont point annulables. Mais cette distinction a été victorieusement réfutée par notre ami M. Mourlon (*Rev. de dr. fr. et étr.*, t. I, p. 885), de qui le beau travail devrait être sous les yeux de tous ceux qui ont à examiner la question. Voici comment il conclut : « L'art. 171 « n'a pas la portée qu'on a voulu lui donner. Le seul effet qu'il puisse « produire est d'obliger l'officier préposé aux actes de l'état civil des « Français à transcrire sur les registres l'acte de célébration qui lui est « présenté. Quant à la sanction, elle consistera naturellement dans les « difficultés et les lenteurs que présentera la preuve du mariage, lors- « qu'il n'aura pas été régulièrement transcrit sur les registres français. « Sans doute il est regrettable qu'on n'ait pas, comme dans le premier « projet du Code, frappé au moins d'une amende l'inobservation d'une « formalité qui intéresse l'ordre public ; mais il n'appartient ni aux « commentateurs ni aux juges de refaire l'œuvre imparfaite de la loi : « les peines ne se suppléent point. »

Comp., en ce sens, M. Demante, *Cours analytique*, t. I, n° 243, et M. Demolombe, *Traité du mariage*, t. I, n° 229.

tion de la validité de ces mariages est abandonnée aux principes généraux du droit.

Ainsi ils dépendent, quant à la forme, des lois françaises [1].

Quant à la validité intrinsèque, et pour ce qui concerne le futur conjoint étranger, il faut appliquer les lois du pays de son domicile, en tout ce qui est relatif à l'état et à la capacité de sa personne [2] (a).

Ainsi, pour ne citer que quelques exemples, lorsque la loi de Wurtemberg [3] déclare les sujets incapables de se marier avant d'avoir atteint l'âge de vingt-cinq ans accomplis, le mariage d'un Wurtembergeois contracté en France sera nul, nonobstant l'article 144 du Code civil, qui permet le mariage depuis dix-huit ou quinze ans accomplis.

De même, la loi du royaume de Bavière, en date du 12 juillet 1818, et celle du royaume de Wurtemberg du 4 septembre même année, qui défendent aux sujets, à peine de nullité, de se marier à l'étranger sans permis-

[1] *Voy.* le *Traité*, nos 73 et suiv.
[2] *Ibid*, nos 30 et suiv.

[3] Voy. *infrà*, § 1, vº *Wurtemberg*.

(a) Conformément à ce principe, la Cour de Pondichéry, par son arrêt du 29 août 1843, a déclaré nul le mariage contracté, dans un pays où le Code Napoléon était en vigueur (l'île de France), par un homme que sa loi personnelle frappait à cet égard d'une incapacité particulière. L'arrêt ayant été attaqué, notamment pour fausse application des art. 3 et 170 du Code Napoléon, a été cassé, mais pour un autre motif : on a reconnu que dans l'espèce il s'agissait d'un Français, que par conséquent la loi personnelle était la loi française (Dev.-Car., 52, 1, 417). Les deux arrêts ont été rapportés ci-dessus, t. I, p. 87. — Ajoutez l'article que nous avons publié dans la *Revue pratique de droit français*, t. I, p. 49 et suiv.

sion du gouvernement [1], entraîneront la nullité du mariage contracté en France par des Bavarois ou des Wurtembergeois qui n'auront pas obtenu, au préalable, cette
permission.

11. Il résulte des différences qui existent entre les lois
de la France et celles des autres pays de l'Europe, que le
Français qui se marie en France avec un étranger s'expose à voir annuler ce mariage par des causes exprimées
dans une loi dont il ignore les dispositions. C'est dans le
but d'éviter aux régnicoles le préjudice dont ils sont
ainsi menacés, que M. le garde des sceaux, ministre de
la justice, a adressé, le 4 mars 1831, aux procureurs généraux près les Cours royales, une circulaire ainsi
conçue [2] :

« Dans plusieurs Etats limitrophes ou voisins de la
« France, la loi défend aux régnicoles de se marier en
« pays étranger sans l'autorisation du gouvernement,
« sous peine de la nullité de leur mariage. Il résulte de
« là que les habitants de ces pays, attirés en France par
« l'activité de l'industrie ou par la richesse du sol, y ont
« épousé des Françaises sans avoir obtenu cette autori-
« sation. S'ils veulent ensuite retourner dans leur patrie,
« leurs femmes et leurs enfants s'en voient repoussés
« comme illégitimes. Un tel état de choses impose au
« gouvernement français le devoir de recourir à quelques
« précautions propres à assurer la validité de ces ma-
« riages contractés de bonne foi par des femmes qui,
« après l'accomplissement de toutes les formalités re-
« quises par les lois françaises, ont dû compter sur la

_____

[1] Voy. *infrà*, § 8, v^{is} *Bavière* et | au § 7, v^6 *Bade*, les circonstances qui
Wurtemberg. | ont donné occasion à cette circu-
Nous expliquerons par la suite, | laire.

II.   25

« protection de ces lois. Le moyen le plus efficace me pa-
« raît être d'exiger de tout étranger *non naturalisé*, qui vou-
« dra désormais se marier en France, la justification, par
« un certificat des autorités du lieu de sa naissance ou de
« son dernier domicile dans sa patrie, qu'il est apte,
« d'après les lois qui la régissent, à contracter mariage
« avec la personne qu'il se propose d'épouser. En cas de
« contestation, les tribunaux compétents seront appelés
« à statuer » [1].

12. Cette circulaire, on le conçoit, n'est qu'un conseil donné aux officiers de l'état civil, à l'effet de se garantir eux-mêmes, ainsi que leurs administrés français, contre toute responsabilité ou contre toute action en nullité du mariage.

L'intention qui a présidé à la rédaction de cette circulaire ne saurait être l'objet d'une critique ; mais les résultats sont loin d'avoir répondu au but que se proposait M. le garde des sceaux ; et sa circulaire, en suscitant de nombreuses difficultés, a été fréquemment un obstacle à des unions qui réunissaient d'ailleurs toutes les conditions légales. Plusieurs fois les autorités étrangères ont refusé de délivrer les certificats dont il s'agit, en alléguant que les lois de leur pays ne les y autorisaient pas ; d'ailleurs, quelle certitude peut résulter, relativement à une question de droit, du certificat d'une autorité étrangère qui exerce des fonctions analogues à celles du maire en France ? Dans quelques pays étrangers, cette circulaire a

---

[1] Cette circulaire a été imprimée dans Sirey, 1836, II, 342 ; dans Dalloz, 1839, III, 60 ; dans le *Journal des notaires et des avocats*, t. XLIX, p. 46; et dans le *Mémorial du notariat et de l'enregistrement*, t. X (1835), p. 220. — Elle a été précédée d'une Ordonnance du roi de Bavière, en date du 1er novembre 1830, rendue dans le même sens. *Voy.*, ci-après, § 8, v⁰ *Bavière rhénane.*

donné lieu à des représailles : l'officier de l'état civil y a exigé du Français qui voulait contracter mariage un certificat analogue à celui que requiert la circulaire ; et, comme aucune autorité française ne se croit obligée ni autorisée à délivrer un semblable certificat, le futur époux français ne pouvait qu'avec les plus grands efforts convaincre les autorités étrangères qu'il possédait réellement les qualités et conditions nécessaires pour contracter mariage. Dans cet état de choses, il nous semblerait préférable de laisser tomber en désuétude la circulaire du 4 mars 1831, et d'abandonner, comme dans les autres cas où un Français se propose de contracter avec un étranger, à chacune des parties le soin de s'éclairer sur la capacité de l'autre.

L'étude des législations étrangères, par les jurisconsultes français, sera le meilleur moyen de prévenir les incertitudes et les inconvénients en cette matière ; et, si l'officier de l'état civil ne se trouve pas suffisamment éclairé par les explications du futur époux étranger, celui-ci devra faire assigner ce fonctionnaire devant le tribunal, qui statuera selon les circonstances de chaque espèce.

13. Quelques fonctionnaires français ont cru pouvoir écarter les difficultés que l'exécution de la circulaire a fait naître, en donnant à cette instruction ministérielle une interprétation que nous ne saurions approuver. Voici ce que porte une lettre de M. le procureur du roi près le tribunal de la Seine, à un maire du département, en date du 7 juillet 1835 [1] : « S'il y avait impossibilité d'obtenir le

[1] *Voy.* le *Journal des notaires et des avocats*, t. XLIX, p. 47 ; le *Mémorial du notariat et de l'enregistrement*, t. X, p. 222.

« certificat d'aptitude prescrit par les instructions, parce
« que l'autorité du lieu de la naissance ou du dernier
« domicile du futur époux en pays étranger refuserait
« de délivrer une attestation de cette nature, on pourrait
« y suppléer par un acte de notoriété sous la forme indi-
« quée dans l'art. 70 du Code civil. Cet acte devrait être
« soumis à l'homologation prévue par l'art. 72, s'il con-
« tenait en même temps l'attestation de l'impossibilité
« où le futur se trouverait de se procurer son acte de
« naissance. »

Evidemment, c'est appliquer à une question de droit
une disposition de loi qui n'a été conçue que pour constater un fait. En effet, la question de la capacité d'un
étranger de contracter mariage est une question de droit,
qui ne saurait se résoudre que par la connaissance des
lois du lieu de son domicile. L'acte de notoriété dont
parle l'art. 70 n'a pour objet que de constater le fait de
la naissance du futur époux : il n'y a donc aucune analogie entre les deux cas. Sans doute il existe un moyen
facile de suppléer au certificat d'aptitude prescrit par la
circulaire ministérielle du 4 mars 1831 ; c'est la production des lois du pays étranger ou une attestation de
jurisconsultes versés dans la connaissance de ces lois.
Mais la nature des choses s'oppose à ce que le certificat
d'aptitude soit remplacé par la déclaration de sept individus pris indistinctement dans toutes les classes des
citoyens et étrangers à l'étude des lois. C'est cependant
par des déclarations de cette dernière catégorie que
s'exécute, dans la pratique, la lettre de M. le procureur
du roi. Dès lors l'étranger a la facilité de s'affranchir de
toutes les prohibitions, de tous les empêchements que

la loi de son pays oppose au mariage par lui projeté,
pourvu qu'il trouve en France sept individus qui, dans
l'ignorance des lois, ne croient pas mal agir en répétant
devant un juge de paix le récit que l'étranger leur a fait
de sa position ; et c'est là ce qui arrive tous les jours [1].

Je me bornerai à citer quelques-unes des espèces dont
j'ai eu les pièces entre les mains.

Dans un acte de notoriété, reçu le 2 mars 1841 à la
justice de paix du 3e arrondissement, sept habitants de
Paris, appartenant à la classe des artisans, ont déclaré
que Frédéric Bauer, ouvrier tailleur, né à Neuchâtel en
Suisse, et Elisabeth-Frédérique Schott, né à Usingen,
duché de Nassau, sont dans l'impossibilité de représenter
leurs actes de naissance, les actes de consentement des
père et mère, les actes de décès des aïeuls et aïeules, enfin le certificat d'aptitude exigé par M. le garde des
sceaux, « attendu que les autorités locales de leur pays
« refusent de délivrer aux nationaux les actes nécessaires
« pour contracter mariage en pays étranger, afin d'éviter
« l'émigration. » Par jugement du 20 mars 1841, le tribunal, 1re Chambre, prononçant en chambre du conseil,
a homologué ledit acte, pour être exécuté suivant sa
forme et teneur, et tenir lieu auxdits Jean-Frédéric Bauer
et Elisabeth-Frédérique Schott, d'actes de naissance,
d'actes de consentement des père et mère, et de certificat
d'aptitude, à l'effet seulement de pouvoir contracter mariage. — Déjà, en 1835, Henri Geyer, de Schwarzbourg,
en Saxe, avait obtenu un jugement dans le même sens,

---

[1] Il est avéré qu'il s'est établi, à Paris, des entreprises qui procurent aux
étrangers voulant contracter mariage,
des témoins à l'effet de passer les actes
de notoriété dont il s'agit.

Il en existe un autre, de 1840, au profit d'un jeune Bavarois, et un autre, de 1841, au profit du nommé Vossler, Wurtembergeois. Nous avons déjà fait connaître, au n° 10, que les lois de ces deux royaumes défendent aux régnicoles, à peine de nullité, de contracter mariage à l'étranger sans permission du gouvernement, et il est à notre connaissance que les autorités locales refusent l'expédition des actes de naissance et la légalisation des actes de consentement des père et mère, lorsque la permission requise n'a pas été obtenue (a).

On le voit, l'instruction de M. le procureur du roi près le tribunal de la Seine a aggravé le mal, sans écarter aucune des véritables difficultés. A la vérité, elle a rendu plus faciles les mariages des étrangers résidant en France; mais protége-t-elle les véritables intérêts des parties, et particulièrement des Français qui s'unissent à des étrangers? Il faut bien reconnaître que non. Les unions contractées sous la foi de semblables jugements d'homologation ne constituent qu'un simulacre de mariage, dans tous les cas où les lois de la patrie du conjoint étranger établissent des nullités inconnues dans la législation française, ou lorsque l'acte de notoriété garde le silence sur une nullité reconnue par le Code français (par exemple,

---

(a) Des espèces indiquées par M. Fœlix, on peut rapprocher l'espèce suivante : Une jeune fille originaire de la République de l'Équateur a été amenée en France; âgée de seize ans, possédant seulement son acte de naissance, elle voudrait contracter mariage avec un Français; elle ne peut fournir le consentement de ses ascendants, qui sont tous décédés ou absents, et elle n'a point de conseil de famille. Certes il y a là de quoi embarrasser l'officier de l'état civil. *Voy.* le *Correspondant des justices de paix*, par M. Bost, an 1860, n° 1421.

la parenté au degré prohibé), ou enfin lorsque, l'acte de notoriété énonçant le fait de l'absence du consentement des père et mère, ainsi que cela est arrivé dans l'espèce citée ci-dessus (affaire Bauer), le jugement d'homologation prétend suppléer à l'absence de cette condition essentielle. Certes, et surtout dans les pays étrangers, les tribunaux ne regarderont pas ces nullités comme couvertes à l'avance par les jugements d'homologation ; ils maintiendront le principe que la loi personnelle suit l'individu en pays étranger.

D'ailleurs, dans la plupart des cas, les faits se sont passés en pays étranger et ne peuvent donc pas être à la connaissance des témoins ou déclarants parisiens. Cette circonstance seule, et abstraction faite de la question de droit, devrait faire refuser foi aux actes de notoriété dont il s'agit. D'après le texte de l'art. 72 du Code civil (a), l'homologation ne doit pas être une simple formule : il appartient au juge d'apprécier le degré de créance que méritent les déclarations contenues aux actes de notoriété.

Il faut donc reconnaître que l'instruction de M. le procureur du roi de Paris s'écarte des principes du droit, et que, dans l'application, elle entraîne les plus graves inconvénients. Dès lors il y a nécessité urgente d'aban-

---

(a) « L'acte de notoriété sera présenté au tribunal de première instance « du lieu où doit se célébrer le mariage. Le tribunal, après avoir en- « tendu le procureur du roi, donnera ou refusera son homologation, « selon qu'il trouvera suffisantes ou insuffisantes les déclarations des « témoins et les causes qui empêchent de rapporter l'acte de nais- « sance. »

donner cette fausse route, et d'adopter les mesures que nous avons indiquées *suprà*, à la fin du n° 12.

14. Il nous reste à parler d'une autre instruction ministérielle, uniquement relative aux mariages que les sujets du roi de Sardaigne se proposent de contracter en France.

Une lettre de M. le garde des sceaux, en date du 12 décembre 1831, à M. le procureur du roi près le tribunal civil de la Seine, reproduite dans une circulaire de ce magistrat adressée aux maires du département[1], déclare que « le certificat exigé par la circulaire du 4 mars « 1831 est sans objet à l'égard des sujets du roi de Sar- « daigne, suivant la législation qui les régit. » M. le garde des sceaux ajoute que « les mariages des Sardes, « pour être valables, doivent être autorisés par le droit « canonique, et de plus célébrés avec toutes les forma- « lités du culte qu'ils professent (a) ; mais que, comme « la loi française ne permet pas que le mariage religieux « précède le mariage civil, il suffira désormais, à l'égard « des sujets sardes qui désireraient se marier, de con- « stater leur capacité légale d'après le droit canonique, « et de prévenir en outre les futurs des conditions re- « quises par la législation étrangère. » Cette lettre nous suggère deux observations : la première, c'est qu'elle renferme une contradiction en déclarant, d'une part, *inutile*

---

[1] *Journal des notaires et des avocats,* et *Mémorial du notariat et de l'enre-* gistrement, aux endroits cités plus haut.

(a) Comme nous le verrons bientôt, il n'en est plus ainsi aujourd'hui.

le certificat exigé par la circulaire du 4 mars 1831, lorsque, d'autre part, elle prescrit cependant de constater la
capacité légale d'après le droit canonique, constatation
qui était l'unique but du certificat; la seconde, que la
lettre de M. le garde des sceaux charge les maires français de prévenir les futurs époux des conditions requises
par la législation étrangère (sarde), sans faire connaître
aux officiers publics dont il s'agit quelles sont ces conditions [1].

15. La disposition finale de la circulaire ministérielle
du 4 mars 1831 reproduit une décision du comité de
législation du Conseil d'Etat, en date du 20 décembre
1823. Cette disposition nous paraît offrir une saine interprétation de l'art. 167 du Code.

« Les étrangers majeurs, dit la circulaire, qui n'ont
« pas acquis de domicile en France par une résidence
« de plus de six mois, sont tenus de faire faire à leur
« dernier domicile à l'étranger les publications préala
« bles à la célébration de leur mariage. Ces publications
« doivent avoir lieu suivant les formes usitées dans cha
« que pays, et leur accomplissement doit être constaté
« par un acte émané des autorités locales. »

Les dispositions exceptionnelles des art. 70 et 71
du Code civil n'autorisent point à faire la preuve d'une
résidence de plus de six mois par la voie d'un acte de notoriété; pourtant, dans tous les actes de notoriété que
nous avons eus entre les mains, le fait d'une résidence des
futurs époux en France depuis plus de six mois était mentionné, et les mariages ont été célébrés en suite de cette

---

[1] On trouvera ces conditions dans le tableau comparatif ci-après.

énonciation. En fait, on peut donc éluder et on élude la sage disposition de la circulaire ministérielle ; et les facilités trop grandes qui sont offertes à la contractation des mariages de personnes étrangères, dans le ressort du tribunal de la Seine, assimilent ce ressort d'une façon regrettable au territoire de Gretna-Green en Ecosse[1].

16. Après avoir exposé l'état de la législation française, en matière de mariages contractés à l'étranger par des Français, ou contractés en France par des étrangers, nous arrivons aux lois des États étrangers.

LÉGISLATIONS ÉTRANGÈRES.

17. Les législations étrangères, en matière de mariage, se divisent en deux classes, savoir : 1° celles qui ont adopté le Code civil français, soit comme texte, soit comme modèle, et 2° celles qui ont une source entièrement différente. Dans la première classe se trouvent la Belgique, la rive gauche du Rhin, le duché de Berg, le royaume des Pays-Bas, le grand-duché de Bade, le royaume des Deux-Siciles et l'île d'Haïti ; la seconde classe se compose des autres pays de l'Europe.

Avant d'arriver au tableau comparatif de ces diverses législations, nous ferons plusieurs observations sur quelques-unes d'entre elles.

La *Belgique* et la *rive gauche du Rhin* faisaient partie

---

[1] *Voy.* ce que nous avons dit sur le célèbre village de Gretna-Green et sur les mariages qui s'y contractent, dans la *Revue étrangère*, t. IV, p. 7. *Voy.* également ci-après, § 7, v° *Ecosse.*

intégrante de la France au moment de la promulgation du Code civil. Plus tard, en 1810, ce Code obtint force de loi dans les pays composant aujourd'hui le royaume des *Pays-Bas;* ce même Code fut promulgué dans le duché de *Berg.* Les divers pays qui viennent d'être mentionnés conservent jusqu'à ce jour cette même loi, à l'exception du royaume des Pays-Bas, qui a obtenu un nouveau Code civil, exécutoire à partir du 1er octobre 1838. En ce qui concerne le mariage, ce Code diffère peu de celui de la France[1].

19. Le Code civil de la république *d'Haïti* est calqué sur celui de la France; il a été promulgué le 27 mars 1825.

20. Le Code civil français a été adopté comme loi dans le grand-duché de *Bade,* en 1809. Cependant le Titre *Du mariage* a subi plusieurs modifications, partie au moment de la promulgation du Code, partie dans les années postérieures. Un décret grand-ducal, en date du 15 juillet 1807, composé de 72 articles ou paragraphes, avait réglé d'une manière uniforme tout ce qui concerne le mariage et le divorce. Parmi les additions faites au Code lors de sa promulgation dans le grand-duché, on trouve la disposition suivante, placée à la suite de l'art. 311 : « Le règlement matrimonial de 1807 est maintenu dans «.toutes ses dispositions qui peuvent se concilier avec « celles du présent Code. Il conservera d'ailleurs sa force « légale en tout ce qui concerne la police administra- « tive. » Une Ordonnance interprétative, en date du 29 octobre 1810, a déclaré que la police administrative em-

____

[1] *Voy.* la *Revue française et étrangère,* t. V, p. 639 et 905.

brasse tout ce qui regarde « la conclusion du mariage, et, « par suite, les prohibitions du mariage. » De là résulte que le règlement de 1807 fait encore la loi de la matière, en ce qui concerne les prohibitions du mariage et les formalités relatives à sa célébration : pour tout le reste, les dispositions du Code civil sont applicables. La différence la plus importante entre le règlement de 1807 et la législation française, c'est qu'en Bade le ministre du culte est en même temps officier de l'état civil, et qu'il unit les époux à la fois au nom de la loi civile et par la bénédiction religieuse.

21. Le Code des *Deux-Siciles* de 1819 est calqué sur le Code français ; mais il en diffère, sous plusieurs rapports, dans la matière du mariage. Il fait marcher de front les lois civiles et les lois ecclésiastiques. D'une part (art. 67), le mariage ne peut être célébré légalement qu'en face de l'Église, suivant les formes prescrites par le concile de Trente. D'autre part, le mariage doit, outre les publications faites à l'église, être précédé d'une publication affichée à la maison commune du lieu du domicile de chacun des futurs époux (art. 68) ; les parties présenteront au maire de la commune du domicile de la future épouse leurs actes de naissance ou les actes de notoriété dûment homologués qui les remplacent, ainsi que l'acte du consentement des ascendants ou du conseil de famille (art. 72-76). Elles diront, devant le maire du domicile de l'une d'elles (art. 175) et dans les formes prescrites par les art. 75 et 76 du Code français, la promesse de célébrer le mariage en face de l'église (art. 77 et 79). Sur l'exhibition de cet acte, le curé procédera à la célébration du mariage, après l'accomplissement des con-

ditions prescrites par la loi canonique (art. 80 et 81). En ce qui concerne les qualités et conditions requises pour la validité du mariage, le Code des Deux-Siciles (art. 152 à 174) renferme des dispositions analogues à celles des art. 144 à 164 du Code français, mais en déclarant (art. 150 et 151) que ces dispositions ne se rapportent qu'aux effets civils du mariage, et que le législateur laisse intacts les devoirs imposés par la religion, et n'entend y apporter aucun changement. D'où il suit que, dans tous les cas où la loi ecclésiastique établit des conditions plus rigoureuses que la loi civile, les parties, pour arriver à la bénédiction nuptiale qui, seule, constitue le mariage légal, sont tenues de remplir toutes les prescriptions de l'Église.

22. *Royaume de Sardaigne.* A la différence du Code des Deux-Siciles, le Code sarde de 1837 ne fait point, en matière de mariage, marcher de front les lois civiles et les lois ecclésiastiques. Il se borne (art. 108) à renvoyer à ces dernières, sans en reproduire les dispositions. Nous donnerons l'analyse de ces dispositions dans le tableau comparatif. Du reste, les dispositions du Code et le renvoi aux lois ecclésiastiques ne sont relatifs qu'aux sujets catholiques ; les fiançailles et mariages entre personnes qui professent un des cultes chrétiens non catholiques, ou entre juifs, sont soumis à des usages et règlements spéciaux (art. 108 et 150). Comme le nombre des sujets sardes non catholiques n'est pas considérable, nous nous dispenserons d'analyser ces usages et règlements (a).

(a) Cette législation du Code de 1837 est aujourd'hui abrogée. Une

23. *Autriche.* Le Code civil de 1811 est conçu dans un système entièrement différent de celui du Code français : le ministre du culte est en même temps officier de l'état civil. Ce Code régit toutes les provinces composant la monarchie autrichienne, à l'exception de la *Hongrie,* de la *Croatie,* de l'*Esclavonie* et de la *Transylvanie*[1]. Nous indiquerons les dispositions spéciales en vigueur dans le royaume de Hongrie et qui s'écartent de celles du Code civil d'Autriche[2] (*a*).

24. *Prusse.* Le Code général ne constitue qu'un droit subsidiaire, applicable dans les cas où les lois, coutumes et statuts en vigueur dans les différentes provinces, ne renferment pas de disposition explicite[3]. A l'égard de certaines provinces, l'application des parties du Code général relatives au mariage (part. II, Tit. 1, 2, 3) a même été complétement suspendue. Tel est le cas pour le duché

---

[1] Winiwarter , *Exposé systématique et commentaire du droit civil autrichien* (*Das œsterreichische bürgerliche Recht, systematisch dargestellt und erlœutert*), t. I, p. 31.

[2] Publication de la chancellerie de la cour, du 18 août 1831. Winiwarter, *Manuel des lois autrichiennes en matière judiciaire et d'administration, qui* se rapportent au *Code civil* (*Handbuch der Justiz und politischen Gesetze....., welch esich auf das..... burgerliche Gesetzbuch beziehen*), t. 1, p. 122; Kœvy, *Elementa jurisprudentiæ hungaricæ,* p. 57 et suiv.

[3] *Voy.* la *Revue étrangère et française,* t. IV, p. 419.

---

législation nouvelle sur le *mariage civil* et sur *les registres de l'état civil* est en vigueur dans le royaume d'Italie depuis le 1er janvier 1866.

(*a*) Une nouvelle loi sur le mariage est entrée en vigueur, le 1er janvier 1857, pour tous les sujets catholiques de la monarchie autrichienne. Cette loi comprend 251 articles. Le mariage doit être contracté devant le curé de l'un des futurs époux. — A la loi se trouve annexée une instruction très-détaillée à l'usage des tribunaux catholiques pour les affaires matrimoniales. Les tribunaux catholiques sont seuls compétents pour les mariages mixtes, quand l'un des époux est catholique.

de Westphalie, pour la principauté de Siegen, pour les bailliages de Burbach et de Neuenkirchen, et pour les anciens comtés de Witgenstein-Witgenstein et Witgenstein-Berleburg [1]. Dans ces provinces, la matière est régie par le droit commun de l'Allemagne [2]. Ce dernier droit a également conservé force de loi dans les parties de territoire situées sur la rive droite du Rhin, où les autres dispositions du Code général n'ont pas été introduites, par exemple, dans les localités cédées par le Nassau en 1814 et faisant anciennement partie des électorats de Trèves et de Cologne (a).

25. *Bavière.* Les dispositions du Code civil de 1756 ont été développées et modifiées par plusieurs Ordonnances postérieures, dont nous ferons mention dans le tableau comparatif. Du reste, il est nécessaire de faire remarquer que le Code bavarois ne régit pas toutes les

[1] Ordonnance royale du 21 juin 1825. *Bull. des Lois (Gesetzsammlung)*, 1825, p. 153.

[2] *Voy.* la *Revue étrangère*, t. IV, p. 419 et 420.

(a) Les journaux du mois d'octobre 1858 rapportent l'anecdote suivante :

« A Berlin, les ecclésiastiques refusent de remarier les individus divorcés, et souvent les parties intéressées sont obligées d'aller se marier à l'étranger. Un gendarme avait demandé à ses supérieurs un congé pour un motif de ce genre. Il voulait se marier à Gotha avec une femme divorcée, les ecclésiastiques du lieu de sa naissance opposant des obstacles invincibles à ce mariage. Quand on sut le but dans lequel le congé avait été accordé, on le retira. Dans cette circonstance, la fiancée s'adressa au prince de Prusse, qui fit demander les pièces du procès de divorce. Comme il se trouva que la femme était exempte de toute faute, un congé de quinze jours fut accordé au gendarme, avec l'observation expresse qu'il lui était loisible de contracter mariage. »

provinces qui composent aujourd'hui ce royaume : dans plusieurs localités, le Code prussien est encore en vigueur ; dans d'autres, le droit commun allemand, ou des lois ou coutumes spéciales [1].

26. *Wurtemberg.* Ce royaume ne possède pas de Code civil : il est régi, en matière de mariage, par d'anciennes coutumes et des lois spéciales, dont nous donnerons l'analyse [2].

27. *Royaume de Saxe.* A défaut d'un Code civil [3] qui réunisse les dispositions législatives en vigueur sur le mariage, nous les avons extraites d'un ouvrage étendu contenant l'exposition raisonnée du droit civil de ce royaume [4].

28. Dans les Etats allemands du second et du troisième ordre, qui ne possèdent pas de législation complète en matière de mariage, cette union se forme toujours sous les auspices de l'Eglise, et on n'admet pas la distinction entre le mariage civil et le mariage religieux ; la population catholique demeure soumise aux dispositions du droit canonique, que nous exposerons au mot « *Sardaigne ;* » la population protestante est régie par les mêmes dispositions, sous les modifications qui y ont été apportées, soit par des lois positives spéciales, soit par les opinions des auteurs et par la jurisprudence des tribunaux.

[1] Voy. *Statistique du royaume de Bavière, relativement à l'application des lois civiles concernant le fond du droit, et à l'exclusion de la Bavière rhénane* (Statistick des Königreichs Bayern, in Beziehung auf materielle burgerliche Gesetze, etc.), par M. Jaeck, 2e édit. Erlangen, 1829.

[2] Cette analyse est extraite des deux ouvrages suivants : 1° *Recueil des lois civiles des Wurtembergeois* (Die burgerlichen Gesetze der Wurtemberger), imprimé à Hall en 1840, part. I, §§ 9 et suiv.; 2° *Manuel du droit privé du Wurtemberg* (Handbuch des Wurtembergischen Privatrechts), par M. de Weishaar, t. I, §§ 18, 113-123 et 133-135.

[3] Un projet de Code civil s'élabore en ce moment. *Voy.* la *Revue étrangère et française*, t. VII, p. 686.

[4] *Manuel du droit civil en vigueur dans le royaume de Saxe* (Handbuch des im Königreiche Sachsen geltenden Civilrechts), par M. Curtius.

Les auteurs et les tribunaux ont cru voir, dans certaines dispositions du droit canonique, des atteintes à la liberté de la conscience, ou à la liberté naturelle, ou aux droits légitimes de l'homme [1]. En conséquence, il s'est formé un corps de doctrine, composé des dispositions du droit canonique non modifiées et des modifications sanctionnées par les auteurs ou par une jurisprudence uniforme; c'est ce corps de doctrine qu'on appelle *le droit commun ecclésiastique protestant* [2]. Ce droit commun forme la règle dans tous les pays protestants, à quelques légères modifications près, modifications introduites, dans chacun d'eux, par des dispositions législatives. Ainsi, par exemple, ce droit commun admet des dispenses de mariage dans tous les cas de parenté, hors la ligne directe et les frères et sœurs légitimes et naturels [3], et, dans tous les cas d'alliance, hors la ligne directe [4]. L'adoption n'apporte un empêchement au mariage qu'entre l'adoptant et l'adopté, et entre celui-ci et les agnats du premier, tant que subsiste l'adoption [5]; la parenté spirituelle (par le baptême et par la confirmation) n'est pas reconnue [6], etc. Par contre, le droit commun ecclésiastique protestant regarde le défaut de consentement du père comme constituant un empêchement dirimant pendant toute la durée de la puissance paternelle [7]. — Par rapport à d'autres points, les

---

[1] *Principes du droit ecclésiastique* (*Grundsätze der Kirchenrechts*), par M. Eichhorn, t. II, p. 301 et 302; Boehmer, *Jus ecclesiasticum protestantium, passim*; M. Mittermaier, *Principes du droit privé allemand* (*Grundsätze des deutschen Privatrechts*), § 377.

[2] M. Eichhorn, *ibid.*, p. 340. — Autrefois ce droit commun régissait aussi les autres pays allemands non catholiques, tels que la Prusse, la Saxe, le Wurtemberg, qui possèdent aujourd'hui chacun une législation spéciale sur la matière. Le droit commun y forme encore la loi subsidiaire, à laquelle on a recours en cas d'insuffisance des lois positives.

[3] M. Eichhorn, *ibid.*, p. 403 et 404.

[4] *Ibid.*, p. 415 et 417.

[5] *Ibid.*, p. 420 et 421; Boehmer, *lib.* 4, Tit. 12, § 4.

[6] M. Eichhorn, p. 422.

[7] *Ibid.*, p. 370.

auteurs et la jurisprudence ne sont pas parvenus à établir des règles généralement reconnues. Cela s'applique, par exemple, en ce qui concerne les peines à prononcer pour inobservation de l'année de deuil [1]; la prohibition du mariage : 1° entre le tuteur et la pupille, prohibition empruntée au droit romain [2] (a); 2° entre chrétiens et juifs [3] (b); 3° pour cause d'adultère [4]. A cet égard, dans chaque pays, on suit des règles particulières.

Le droit commun protestant régit, par exemple, le royaume de *Hanovre,* à l'exception de la Frise occidentale, des pays de Lingen et d'Eichsfeld, où le Code prussien a conservé force de loi, et de quelques autres localités, où d'anciens règlements ont établi des prescriptions spéciales relatives aux fiançailles [5].

L'électorat de Hesse est également régi par le droit commun [6]. Plusieurs Ordonnances rendues à une époque récente sont venues le compléter. Nous les citerons dans le courant de ce travail.

Il en est de même dans le *grand-duché de Hesse* et dans le *duché de Nassau.*

Pour éviter de donner au tableau comparatif une étendue par trop considérable, nous n'y comprenons pas nos

[1] *Ibid.,* p. 425. Glück, *Commentaire des Pandectes (Pondecten Commentar,* etc.), vol. 24, p. 197.

[2] M. Eichhorn, p. 426; Puffendorff, *Observationes,* t. II, *obs.* 94, § 13.

[3] M. Eichhorn, p. 380.

[4] M. Eichhorn, p. 377.

[5] Schlegel, *Droit ecclésiastique de l'électorat de Hanovre (Churhannöverisches Kirchenrecht),* t. III, p. 187 et suiv.

[6] Ledderhose, *Droit ecclésiastique de l'électorat de Hesse (Kurhessisches Kirchenrecht),* publié par M. Pfeiffer, Marbourg, 1821.

(a) *Voy.* mon *Cours élémentaire de droit romain,* t. I, p. 273.

(b) *Ibid.,* p. 275.

notices concernant tous les États allemands du troisième ordre, ainsi que les cantons suisses.

29. *Espagne*. Les dispositions du droit espagnol en cette matière ont été empruntées au droit canonique ; les lois civiles ont seulement ajouté quelques empêchements, ainsi que l'obligation de prendre le consentement des ascendants [1].

30. Le *Portugal* n'a pas non plus de Code civil ; l'observation faite par rapport à l'Espagne est également applicable au Portugal [2].

31. *Angleterre*. Aujourd'hui, en matière de mariage, peu de points demeurent sous l'empire du droit commun : presque tout a été réglé par des statuts (lois) qui, pour la plupart, datent d'une époque récente. La célébration du mariage est un acte religieux, sur lequel cependant l'autorité civile exerce une surveillance active [3] (a).

32. L'*Ecosse* possède des lois plus anciennes sur la matière : le mariage est regardé comme un contrat civil entre les parties, et il peut être valablement conclu sans l'intervention de l'autorité ecclésiastique [4].

---

[1] *Exposé du Droit de l'Espagne (Illustracion del derecho de España)*, par don Juan Sala. Paris, 1837, t. 1, p. 44 et suiv.

[2] Mello-Freire, *Institutiones juris civilis lusitani*, lib. 11, Tit. 5.

[3] *Manuel des lois de l'Angleterre, de l'Ecosse et de l'ancienne Rome (Compendium of the laws of England, Scotland and ancient Rome)*, part. I, *Du mariage*, par M. Logan, p. 2 et suiv.

[4] *Ibid.*, p. 171 et suiv.

(a) La matière a été définitivement réglée par le statut des 6e et 7e années du règne de Guillaume IV (17 août 1836), chap. 85 et 86.

De fait, le divorce existe depuis longtemps en Angleterre, quoiqu'il n'y ait jamais été bien commun. Il a été réglementé par une loi en 1857. *Voy.* deux articles intéressants publiés par M. Horn dans le journal *la Presse* (n°s des 27 juin et 3 septembre 1857).

33. En *Danemark,* le Code de Chrétien V (de 1683), appelé *Danske-Low,* liv. III, chap. 16, est la loi de la matière. La loi ne reconnaît d'autre mariage que celui qui a été célébré à l'église par le ministre du culte .

La *Norwége* est régie par le Code de 1678, qui contient, liv. III, chap. 18, des dispositions identiques à celles du liv. III, chap. 16, du Code danois. C'est pourquoi nous réunirons ensemble, dans le tableau comparatif, ce qui regarde ces deux royaumes, en nous bornant à citer les dispositions du Code danois.

34. Les duchés de *Schleswig* et de *Holstein* font partie, à la fois, des possessions du roi de Danemark et de la Confédération germanique [2]; ils ne sont pas régis par le Code danois, mais par le droit commun de l'Allemagne et par différentes Ordonnances royales. Nous ferons usage d'un ouvrage qui contient l'exposition méthodique du droit civil des deux duchés [3].

35. *Suède.* Le Code de 1734, Titre *Du mariage,* chapitre 1, est la loi de la matière. Aux termes de ce Code, comme en Danemark et comme en Norwége, le ministre du culte exerce en même temps les fonctions d'officier de l'état civil.

36. *Russie.* Le Digeste (*Svod*) subordonne tous les effets du mariage à l'union religieuse des époux. Dans trois chapitres différents, il s'occupe : 1° des mariages entre personnes professant la religion gréco-russe; 2° des mariages des personnes appartenant aux autres commu-

---

[1] D'après une loi danoise, du 29 mars 1814, § 6, les mariages des juifs sont soumis aux lois générales du royaume. *Voy.* l'ouvrage de Heinemann (cité *infrà,* v° *Prusse*), p. 445.

[2] *Voy.* la *Revue étrangère et française,* t. III, p. 2 et suiv.

[3] *Manuel du droit privé des duchés de Schleswig et de Holstein (Lehrbuch des Privatrechts in den Herzogthümern Schleswig und Holstein)* par M. Paulsen, professeur de droit, à Kiel.

nions chrétiennes, soit entre elles, soit avec des personnes de la religion gréco-russe ; 3° des mariages des individus non chrétiens, soit entre eux, soit avec des chrétiens. Les mariages des chrétiens sont nécessairement célébrés par le ministre du culte [1] (a).

37. Dans le cours de ce travail, nous indiquons tous les empêchements de mariage, soit dirimants, soit simplement prohibitifs, qui se trouvent établis par les diverses législations. Nous n'avons pas énoncé, à propos de chacun d'eux, s'il est dirimant ou prohibitif. C'est qu'il ne s'agit, dans cette publication, que d'exposer la marche à suivre pour arriver à un mariage régulier : l'examen des cas de nullité, soit absolue, soit relative, exigerait un travail encore plus étendu.

§ Ier. — *Age requis pour contracter mariage.*

En *France*, dans *les pays détachés de la France en* 1814 *et en* 1815, dans *le duché de Berg* et en *Belgique* (art. 144), en *Haïti* (art. 133), — 18 ans révolus pour l'homme, 15 ans révolus pour la femme.

Pays-Bas. 18 ans révolus pour l'homme, 16 ans révolus pour la femme (art. 86).

Bade. 18 ans révolus pour l'homme, 14 ans révolus pour la femme (art. 4) [2].

---

[1] *Voy.* le Code civil de l'Empire de Russie, traduit sur les éditions officielles par un jurisconsulte russe (M. de This); publié par M. Victor Foucher. Paris, Joubert, 1841, liv. 1, Tit. I, *Du mariage.*

[2] Cette fixation de l'âge constitue une prohibition, et est régie par le règlement de 1807.

(a) M. Émile Jay a publié dans la *Revue historique de droit français et étranger* (t. II, p. 626 et suiv.), un article intéressant, sous ce titre : *Législation russe, le mariage.*

Deux-Siciles. 14 ans pour l'homme, 12 ans pour la femme (art. 152).

Sardaigne. Le droit canonique, qui fait la loi de la matière, ne contient point de fixation positive ; il parle [1] de l'âge de la puberté, et de là les auteurs [2] ont inféré qu'il a voulu s'en rapporter, en règle générale, au droit romain, qui fixe l'âge de la puberté à 14 ans pour les hommes et à 12 ans pour les femmes. Toutefois, le chapitre cité à la note admet la validité du mariage contracté à une époque antérieure, lorsqu'il a été suivi de la cohabitation [3](a).

Autriche. *Voy.* ci-après, § V, ce qui sera dit du consentement des père et mère.

Hongrie. Entre catholiques, 14 ans révolus pour l'homme, 12 ans révolus pour la femme. A l'égard des individus professant la confession d'Augsbourg, 18 ans révolus pour l'homme, 15 ans révolus pour la femme. Les préceptes de la confession helvétique exigent 18 et 14 ans accomplis [4].

Prusse. 18 ans révolus pour l'homme, 14 ans révolus pour la femme (part. I, Tit. 1, § 37).

---

[1] *Cap. 1, X. De Despons. impub.* (IV, 2).

[2] M. Walter, *Manuel du droit canonique* (*Lehrbuch des Kirchenrechts*, etc.), 8ᵉ éd., § 291. Sauter, *Fundamenta juris ecclesiastici catholicorum*, t. II, § 725.

[3] *Ibid*.

[4] Kœvy, p. 61 et suiv. D'après l'auteur, cette disposition est conforme au droit canonique.

(a) D'après le *Code civil du royaume d'Italie*, art. 55, « l'homme ne peut « pas contracter mariage avant dix-huit ans accomplis, la femme « avant quinze ans accomplis. » Mais l'art. 68, 2ᵉ alinéa, ajoute : « Le « roi peut dispenser de l'empêchement résultant de l'âge et admettre « au mariage l'homme qui a quatorze ans accomplis et la femme qui a « douze ans accomplis. »

Bavière. 14 ans révolus pour l'homme, 12 ans révolus pour la femme (part. I, chap. 6, § 10).

Wurtemberg. 25 ans pour l'homme. Une femme âgée de plus de 40 ans ne peut épouser un homme ayant dix ans de moins qu'elle [1].

Saxe. 18 ans révolus pour l'homme, 14 ans révolus pour la femme. Un mandat royal, du 20 septembre 1826, interdit au clergé la bénédiction du mariage d'un homme au-dessous de 21 ans, mais sans attacher la nullité du mariage à la contravention à cette prohibition.

Hesse (Electorat). 22 ans révolus pour l'homme, 18 ans révolus pour la femme. Des dispenses peuvent être accordées par les régences provinciales [2].

Hesse (Grand-Duché). 21 ans révolus pour les deux sexes, à moins de dispenses accordées par les autorités administratives ; le mariage est nul, si l'homme a moins de 14 ans, la femme moins de 12 [3].

Espagne. 14 ans révolus pour l'homme, 12 ans révolus pour la femme, sauf le cas où la puissance virile se manifesterait de meilleure heure [4].

Portugal. La loi ne fixe point d'âge au-dessous duquel il soit défendu de contracter mariage [5].

Angleterre. 14 ans pour l'homme, 12 ans pour la femme. La nullité du mariage contracté avant cet âge peut être demandée par chacune des parties, aussitôt qu'elle aura atteint ce même âge de 14 ou de 12 ans. La cohabitation postérieure à cette dernière époque rend

---

[1] M. Mittermaier, § 377, note 1.

[2] Ordonnances des 6 février 1822 et 4 janvier 1832.

[3] M. Bopp, p. 223, 224 et 416. M. Rühl, *Des rapports matrimoniaux dans le grand-duché de Hesse* (*Die chelichen Verhältnisse*, etc.), p. 34, 39 et 41.

[4] Sala, t. I, p. 53, n° 19.

[5] Mello-Freire, lib. II, Tit. 5, § 11.

non recevable la demande en nullité. La nullité n'est absolue qu'autant que l'une des parties aurait moins de 7 ans [1].

Ecosse. 14 ans révolus pour l'homme, 12 ans révolus pour la femme [2].

Danemark. 20 ans révolus pour l'homme, 16 ans révolus pour la femme (liv. III, chap. 16, art. 5).

Norwége. Même disposition (liv. III, chap. 18).

En *Schleswig* et *Holstein,* il faut avoir obtenu, au préalable, la confirmation religieuse [3].

Suède. 21 ans révolus pour l'homme, 15 ans révolus pour la femme (Titre *Du mariage*, chap. 1, art. 6).

Russie (à l'égard de tous les cultes chrétiens). 18 ans révolus pour l'homme, 16 ans révolus pour la femme (Titre *Du mariage,* art. 2 et 50). Nul ne peut contracter mariage s'il est âgé de 90 ans révolus (art. 3) (a).

§ II. — *Des dispenses d'âge.*

Ces dispenses peuvent être accordées par le roi, en *France* [4], dans les *pays détachés* en 1814 et en 1815, en *Belgique* (art. 145), dans les *Pays-Bas* (art. 86) ; en *Haïti,* par le président (art. 133).

En *Bade,* le mariage ne peut être célébré avant l'âge

[1] Logan, p. 5, 6, 7.
[2] *Ibid.*, p. 173.
[3] M. Paulsen, § 124, p. 222.
[4] Les consuls-généraux résidant dans les pays situés au-delà de l'Océan Atlantique sont autorisés à accorder des dispenses d'âge au nom du roi (Ordonnance royale du 23 octobre 1833, art. 18).

(a) Comp. l'article, déjà cité, de M. Émile Jay : *Revue historique,* t. II, p. 627.

de 25 ans révolus pour les hommes et avant 18 ans pour les femmes, à moins de dispenses préalables obtenues des autorités administratives ; au souverain seul appartient le pouvoir d'accorder des dispenses avant l'âge de 20 ans pour les hommes et de 14 pour les femmes.

Hongrie. Les évêques catholiques peuvent accorder des dispenses.

Prusse. Le tribunal chargé de veiller aux intérêts des mineurs peut accorder des dispenses en faveur des futurs époux. Toutefois, le mariage contracté moyennant ces dispenses peut être attaqué par le mari dans les six mois à partir du jour où il aura accompli sa 18ᵉ année (addition au § 37).

Wurtemberg. Une femme ne peut épouser sans dispense un homme qui a 12 ans de moins qu'elle.

Hesse. Voy., ci-dessus, § I, vⁱˢ *Hesse* (*Electorat*) et *Hesse* (*Grand-Duché*).

Suède. Le roi peut accorder des dispenses d'âge. Ces dispenses ne sont délivrées au paysan qui se propose de se marier à 18 ans, qu'autant qu'il justifie de moyens suffisants pour subvenir à l'entretien de son ménage futur (loi du 8 décembre 1756) (*a*).

§ III. — *Nécessité du consentement des parties.*

France, *pays détachés en* 1814 *et en* 1815. *Belgique* (art. 146) ; *Haïti* (art. 134).

(*a*) En ce qui concerne le royaume d'Italie, *voy.* ci-dessus, p. 406, note *a*.

Pays-Bas. L'art. 85 reproduit l'art. 146 du Code civil français.

Bade. L'art. 9 reproduit l'art. 146 du Code civil français. L'art. 10 établit les principes sur l'erreur. L'art. 7 prononce la nullité du mariage : 1° entre le ravisseur et la personne enlevée, à moins que le mariage n'ait été renouvelé à une époque où cette dernière a été remise en pleine liberté et du consentement de toutes les personnes sous la puissance desquelles elle se trouve placée par la loi ; 2° en cas d'impuissance antérieure au mariage et ignorée par l'autre conjoint.

Deux-Siciles. L'art. 153 est conforme à l'art. 146 du Code civil français. Il n'y a pas de consentement s'il y a erreur sur la personne ; il en est autrement si l'erreur porte uniquement sur les qualités de la personne (article 154).

Sardaigne. Le droit canonique prononce la nullité du mariage pour cause de violence ou d'erreur [1] (a).

Autriche. Les individus qui se trouvent dans un état habituel d'imbécillité, de démence ou de fureur, ne peuvent contracter mariage (art. 48).

[1] M. Walter, § 299.

(a) Le Code civil du royaume d'Italie contient les deux dispositions suivantes :

Art. 105. « Le mariage peut être attaqué par celui des époux de qui « le consentement n'a pas été libre. — Quand il y a eu erreur sur la « personne, l'action en nullité peut être intentée par celui des époux « qui a été induit en erreur. »

Art. 106. « La demande en nullité pour les causes indiquées à l'ar- « ticle précédent n'est plus recevable s'il y a eu cohabitation continuée « pendant un mois depuis que l'époux a recouvré sa pleine liberté, ou « a reconnu son erreur. »

Le mariage est nul, s'il a été extorqué par la peur : tel est le cas d'une personne enlevée et non remise en liberté (art. 55 et 56). Le mariage est également nul en cas d'erreur sur la personne : dès lors, le mari peut demander la nullité du mariage, lorsque après la célébration il reconnaît que la femme est enceinte des œuvres d'un autre (art. 57 et 58), excepté dans le cas où il aura épousé la femme avant l'expiration du délai de six mois depuis la dissolution d'un premier mariage (art. 120 et 121).

L'impuissance permanente de remplir le but du mariage est une cause de nullité lorsqu'elle existait avant la célébration (art. 60).

L'individu condamné à la prison très-dure ou à la prison dure est incapable de contracter mariage, depuis le moment où l'arrêt lui a été notifié, et jusqu'à l'expiration de sa peine (art. 61).

Prusse. La loi exige le consentement libre des deux parties : elle prononce la nullité du mariage pour défaut de capacité de contracter, ou pour cause de violence, crainte, fraude, erreur dans la personne ou sur les qualités personnelles qu'on est dans l'usage de supposer. La nullité ne peut plus être invoquée lorsqu'il y a eu cohabitation continuée plus de six semaines après la découverte de l'erreur ou de la fraude, ou la cessation de la contrainte (§§ 38-44).

Bavière. Sont empêchements dirimants : la violence, l'erreur dans la personne, l'incapacité physique de remplir le but du mariage, lorsqu'elle a existé antérieurement à la célébration ; le rapt, tant que la personne enlevée n'a pas été remise en liberté (§§ 7 et suivants).

Wurtemberg. Le mariage est défendu aux individus incapables de remplir le but du mariage, à ceux qui se trouvent au lit de mort, excepté lorsque la future est enceinte ; aux individus atteints d'une maladie contagieuse. Les muets, les aveugles et les boiteux ne peuvent contracter mariage sans autorisation préalable du tribunal matrimonial [1].

Saxe. Le mariage est interdit aux individus qui se trouvent en état de démence ou de fureur [2].

Espagne. Même disposition, mais avec exception en faveur des intervalles lucides. Le mariage est nul pour cause d'erreur dans la personne ou pour cause de violence [3].

Angleterre. Sont incapables de contracter mariage, les individus atteints d'un vice de conformation qui entraîne l'impuissance ou la stérilité ; ceux qui se trouvent en état de démence ou de fureur (Stat. 15, Georges II, chapitre 80) [4].

Ecosse. Mêmes dispositions, en ajoutant à la dernière : « même lorsqu'ils ont des intervalles lucides » [5].

Danemark et Norwége. Le mariage est interdit aux individus qui ne sont pas sains d'esprit (art. 5).

Russie. Le mariage ne peut être valablement contracté que du consentement libre et mutuel des parties : en conséquence, il est défendu aux parents de contraindre leurs enfants et aux seigneurs de contraindre leurs serfs à contracter mariage (art. 10). — Le mariage est interdit

---

[1] Quant au rapt et à l'impuissance, *voy.* les prohibitions ci-dessous, § VI.
[2] Curtius, t. I, § 85. Quant au rapt, *voy.* ci-après, § VI.

[3] Sala, p. 52, n° 11.
[4] Logan, p. 3 et 4.
[5] *Ibid.*, p. 173. Burton, p. 270.

aux individus en état de démence et d'imbécillité (article 49).

§ IV. — *Prohibition de la bigamie.*

Cette prohibition, portée par l'art. 147 du Code civil français se trouve également dans le Code de Haïti (article 135), dans celui des Pays-Bas (art. 84), en Bade (art. 6), dans le Code des Deux-Siciles (art. 155), dans le droit canonique en vigueur dans le royaume de Sardaigne (chap. 8, X *de divort.* [IV, 19] *Concil. trid. sess.* 24, *can.* 2, *de sacram. matr.*) (a), dans le Code civil d'Autriche (art. 62), dans celui de la Prusse (§ 16), de Bavière (§ 7), en Hesse [1], en Portugal [2], en Angleterre [3], en Ecosse [4], en Danemark et en Norwége (§ 7), en Russie (art. 11 et 49). La loi russe (art. 12) ajoute même qu'on ne peut contracter un quatrième mariage (b).

§ V. — *Nécessité du consentement d'autres personnes.*

En *France,* dans les *pays détachés en 1814 et en 1815,*

[1] M. Rühl, p. 34 et 39.
[2] Mello-Freire, lib. II, Tit. 5, § 13.
[3] Tomline, *Law dictionary,* v° Bi-gamy.
[4] Logan, p. 273; Burton, p. 270.

(a) *Voy.* aussi le Code civil du royaume d'Italie, art. 56.

(b) Le mariage des non-chrétiens entre eux se fait selon leurs coutumes et rites : « Dans chaque tribu et peuplade, dit le Svod, sans en « excepter les païens, le mariage peut être contracté d'après le culte et « les coutumes des contractants. » — Il suffit que l'un des époux se convertisse pour que la monogamie devienne une obligation, à peine de dissolution des anciens liens. Le mahométan doit en prendre l'engagement formel...; il doit répudier ses autres femmes. De deux époux juifs, celui qui se convertit est engagé à préférer celle de ses femmes ou celui de ses maris qui le suit dans la voie de l'orthodoxie.

et en *Belgique*, les art. 148 à 160 inclusivement font la loi de la matière. En outre, les militaires de tout grade, en activité de service dans l'armée de terre ou de mer, les officiers réformés jouissant d'un traitement, les intendants et sous-intendants militaires et leurs adjoints, et les officiers de santé, ne peuvent contracter mariage avant d'en avoir obtenu la permission du ministre de la guerre ou du conseil d'administration du corps (décrets des 15 juin, 3 et 28 août, et 21 décembre 1808)[1].

Les dispositions du Code français ont été reproduites par celui d'*Haïti* (art. 136 à 148), avec deux modifications : 1° l'art. 141 (153 du Code français) commence dans les termes suivants : « Après l'âge de 30 ans pour « le fils et de 25 ans pour la fille, il pourra être, etc. ; » 2° l'art. 148 substitue le conseil de famille au tuteur *ad hoc*, dont parle l'art. 159 du Code civil français.

Pays-Bas. Les enfants légitimes ne peuvent, durant leur minorité (jusqu'à l'âge de 23 ans accomplis, article 385 du Code civil), contracter mariage sans le consentement de leurs père et mère, ou du père seul, si la mère refuse de s'expliquer ou s'il y a dissentiment entre elle et le père. Dans ce dernier cas, le père est tenu de déclarer, dans son acte de consentement, que celui de la mère a été demandé. Si le père est mort, ou s'il est dans l'impossibilité de manifester sa volonté, le consentement de la mère suffit (art. 92). En cas de décès des père et mère, ou lorsqu'ils se trouvent dans l'impossibilité de manifester leur volonté, ils sont remplacés par l'aïeul paternel ; à son défaut, par l'aïeul maternel ; à défaut de ce

---

[1] Toullier, t. I, n° 557.

dernier, par la grand'mère paternelle, ensuite par la grand'mère maternelle. — A défaut d'ascendants, les enfants mineurs ne peuvent contracter mariage sans le consentement du tuteur et du subrogé-tuteur. En cas de refus de ceux-ci ou de l'un d'eux, le juge du canton pourra accorder ou refuser le consentement, après avoir entendu le tuteur et le subrogé-tuteur, ainsi que les quatre plus proches parents du mineur, jusqu'au degré de cousin germain inclusivement. A défaut de parents à ces degrés, le juge entendra des alliés au même degré ; à leur défaut, il se bornera à entendre le tuteur et le subrogé-tuteur (art. 95). Dans ce dernier cas, l'enfant ou le tuteur, ou le subrogé-tuteur, peut se pourvoir, par requête, devant le tribunal de l'arrondissement, qui prononcera définitive-ment (art. 96).

L'enfant naturel reconnu par le père ne peut, durant sa minorité, contracter mariage sans le consentement du père, et, à son défaut, de la mère (art. 97). Si le père est mort ou dans l'impossibilité de manifester sa volonté, ou à défaut de reconnaissance de sa part, l'enfant naturel mineur ne peut contracter mariage sans le consentement d'un tuteur ou subrogé-tuteur. En cas de refus de leur part, le juge du canton statuera, sauf le recours au tri-bunal d'arrondissement, comme ci-dessus (art. 98).

Depuis la majorité jusqu'à l'âge de trente ans, les en-fants légitimes sont encore tenus de demander le consen-tement du père et de la mère. En cas de refus, l'enfant peut s'adresser au juge du canton, qui, dans les trois se-maines à partir de la présentation de la requête, entendra le père, et, à son défaut, la mère, ainsi que l'enfant, et il dressera procès-verbal de leurs dires. Si les premiers persistent dans leur refus, il ne pourra être passé outre à la célébration du mariage que trois mois après le jour de la comparution (art. 101 à 104). — Les mêmes dispositions sont applicables aux enfants naturels.

Bade. Art. 148 à 160 du Code civil français. Une addition à l'art. 150 de ce Code porte : « Dans tous les cas, « les actes de décès des ascendants peuvent être rempla- « cés par la déclaration de quatre témoins. »

Les juifs reçus dans une commune n'ont pas besoin, pour contracter mariage, d'une permission des autorités (édit du 13 janvier 1809, art. 23) [1].

Deux-Siciles. L'art. 163 reproduit les dispositions de l'art. 148 du Code français. Aux termes de l'art. 164, si le père est mort, ou s'il est dans l'impossibilité de manifester sa volonté, l'aïeul paternel et la mère le remplacent ; en cas de dissentiment, le consentement de l'aïeul suffit. L'art. 165 ajoute qu'en cas de refus du père et de l'aïeul, le roi peut suppléer à leur consentement.

Les art. 166 et 167 maintiennent, pour toute la vie, l'obligation de demander le conseil du père et de la mère, ou de l'aïeul et de la mère, et de faire trois actes respectueux. Les art. 154 et 155 du Code français sont reproduits dans les art. 168 et 169, et les art. 158, 159 et 160, dans les art. 172, 173 et 174 du Code des Deux-Siciles.

Royaume de Sardaigne. Le droit canonique n'attache pas la peine de nullité du mariage au défaut de consentement des ascendants. À la vérité, les anciens canons [2] avaient prescrit aux enfants de prendre le consentement

---

[1] Heinemann, p. 476 et suiv., cité ci-après.

[2] *Can. 1, caus. XXX, quœst. V.*

du père et de la mère, à cause de la déférence qui leur est due; mais le concile de Trente [1] déclare valables les mariages des enfants contractés sans le consentement des père et mère. Le Code sarde a apporté en cette matière une modification indirecte au droit canonique. Aux termes des art. 109 et 110, les père et mère, ou, à leur défaut, les ascendants paternels, peuvent priver de toute légitime dans leur succession les enfants mâles qui se marient sans leur consentement avant l'âge de trente ans accomplis, et les filles qui se marient sans ce consentement avant l'âge de vingt-cinq ans accomplis. Les enfants qui se trouvent dans ce cas ne peuvent contraindre l'ascendant qu'à la prestation des aliments strictement nécessaires, et les femmes n'ont même cette action qu'autant que leurs maris ne sont pas en état de fournir à leur entretien (a).

[1] *Sessio XXIV*, *cap.* 1, *de reformat. matrim.* Walter, § 291; Sauter, § 726.

(a) Le Code civil du royaume d'Italie contient, à cet égard, les dispositions suivantes :

Art. 63. « Le fils qui n'a pas vingt-cinq ans accomplis, la fille qui « n'a pas vingt et un ans accomplis, ne peuvent contracter mariage « sans le consentement de leurs père et mère. Si les père et mère ne « sont pas d'accord, le consentement du père suffit. Si l'un des père et « mère est mort ou dans l'impossibilité de manifester sa volonté, il « suffit du consentement de l'autre. — Pour le mariage du fils adoptif « qui n'a pas vingt et un ans accomplis, il faut, outre le consentement « des père et mère, celui de l'adoptant. »

Art. 64. « Si le père et la mère sont morts ou dans l'impossibilité de « manifester leur volonté, les mineurs de vingt et un ans ne peuvent « contracter mariage sans le consentement des aïeuls et aïeules; si « l'aïeul et l'aïeule de la même ligne ne sont pas d'accord, il suffit du « consentement de l'aïeul. Le dissentiment entre les deux lignes équi- « vaut à consentement. »

Autriche. Le mineur [1], ainsi que le majeur incapable de s'obliger, ne peuvent contracter mariage sans le consentement du père légitime ; si le père est mort ou incapable d'agir, le mariage, pour être valable, doit être pré-

[1] La majorité est fixée à 24 ans accomplis (§ 21 du Code).

Art. 65. « S'il n'y a ni père ni mère, ni adoptant, ni aïeul ni aïeule, « ou si aucune de ces personnes ne peut manifester sa volonté, les « mineurs de vingt et un ans ne peuvent contracter mariage sans le « consentement du conseil de famille. »

Art. 66. « La disposition de l'art. 63 est applicable aux enfants na- « turels légalement reconnus. A défaut de père et mère vivants et d'a- « doptant capable de consentir, le consentement sera donné par le conseil « de tutelle. — Il appartient aussi à ce conseil de consentir au ma- « riage des enfants naturels non reconnus, à défaut de père adoptif. »

Art. 67. « Contre le refus de consentement des ascendants, du con- « seil de famille ou du conseil de tutelle, le fils majeur peut réclamer « près la Cour d'appel. — Dans l'intérêt de la fille et du fils mineur, « peuvent également réclamer les parents ou les alliés, ainsi que le « ministère public. — La cause est portée à audience fixe, et la Cour pro- « nonce, entend les parties et le ministère public à huis clos. — On « n'admet l'intervention ni de procureurs ni d'autres défenseurs. — « L'arrêt de la Cour ne contient pas de motifs ; il peut seulement « faire mention du consentement qui serait donné devant cette « Cour. »

Art. 108. « Le mariage contracté sans le consentement des ascen- « dants, du conseil de famille ou du conseil de tutelle, peut être atta- « qué par les personnes de qui le consentement était requis et par celui « des époux à qui le consentement était nécessaire. — Le mariage ne « peut être attaqué par le fils qui avait vingt et un ans accomplis quand « il l'a contracté.

Art. 109. « L'action en nullité, dans le cas de l'article précédent, ne « pourra être intentée ni par les époux, ni par les parents de qui le « consentement était requis, lorsque le mariage aura été approuvé ex- « pressément ou tacitement par ces derniers ou lorsqu'ils auront laissé « passer six mois sans réclamation depuis qu'ils ont eu connaissance du « mariage. — Pareillement, l'action ne pourra pas être exercée par « l'époux qui depuis sa pleine majorité a laissé passer six mois sans « réclamation. »

cédé, non-seulement du consentement du représentant
légal, mais encore de celui de la justice (§ 49). Les mêmes
prescriptions sont applicables aux enfants légitimés par
mariage subséquent, et aux enfants adoptifs (§§ 160-162
et 183) [1]. Les enfants naturels mineurs ont besoin du
consentement du tuteur et de celui de la justice (§ 50).

Les individus dont la majorité n'est pas notoire sont
tenus d'en justifier par la production de leur acte de
naissance ou de baptême (§ 78).

Dans tous les cas où le consentement est refusé, les
parties peuvent se pourvoir en justice (§ 52). « Le défaut
« de revenus suffisants, » porte le § 53, « les mauvaises
« mœurs prouvées ou notoires, des maladies contagieuses
« ou des infirmités contraires au but du mariage, dans la
« personne de celui avec lequel on veut contracter ma-
« riage, sont de légitimes motifs pour refuser le consen-
« tement au mariage » [2].

Les militaires de tout grade ne peuvent contracter mariage sans permission préalable de leurs chefs (§ 54) [3].

Les mariages des juifs doivent être précédés d'une permission des autorités administratives (§ 124) ; mais la loi
n'exige pas le consentement du père ou du tuteur [4].

Hongrie. Le consentement des père et mère, du tuteur
ou du tribunal, n'est pas nécessaire pour la validité du

---

[1] La loi n'exige point le consentement de la mère et des autres ascendants; mais ceux-ci sont autorisés,
lorsque leur consentement n'a pas été
obtenu, à refuser la dot (§§ 1221 et
1231).

[2] A Vienne, tous les individus non
spécialement exceptés sont tenus d'obtenir une permission des autorités
avant la célébration du mariage. Il en
est de même en Tyrol, à l'égard des
individus non domiciliés. Winiwarter,
Exposé, § 102, t. I, p. 232 et 233. Le
même, *Manuel*, t. I, p. 144 et 147.

[3] Winiwarter, *Manuel*, t. I, p. 123.

[4] Winiwarter, *Manuel*, p. 114. *Voy.*
aussi *Journal du droit et de la législation de l'Autriche (Zeitschrift für oesterreichische Rechtsgelehrsamkeit und
politische Gesetzkunde)*, publié par
MM. Dolliner et Kudler ; année 1837,
t. I, p. 1 et suiv.

mariage des mineurs [1]. La confession d'Augsbourg et la confession helvétique interdisent les mariages des enfants au-dessous de vingt-quatre ans révolus, qui ne justifient pas du consentement du père ou grand-père, ou, après leur mort, du tuteur [2].

Prusse. Le fils de famille à tout âge, et la fille avant vingt-quatre ans [3] révolus, ne peuvent contracter mariage sans le consentement du père légitime ou adoptif (part. II, Tit. I, §§ 45, 46 et 47), ou, lorsqu'ils ont été abandonnés de leurs père ou mère, sans le consentement de ceux qui se sont chargés de leur éducation (§ 48). En cas de décès du père, les fils ou filles mineurs, âgés de moins de vingt-quatre ans révolus (part. I, Tit. I, §§ 25 et 26), ou interdits pour cause de prodigalité, ne peuvent contracter mariage sans le consentement de la mère et du tuteur (part. II, Tit. I, §§ 49 et 55). Si le père et la mère sont morts, les aïeuls et aïeules les remplacent dans l'ordre suivant : 1° ceux qui se sont chargés de l'entretien et de l'éducation de l'enfant ; 2° les aïeuls sont préférés aux aïeules, ceux du côté paternel à ceux du côté maternel (§§ 50, 51, 52) ; à défaut d'aïeuls et d'aïeules, le consentement du tuteur suffit, mais au préalable il lui faut l'autorisation du tribunal chargé de veiller aux intérêts du mineur (§§ 53 et 54). Le même tribunal peut suppléer au consentement des père et mère, aïeuls et aïeules, demeurant hors d'Europe (§ 57).

---

[1] Cette proposition, énoncée dans la *Publication* du 18 août 1831, est contredite par Kœvy, p. 61, § 112. — La majorité, en Hongrie, est fixée à 24 ans accomplis pour les hommes et à 16 ans accomplis pour les femmes. Kœvy, p. 11, § 30.

[2] Kœvy, p. 57 et suiv.

[3] Le § 46 porte : 25 ans; c'est une erreur. Voir le rescrit du 30 juin 1823. Klein, *Système du droit civil prussien* (*System des preussischen Civilrechts*), t. II, § 599.

Le consentement peut être refusé pour des motifs graves, tels que le défaut d'un revenu suffisant, la condamnation de l'autre futur époux à une peine infamante ou réputée telle dans l'opinion publique, une inconduite notoire, un jugement prononçant le divorce contre lui, enfin une maladie contagieuse. Le consentement peut être refusé lorsqu'un mineur, appartenant à la noblesse ou à la bourgeoisie, veut contracter mariage avec une personne d'une classe inférieure; lorsque l'autre partie s'est rendue coupable d'injures ou de voies de fait envers les père et mère, aïeuls ou aïeules, ou enfin lorsque les futurs époux ont cherché à obtenir le consentement des ayant-droit par des voies détournées et illicites, telles que l'enlèvement (§§ 58 à 67). Dans tous les cas de refus par les personnes dont la loi requiert le consentement, le tribunal ordinaire statuera et pourra suppléer audit consentement (§§ 68 à 72).

Le mariage contracté par le fils de famille ou par une fille âgée de moins de vingt-quatre ans, sans le consentement du père, peut être annulé sur la demande de celui-ci, formée dans les six mois du jour où il aura eu connaissance de la célébration (§ 994). Si le père ne forme pas d'action en nullité, et dans tous les cas où il n'a pas le droit de la former, il peut réduire l'enfant à la moitié de la légitime (§§ 996 et 998). Le même droit de réduction appartient à la mère après la mort du père (§ 1000). Le mariage contracté par des mineurs après le décès du père, sans le consentement de la mère, des aïeuls ou aïeules, ou du tuteur, peut être déclaré nul par les tribunaux; le mineur lui-même peut l'attaquer, dans les six mois à partir du jour où il aura accompli sa vingt-quatrième année (§§ 979, 984 et 999). Dans le premier cas, si le tribunal ne juge pas à propos de prononcer la nullité du mariage, la fortune de la femme demeurera toujours, jusqu'à sa majorité, sous l'administration du tuteur (§ 980).

Les enfants nés hors mariage n'appartiennent ni à la famille du père ni à celle de la mère ; le père n'exerce point sur eux la puissance paternelle : les droits personnels des père et mère ne s'étendent pas au-delà de ce qui concerne l'éducation des enfants naturels : tous les autres droits appartiennent au tuteur (part. II, Tit. II, §§ 639, 644 et 645). C'est donc ce dernier qui accorde le consentement au mariage.

L'adopté n'a besoin que du consentement de l'adoptant (part. II, Tit. I, § 47) (a). En cas de décès de l'adoptant, le consentement des père et mère naturels et légitimes redevient nécessaire, aux termes d'un rescrit du 10 janvier 1803 [1].

Les officiers, sous-officiers et soldats ne peuvent contracter mariage sans la permission de leurs chefs (§§ 34, 35); il en est de même des fonctionnaires publics salariés, y compris les ministres du culte et les membres du corps enseignant. Les officiers et les fonctionnaires publics sont tenus, en outre, d'acquérir, moyennant finance, l'in-

[1] Klein, § 599. De Strombeck, *Suppléments au Code général (Ergœnzungen, etc.)*, t. I, p. 616.

(a) Au contraire, en France, l'adopté restant dans sa famille naturelle (C. Nap., art. 348), c'est le consentement de ses père et mère naturels qui lui est nécessaire. Comp. M. Demolombe, *Traité du mariage*, t. I, n° 61.

scription de leurs femmes au registre de la caisse des pensions des veuves [1].

Bavière. Le mariage des enfants de famille n'est pas nul à défaut du consentement des père et mère, ou, au cas de leur prédécès, des aïeuls ou aïeules (§ 4). Cependant, si le fils n'ayant pas trente ans accomplis et la fille n'ayant pas vingt-cinq ans accomplis se trouvent encore, au moment de leur mariage, dans la maison des père et mère, ceux-ci ne sont pas tenus de les doter ou de leur fournir d'autres secours ; si la fille se marie avec un individu d'une condition inférieure, elle sera réduite à la moitié de la portion qui lui serait échue *ab intestat ;* si l'enfant de famille a contracté mariage avec un individu de mauvaise vie, les père et mère peuvent l'exclure entièrement de la succession ; et, à défaut de cette exclusion, il sera réduit à la moitié de la légitime. Toutefois, ces peines ne peuvent être appliquées qu'autant que l'enfant a refusé antérieurement un mariage convenable, ou que les père et mère ne l'ont pas empêché d'en contracter. — A défaut d'ascendants, les fils âgés de moins de vingt et un ans et les filles au-dessous de vingt-cinq ans, qui se marient avec des personnes de condition inférieure, sans le consentement des tuteurs et proches parents, sont punis, savoir : les fils, d'un emprisonnement, et les filles, de la privation du tiers de la fortune paternelle et maternelle, laquelle portion est dévolue aux plus proches parents (*ibid.*).

Tous les fonctionnaires publics et employés du gouver-

[1] Arrêté du ministère d'Etat de Prusse, du 7 novembre 1837 (M. Weiske, t. III, p. 541, à la note). Rumpf, *Les droits et les devoirs des* *fonctionnaires et employés prussiens* (*Dienst und Rechtsverhältnisse der preussischen Staatsbeamten*), ch. VII.

nement sont tenus d'obtenir, avant de contracter mariage, l'autorisation de leurs supérieurs hiérarchiques, à peine d'être regardés comme démissionnaires [1].

Dans les campagnes, les futurs époux sont tenus d'obtenir la permission des autorités administratives du lieu où ils se proposent de fixer leur domicile (Ordonnance royale du 12 juillet 1808, § 2).

Il en est de même des israélites (Ordonnances royales des 2 octobre 1811 [2] et 10 juin 1813 [3]).

Wurtemberg. Les enfants ne peuvent contracter mariage sans le consentement des père et mère, et, après leur mort, des aïeuls et aïeules. En cas de décès de ces derniers, et lorsque les enfants sont encore mineurs, âgés de moins de vingt-cinq ans accomplis [4], le consentement du tuteur et des plus proches parents est nécessaire. Le mariage contracté sans le consentement des ascendants ou du tuteur est nul, à moins qu'un décret des autorités n'ait suppléé ledit consentement. Les enfants qui ont négligé d'obtenir ce même consentement sont privés du droit de réclamer une dot.

Les fonctionnaires et employés publics ne peuvent contracter mariage sans la permission du gouvernement; mais cet empêchement n'est pas dirimant. Cependant, d'après une loi du 2 avril 1806, les mariages des militaires sont nuls, s'il n'a pas été obtenu une autorisation des supérieurs.

Les juifs ne peuvent contracter mariage sans permis-

---

[1] *Voy.* les Ordonnances royales publiées dans l'ouvrage intitulé : *Novelles au droit civil bavarois (Novellen zum bayerischen Landrecht)*, p. 43 et suiv.

[2] *Ibid.*, p. 68.

[3] Heinemann, p. 452.

[4] De Weishaar, t. I, § 72.

sion préalable de l'autorité administrative de leur domicile (Ordonnance royale du 25 avril 1828, § 37)[1].

Saxe. Les enfants de famille, à tout âge, et bien qu'ils aient déjà été mariés, ne peuvent contracter mariage sans le consentement des père et mère, ou, à leur défaut, des aïeuls et aïeules : en cas de dissentiment, le consentement du père ou de l'aïeul suffit. Lorsque le consentement a été refusé pour des causes approuvées ensuite par les tribunaux, le mariage est nul, et les père et mère sont autorisés à déshériter l'enfant (§§ 94-96).

Les militaires ne peuvent, à peine de nullité, contracter mariage sans l'autorisation de leurs chefs (§ 98).

La loi reconnaît la validité des fiançailles contractées du consentement des ascendants, ou, à leur défaut, en présence de deux témoins (§ 99), et les enfants nés d'individus ainsi fiancés sont regardés comme légitimes (§ 55).

Hesse (Electorat). Aucun employé du gouvernement ne peut contracter mariage sans l'autorisation de ses supérieurs hiérarchiques ; les membres des autorités supérieures ont besoin de l'autorisation de l'Electeur. Dans l'un et l'autre cas, l'autorisation ne peut être refusée qu'à raison d'insuffisance notoire des moyens de soutenir une famille (loi du 8 mars 1831, § 17).

Hesse (Grand-Duché). Il faut le consentement des père, mère, tuteur ou proches parents [2]. Les militaires de tout grade ne peuvent se marier sans le consentement de leurs chefs [3].

Espagne. Les fils de famille n'ayant pas atteint l'âge

---

[1] Heinemann, p. 460 et suiv.
[2] M. Bopp, p. 223.
[3] *Ibid.*, p. 224. M. Rühl, p. 38.

de 25 ans, et les filles mineures de 23 ans, ne peuvent contracter mariage sans le consentement du père, lequel, en cas de refus, n'est pas tenu d'en donner le motif. Après 25 ou 23 ans révolus, les enfants n'ont plus besoin d'obtenir le consentement du père pour contracter mariage. A défaut de père, les fils ne peuvent, sans le consentement de la mère, contracter mariage avant 24 ans révolus, les filles avant 22 ans révolus. Si le père et la mère sont morts, les fils mineurs de 23 ans et les filles au-dessous de 21 ans sont tenus d'obtenir le consentement de l'aïeul paternel, et, à son défaut, de l'aïeul maternel. A défaut d'aïeul paternel et maternel, les fils mineurs de 22 ans et les filles mineures de 20 ans devront réclamer le consentement de leurs tuteurs, ou, à leur défaut, du juge du lieu. Les tuteurs et les juges sont tenus de s'expliquer sur les causes de leur refus. Après l'âge indiqué dans les diverses distinctions ci-dessus, les enfants peuvent librement passer outre à la célébration du mariage. Dans tous les cas de refus, le tribunal ordinaire statuera. Les enfants des grands d'Espagne ont besoin, en outre, du consentement du roi. Les élèves des deux sexes entretenus aux frais du gouvernement dans les établissements d'instruction publique ne peuvent contracter mariage sans l'autorisation des supérieurs [1].

Le père ou les autres ascendants peuvent déshériter l'enfant qui s'est marié sans leur consentement [2].

Portugal. Les enfants de famille, soit fils, soit filles, qui n'ont pas atteint l'âge de la majorité (25 ans), ne

---

[1] Ordonnances des 23 mars 1776, 31 octobre 1783, 23 octobre 1785, 18 septembre 1788 et 28 avril 1803. Sala, I, p. 45 et suiv.

[2] Sala, I, p. 189, n° 22.

peuvent contracter mariage sans le consentement du père ou de la mère, ou du tuteur ou curateur. Cependant le juge peut suppléer à ce consentement, s'il trouve le refus mal fondé. La loi ne prononce pas la nullité des mariages contractés sans le consentement des père, mère ou tuteur; seulement, la fille qui se marie contre le gré de ses père et mère est exclue de leur succession, le fils qui se trouve dans le même cas est même privé de sa propre fortune [1].

Les fonctionnaires publics et les possesseurs de biens concédés par le roi ne peuvent contracter mariage sans son consentement [2].

Angleterre. Le fils ou la fille qui n'a pas atteint l'âge de 21 ans révolus, ne peut contracter mariage sans le consentement du père, ou, en cas de décès de celui-ci, du tuteur, ou, à défaut de tuteur, de la mère non remariée; si la mère a convolé à de secondes noces, il sera nommé un tuteur *ad hoc* par la Cour de la Chancellerie. Si le père, le tuteur ou la mère ne sont pas sains d'esprit, s'ils sont absents sur mer, ou s'ils refusent leur consentement, le lord chancelier peut, sur requête, suppléer à ce consentement (stat. 4, George IV, chap. 76, § 14 ; stat. 6 et 7, Guillaume IV, chap. 85) [3].

Écosse. Le consentement des ascendants ou des tuteurs n'est pas requis [4].

Danemark et *Norwége.* L'homme qui recherche une femme en mariage est tenu de réclamer, outre le consentement de celle-ci, celui de ses père et mère ou de son

---

[1] Mello-Freire, *Institutiones,* lib. II, Tit. 5, §§ 5 et 7; Tit. 13, § 1.
[2] *Ibid.,* Tit. 5, § 6.
[3] Logan, p. 2 et 3.
[4] Logan, p. 173 et suiv.; Burton, p. 270 et 271.

tuteur : c'est la disposition du Code de Chrétien V (*Danske Low*), liv. 3, chap. 16, art. 1. Le tuteur de la femme qui s'est mariée sans son consentement peut retenir l'usufruit de sa fortune pendant toute sa vie (art. 2). — Les fiançailles contractées sans le consentement des père et mère ou du tuteur sont nulles ; cependant ce consentement peut être suppléé par le juge, s'il a été refusé sans cause légitime : par exemple, lorsque le tuteur, par des motifs d'intérêt particulier, refuse de consentir au mariage de la pupille âgée de dix-huit ans accomplis (art. 3 et 4).

Schleswig et *Holstein*. Le fils de famille qui n'a pas atteint l'âge de la puberté (21 ans), et la fille qui n'a pas atteint l'âge de 18 ans, ne peuvent contracter mariage sans le consentement de leurs père et mère. En cas de dissentiment, le consentement du père suffit. Après l'âge de 21 ans ou de 18 ans, le consistoire peut, au refus des père et mère, suppléer à leur consentement, excepté dans le cas où les enfants qui habitent la maison paternelle et y sont nourris, ont consenti des fiançailles clandestines et sans réserve du consentement des père et mère. Le mariage contracté sans ce consentement n'est nul qu'autant que la célébration en a été obtenue par surprise hors de la paroisse. Dans tous les cas, les père et mère sont autorisés à refuser la dot et à déshériter les enfants. Après la mort du père, les enfants ne peuvent, même du vivant de la mère, contracter mariage sans le consentement des tuteurs, qui sont tenus de donner des motifs de leur refus ; le consistoire peut également suppléer au consentement des tuteurs, et la nullité du mariage ne peut être prononcée hors les cas indiqués ci-dessus. Les militaires de tout grade ne peuvent contracter mariage sans le consentement de leurs chefs [1].

Suède. Le père seul a le droit de consentir au mariage de sa fille : la mère est seulement consultée. Après la mort du père, le pouvoir de consentir au mariage de la fille appartient à la mère, à la charge de prendre, au préalable, l'avis des plus proches parents. A défaut des père et mère ou d'un individu désigné par eux, la main de la fille est accordée par les frères germains ; à leur défaut, par les frères consanguins, et enfin par les frères utérins, mais à charge par eux de prendre l'avis de l'aïeul paternel ou maternel. S'il n'existe pas de frère, la loi exige le consentement d'autres parents, qui se remplacent successivement dans l'ordre suivant : l'aïeul paternel, l'aïeul maternel, le frère du père, le frère de la mère ; les parents collatéraux les plus proches du côté du père ou de la mère ; s'ils sont au même degré, les parents du côté du père sont préférés, à moins que ce ne soient des femmes ; mais on prendra toujours l'avis du plus proche parent maternel ou du tuteur. A défaut d'aucun membre de la famille, le pouvoir de consentir au mariage de la fille passe au tuteur (Code de 1734, Titre *Du mariage*, chap. I, art. 1-3). En cas de contestation sur la question de savoir à qui appartient ce pouvoir, les tribunaux prononceront (art. 4); en cas de refus de la personne jouissant de ce pouvoir (qu'on appelle *giftoman*), le juge peut suppléer à son consentement (chap. VI, art. 4).

La loi ne prononce pas la nullité du mariage, à défaut du consentement du *giftoman* ; mais la fille qui s'est ma-

____

[1] M. Paulsen, § 126.

riée sans avoir obtenu ce consentement peut être déshéritée par ses père et mère, même lorsqu'elle est veuve d'un premier mariage, pourvu que, dans ce dernier cas, elle demeure et soit nourrie dans la maison des père et mère ; elle peut être déshéritée également par tout autre *giftoman*, lorsque la loi l'appelle à la succession des acquêts et meubles de ce dernier. Si elle n'est pas appelée à cette succession, le *giftoman* peut exiger qu'elle soit privée de la dixième partie de ses acquêts personnels et de ses meubles (chap. VI, art. 3).

Russie. Le mariage entre individus de tous les cultes chrétiens ne peut être contracté sans la permission des père et mère, tuteur ou curateur (Code civil de Russie, liv. I, Tit. I, *Du mariage*, art. 5).

Le consentement des autorités civiles n'est point requis (art. 48).

Les personnes au service militaire ou civil ne peuvent contracter mariage sans permission de l'autorité compétente. Sont exceptés les soldats et sous-officiers en congé illimité. Les serfs ne peuvent contracter mariage sans la permission du seigneur ; les veuves et filles des cultivateurs établis dans les domaines apanagers (de la couronne), sans la permission de l'autorité communale (articles 7, 8, 9).

APPENDICE AU § V. — *De la nécessité du consentement des chefs des familles régnantes aux mariages des membres de ces mêmes familles.*

Les lois, les statuts de famille et l'usage attribuent aux membres des familles régnantes des prérogatives spéciales, une haute dignité et une position supérieure à celle des simples citoyens. En retour, la raison d'Etat soumet la position des membres des mêmes familles aux grands intérêts de la nation ou du gouvernement, et leur impose des obligations spéciales dont les simples citoyens sont affranchis ; tout ce qui concerne l'existence sociale des membres des familles régnantes appartient plus au droit politique qu'au droit civil, et les dispositions de celui-ci ne peuvent leur être appliquées qu'avec les modifications déterminées par la raison d'Etat [1]. C'est ainsi que, dans tous les Etats monarchiques de l'Europe, le chef de la famille, qui est le prince régnant, ne fût-il même pas ascendant, exerce, sur les autres membres de la famille, un pouvoir beaucoup plus étendu que celui que les lois civiles ordinaires accordent aux ascendants. Ce pouvoir à beaucoup d'analogie avec celui qui appartenait au père de famille dans l'ancien droit romain. Le prince régnant règle souverainement les affaires intérieures de la famille, qu'elles soient politiques ou de droit privé ; il nomme les tuteurs des membres de la famille ; il prononce leur interdiction s'ils se trouvent hors d'état de régir eux-mêmes leur fortune [2] ; son consentement est nécessaire pour la validité de leurs mariages ; il peut disposer par testament de sa fortune personnelle et la partager entre ses enfants et descendants, sans observer les prescriptions du droit civil sur la portion disponible, etc. [3]. Ce pou-

---

[1] *Voy.* le préambule du décret impérial du 30 mars 1806 (statut sur l'état de la famille impériale), et les auteurs cités ci-après.

[2] *Voy.* notre « *Mémoire relatif aux débats élevés devant les tribunaux au sujet de l'interdiction de S. A. le duc Charles de Brunswick.* » Paris, 1833, p. 21 et suiv.

[3] *Voy.*, sur ce dernier point, Struvius, *Jurisprudentia heroica, dissertatio præliminaris,* § 37 ; Pütter , *Primæ lineæ juris privati principum,* § 4. — — Le roi François 1er des Deux-Siciles, décédé en 1830, a disposé en ce sens par son testament, qui réduit les princesses ses filles aux dots déjà constituées à leur profit.

voir du chef de la famille est établi, tantôt par des lois positives, tantôt par l'usage.

La règle qui exige le consentement du prince régnant pour la validité du mariage des membres de sa famille est particulièrement commandée par la dignité et par l'intérêt des nations autant que des familles régnantes.

Dans le mariage des membres des familles régnantes, il ne s'agit pas seulement du bien-être des deux époux et de leurs familles respectives, mais encore et principalement du bien-être, de la dignité, du repos et même du sort de la nation sur laquelle les futurs époux ou leurs descendants peuvent être appelés à régner.

Il peut arriver que la personne sur laquelle un membre de la famille régnante fixe son choix ne réunisse pas toutes les qualités qu'on s'accorde en général à exiger dans les personnes destinées à partager la haute position sociale de l'époux ; le défaut d'une de ces qualités peut diminuer, à l'égard de la personne dont il s'agit et de ses descendants, la dignité et le respect dont le chef d'une nation doit être environné vis à vis des régnicoles et des étrangers, dans l'intérêt du bien-être et du repos de la nation elle-même.

Il peut arriver, enfin, que la famille du conjoint appelé à s'allier à une famille régnante, jouisse d'ailleurs d'une position élevée, mais qu'elle ait des intérêts politiques contraires ; et de cet élément de contestations peuvent résulter, non-seulement des hostilités dans l'intérieur de la famille régnante, mais encore des troubles qui mettent en danger le bonheur ou l'existence de la nation.

Il a paru naturel d'admettre que le chef de la famille, par sa propre expérience et par les conseils dont il est entouré, se trouve le mieux à portée de juger si l'union projetée est conforme à la dignité et aux intérêts de la famille et de la nation. Aussi, dans presque tous les Etats de l'Europe, des lois positives ou l'usage constant depuis des siècles ont reconnu en principe que l'autorité attribuée par le droit romain au père de famille en matière de mariage de ses descendants, appartient aujourd'hui, dans les familles régnantes, au chef de chacune d'elles sur toutes les personnes qui en font partie, qu'elles soient ou non ses descendants ; c'est-à-dire que toutes ces personnes ne peuvent contracter mariage sans le consentement du prince régnant [1].

Ce principe trouve son application, sans loi écrite, dans tous les pays allemands [2], spécialement en Prusse [3] ; il a été consacré par des lois expresses en Bavière [4], en Wurtemberg [5], en Hanovre et en Brunswick [6] et dans l'électorat de Hesse [7] ; il a été admis en Espagne par l'usage et sans loi [8] ; en France, d'abord par l'usage, ensuite par une loi formelle [9] ; en Angleterre, il a été reconnu par

---

[1] Struvius, *Jurisprudentia heroica,* part. 1, cap. 4, §§ 1, 15, 37 et suiv. — Moser, *Principes du droit des gens actuel de l'Europe, en temps de paix* (*Grundsätze des jetzt geltenden europæischen Voelkerrechts in Friedenszeiten*), liv. 2, ch. 23, § 26, p. 170. — Pütter, *Jus privatum principum*, § 79. — M. Eichhorn, *Examen des motifs sur lesquels MM. Klüber et Zachariæ se sont fondés pour soutenir la validité du mariage de S. A. R. le duc de Sussex avec lady Augusta Murray* (*Prüfung der Gründe mit welchen von den Herrn Klüber und Zachariæ die Rechtsgultigkeit und Standesmæssigkeit der von S. K. H. dem Herzog von Sussex mit Lady Augusta Murray im Jahr 1793 geschlossenen ehelichen Verbindung behauptet worden ist*), § 29, p. 68. — Voy. aussi le préambule de la loi anglaise de 1772, qui sera citée ci-après.

[2] Struvius, *ibid.*, § 39. — Klüber, *Droit public de la Confédération germanique et des Etats qui la composent* (*OEffentliches Recht des deutschen Bundes und der Bundesstaaten*), § 249.

[3] Mirus, *Droit public de la Prusse* (*Staatsrecht*, etc.), § 123.

[4] Statut de famille, du 5 août 1819, Tit. 2, § 1.

[5] Loi du 8 juin 1828, art. 18.

[6] Statut de famille, des 19 et 24 octobre 1831, art. 1.

[7] Statut de famille, du 4 mars 1817, § 6.

[8] Struvius, *ibid.*, § 40.

[9] Struvius, §§ 41 à 67, et particulièrement le § 66. Sénatusconsulte du 28 floréal an XII (18 mai 1804), article 12 ; décret impérial du 11 ventôse

les deux lois de 1427 et de 1772 [1] ; en Ecosse, par l'usage et par la même loi de 1772, postérieure à la réunion des deux royaumes [2] ; dans le duché de Savoie [3] ; dans le royaume des Deux-Siciles, en vertu de quatre lois successives, l'une de l'empereur Frédéric II de 1221, la seconde du roi Charles Ier, la troisième de Philippe II, roi d'Espagne, et la quatrième du 7 avril 1829 [4] (b); enfin, en Russie, également par une loi positive [5].

On peut donc dire que ce principe a passé dans le droit public de l'Europe, et qu'il doit être appliqué dans tous les Etats, même dans ceux où il n'a pas été consacré par des lois positives ou par d'anciens usages.

---

an XIII (2 mars 1805) *concernant le mariage de Jérôme Bonaparte. Voy.* Toullier, t. 1, n° 553 (*a*).

[1] Struvius, §§ 68 à 79. Wenck, *Codex juris gentium recentissimi*, t. III, p. 825. M. Eichhorn, à l'endroit cité, appendice, p. XXXVII. Logan, p. 16 et 17.

[2] Struvius, § 73.

[3] Struvius, § 36.

[4] Struvius, § 74. Guarani, *Jus regni neapolitani*, lib. I, Tit. 6, § 6. *Almanach* de Gotha, pour l'année 1830, chronique, 7 avril 1829. Klüber, *Manuel généalogique (Genealogisches Staats handbuch)*, 1835, p. 281. — Le mariage du prince de Capoue, frère du roi des Deux-Siciles, avec miss Penelope Smith, est nul à défaut de consentement préalable du roi. La loi du 7 avril 1829 n'avait pas été promulguée, avant ce mariage, dans les formes voulues par l'art. 1 du Code civil des Deux-Siciles (conforme à l'art. 1 du Code français); mais cette formalité n'était pas nécessaire, parce que la nullité résulte des principes généraux admis par le droit commun de l'Europe.

[5] Statuts de la famille impériale, articles 82 et suiv. *Voy*. la *Revue étrangère et française*, t. III, p. 962.

(*a*) Ajoutez le statut du 21 juin 1853, art. 4 et 37.

(*b*) L'art. 69 du Code civil du royaume d'Italie est ainsi conçu :

« Les dispositions de l'art. 55, des §§ 2 et 3 de l'art. 59, et de l'art. 67 « ne sont pas applicables au roi et à la famille royale. — Pour la validité du mariage des princes et princesses de la famille royale, le con- « sentement du roi est nécessaire. »

§ VI. — *Prohibitions pour cause de parenté, d'alliance, etc.*[1].

En *France*, dans les *pays détachés en* 1814 *et en* 1815, dans le *duché de Berg* et en *Belgique,* ces prohibitions sont renfermées dans les art. 161, 162, 163 [2], 164, 228 et 348 du Code civil [3]. La loi française du 16 avril 1832 a étendu le bénéfice de la disposition de l'art. 164 à la

[1] La prohibition du mariage en ligne directe, consignée dans l'art. 161 du Code civil, étant en quelque sorte de droit naturel, se trouve établie par toutes les législations, et il devient inutile de reproduire ce point dans l'analyse des lois de chaque pays en particulier : nous nous bornerons à indiquer les autres prohibitions, qui ne sont pas les mêmes partout.

[2] Le mariage n'est pas légalement prohibé entre le grand-oncle et la petite-nièce. M. Zachariæ, *Cours de droit civil français* traduit par MM. Aubry et Rau, t. III, p. 289 (a).

[3] Dans les législations étrangères, le mariage est interdit aux individus professant le culte catholique, engagés dans les ordres sacrés qui ont fait le vœu formel du célibat (*voy.* ci-après, surtout au mot *Sardaigne*). En France, cette dernière prohibition n'est que temporaire, les vœux ne pouvant être contractés que pour la durée de cinq ans, et par des personnes du sexe seulement (Décret impérial du 18 février 1809, art. 7 et 8 ; Ordonnance royale du 2 mars 1828 ; Zachariæ, *ibid.,* p. 288). La prohibition, en ce qui concerne les prêtres, a été consacrée par la jurisprudence (arrêt de la Cour de cassation, du 21 février 1833 ; Sirey, 1833, I, 168 ; Zachariæ, *ibid.,* p. 285 et suiv.) (b).

(a) Suivant une décision de l'Empereur, rendue le 7 mai 1808, après délibération du Conseil d'État, « le mariage entre un grand-oncle et « sa petite-nièce ne peut avoir lieu qu'en conséquence de dispenses « accordées conformément à ce qui est prescrit par l'art. 164. » — Comp. M. Valette, sur Proudhon, t. I, p. 401 ; M. Demante, *Cours analytique,* t. I, p. 318 ; et M. Demolombe, *Traité du mariage,* t. I, n° 105.

(b) Aj. l'arrêt de la Cour de cassation du 23 février 1847, et un arrêt de la Cour d'Alger, du 11 déc. 1851 (Dev.-Car., 51, 2, 760). — M. Demante admet que l'empêchement est purement prohibitif, et non dirimant (*Cours anal.,* t. I, p. 321-324). Aujourd'hui, pour la jurisprudence il y aurait même là un empêchement dirimant. Comp. M. Valette, sur Proudhon, t. I, p. 415 et suiv.; et M. Demolombe, *Traité du mariage,* t. I, n°s 131, 131 *bis* et 132.

Le Code civil du royaume d'Italie ne présente pas l'engagement dans les ordres comme constituant un empêchement au mariage.

prohibition du mariage entre beaux-frères et belles sœurs (art. 162); la possibilité de dispense avait été établie, dès 1814, dans les provinces de la *rive gauche du Rhin déta-chées de la France,* et dans le *duché de Berg*[1]. Il en avait été de même en *Belgique*[2]; un arrêté royal du 1er novem-bre 1815 avait rapporté cette disposition, laquelle fut cependant rétablie par une loi néerlandaise du 23 avril 1827; enfin, une loi belge du 28 février 1831 consacre définitivement le droit du gouvernement d'accorder les dispenses, mais dans le cas seulement où le mariage pré-cédent est dissous par la mort naturelle de l'un des époux. — L'interdiction du nouveau mariage, pour la veuve, avant dix mois révolus depuis la mort du mari (art. 228), a été supprimée, sous certaines conditions, dans lesdites *provinces détachées de la France* et dans le duché de *Berg*[3]; mais elle subsiste en France et en Belgique.

Le Code civil d'*Haïti* se borne à reproduire (art. 149 et 150) les dispositions des art. 161, 162 et 163 du Code français, mais sans ajouter une disposition analogue à celle de l'art. 164. Le même Code étend (art. 213) à un an le délai fixé par l'art. 228 du Code français. Il ne re-connaît point d'adoption.

Pays-Bas. L'art. 87 prohibe le mariage entre frères et sœurs légitimes et naturels, comme aussi (art. 88) entre beau-frère et belle-sœur, légitimes ou naturels, et entre l'oncle ou le grand-oncle et la nièce ou la petite-nièce, entre la tante ou la grand'tante et le neveu ou le petit-

---

[1] Ordonnance de M. Sack, gouver-neur-général, en date du 14 octobre 1814, sect. 3 et 4. Rescrit du ministre de Prusse, du 12 août 1833. Arrêté de la Commission provisoire de Kreutz-nach, du 1er novembre 1814. Ces dis-positions sont toujours en vigueur.

[2] *Manuel du droit civil, commercial et criminel en Belgique*, sur l'art. 162.

[3] *Voy.* les documents cités à la note 1 de la présente page.

neveu, légitimes ou naturels ; toutefois, le roi peut lever par des dispenses les défenses portées par l'art. 88. Le mariage est prohibé entre l'individu déclaré coupable d'adultère et son complice (art. 89) ; les époux divorcés ne peuvent pas se remarier (art. 90) ; la veuve ne peut contracter un nouveau mariage qu'après 300 jours depuis la dissolution du mariage précédent (art. 91).

Bade. L'art. 5 prohibe le mariage, non–seulement dans les cas prévus par les art. 161, 162 et 163 du Code français, mais encore entre cousins germains légitimes. Cependant il peut être accordé des dispenses pour le mariage avec la veuve du frère, avec la sœur de la femme prédécédée, avec la nièce, et entre cousins germains. Un article additionnel à l'art. 164 du Code permet de nouveau d'accorder des dispenses pour le mariage entre les alliés au second degré (art. 162 du Code), pourvu que le mariage précédent ait été dissous par la mort et non par le divorce. Une Ordonnance du 16 février 1811 déclare qu'il ne sera point accordé de dispense entre alliés, lorsque les futurs époux ont vécu en commerce sexuel avant la dissolution du premier mariage.

L'art. 6 prohibe le mariage des individus engagés dans les ordres sacrés ; l'art. 7, celui entre l'époux adultère divorcé et son complice, et entre les individus qui ont commis ou fait commettre un assassinat sur la personne d'un conjoint prédécédé.

Aux termes de l'art. 13, en cas de dissolution du mariage par la mort de l'un des époux, le mari survivant ne peut contracter un nouveau mariage qu'après trois mois à partir du décès de la femme ; la veuve ne le peut qu'après neuf mois depuis la mort du mari. Ces prohibitions peuvent être levées par des dispenses, et les mariages contractés à leur encontre ne sont pas nuls. Une addition à l'art. 228 du Code civil punit la femme contrevenante d'une amende. L'enfant né avant le dixième mois à partir de la dissolution du premier mariage, et même après la célébration du second, pourra faire valoir ses droits comme issu du premier mariage ; le second mari, s'il n'avait pas connaissance de l'inobservation du délai légal, peut demander la nullité du mariage.

Toutes les prohibitions ci-dessus sont les mêmes pour les juifs. (Edit du 13 janvier 1809, art. 23.)

Deux-Siciles. L'art. 158 est la traduction de l'art. 161 du Code français. Quant à la ligne collatérale, l'art. 160 reproduit les dispositions des art. 162 et 163 du Code français ; en même temps il restreint les prohibitions portées par l'article 318 de ce Code à l'adopté et aux enfants de l'adoptant, quoique ceux-ci eux-mêmes ne soient qu'adoptés. Ces prohibitions, à l'exception de celle relative aux frères et sœurs légitimes ou naturels, peuvent être levées par le roi (art. 161). Le mariage est interdit aux personnes engagées par un vœu solennel [1] ou par l'entrée dans les ordres sacrés (art. 162). L'art. 156 maintient la prohibition énoncée en l'art. 228 du Code français, et l'art. 157 reproduit l'ancienne prohibition de mariage du tuteur ou de ses enfants avec le pupille ou la pupille (a).

[1] *Voy.* ce qui sera dit ci-après, vᵒ *Sardaigne.*

(a) *Voy.*, au sujet de cette ancienne prohibition, notre *Cours élémentaire de droit romain*, t. I, p. 273.

Sardaigne. Le droit canonique établit des prohibitions plus étendues que le droit civil, pour cause de parenté ou d'alliance [1] : il interdit le mariage en ligne directe à l'infini, et, en ligne collatérale, entre parents et alliés jusqu'au quatrième degré inclusivement [2]. Il consacre par une prohibition de mariage la parenté légale résultant de l'adoption : le mariage est interdit entre l'adoptant et l'adopté et les alliés au même degré, même entre l'adopté et les enfants de l'adoptant, tant que subsiste l'adoption [3].

Une autre parenté légale résulte de la qualité de parrain : le mariage est prohibé entre le prêtre qui administre le sacrement du baptême ou de la confirmation et les parrains, d'une part, et l'individu baptisé ou confirmé, et ses père et mère, d'autre part [4].

L'individu ayant contracté des fiançailles ne peut épouser un parent au premier degré de l'autre fiancé [5]. Le droit canonique n'admet pas les mariages entre un catholique et un individu professant un autre culte chrétien, à moins que les futurs époux ne consentent à ce que les enfants soient élevés dans la religion catholique [6]; il interdit formellement les mariages des catholiques avec les juifs [7].

A plus forte raison, le droit canonique interdit les

---

[1] Dans le droit civil, tant en ligne directe qu'en ligne collatérale, on compte autant de degrés qu'il y a de générations entre les personnes : ainsi l'oncle et le neveu sont au 3ᵉ degré. Le droit canonique ne compte en ligne collatérale que l'une des branches, et, si elles sont inégales, celle qui est la plus longue : ainsi l'oncle et le neveu sont au 2ᵉ degré. *Can.* 2, *caus.* XXXV, *quæst.* 5. M. Walter, § 303; Sauter, § 734.

[2] *Cap.* 8 et 9, X *de consanguin. et affin.* (IV, 14). M. Walter, §§ 304 et 306; Sauter, § 739.

[3] *Can.* 1, 5, 6, *causa* XXX, *quæst.* 3. Cap.un. *De cognat. leg.* M. Walter § 307; Sauter. § 740.

[4] *Concil. Trid.*, sess. XXIV, cap. 2, *De reform. matrim.* M. Walter, § 306 Sauter, § 741.

[5] *Concil. Trid.*, sess. XXIV, cap. 3, *De reform. matrim.* M. Walter, § 307; Sauter, § 742.

[6] M. Walter, § 318; Sauter, § 730.

[7] C. 10 et 17, *causa* XXVIII *quæst.* 1. Walter, § 300; Sauter, § 730.

mariages des individus qui sont entrés dans les ordres sacrés [1], ou qui ont fait le vœu formel de chasteté en entrant dans un ordre religieux [2].

La contravention aux prohibitions que nous venons d'exposer donne à la partie lésée le droit de former opposition au mariage projeté, et cette contravention entraîne même la nullité du mariage contracté, d'après les textes qui ont été cités [3].

Il y a encore d'autres empêchements, auxquels les textes n'attachent pas la peine de nullité, mais qu'il est du devoir des curés de faire respecter. Tels sont :

Le défaut de consentement des père et mère [4];

Les fiançailles consenties avec une autre personne [5];

Le vœu de chasteté fait sans observation des formes prescrites [6],

L'interdiction portée par les autorités ecclésiastiques de procéder au mariage jusqu'à ce que certaines difficultés aient été levées [7];

La prohibition de procéder à la célébration du mariage pendant l'avent et le carême [8].

Le saint-père, ou l'évêque par lui délégué, peut dispenser même des empêchements dirimants [9].

Le droit canonique déclare nul le mariage contracté entre la femme adultère et son complice, lorsque avant l'adultère ces individus s'étaient mutuellement promis

---

[1] *Concil. Trid.*, sess. XXIV, cap. 9, *De sacram. matrim.* M. Walter, § 301; Sauter, § 729.

[2] Can. 20—24, *causa* XXVII, *quæst.* I. Cap. 4—7 *De Bigam.* M. Walter et Sauter, *ibid.*

[3] M. Walter, § 310.

[4] C. 1 et 3, *causa* XXX, *quæst.* 5. M. Walter, §§ 291 et 308.

[5] M. Walter, §§ 297 et 308 ; Sauter, § 742.

[6] M. Walter, § 308.

[7] C. 3, *pr. De clandest. despons.* (IV, 3). C. 1-3, *De matrim. contracto contra interd.* (IV, 16).

[8] *Concil. Trid.*, sess. XXIV, cap. 11, *De sacram. matrim.*; cap. 10, *De reform. matrim.*

[9] M. Walter, § 309.

le mariage, ou lorsque l'un d'eux avait attenté à la vie de l'autre époux [1].

Mais la prohibition portée par l'art. 228 du Code civil est inconnue dans le droit canonique [2] (a).

Autriche. Le mariage est prohibé, non-seulement dans les cas prévus par les art. 161 et 162 du Code français, mais encore entre l'oncle et la nièce, la tante et le neveu, et les cousins germains, ainsi qu'entre les alliés aux mêmes degrés (art. 65 et 66). Sont incapables de contracter mariage, les ecclésiastiques qui ont reçu les ordres supérieurs, ainsi que les religieux des deux sexes qui ont fait le vœu solennel du célibat (art. 62 et 63). Sont défendus les mariages entre chrétiens et non chré-

---

[1] C. 3, *causa* XXXI, *quæst.* I. — C. 1, 3, 6, 7, X, *De eo qui duxit in matrim. quam polluit per adulterium.* — C. 1, X, *De convers. infid.* M. Walter, § 302;

[2] C. 4 et 5, X, *De secund. nupt.* (IV, 21). Sauter, § 728.

Sauter, § 731.

(a) Voici les dispositions du Code civil du royaume d'Italie, aujourd'hui en vigueur :

Art. 57. « La femme ne peut contracter un nouveau mariage avant « l'expiration de dix mois à dater de la dissolution ou de l'annulation « du mariage précédent, sauf le cas prévu dans l'art. 107 » (cas où la nullité a été prononcée pour impuissance manifeste et perpétuelle).— « Cet empêchement cesse du jour où la veuve est accouchée. »

Art. 58. « En ligne directe, le mariage est défendu entre tous ascen- « dants et descendants, légitimes ou naturels, et entre alliés de la même « ligne. »

Art. 59. « En ligne collatérale, le mariage est défendu : 1° entre « frères et sœurs, légitimes ou naturels; 2° entre alliés au même de- « gré ; 3° entre l'oncle et la nièce, la tante et le neveu. »

Art. 60. « Le mariage est prohibé : entre l'adoptant, l'adopté et ses « descendants ; — entre les enfants adoptifs de la même personne ; — « entre l'adopté et les enfants survenus à l'adoptant ;— entre l'adopté « et le conjoint de l'adoptant, entre l'adoptant et le conjoint de « l'adopté. »

tiens (art. 64). Le mariage est interdit entre l'époux adultère et son complice (art. 67), et entre des personnes dont l'une a attenté à la vie de l'époux qui faisait obstacle à leur union (art. 68).

Il est loisible aux autorités de lever, par des dispenses, les prohibitions portées par les divers articles que nous venons de citer (art. 83 et suiv.), ainsi que l'obligation de produire l'acte de naissance [1].

L'époux divorcé ne peut contracter mariage avec la personne qui, par l'adultère, par des excitations, ou de toute autre manière, a provoqué le divorce (art. 119).

En cas de dissolution du mariage par la mort du mari ou autrement, la veuve présumée enceinte ne peut convoler aux secondes noces avant son accouchement, et, s'il s'élève des doutes sur le fait de sa grossesse, avant l'expiration de six mois; mais si, d'après les circonstances ou le témoignage des gens de l'art, la grossesse n'est pas probable, la dispense peut être accordée à l'expiration de trois mois depuis la mort du mari (art. 120).

Parmi les juifs, le mariage est prohibé, en ligne collatérale, entre frère et sœur, entre la sœur et le fils ou petit-fils du frère ou de la sœur. Le mari survivant ne peut épouser une parente de sa femme en ligne directe, ni la sœur de sa femme; la veuve ne peut contracter mariage avec un parent du mari en ligne directe, ni avec le frère du mari, ni avec le fils ou petit-fils du frère ou de la sœur du mari (art. 125).

Prusse. En ligne collatérale, le mariage est défendu : 1° entre frères et sœurs, légitimes ou naturels; 2° entre

---

[1] *Voy.* plus haut, § V, v° *Autriche.* Winiwarter, *Manuel,* p. 142.

le conjoint survivant et le fils ou la fille d'un premier lit du conjoint prédécédé ; 3° entre le beau-père ou la belle-mère et la femme du fils ou le mari de la fille, la femme du petit-fils ou le mari de la petite-fille, et ainsi de suite sans distinction de degré ; 4° entre le neveu et la tante, lorsque celle-ci est plus âgée que lui ; enfin, 5° entre le veuf ou la veuve et l'enfant naturel que le conjoint prédécédé aurait eu, antérieurement au mariage, avec une autre personne. Ces deux dernières prohibitions peuvent être levées par des dispenses (part. II, Tit. I, §§ 3-9, et addition à ce dernier §) [1]. Les mariages contractés en contravention aux prohibitions ci-dessus sont nuls (§ 935) ; cependant le mariage entre le neveu et la tante plus âgée peut être validé par une dispense postérieure (§ 948).

Le mariage est encore défendu entre l'adoptant et l'adopté, tant que le lien de l'adoption n'a pas été dissous d'une manière légale (§ 13) ; entre le tuteur ou ses enfants et le mineur (a), à moins d'une autorisation préalable du tribunal chargé de veiller aux intérêts du mineur (§ 14). En cas de contravention à cette dernière prohibition, le tuteur est destitué, et le mariage peut être déclaré nul sur la demande du nouveau tuteur. Si le tribunal ne prononce pas cette nullité, la fortune du mineur demeure néanmoins, jusqu'à sa majorité, sous

---

[1] Par un ordre du cabinet, en date du 17 janvier 1839, le roi Frédéric-Guillaume III a déclaré qu'il ne ferait pas usage de son pouvoir d'accorder des dispenses dans le cas de la dernière des prohibitions ci-dessus. M. de Kamptz, *Annales de la législation, de la science du droit et de l'administration de la justice en Prusse (Jahrbucher*, etc., t. LI, p. 140).

(a) Comp., ci-dessus, p. 438.

l'administration du nouveau tuteur ; le mari n'en pourra percevoir les revenus que jusqu'à concurrence de ce qui est nécessaire pour les besoins de sa femme. Tous les avantages consentis par elle pendant sa minorité, au profit du mari, sont nuls ; dans les six mois à partir du jour où la femme aura atteint l'âge de la majorité, elle pourra provoquer la nullité du mariage, dans le cas où le nouveau tuteur ne l'aurait pas fait (§§ 977-984). Les mêmes dispositions sont applicables au mariage entre l'adoptant et l'adoptée mineure (§ 985). Si l'adoptée est majeure, elle pourra demander la nullité du mariage, dans les six mois à partir du jour de la célébration. L'annulation du mariage entraînera pour l'adoptant la déchéance de tous les droits résultant de l'adoption ; l'adoptée, au contraire, conservera tous les avantages qui lui ont été assurés sur la fortune de l'adoptant. Si le mariage n'est pas annulé, tous les droits réciproques résultant de l'adoption sont éteints (§§ 985 à 989).

Il y a prohibition de mariage entre une femme divorcée et son complice d'adultère, ou l'individu qui aura donné lieu aux dissentiments qui ont fait prononcer le divorce (§§ 25-27).

Si l'époux déclaré coupable par le jugement de divorce a attenté à la vie de l'époux innocent, il y a prohibition de mariage entre l'époux coupable et son complice, même après la mort de l'autre époux (§§ 28 et 29). Toutefois ces prohibitions peuvent être levées par des dispenses (Ordre du cabinet du 15 mars 1803) [1].

Le mariage est défendu entre un noble et une femme

---

[1] Klein, *Système du droit civil prussien*, p. 7.

de là classe des paysans ou de la bourgeoisie inférieure, sans dispense préalable (§§ 30-33) (*a*).

De même, d'après le § 36, entre chrétiens et non-chrétiens (*b*).

Après la dissolution du mariage, il ne peut être procédé à un mariage subséquent, qu'après que l'époux survivant aura satisfait à toutes ses obligations vis à vis des enfants issus du mariage (§§ 17 et 18), à peine de déchéance de l'administration et de la jouissance de la fortune des enfants (§§ 1001-1005).

La veuve enceinte ne pourra se remarier qu'après son accouchement; si elle n'est pas enceinte, qu'après neuf mois à partir du jour de la dissolution. Ce dernier délai peut être abrégé par des dispenses, mais seulement après l'expiration de trois mois du jour de la dissolution. Lorsque le mariage a été dissous pour cause de désertion du domicile conjugal, la femme peut se remarier de suite. Le veuf ne peut se remarier qu'après six semaines, à partir du décès de sa femme (§§ 17-24).

(*a*) On écrit de Kœnigsberg, à la date du 31 août 1856 :

« Cette disposition, tout le monde la croyait levée implicitement par l'art. 4 de la Constitution, qui abolit tout privilége et toute prérogative de rang et de classe. Il n'en est pas ainsi. Plusieurs ecclésiastiques se sont adressés dernièrement au Consistoire de notre province et lui ont demandé son avis à ce sujet : le Consistoire leur a répondu que la disposition dont il s'agit subsiste légalement, et que les prêtres qui célébreraient un mariage du genre de ceux prohibés par le Code général encourraient des peines sévères. On dit que le Consistoire n'a rendu cette réponse qu'après avoir consulté les autorités supérieures.» (*Gazette des tribunaux* du 5 septembre.)

(*b*) En novembre 1856, le tribunal de Kœnigsberg a déclaré qu'un chrétien ne peut contracter mariage avec une juive, même dans le cas où le chrétien changerait de religion.

Bavière. Le mariage est prohibé : *a*, en ligne collatérale, jusqu'au quatrième degré inclusivement, d'après la computation du droit canonique ; *b*, entre le parrain ou la marraine, tant en cas de baptême que de confirmation, d'une part, et le baptisé ou confirmé et ses père et mère, d'autre part ; *c*, entre l'adoptant et l'adopté ou ses descendants, entre l'adoptant et la veuve de l'adopté, et *vice versâ*, et, tant que dure l'adoption, entre l'adopté et tous les individus qui se trouvent sous la puissance paternelle de l'adoptant ; *d*, entre alliés jusqu'au quatrième degré, ou, lorsque l'alliance résulte d'une cohabitation illégitime, jusqu'au deuxième degré inclusivement, d'après la computation canonique. Sont encore empêchements dirimants : 1° l'entrée dans les ordres [1] ; 2° la circonstance que l'un des futurs époux ne professe pas un culte chrétien ; 3° l'assassinat de l'époux prédécédé, commis par l'un des futurs époux dans l'intention de rendre le mariage possible ; 4° l'adultère commis sous la promesse du futur mariage. Mais les fiançailles contractées avec une autre personne ne forment pas un empêchement dirimant (§§ 7, 8 et 9).

On peut obtenir des dispenses de quelques-unes des prohibitions de mariage [2].

Wurtemberg. Le mariage est prohibé : 1° en ligne collatérale, entre parents et alliés au premier degré, et au second degré des lignes inégales [3] ; 2° entre l'adoptant ou l'adoptante et les enfants adoptifs ; 3° il est interdit au veuf et à la veuve, dans les six premiers mois du décès de

---

[1] et [2] *Voy.* les Ordonnances royales publiées dans les *Novelles,* p. 73 et suiv.

[3] D'après la computation du droit canonique. *Voy.* plus haut, v° *Sardaigne.*

l'autre époux : si la veuve est enceinte, elle doit, en outre, attendre sa délivrance ; 4° aux individus dont le mariage précédent a été dissous par divorce prononcé contre eux pour cause d'adultère ; 5° entre les individus déclarés coupables d'avoir vécu en état d'adultère ; 6° entre le ravisseur et la personne enlevée, si celle-ci forme une demande à cet effet.

Les prohibitions sont les mêmes à l'égard des juifs qu'à l'égard des chrétiens (Ordonnance du 25 août 1828, art. 39).

Toutes ces prohibitions peuvent être levées par des dispenses, à la seule exception de celle concernant les parents en ligne directe et au premier degré en ligne collatérale.

Les prêtres catholiques qui ont obtenu les ordres sacrés ne peuvent contracter mariage. Il en est de même des individus professant la religion catholique qui ont fait un vœu solennel de célibat.

Le mariage est défendu entre chrétiens et juifs ou autres infidèles non baptisés.

Saxe. Le mariage est prohibé : 1° en ligne collatérale, jusqu'au deuxième degré, lorsque les lignes sont égales, et jusqu'au troisième degré en cas d'inégalité des lignes ; il est interdit également aux personnes entre lesquelles existe le *respectus parentelæ* (oncle et nièce ou petite-nièce, tante et neveu, etc.); — 2° entre le beau-fils et la mère ou grand'mère du beau-père ou la belle-mère ; entre la belle-fille et le père ou grand-père du beau-père ; entre la fiancée et le père, fils ou frère du fiancé ; entre le fiancé et la mère, la fille ou la sœur de la fiancée ; — 3° entre chrétiens et non-chrétiens (par exemple, les

juifs); — 4° entre le ravisseur et la fille enlevée, à moins
du consentement de la famille de celle-ci; — 5° entre le
conjoint adultère et son complice, lorsque le premier
a attenté à la vie de l'autre conjoint, ou qu'il a promis,
du vivant de celui-ci, d'épouser le complice; — 6° entre le
tuteur ou ses enfants et le pupille, à moins d'une autorisation du juge [1]. Ces prohibitions peuvent être levées
par des dispenses, à l'exception du cas de parenté ou
d'alliance en ligne directe, et, entre collatéraux, au premier degré des lignes égales et au deuxième des lignes
inégales [2].

Après la dissolution du mariage par le décès de l'un
des époux, le survivant ne peut contracter un nouveau
mariage, savoir : le veuf qu'après six mois, et la veuve
après un an seulement. Le roi peut dispenser de ce délai
(§ 139).

Hesse (Électorat). Le mariage est défendu, pour cause
de parenté ou d'alliance, jusqu'au troisième degré inclusivement de la computation canonique. Les régences provinciales sont autorisées à lever ces prohibitions; mais
elles sont tenues de faire préalablement leur rapport au
ministre de l'intérieur, lorsqu'il s'agit de mariages entre
alliés en ligne directe, ou, en ligne collatérale, entre
beau-frère et belle-sœur légitimes ou naturels, entre
oncle et nièce, tante et neveu, ou entre enfants que les
père et mère ont eus d'autres mariages [3].

Après la dissolution du mariage par la mort de l'un
des époux, le veuf ne peut contracter un second mariage
avant l'expiration de six mois, la veuve avant l'expiration

---

[1] Curtius, §§ 86 et 88.
[2] *Ibid.*, § 89.

[3] Circulaire du ministre de l'intérieur, du 8 février 1822

d'une année; toutefois les régences sont autorisées à accorder des dispenses, trois mois après le décès de la femme et six mois après celui du mari [1].

Hesse (Grand-Duché). Les prohibitions pour cause de parenté et d'alliance peuvent être levées par des dispenses accordées par les autorités administratives, à partir du degré de cousins germains, comme aussi entre oncle et nièce, et entre alliés à tous les degrés [2].

Le mariage est prohibé entre l'époux adultère et son complice, lorsque l'un d'eux a attenté aux jours de l'époux prédécédé, ou lorsqu'ils s'étaient promis le mariage pour le cas de décès de ce dernier [3], comme aussi entre le tuteur ou son fils et la pupille, avant l'apurement du dernier compte et sans permission préalable des autorités [4].

Après la dissolution du mariage par la mort de l'un des époux, le veuf ne peut contracter un second mariage avant l'expiration de six mois, la veuve avant l'expiration d'une année; si au moment du décès du mari elle se trouve enceinte, elle ne pourra convoler aux secondes noces avant six mois révolus depuis l'accouchement, même si le temps de deuil fixé ci-dessus est expiré [5]. Cependant ces délais peuvent être abrégés par des dispenses [6].

Le mariage est défendu aux individus n'ayant pas acquis le droit de bourgeoisie dans une commune quelconque du grand-duché [7].

L'époux divorcé ne peut convoler à de secondes noces sans dispense préalable [8].

[1] *Ibid*.
[2], [3], [4], [5] M. Bopp, p. 224. M. Rühl, p. 39 et 40.
[6] M. Rühl, p. 37.
[7] M. Bopp, p. 223.
[8] M. Rühl, p 37.

Espagne. Conformément au droit canonique, le mariage est prohibé, en ligne collatérale, entre parents jusqu'au quatrième degré inclusivement, et entre alliés légitimes au même degré ; entre alliés naturels, jusqu'au second degré seulement [1]. L'adoption produit les mêmes empêchements que la parenté légitime [2].

Le mariage contracté et non consommé, ainsi que les fiançailles, établissent un empêchement, savoir : le premier jusqu'au quatrième degré, les secondes jusqu'au premier seulement.

Un autre empêchement résulte du baptême et de la confirmation ; nous en avons déjà parlé [3]. Ne peuvent contracter mariage ceux qui ont fait le vœu solennel du célibat, tels que les religieux profès, les clercs ordonnés ; ceux qui ont été déclarés coupables d'homicide sur l'autre époux, ou d'adultère. Le mariage ne peut avoir lieu entre un catholique et un individu qui professe un autre culte ; il en est de même en cas de rapt ou d'impuissance [4] (a).

Portugal. Le droit canonique est applicable. La veuve ne peut contracter un nouveau mariage qu'après un an révolu depuis le décès du mari [5].

---

[1] Sala, p. 56, n° 16.
[2] Sala, p. 55, n° 15 ; p. 83 et 84, n° 8.
[3] *Voy*. ci-dessus, au mot *Sardaigne*.
[4] Sala, p. 56, n° 17.
[5] Mello-Freire, lib. I, Tit. 10, § 17 ; lib. II, Tit. 5, § 11.

(a) On a quelquefois prétendu qu'en Espagne et dans les colonies espagnoles régies par les lois canoniques, il y a prohibition de mariage entre blancs et femmes de couleur. La Cour de cassation a reconnu, le 9 novembre 1846, qu'il n'y a point là un empêchement dirimant (Dev.-Car., 47, 1, 55). — Comp. M. Demolombe, *Traité du mariage*, t. I, n° 133.

Angleterre. Le mariage est prohibé, en ligne collatérale, jusqu'au quatrième degré de parenté exclusivement, d'après la computation du droit romain : ainsi un homme peut épouser la sœur de sa grand'mère. Le veuf peut épouser la sœur, tante ou nièce de sa femme défunte ; deux frères peuvent épouser deux sœurs ; le père et le fils peuvent épouser la mère et la fille ; la veuve du frère et le veuf de la sœur peuvent contracter mariage. Il en est de même des enfants que les deux époux ont eus d'autres mariages ; mais l'homme ne peut épouser la veuve de son frère ou la fille de sa sœur. Les mariages contractés en contravention à ces prohibitions sont nuls (stat. 32, Henri VIII, ch. 38 ; stat. 5 et 6, Guill. IV, ch. 54) [1].

Écosse. Le mariage est prohibé, en ligne collatérale, entre frères et sœurs (germains, consanguins ou utérins), et les alliés au même degré ; entre toutes les personnes dont l'une est à l'autre *loco parentis,* savoir les frères ou sœurs d'un ascendant. Mais le mariage est permis entre cousins germains et autres collatéraux plus éloignés (stat. de 1567, cap. 15). Ceux contre lesquels le divorce a été prononcé pour cause d'adultère ne peuvent épouser le complice (stat. de 1600, c. 20).

Danemark et Norwége. Le mariage est prohibé, en ligne collatérale, avec les frères et sœurs des ascendants (entre l'oncle et la nièce, le neveu et la tante, etc.) ; entre frère et sœur, entre cousins germains et cousins issus de germains, et encore entre toutes personnes dont l'une est au second degré avec l'auteur commun et l'autre au qua-

---

[1] L'adoption est inconnue dans la législation anglaise (Hallifax, *Analysis of the civil Law,* etc., p. 18, n° 5) : il n'y a donc pas d'empêchement résultant de l'adoption.

trième degré. De même, le mariage est prohibé entre le conjoint survivant et les parents de sa femme aux mêmes degrés. Cette prohibition pour cause d'alliance résulte également de la cohabitation illégitime. Le mariage est défendu au gendre avec la veuve du beau-père ou à la bru avec le veuf de la belle-mère ; au beau-père avec la veuve du beau-fils, à la belle-mère avec le veuf de la belle-fille.

Les mariages contractés en contravention aux prohibitions ci-dessus, par exemple, entre cousins germains, ne seront pas déclarés nuls par les tribunaux lorsque les parties ont ignoré la prohibition. Dans le cas contraire, les conjoints seront punis d'amende et chassés de la province de leur domicile (art. 9).

L'homme ou la femme coupable d'adultère ne pourra, après la mort du conjoint, contracter mariage avec le complice (art. 8).

Schleswig et *Holstein*. Le mariage est interdit entre le beau-père et la belle-fille, entre la belle-mère et le beau-fils, et entre frères et sœurs. Il ne peut avoir lieu, sans permission, dans les quatre cas suivants : 1° avec la veuve du frère ; 2° avec la tante ou grand'tante ; 3° avec la veuve de l'oncle ou du grand-oncle ; 4° avec la tante ou grand'tante de la femme décédée. Les sujets ne peuvent, sans permission, contracter mariage avec des individus qui ne professent pas la religion protestante.

Le mariage est prohibé entre l'époux adultère et son complice, et entre le tuteur et la pupille avant l'apurement du compte de tutelle [1].

Suède. Le mariage est prohibé, en ligne collatérale,

---

[1] M. Paulsen, § 125.

entre frères et sœurs, oncles et nièces, tantes et neveux, grands-oncles et petites-nièces, grand'tantes et petits neveux (chap. 2, art. 1er et 2) ; entre les alliés des ascendants et descendants directs, tels que la veuve du fils ou du petit-fils ; avec la belle-mère, ou avec la seconde femme de l'aïeul paternel ou maternel décédé ; ou avec la belle-fille, la fille du beau-fils ou de la belle-fille, avec la mère ou aïeule de la femme décédée... et ainsi de suite, tant en montant qu'en descendant (art. 4) ; avec la veuve du frère, du neveu et petit-neveu, oncle et grand-oncle ; avec la sœur de la femme prédécédée, les nièces ou leurs descendantes, les tantes et grand'tantes (art. 5) ; avec la belle-mère de la femme, la veuve du beau-frère, la veuve en secondes noces du mari de la fille décédée, ou ses descendants (art. 6). Les prohibitions portées aux art. 5 et 6 s'appliquent aussi aux mariages des femmes (art. 7).

Le roi peut accorder des dispenses : 1° pour épouser la cousine germaine (art. 3) ; 2° dans les cas prévus par les art. 4 et 5 du Code (loi du 10 avril 1810).

Les prohibitions portées en ligne collatérale s'appliquent, que la parenté tire son origine de frères ou sœurs germains, consanguins ou utérins ; de même il n'y a pas de distinction à faire entre la parenté légitime et la parenté naturelle (art. 9).

Les coupables d'adultère ne peuvent se marier ensemble, même après le décès de l'époux outragé (art. 10).

Les mariages contractés en contravention à ces prohibitions sont nuls (art. 12).

Russie. Le mariage des individus professant la religion gréco-russe est défendu entre parents et alliés aux degrés déterminés par les lois de l'Eglise (art. 14) [1]. Dans toutes les autres communions chrétiennes, le mariage est interdit entre parents et alliés aux degrés prohibés par les lois de l'Eglise à laquelle appartiennent les contractants (article 51). Il est de même défendu aux gréco-russes, grecs unis et catholiques romains, avec les non-chrétiens (article 66). Mais sont permis les mariages des protestants avec les mahométans et avec les juifs (art. 67).

Le mariage des individus professant la religion gréco-russe avec des sectaires de cette même religion est nul, s'il n'a pas été précédé de la conversion de ces derniers (addition à l'art. 23).

Les membres du clergé régulier, les prêtres et les diacres ne peuvent contracter mariage (addition à l'article 1er).

L'adoption n'est pas une cause de prohibition du mariage (a).

§ VII. — *Formalités relatives à la célébration du mariage.*

En *France*, dans les *pays détachés* en 1814 et en 1815, et en *Belgique*, cette matière est réglée par les art. 63 à 76 inclusivement du Code civil, et par les art. 165 à 171 inclusivement du même Code. Il faut ajouter la disposition de l'art. 54 de la loi du 18 germinal an X sur les cultes, aux termes duquel les curés ne pourront donner la béné-

---

[1] L'Eglise dont parle le Code est l'Eglise gréco-russe : elle a établi les mêmes prohibitions que l'Eglise catholique. M. Walter, § 304.

(a) Comp. l'article, déjà cité, de M. Emile Jay (*Revue histor.*, t. II, p. 628 et suiv.)

diction nuptiale qu'à ceux qui auront contracté mariage devant l'officier de l'état civil. L'art. 16 de la Constitution belge reproduit la même disposition. — En France, aux termes de l'arrêté du Gouvernement en date du 20 prairial an XI, les dispenses de la seconde publication des bans (art. 165) (*a*) seront accordées, s'il y a lieu, au nom du roi, par le procureur du roi près le tribunal de première instance dans l'arrondissement duquel les impétrants se proposent de célébrer leur mariage (*b*). En Belgique, un arrêté royal du 16 juin 1830 délègue ce pouvoir au procureur du roi du domicile de la partie qui réclame les dispenses [1]. Au reste, l'art. 17 de l'Ordonnance royale du 23 octobre 1833 autorise les consuls français à l'étranger à dispenser de la seconde publication, lorsqu'il n'y aura pas eu d'opposition à la première, ou qu'une mainlevée leur aura été représentée (*c*).

---

[1] La disposition de l'arrêté néerlandais nous semble préférable à celle qui régit la France. Les magistrats du domicile du pétitionnaire sont mieux à même d'apprécier les motifs par lui invoqués, que ceux du lieu où les parties se proposent de célébrer le mariage.

(*a*) Au lieu de l'art. 165, qui se borne à dire que le mariage sera célébré *publiquement*, M. Fœlix aurait dû plutôt citer l'art. 63, qui prescrit les deux publications, et l'art. 169, d'après lequel « il est loisible au « roi, ou aux officiers qu'il préposera à cet effet, de dispenser, pour « des causes graves, de la seconde publication. »

(*b*) *Voy.* les art. 3 et 4 de l'arrêté.

(*c*) En France, d'après la loi du 10 juillet 1850, les art. 75 et 76 du Code Napoléon ont reçu une addition importante. Aux termes de cette loi, l'officier de l'état civil doit demander aux futurs époux, ainsi qu'aux personnes qui autorisent le mariage, s'il a été fait un contrat de mariage; et l'acte de célébration doit énoncer la réponse faite sur cette interpellation. Les tiers qui traitent avec les époux ont ainsi un moyen de ne pas être victimes de clauses matrimoniales dont on leur aurait soigneusement dissimulé l'existence. Comp., ci-dessus, p. 27, note *b*.

Le Code de *Haïti* a reproduit les dispositions du Code français (art. 63 à 75, et art. 151 à 156 inclusivement) [1], à trois modifications près : le délai de trois jours dont il est parlé à la fin de l'art. 64 est réduit à deux jours; l'homologation de l'acte de notoriété a été supprimée; l'exécution de l'art. 156 (171 du Code français) a été assurée par la menace d'une amende.

Pays-Bas. Les art. 107 à 112, et 126 et suivants, reproduisent les dispositions des art. 63, 64, 65, 70, 71, 73, 75, 160, 165, 166, 167 et 169 du Code français, avec les modifications et additions ci-après :

L'officier de l'état civil se fera remettre, outre l'acte de naissance de chacun des futurs époux, les actes de consentement que nous avons mentionnés au § V, les actes de décès des ascendants dont le consentement aurait été requis s'ils étaient vivants, l'acte de décès d'un conjoint prédécédé, l'acte de divorce ou le jugement de déclaration d'absence de la personne avec laquelle l'un des futurs époux a été marié.— Il suffit de quatre témoins pour l'acte de notoriété ; cet acte peut également remplacer les actes de décès des ascendants. Encore la déclaration sous serment, donnée par les témoins de l'acte de mariage, peut suppléer aux actes de naissance et de décès. — Les témoins du mariage doivent être régnicoles (a). — Le mariage sera célébré dans la maison commune. Si

---

[1] *Voy.* cependant, sur l'application de ces articles, la *Gazette des Tribunaux* du 31 décembre 1837, affaire **Maguière.**

(a) L'art. 37 du Code Napoléon exige simplement que les témoins soient *du sexe masculin et âgés de 21 ans au moins.*

l'un des futurs époux se trouve dans l'impossibilité de s'y rendre, la célébration du mariage pourra avoir lieu dans une autre maison de la même commune (art. 132). — Le roi peut permettre la célébration du mariage par procureur; mais la procuration doit être authentique (art. 134).

L'art. 136 reproduit l'art. 54 de la loi française du 18 germinal an X.

Bade. Il ne peut être procédé aux publications et à la célébration du mariage avant que les futurs époux n'aient obtenu de l'autorité administrative une attestation constatant qu'ils réunissent les qualités et conditions requises pour contracter mariage (art. 17). D'après l'art. 60, et conformément à une Ordonnance spéciale du 20 octobre 1807, si les lois de l'Eglise exigent des dispenses pour cause de parenté ou autre, les futurs époux sont tenus de s'en munir également, avant qu'ils ne puissent requérir le ministre du culte de procéder à la célébration du mariage, conformément à l'art. 19 ci-après.

Le mariage doit être précédé de trois publications, faites, à huit jours d'intervalle, dans la paroisse du domicile de chacun des futurs époux. Lorsque ce domicile n'est établi que par trois mois de résidence, les publications seront faites en outre dans la paroisse du dernier domicile (art. 18).

Le mariage sera célébré par le ministre du culte. Si la célébration a lieu dans une réunion religieuse, la loi exige la présence de deux témoins, outre celle du ministre du culte, de son sacristain, des futurs époux et de leurs père et mère. Lorsque les futurs époux professent le même culte, le ministre se conformera au rituel de ce culte ; si l'un des époux professe un culte différent, le ministre négligera les formes qui se trouvent en contradiction avec ce culte. S'il s'agit d'individus qui n'admettent point une bénédiction religieuse du mariage, par exemple les anabaptistes, les séparatistes, etc., ou lorsqu'un obstacle quelconque s'oppose à ce que la bénédiction religieuse soit accordée [1], le ministre du culte se bornera à recevoir de chacune des parties la déclaration qu'elles veulent se prendre pour mari et femme ; il déclarera ensuite qu'il ne connaît aucun empêchement légal à leur mariage ; qu'en conséquence, en sa qualité de fonctionnaire public et comme représentant l'Etat, et sans égard à l'approbation ou à la désapprobation donnée à ce mariage par l'Eglise, il leur accorde la permission de vivre comme mari et femme, et qu'ils peuvent exercer tous les droits et sont soumis à toutes les obligations qui naissent du mariage (art. 19). — Dans tous les cas, aux termes d'une Ordonnance du 3 février 1812, le ministre du culte doit, avant la célébration religieuse, donner lecture aux futurs époux du chapitre VI du Titre *Du mariage* du Code civil. Cette lecture se fait ordinairement hors de l'église.

Le mariage sera célébré par le ministre du culte, soit du domicile de l'une des parties, soit du domicile que les futurs époux auront choisi. Le ministre du culte qui célébrera se fera remettre le certificat, délivré par son col-

---

[1] Par exemple, lorsque le ministre du culte croit devoir refuser la bénédiction des mariages mixtes, soit entre chrétiens professant des cultes différents, soit entre chrétiens et juifs. — Le mode de procéder dont il est question dans le texte ne peut pas être requis sur le simple motif qu'il existe une prohibition dans les lois de l'Eglise, lorsque les parties ont négligé de réclamer les dispenses, mais seulement lorsque, sans motifs graves, l'autorité ecclésiastique aura refusé les dispenses. *Voy.* l'art. 17 et l'Ordonnance du 20 octobre 1807.

lègue, constatant les publications faites ou les dispenses accordées. Ce certificat énoncera, en même temps, que le signataire n'a connaissance d'aucun empêchement au mariage. Le mariage peut aussi être célébré devant le ministre du culte d'une autre paroisse, mais seulement avec la permission du gouvernement, et le curé ainsi délégué doit communiquer à son collègue du domicile réel tous les renseignements nécessaires pour l'inscription du mariage sur ses registres (art. 20).

Le mariage est nul lorsqu'il n'a pas été célébré devant le ministre du culte compétent (art. 21).

La célébration du mariage est interdite dans la semaine sainte. — Si, par l'effet de dispenses, le mariage n'est précédé que d'une seule publication, il doit y avoir un intervalle de trois jours francs entre cette publication et la célébration du mariage (art. 22).

Les mariages des juifs sont soumis aux mêmes formalités que ceux des chrétiens (art. 18 et 19). Les publications se font par affiche à l'extérieur de la synagogue (circulaire ministérielle du 16 mai 1817)[1].

Deux-Siciles. Aux termes de l'art. 67, le mariage ne peut être célébré légalement qu'en face de l'Église, suivant les formes prescrites par le concile de Trente. Cependant, pour placer en même temps le mariage sous la protection des lois civiles, il doit être précédé d'une publication affichée pendant quinze jours, de dimanche en dimanche, à la maison communale du domicile de chacun des futurs époux. Cette publication contiendra

---

[1] Recueil des lois et règlements relatifs aux juifs, en vigueur dans le grand-duché de Bade (*Sammlung*, etc.), p. 66.

les énonciations prescrites par l'art. 63 du Code français ; l'art. 167 de ce Code est maintenu, mais le délai de six mois est réduit à trois. L'art. 169 est également maintenu. L'art. 179 du Code des Deux-Siciles ajoute que les parties peuvent se dispenser de procéder aux publications, si l'une d'elles est en danger de mort, pourvu qu'elles prêtent serment qu'aucun empêchement légitime ne s'oppose à leur union.

Les parties présenteront au maire de la commune du domicile de l'une d'elles leurs actes de naissance, ou les actes de notoriété homologués qui sont destinés à les remplacer, ainsi que l'acte de consentement des ascendants ou du conseil de famille. Les futurs époux feront ensuite, devant le même maire, la promesse de mariage dans les formes prescrites par les art. 75 et 76 du Code français. Sur l'exhibition de cet acte, le curé procédera à la célébration du mariage, cérémonie qui n'est pas seulement un acte religieux, mais qui, en même temps, est indispensable pour faire produire au mariage des effets civils (art. 68-81 et 175-179 du Code des Deux-Siciles).

Sardaigne. La célébration du mariage doit être précédée de trois publications faites dans l'église paroissiale de chacun des futurs époux [1]. L'évêque peut accorder des dispenses, même de toutes les trois publications ; l'omission de ces publications n'est pas une cause de nullité du mariage [2].

Les deux parties déclareront devant leur propre curé, et en présence d'au moins deux témoins, leur intention

---

[1] *Concil. Trid.*, sess. XXIV, cap. 1, *De reform. matr.*

[2] M. Walter, §§ 293 et 294. Sauter, § 754.

de se prendre pour mari et femme. Cette formalité est essentielle, et son inobservation entraîne la nullité du mariage [1]. Lorsque les parties ne sont pas de la même paroisse, il suffira que ladite déclaration soit faite devant le curé de l'une d'elles, toujours en présence de deux témoins.

Le mariage est béni par le même curé devant lequel les futurs époux ont fait leur déclaration, ou par le prêtre qu'il délègue à cet effet. Cette bénédiction n'est pas regardée comme une formalité substantielle, et même le refus du curé de bénir le mariage ne le rend pas nul : il suffit, pour sa validité, que le curé ait entendu la déclaration des parties [2].

Le curé inscrira la célébration du mariage sur les registres tenus à l'église. Cette formalité n'est établie que *probationis causâ* [3].

Le propre curé (*parochus proprius*) est celui du domicile réel ou putatif de l'une des parties [4]. De là il suit que rien ne s'oppose à ce qu'un sujet sarde contracte valablement mariage devant le curé de la paroisse à laquelle appartient son conjoint : donc le mariage contracté à l'étranger devant le propre curé du conjoint étranger est valable. Nous reviendrons sur cette dernière question au paragraphe suivant.

Il est défendu de procéder à la célébration du mariage pendant l'avent et pendant le carême; mais la contra-

---

[1] *Concil. Trid.*, *ibid*. M. Walter, § 293; Sauter, §§ 756 et 757. — *Voy*. un arrêt de la Cour royale d'Aix, du 27 juin 1838 (*Mémorial de jurisprudence de Toulouse*, t. 37, p. 122).

[2] Van Espen, *Jus eccles. univers*, part. II, sect. 1, Tit. 12, n. 25 et 26. M. Walter et Sauter, aux endroits cités.

[3] M. Walter, § 293; Sauter, § 756, à la note.

[4] Sauter, § 757.

vention à cette défense n'entraîne pas la nullité du mariage [1] (a).

[1] *Concil. Trid.*, sess. XXIV, cap. 11, *De sacram. matrim.; cap.* 10, *De reform. matrim.*

(a) Nous avons déjà eu l'occasion d'annoncer l'abrogation de la règle suivant laquelle le mariage n'est valable, même au point de vue du droit civil, qu'autant qu'on a observé les prescriptions du droit canonique : cette règle a cessé d'être appliquée dans le royaume d'Italie depuis le 1er janvier 1866.

La célèbre loi Siccardi (9 avril 1850) portait déjà, dans son art. 7 : « *Il governo del Re è incaricato di presentare al Parlamento un progetto di* « *legge inteso a regolare il contratto di matrimonio nelle sue relazioni con la* « *legge civile, la capacita dei contraenti, la forma e gli effetti di tale con-* « *tratto* ; » mais, pendant longtemps, par suite de l'opposition du Sénat, aucun des projets présentés en exécution de cet article n'avait pu être converti en loi.

Nous avons sous les yeux le texte de deux projets qui ont été présentés, l'un dans la session de 1851, l'autre dans la session de 1852. Le premier, dû à l'initiative d'un député, M. Bertolini, ne contient pas moins de cent articles ; c'est la traduction littérale des art. 144-200, 34 et 35, 37, 39-54, 63-76, 38, 88-91, 94 et 95, 98-101 du Code Napoléon. Le deuxième projet, présenté par le ministre de grâce et justice, comprend seulement *quarante-sept* articles, qui, au fond, reproduisent en grande partie les dispositions de la loi française. Nous citerons seulement l'art. 12, aux termes duquel « les clercs qui ont reçu les ordres « majeurs, et les religieux des deux sexes qui sont enchaînés par un « vœu solennel de célibat perpétuel, ne peuvent contracter un mariage « valable. » Le chapitre V de ce projet est consacré à la séparation de corps (*separazione personale*) ; il commence ainsi : « *Il vincolo del matri-* « *monio legalmente valido non si scioglie che per la morte di uno dei co-* « *niugi.* »

Dans le Code civil du royaume d'Italie, le Titre *Du mariage* contient deux chapitres (chap. II *Des formalités préliminaires du mariage*, et chap. IV *De la célébration du mariage*), dont voici les principales dispositions :

Art. 70. « La célébration du mariage doit être précédée de deux pu- « blications à faire par les soins de l'officier de l'état civil. — L'acte « des publications indiquera le nom, le surnom, la profession, le lieu « de naissance et la résidence des futurs, s'ils sont majeurs ou mineurs,

Autriche. Le mariage sera précédé de trois publications, faites, aux jours de dimanche ou de fête, devant l'assemblée religieuse ordinaire de la paroisse ; et, si les deux futurs époux demeurent sur des paroisses différentes, devant les deux assemblées. Si les deux parties professent un culte chrétien non catholique, les publications seront faites non-seulement dans les assemblées religieuses de leur culte, mais aussi dans les églises paroissiales catholiques dont la circonscription comprend le lieu de leur domicile. Il en est de même lorsque l'un des futurs époux seulement n'est pas catholique (art. 69-71). Les art. 72 et 73 contiennent des dispositions conformes à celles des

---

« ainsi que le nom, le surnom, la profession et la résidence des père
« et mère. »

Art. 71. « Les publications doivent être faites dans la commune où
« chacun des futurs a sa résidence. — Si la résidence actuelle remonte
« à moins d'un an, les publications doivent encore être faites dans la
« commune de la résidence précédente. »

Art. 72. « Les publications se font à la porte de la maison commune,
« deux dimanches de suite. — L'acte restera affiché dans l'intervalle
« entre l'une et l'autre publications et pendant les trois jours sui-
« vants. »

Art. 73. « La demande des publications doit être faite par les deux
« futurs personnellement, ou par le père, ou par le tuteur, ou par la
« personne munie d'une procuration spéciale et authentique. — La
« promesse de mariage faite conformément à l'art. 54 autorise la de-
« mande des publications. »

Art. 74. « L'officier de l'état civil ne peut pas procéder aux publica-
« tions, s'il ne lui est justifié du consentement des ascendants, du con-
« seil de famille ou du conseil de tutelle, dans les cas où ce consente-
« ment est nécessaire. »

Art. 77. — « Les publications sont considérées comme non avenues
« si le mariage n'est pas célébré dans les 180 jours qui suivent. »

Art. 93. « Le mariage doit être célébré dans la maison commune et
« publiquement, par-devant l'officier de l'état civil de la commune où
« l'un des futurs a son domicile ou sa résidence. »

art. 167 et 65 du Code français, en restreignant toutefois le délai, dans le premier cas, à six semaines, et, dans le second cas, à six mois. — Il peut être accordé des dispenses même de toutes les trois publications, mais à charge, par les futurs époux, d'affirmer sous serment qu'ils ne connaissent aucun empêchement à leur mariage (art. 86 et 87).

La déclaration formelle du consentement sera donnée par les futurs époux, en présence de deux témoins, devant le curé ordinaire de l'une des parties, ou son suppléant [1]. Si les deux parties professent un culte chrétien non catholique, la déclaration sera faite devant le ministre de ce culte (art. 75). Si l'une des parties seulement n'est pas catholique, le consentement doit toujours être déclaré devant le curé catholique, en présence de deux témoins; cependant, sur la demande de l'autre partie, le ministre du culte non catholique peut assister à cet acte solennel (art. 77) [2]. Si le mariage doit être célébré dans une paroisse autre que celle de l'un des futurs époux, le curé ordinaire ou autre ministre du culte des parties devra, en substituant par écrit celui de cette autre paroisse, faire mention de cette substitution sur le registre de sa paroisse (art. 81).

Le mariage peut avoir lieu par procureur, en vertu d'une permission spéciale des autorités (art. 76) [3].

Les mariages des juifs seront précédés de trois publications faites le samedi, à la synagogue, ou, s'il n'y en a

---

[1] La loi ne requiert pas, pour la validité du mariage, la bénédiction religieuse; il suffit de la déclaration des futurs époux, qui sont ensuite libres de se faire donner la bénédiction religieuse. Winiwarter, *Exposé*, t. I, § 99, p. 223.

[2] *Ibid.*, p. 226.

[3] Voy. *Journal du droit et de la législation de l'Autriche*, 1838, t. 1, p. 163.

pas, devant la commune assemblée. Les §§ 70-73 seront observés, et il peut être accordé des dispenses, conformément aux §§ 83-88. — Le mariage sera célébré, en présence de deux témoins, par le rabbin ou l'instituteur religieux du domicile de l'un des époux, qui en dressera acte sur le registre à ce destiné [1].

Prusse. Les publications préalables au mariage seront faites, à trois dimanches consécutifs, à la chaire de la paroisse de chacun des futurs époux. Si l'un d'eux n'habite pas encore depuis une année entière dans sa paroisse actuelle, les publications seront faites en outre dans la paroisse du dernier domicile (part. II, Tit. 1, §§ 138, 139, 141, 150, 151). Cette dernière disposition s'applique aussi aux serviteurs et domestiques (Ordonnance royale du 16 mars 1818) [2].

L'autorité immédiatement supérieure relativement au ministre du culte de la paroisse de la future peut dispenser de l'une des publications; la dispense de deux publications ne peut être accordée que par le roi (§§ 152 et 153). Toutefois la future n'a pas besoin d'une dispense lorsque le futur époux, appartenant à l'Eglise luthérienne ou à la colonie française, en a obtenu de ses autorités ecclésiastiques (appendice au § 153). — L'omission des publications n'entraîne pas la nullité du mariage; elle entraîne une amende ou même l'emprisonnement, à moins que l'un des futurs époux ne se soit trouvé en danger de mort, ou que le futur époux ait dû entreprendre un voyage long ou dangereux pour le service de l'Etat (§§ 154–157). L'opposition au mariage est formée par déclaration faite

[1] *Journal du droit et de la législation de l'Autriche,* 1840 : Notices (No- titzenblatt), p. 197.

[2] Klein, *op. cit.,* p. 23.

au ministre du culte ; elle n'est recevable que de la part de l'individu qui a contracté antérieurement des fiançailles avec l'un des futurs époux, ou par la femme que le futur époux a rendue enceinte sous la foi de la promesse de mariage. L'opposition suspend les publications et la bénédiction du mariage (§§ 158 et suiv.).

Le mariage ne devient parfait que par la bénédiction ecclésiastique (§ 136). Toutefois, lorsque les deux époux professent un culte simplement toléré dans l'Etat, la célébration du mariage et sa validité seront jugées uniquement selon les usages de leur culte (§ 137) : par exemple, entre conjoints israélites (Edit du 11 mars 1812, § 25). — Le droit de donner la bénédiction appartient, en règle générale, au ministre du culte de la paroisse de la future, excepté lorsque le futur est militaire, ou que la future fait partie de la classe des militaires : dans ces deux cas, ce droit appartient au ministre de la paroisse du futur (§ 168 ; part. II, Tit. 11, §§ 435-438). Toutefois, même dans ces deux cas, le ministre du culte de la future peut procéder à la célébration, lorsque le mariage n'a pas lieu au domicile du futur (*ibid.*, § 439). — La circonstance que le mariage a été célébré par un ministre du culte autre que celui indiqué ci-dessus n'en emporte pas la nullité, mais seulement une amende contre le prêtre contrevenant, et le prêtre compétent doit être indemnisé de ses droits par les époux (§ 169 ; § 434.)

Les mariages des juifs seront précédés de trois publications dans la synagogue. Le mariage est censé célébré par la réunion des futurs époux sous le poêle et par l'échange des anneaux [1].

---

[1] Edit du 11 mars 1812, § 25. *Recueil des lois et règlements en vigueur*

Bavière. Le mariage doit être précédé de trois publications (§ 7); cependant, l'omission de cette formalité n'emporte pas la nullité du mariage. On peut obtenir des dispenses des publications [1]; dans ce cas, l'autorité ecclésiastique exige des futurs époux l'affirmation sous serment qu'ils se trouvent en état de liberté par rapport au mariage (*de statu libero*) [2].

Le consentement des futurs époux doit, à peine de nullité, être déclaré devant le curé (ou ministre du culte) ordinaire de la paroisse de l'une des parties (ou devant un autre curé délégué par l'évêque), en présence de deux témoins (§ 5). En cas de mariages mixtes, une Ordonnance royale du 25 septembre 1814 a laissé aux futurs époux le choix entre le ministre du culte du mari et celui de la femme.

Wurtemberg. Le mariage sera précédé de fiançailles et publié trois fois dans l'église, aux jours de dimanche. Il peut être accordé des dispenses des publications.

Il devra y avoir un intervalle au moins d'un jour entre la dernière publication et la célébration du mariage. Cette célébration sera faite par le ministre du culte de l'un des futurs époux, à leur choix. Si les époux professent des cultes différents, la bénédiction sera donnée par le ministre du culte du mari; cependant, sur la demande de la femme, la bénédiction peut être réitérée par le ministre de son culte. Dans tous les cas, la célébration du

---

[1] *en Prusse, concernant la constitution religieuse et civile des juifs* (Sammlung der die religiœse und bürgerliche *Verfassung der Juden in den kœniglich preussischen Staaten betreffenden Gesetze, etc.*), par M. Heinemann, p. 4, 274, 277 et 410.

[1] *Voy.* les Ordonn. royales publiées dans les *Novelles*, p. 73 et suiv.

[2] Ce serment n'est pas de pure forme. La *Gazette universelle d'Augsbourg* du 28 novembre 1840 rapporte que récemment un individu a préféré renoncer au mariage que de prêter ce serment.

mariage aura lieu à l'église, en présence de la commune assemblée, ou du moins en présence de témoins.

La violation des lois relatives aux publications et à la célébration du mariage n'emporte point la nullité du mariage.

Les mariages des juifs seront précédés de trois publications faites à la synagogue, les jours de samedi, et célébrés par le rabbin (Ordonnance du 25 avril 1826, articles 37 et 38).

Saxe. Le mariage doit être précédé de trois publications faites à trois dimanches consécutifs, dans la commune du domicile de chacun des deux époux. L'opposition suspend la célébration du mariage. Le roi peut dispenser des publications. En cas de dispenses obtenues, les futurs époux affirmeront qu'ils ne se sont pas engagés par fiançailles envers d'autres personnes (§ 105).

Le mariage sera célébré à l'église par le pasteur du domicile de la future (§§ 107 et 108). Pendant l'avent et le carême, la bénédiction nuptiale ne peut être donnée sans dispenses royales (§ 108).

Dans le royaume de *Hanovre*, les autorités civiles sont chargées d'examiner la fortune des futurs époux et leur aptitude à se créer une existence, et, si les renseignements sont satisfaisants, de délivrer une autorisation (*Trauschein*), sur la présentation de laquelle le pasteur procède aux publications et à la célébration du mariage. L'absence de cette autorisation n'entraîne pas la nullité du mariage ; mais elle forme un empêchement légal, pour chacun des époux, de se fixer dans un endroit autre que celui de son domicile d'origine : en d'autres termes, les autorités du lieu du domicile du mari peuvent empêcher la femme de s'établir avec lui [1].

Hesse (Electorat). Les publications du mariage d'un sujet hessois ne peuvent avoir lieu que sur la présentation d'un certificat délivré par le conseil communal (dans les villes) ou par le bailli du cercle (à la campagne), constatant que le futur époux est apte à se créer une existence [2].

Les compagnons d'artisans ne sont pas admis à se marier avant l'expiration du temps pendant lequel ils sont obligés de voyager [3].

Dans les localités où il existe des curés catholiques et des curés protestants, les mariages mixtes sont célébrés par le curé de la religion du futur époux ; s'il n'y a qu'un curé de l'une des deux religions, celui-ci pourra valablement procéder à la célébration du mariage [4] ; par exception, dans ce dernier cas, lorsque le curé catholique manifeste des scrupules, ou exige la promesse d'élever tous les enfants dans cette religion, les époux peuvent s'adresser au curé protestant, soit du lieu du domicile de la future, soit du lieu où ils doivent se fixer [5].

Hesse (Grand-Duché). Le mariage doit être précédé de trois publications faites à trois dimanches consécutifs, dans l'église paroissiale de chacun des futurs époux ; le mariage est béni par le curé ou pasteur [6].

Espagne. Le mariage doit être célébré en la forme prescrite par le concile de Trente [7], c'est-à-dire précédé

---

[1] *Recueil des lois du royaume de Hanovre (Sammlung der Gesetze, etc.),* par M. Ebhard, t. VII, p. 1258 et suiv.

[2] Circulaire du ministère d'Etat, en date du 22 décembre 1823.

[3] Circulaire du ministre d'Etat, du 22 juillet 1826.

[4] *Idem.,* du 18 août 1823.

[5] Circulaire du ministre de l'intérieur, du 20 octobre 1838.

[6] M. Bopp, p. 223 et 225. M. Rühl, p. 48.

[7] Sess. 24, *De reform. matr.,* cap. 1.

de trois publications (dont cependant l'évêque peut dispenser), et célébré à l'église (a), en présence du propre curé de l'une des parties [1] et de deux témoins. Les personnes des deux sexes qui contracteront mariage sans l'observation de ces formalités (*mariage clandestin*), peuvent être déshéritées par leurs ascendants [2].

Portugal. Les formalités relatives à la célébration du mariage sont celles établies par le concile de Trente [3].

Angleterre. Les formalités relatives à la célébration du mariage font l'objet de diverses lois rendues dans ces derniers temps. Nous indiquerons d'abord les formalités prescrites par ces lois à l'égard des mariages contractés entre individus appartenant à l'Église anglicane. Nous analyserons ensuite les dispositions législatives applicables aux personnes professant un culte quelconque. Ces dispositions, sans distinguer précisément le mariage civil du mariage religieux, font cependant intervenir l'autorité civile dans les formalités relatives à la célébration du mariage.

Le mariage sera précédé de trois publications faites le dimanche, dans l'église paroissiale ou la chapelle publique [4] du lieu où chacune des parties contractantes aura

---

[1] *Voy.* un arrêt de la Cour royale de Montpellier, du 15 janvier 1839 (Sirey, 1839, II, 246; *Mémorial de jurisprudence de Toulouse*, t. 38, p. 129) (*b*).

[2] Sala, t. I, p. 189, n° 22.
[3] Mello Freire, lib. II, Tit. 5, § 10.
[4] On trouvera ci-après l'explication de ce terme.

(*a*) La nécessité de la célébration à l'église, de même que la nécessité des trois publications, peut être effacée au moyen de dispenses ; en tout cas, le mariage ne pourrait pas être annulé sur le motif qu'il n'a pas été célébré à l'église. C'est ce que la Cour de cassation a reconnu par son arrêt du 9 novembre 1846 (Dev.-Car., 47, 1, 55).

(*b*) Ajoutez la dissertation déjà citée de M. Émile Ollivier (*Revue pratique de droit français*, t. II, p. 1 et suiv.).

son domicile. A cet effet, les parties sont tenues de faire connaître au ministre du culte, sept jours avant la première publication, leurs noms, lieux de résidence, et le temps depuis lequel elles habitent le même lieu. Il ne peut être accordé aucune permission de célébrer le mariage dans une église autre que l'église paroissiale ou la chapelle publique du lieu où l'une des parties a résidé dans les quinze jours qui précèdent immédiatement celui où la dispense des publications sera accordée.

L'archevêque de Cantorbéry peut accorder des dispenses (*license*) des publications. Mais la partie qui réclame ces dispenses doit affirmer sous serment : qu'elle croit qu'il n'existe aucun empêchement de parenté ou d'alliance; que dans aucune cour ecclésiastique il n'a été formé une action tendant à empêcher le mariage, et que, dans les quinze jours immédiatement précédents, l'une des parties a résidé dans le lieu d'où dépend l'église paroissiale ou la chapelle dans laquelle le mariage sera célébré; que, dans le cas où l'une des parties, qui n'est pas veuf ou veuve, a moins de 21 ans, le consentement d'autres personnes requis par la loi a été obtenu, ou qu'il n'existe aucune des personnes dont la loi requiert le consentement.

Si le mariage n'a pas été célébré dans les trois mois à partir de la dernière publication, ou à partir de la date des dispenses, il ne pourra plus être célébré qu'après que de nouvelles publications auront été faites ou de nouvelles dispenses obtenues. — L'archevêque de Cantorbéry peut aussi accorder des dispenses spéciales (*special licenses*) de procéder au mariage à telle époque et à tel lieu qu'il conviendra aux parties.

Le mariage est nul lorsqu'il a été contracté soit ailleurs que dans l'église paroissiale ou la chapelle publique du lieu de la résidence de l'une des parties, et sans dispenses spéciales, soit sans publications préalables et sans dispenses ; enfin, lorsque la bénédiction a été donnée par une personne qui n'a point reçu les ordres sacrés [1]. Lorsque, par suite d'un faux serment ou de fraude, il a été contracté mariage entre deux parties dont l'une ou l'autre n'a pas atteint l'âge requis, ce mariage n'est pas nul ; mais la partie coupable sera déchue de tous les droits de propriété qui résulteraient pour elle de ce mariage. Après la bénédiction donnée au mariage, aucune preuve ne peut être exigée sur le fait que les époux, ou l'un d'eux, ont eu leur résidence habituelle au lieu indiqué, et aucune preuve du contraire ne peut être reçue.

Les mariages sont bénis par le prêtre, dans l'église ou la chapelle de la commune de la résidence de l'une des parties, en présence de deux témoins ; ils sont ensuite inscrits au registre à ce destiné (stat. 4, George IV, ch. 76).

Les statuts 6 et 7, Guill. IV, ch. 85, et 1, Vict., ch. 22, établissent des actes de l'état civil pour toutes les personnes, sans distinction de culte, en créant des fonctionnaires chargés de l'enregistrement des actes de naissance, de mariage et de décès. Aux termes de cette loi, l'un des futurs époux, quel que soit le culte qu'il professe, est tenu de donner connaissance de son projet de mariage

---

[1] La peine capitale est prononcée contre tout individu qui usurpe ainsi les fonctions ecclésiastiques. Cette peine a été prononcée au mois de mai 1841 contre le nommé Sandes, ministre du culte destitué, par les assises du comté de la Reine (en Irlande) (*Gazette universelle d'Augsbourg* du 27 mars 1841).

au chef de l'enregistrement du district ou des districts dans lesquels les parties ont eu leur résidence pendant les sept jours immédiatement précédents [1]. A cet effet, il sera remis à ce fonctionnaire une notice contenant les noms et surnoms, profession ou qualité, et la résidence de chacun des futurs époux, ainsi que la durée de cette résidence, laquelle ne peut être moindre de sept jours ; enfin, l'église ou le bâtiment dans lequel la célébration du mariage devra avoir lieu. Après l'expiration des sept jours suivants, s'il a été obtenu de l'autorité ecclésiastique une dispense des publications, ou après l'expiration des vingt et un jours suivants, s'il n'y a pas de dispense, le chef de l'enregistrement délivrera, s'il en est requis, le certificat qu'il n'existe pas d'opposition formée par l'une des personnes qui auraient droit de le faire, par exemple celles dont le consentement est requis pour contracter mariage. Le chef de l'enregistrement peut permettre de célébrer le mariage dans un bâtiment enregistré comme il sera dit ci-après.

Mais, en général, aucune dispense ou permission ne peut être accordée par ce fonctionnaire qu'autant qu'au préalable une des parties aura affirmé en personne entre ses mains qu'elle croit qu'il n'existe aucun empêchement au mariage pour cause de parenté, d'alliance ou autrement, et que, dans les quinze jours qui précèdent immédiatement, soit la délivrance de la dispense, soit l'affirmation, l'une ou l'autre des parties a eu sa résidence habituelle dans le district dans lequel le mariage sera cé-

---

[1] Le non-accomplissement de cette condition de résidence ne constitue pas une nullité radicale. Jugement du tribunal de la Seine, du 21 août 1838 (*Gazette des Tribunaux* des 14 et 15 juin 1841).

lébré ; et lorsque l'une des parties, sans être veuf ou veuve, se trouve avoir moins de 21 ans, le serment doit contenir, en outre, que cette partie a obtenu le consentement des personnes désignées par la loi, ou qu'il n'existe pas de personnes dont la loi exige le consentement.

Aux termes d'une loi spéciale (3 et 4, Vict., c. 72), du 7 août 1840 [1], la permission du chef de l'enregistrement ne peut être accordée qu'autant que l'édifice [2] dans lequel les futurs époux se proposent de faire célébrer le mariage, se trouve situé dans le district de la résidence de l'un d'eux, excepté dans le cas où la notice dont il est question ci-dessus exprime le culte chrétien que les parties professent, et la forme qu'elles désirent adopter dans la célébration du mariage, et qu'en même temps les parties déclarent que, dans le district de la résidence de l'une d'elles, ou dans un district voisin, il n'existe pas d'édifice consacré à leur culte et dûment enregistré. Dans ce cas, le mariage ne pourra être annulé sur la preuve de la fausseté des faits allégués dans la notice ; mais la fausseté de ces faits entraînera les peines du parjure, pourvu que la poursuite ait été commencée dans les dix-huit mois à partir du jour du mariage. Ces dispositions ne sont pas applicables aux quakers et aux juifs, qui pourront, comme par le passé, faire célébrer leurs mariages selon leurs usages, après avoir fourni la notice et obtenu le certificat, quoique l'édifice ne se trouve pas dans le district de leur résidence.

---

[1] *Law Magazine*, t. XXIV, p. 452.
[2] Nous analyserons ci-après les dispositions relatives aux édifices qui ne sont pas des églises, et dans lesquels cependant les mariages peuvent être célébrés.

Le mariage [1] ne pourra être célébré avant l'expiration de vingt et un jours à partir de celui de la remise de la notice, s'il n'y a pas de dispense accordée par le chef de l'enregistrement, ou avant l'expiration de sept jours à partir de cette dispense.

Si le mariage n'a pas été célébré dans les trois mois de la remise de la notice au chef de l'enregistrement, le certificat délivré par celui-ci, ainsi que toutes les dispenses accordées, sont regardés comme non avenus ; les parties sont tenues de recommencer les formalités à partir de la remise de la notice.

Le certificat délivré par le chef de l'enregistrement sera remis au ministre du culte anglican, lorsque le mariage sera célébré d'après le rite de cette Eglise ; à la personne qui préside au mariage des quakers, lorsque le mariage sera célébré d'après leurs usages ; au ministre du culte israélite, s'il s'agit d'individus professant ce culte ; enfin, au ministre de tout autre culte suivant lequel le mariage sera célébré.

Tout propriétaire ou détenteur de confiance (*trustee*) d'un édifice, qui affirmera que cet édifice est destiné au service divin, et y a été employé publiquement depuis un an, peut, lorsque cette affirmation est confirmée par vingt tenanciers de maisons (*house-holders*), obtenir du chef de l'enregistrement une autorisation portant que les mariages pourront être célébrés dans cet édifice. Cette autorisation sera enregistrée au bureau central à Londres, et portée à la connaissance du public par des annonces dans les journaux du comté et dans *la Gazette de Londres*.

---

[1] Ici continue l'analyse des statuts antérieurs au statut 2 et 3, Vict., c. 72.

Dans tous les cas où le mariage aura lieu dans l'édifice ci-dessus dénommé, il sera célébré à portes ouvertes, le matin, entre onze heures et midi, en présence d'un fonctionnaire de l'administration de l'enregistrement des actes de l'état civil et de deux témoins [1] (a).

Ecosse. Quant aux formalités relatives à la célébration du mariage, l'Écosse a conservé la distinction admise, dans l'ancien droit canonique, entre les mariages contractés par des mots indiquant un engagement immédiat (*per verba de præsenti*), et ceux contractés par des mots indiquant un engagement futur (*per verba de futuro*) : on sait que cet engagement futur est la cohabitation [2]. Avant le concile de Trente, les lois ecclésiastiques reconnaissaient cette même distinction, à la vérité non pas expressément à l'égard du mariage, mais bien à l'égard des fiançailles. Dans le fait, au premier cas (lorsque le futur époux avait employé les mots : *ego te in meam accipio*) les mêmes lois admettaient qu'il existait dès lors un véritable mariage, bien qu'il ne fût pas accompagné de la bénédiction ecclésiastique [3]. Si le futur époux s'était exprimé au futur (*ego te in meam accipiam*), il n'y avait que fiançailles (promesse de mariage) ; mais ces fiançailles se transformaient en mariage effectif lorsque la cohabitation s'ensuivait [4] : on présumait que le consentement *de*

---

[1] Logan, p. 8 à 14.
[2] Logan, p. 8.
[3] M. Walter, §§ 296 et 297.
[4] M. Walter, *ibid*.

(a) Pour plus de détails sur la législation anglaise, particulièrement sur le statut des 6e et 7e années du règne de Guillaume IV (17 août 1836), consultez le *Code des étrangers*, par M. Lebaron (1 vol., Firmin Didot, 1849), chap. XX.

præsénti, condition essentielle du mariage, était donné par les deux parties au moment de la cohabitation, en conséquence de la promesse qui la précédait. — Le concile de Trente exige, pour la validité du mariage, la déclaration des futurs époux de se prendre pour mari et femme, faite devant leur curé ordinaire, et en présence de deux témoins[1]. Cette disposition n'a jamais été reçue comme loi en Angleterre et en Ecosse; toutefois, en Angleterre, elle a été reproduite par les lois que nous avons citées. En Ecosse, au contraire, l'ancienne législation canonique s'est maintenue : on y distingue les mariages réguliers, qui sont ceux contractés *per verba de præsenti*, et les mariages irréguliers, ou *per verba de futuro*[2].

Le mariage régulier doit être précédé de trois publications faites dans l'église du lieu où les futurs époux se proposent de contracter mariage, à trois dimanches consécutifs, immédiatement avant le service divin. Le curé de la paroisse peut dispenser d'une ou de deux publications, si les circonstances l'exigent. Après les publications, le greffier des marguilliers (*clerk of kirksession*) en délivre un certificat, sur le vu duquel le ministre du culte de la paroisse peut procéder à la célébration du mariage. Cette formalité s'accomplit ordinairement dans la demeure de la future, en présence de deux témoins. Le prêtre adresse aux parties une exhortation ; il reçoit de chacune d'elles, l'une après l'autre, la déclaration qu'elles veulent se prendre pour mari et femme ; ensuite il prononce qu'elles sont unies par le mariage[3]. Aujour-

---

[1] *Conc. Trid.*, sess. 24, cap. 1, *De reform. matr.* M. Walter, § 293.
[2] Logan, p. 172, 173.
[3] Logan, p. 176 et 177. Stat. de 1661, cb. 34; 1672, ch. 9; 1690, ch. 27; 1698, cb. 6.

d'hui, la religion du prêtre ne vient pas en considération, et le mariage consenti en présence d'un prêtre catholique ne serait plus, comme autrefois, tenu pour clandestin [1].

Le mariage irrégulier n'est point précédé de publications, ni célébré par un ministre du culte : il suffit que les futurs époux comparaissent devant un magistrat, ou devant une personne qui prend le titre et la qualité de ministre du culte, ou devant deux témoins notables [2]; une reconnaissance ou déclaration par écrit, faite entre les parties de propos délibéré, est également suffisante [3], même lorsqu'elle n'a été délivrée que postérieurement au mariage [4]. Il suffit même d'une présomption résultant de la réunion de circonstances qui indiquent que les parties ont eu l'intention d'être mariées *rebus ipsis et factis*, comme lorsqu'elles ont réuni leurs domiciles et vécu en communauté de lit et de chambre, et lorsqu'elles se sont qualifiées de mari et femme dans la société; mais la simple cohabitation ne suffit pas [5].

Le statut de 1661, chap. 34, et celui de 1698, chap. 6, avaient prononcé des peines contre les individus qui contracteraient mariage sans publications préalables, ou devant une personne non autorisée par l'Eglise établie; comme aussi contre tous ceux qui auront aidé ou assisté à ces mariages. Mais ces dispositions sont tombées en désuétude [6]; et, en effet, il était absurde de frapper d'une

---

[1] Burton, p. 194 et 272.

[2] *Voy.* ce que nous avons dit sur les mariages de Gretna-Green, dans la *Revue étrangère*, t. IV, p. 7, et l'article sur le même sujet, publié dans la *Gazette des Tribunaux* du 13 février 1839.

[3] Logan, p. 177 et 178; Burton, p. 269.

[4] Logan, p. 180.

[5] *Ibid.*, p. 181, 182 et suiv. Stat. de 1503, ch. 77. Burton, p. 270.

[6] Logan, p. 177 et 178. Burton, p. 272.

peine un fait qui était reconnu licite et réglementé par la législation civile. On peut ne voir dans la déclaration des parties qu'une promesse de mariage ; mais dès que cette promesse est suivie de la cohabitation (*copula*), elle se transforme en mariage, ainsi que nous l'avons déjà fait remarquer : la loi civile présume que le consentement *de præsenti*, qui constitue la condition essentielle du mariage, est donné par les deux parties au moment de la cohabitation, en conséquence de la promesse antérieure. L'existence de la promesse préalable peut être établie par un écrit, par le serment ou par la preuve testimoniale.

La loi n'exige point que les futurs époux qui, en Ecosse, contractent mariage ou fiançailles, aient eu leur résidence dans le royaume ou dans la commune pendant un délai déterminé. Dès lors la déclaration de voyageurs faite en Ecosse, devant une des personnes dont nous venons de parler, et suivie de la cohabitation, suffit pour constituer un mariage valable, quant à la forme. Toutefois, si les futurs époux ou l'un d'eux sont étrangers, la loi de leur patrie peut entraîner au fond la nullité du mariage (*a*).

Danemark et *Norwége*. Toutes personnes qui ne rem-

(*a*) Je lis ce qui suit, dans un numéro du *Morning Advertiser* de décembre 1856 :

« A la fin de ce mois, les mariages de Gretna-Green ne seront plus « permis. En vertu de l'acte adopté dans la dernière session du Parle- « ment, aucun acte de mariage irrégulier en Ecosse ne sera valable, à « moins que l'une des parties n'ait son domicile dans la localité ou n'ait « habité l'Ecosse pendant les vingt et un jours qui auront précédé le « mariage. »

plissent pas de hautes fonctions publiques, ou qui n'appartiennent point à la noblesse, doivent contracter des fiançailles devant le ministre du culte, en présence de cinq témoins au moins ; lorsqu'il s'agit de personnes remplissant de hautes fonctions publiques, ou qui font partie de la noblesse, il suffit que les fiançailles aient lieu en présence de six amis communs.

Le mariage sera précédé de trois publications, à huit jours d'intervalle, aux jours de dimanche, dans la paroisse du domicile de la future épouse. Les oppositions seront notifiées verbalement au ministre du culte, en présence de deux ou trois témoins (art. 10).

Le mariage sera célébré à l'église par le ministre du culte (art. 11).

Schleswig et *Holstein*. Le mariage sera précédé de trois publications faites dans la paroisse du domicile de chacun des futurs époux. Les autorités peuvent, en outre, exiger des futurs époux l'affirmation sous serment qu'il n'existe pas d'empêchement au mariage. Le mariage ne pourra être célébré avant l'expiration de huit jours, à partir de celui de la troisième publication. Sont exceptés de l'obligation de faire publier les bans : 1° les nobles et les possesseurs de biens nobles; 2° les professeurs de l'université de Kiel, et leurs filles demeurant avec eux; 3° les futurs époux dont l'un est en danger de mort, ou lorsque la grossesse de la future épouse est avancée ; 4° ceux qui ont obtenu l'autorisation royale de faire célébrer le mariage dans leur domicile [1].

En règle générale, le mariage est célébré à l'église par

---

[1] M. Paulsen, § 128.

le ministre du culte de la paroisse de la future, ou par son délégué. Sont exceptés de l'obligation de faire célébrer le mariage à l'église, ceux qui sont dispensés des publications, et ceux qui habitent avec les nobles et les possesseurs de biens nobles [1].

Suède. La loi suppose que le mariage est précédé d'une promesse de mariage, faite en présence du *giftoman* et de quatre témoins, dont deux du côté du futur et deux du côté de la future. Les fiançailles ainsi contractées sont obligatoires ; elles ne peuvent être rompues, même du consentement des deux parties, sans l'intervention du chapitre consistorial ou des tribunaux ; celle des parties qui viole la promesse est passible de dommages-intérêts. En cas de grossesse de la fiancée, des faits du fiancé, et de refus de ce dernier de procéder à la célébration du mariage, la fiancée sera déclarée sa femme légitime, et jouira, sur sa fortune, des droits qui appartiennent à celle-ci (chap. 3 et 4).

Le mariage sera précédé de trois publications faites, à trois dimanches consécutifs, au prône de la paroisse de la fiancée. Cependant, il suffit d'une seule publication, en cas de guerre générale, ou lorsque le fiancé remplit, hors du territoire du royaume, une mission du gouvernement, ou enfin, si l'une des parties est dangereusement malade ; cette publication aura toujours lieu un jour de dimanche ou de fête. Dans ces cas exceptionnels, il ne pourra être procédé à la célébration du mariage que deux jours après la publication (ch. 7, art. 2).

La célébration aura lieu par le curé (*ibid.*).

____

[1] M. Paulsen, § 129.

Russie. Le mariage des gréco-russes sera précédé de trois publications, conformément aux lois ecclésiastiques : le curé procédera à une enquête sur l'existence d'empêchements au mariage (art. 18, 19, 20). — La célébration du mariage, ainsi que la solennité des fiançailles, ne peut plus avoir lieu qu'à l'église, aux jours et heures fixés pour ces cérémonies, en la présence effective des contractants et de deux ou trois témoins : le tout conformément aux règles et rites de l'Église orthodoxe (grecque). Les témoins devront déclarer par écrit qu'il n'existe entre les contractants ni parenté ni contrainte, ni aucun autre empêchement au mariage. L'acte de mariage est inscrit sur les registres de la paroisse (art. 21 et 23).

Les mariages entre individus professant les autres cultes chrétiens [1] seront célébrés d'après le rite de l'Église à laquelle appartiennent les contractants, et par l'ecclésiastique compétent. Néanmoins, ces mariages sont valables s'ils ont été célébrés par le curé gréco-russe, à défaut du curé ou du ministre de la communion des contractants. Dans ce dernier cas, la célébration du mariage ne pourra avoir lieu que d'après les prescriptions et les rites de l'Église gréco-russe (art. 52).

Lorsque l'un des futurs époux appartient à la religion gréco-russe, le mariage doit, à peine de nullité, être célébré par un ecclésiastique de cette religion ; mais il est permis de le célébrer, avant ou après, suivant le rite de la religion de l'autre conjoint (art. 57). Cette disposition admet des exceptions à l'égard des mariages contractés

---

[1] Nous avons jugé inutile de parler des mariages entre non-chrétiens, mariages qui font l'objet des articles 70-73.

en Finlande, en Livonie, et dans les gouvernements détachés de l'ancienne Pologne (art. 55, 56 et 58) (*a*).

§ VIII. — *Des mariages contractés par des régnicoles en
    pays étranger, et des mariages contractés dans le terri-
    toire par des étrangers.*

Dans le préambule du tableau comparatif, nous avons
examiné la question de la validité de ces deux classes de
mariages, sous l'empire du Code civil français : les règles
que nous avons établies s'appliquent d'abord à la *France*
et aux *pays détachés en* 1814 *et en* 1815.

Parmi ces derniers se trouve la *Bavière rhénane*. Une
Ordonnance royale, en date du 1ᵉʳ novembre 1830 [1],
spéciale à cette province, contient des dispositions analogues à celles de l'instruction du garde des sceaux, en date
du 4 mars 1831 (*b*). Voici le texte de cette Ordonnance :
« Tout étranger qui se propose de contracter mariage
« devant l'officier de l'état civil, dans notre province rhé-
« nane, avec une femme originaire de cette province,
« présentera au sous-préfet un certificat des autorités
« compétentes de son domicile, qu'il est apte à contrac-
« ter mariage. Lorsque le sous-préfet trouvera ce certifi-

[1] *Manuel de la Constitution, de l'organisation judiciaire et de l'administration de la Bavière rhénane (Hand-
buch der Verfassung, Gerichtsordnung und gesammten Verwaltung Rheinbayerns),* par M. Siebenpfeiffer, t. III,
p. 217.

(*a*) Comp. l'article, déjà cité, de M. Émile Jay (*Revue histor. de droit
français et étranger,* t. II, p. 627 et suiv.).
(*b*) Voy., ci-dessus, p. 385.

« cat en règle, quant à la forme et quant à son contenu,
« il le revêtira de son visa. Le certificat ainsi visé sera
« remis, avec les autres pièces, à l'officier de l'état civil,
« qui en fera mention dans l'acte de mariage, et il de-
« meurera annexé aux actes de l'état civil. »

Les règles établies dans notre introduction trouvent
également leur application en *Belgique*. On a vu qu'elles
ont été consacrées par la jurisprudence des Cours supérieures de ce royaume.

Le Code de *Haïti* (art. 155) n'a reproduit qu'une partie de l'art. 170 du Code français, en omettant les termes
qui rappellent l'accomplissement de la formalité des publications. On voit que ce Code a été rédigé selon l'esprit
de nos observations. — L'art. 156 est la copie de l'article 171 du Code français. L'art. 157 assure la stricte
observation de l'art. 156 par une amende et par la prescription que l'acte ne pourra produire aucun effet avant
d'avoir été enregistré au bureau de l'état civil.

Pays-Bas. Les art. 158 et 159 du Code néerlandais
reproduisent les art. 170 et 171 du Code français.

Bade. Aux termes de l'art. 23, le mariage contracté
à l'étranger par un Badois muni de la permission du
gouvernement est valable, si le Badois n'a point contrevenu aux dispositions des art. 4-13, et si le mariage a
été célébré dans les formes prescrites par la loi du lieu.
Après son retour, l'époux badois représentera l'acte de
célébration au ministre du culte de son domicile. L'é-
tranger marié qui vient se fixer en Bade est soumis à la
même obligation.

Le mariage contracté en pays étranger par un Badois,
sans autorisation du gouvernement, entraîne la perte

des droits de citoyen ; mais il ne laisse pas d'être valable (art. 11).

Aux termes du traité conclu entre la Suisse [1] et le grand-duché de Bade, en date de 1808, et des adhésions données en 1821 et en 1822, les sujets badois ne sont admis à contracter mariage dans les cantons de Zurich, Berne, Lucerne, Uri, Unterwalden, Glaris, Zug, Fribourg, Soleure, Bâle, Schaffhouse, Appenzell, Saint-Gall, Argovie, Thurgovie, Tessin, Vaud, Genève et les Grisons [2], que sur la production d'une permission de l'autorité du lieu du domicile du futur époux badois ; cette permission doit porter en outre que l'individu pourra, quand il lui plaira, revenir avec sa femme et ses enfants audit domicile. De même, les citoyens suisses ne sont point admis à se marier en Bade sans une permission semblable délivrée par les autorités du lieu de leur domicile en Suisse. Dans l'un et l'autre cas, la déclaration de l'autorité attestera, en même temps, que les publications requises par la loi du lieu de leur domicile y ont été faites. Si le mariage n'a pas été célébré dans les deux mois de la date de la permission, cette permission doit être renouvelée.

Nous avons parlé plus haut (a) de la circulaire du garde des sceaux, en date du 4 mars 1831. D'après les renseignements que nous avons été à même de recueillir, une

[1] *Manuel du droit public de la Suisse* (*Handbuch des schweitzerischen Staatsrechts*), par M. Snell, t. I, p. 473 et suiv.

[2] Les cantons de Schwitz, du Valais et de Neuchâtel n'ont point adhéré à ce traité.

(a) *Voy.*, ci-dessus, p. 385.

décision portée par les autorités badoises au préjudice d'une femme française qui avait épousé un Badois, a donné occasion à cette circulaire (*a*).

En Allemagne, on distingue les citoyens (*Staatsbürger*) des bourgeois d'une commune (*Gemeindebürger*). Tout citoyen ou sujet du souverain n'est pas de plein droit bourgeois d'une commune, ou, en d'autres termes, n'a pas le droit de fixer son domicile dans une commune à sa convenance, et d'y prendre part aux droits et revenus communaux, ainsi que cela se pratique en France, aux termes de l'avis du Conseil d'État des 20 juin — 22 juillet 1807 [1] (*b*).

En Bade, par exemple, une loi du 31 décembre 1831, relative aux droits des bourgeois des communes et à l'acquisition du droit de bourgeoisie, reproduit les dispositions éparses dans les lois et coutumes antérieures. Aux termes de cette loi, les citoyens ou sujets du grand-duc se divisent, par rapport aux communes, en deux classes, les bourgeois de la commune (*Gemeindebürger*) et les simples habitants (*Einsassen*). Le § 1 de cette loi porte : « Les droits des bourgeois de la commune sont : 1.° le « droit d'avoir son domicile dans la commune et de par- « ticiper à la jouissance de tous les établissements com- « munaux ;... 4° le droit de participer à la jouissance des « biens communaux ;... 8° le droit de réclamer des se-

---

[1] *Répertoire de jurisprudence*, v° *Domicile*, § 14.

(*a*) Comp., ci-dessous, p. 488.

(*b*) Cet *avis* ne se trouve pas au *Bulletin des lois*. Dans la collection de M. Duvergier et dans le recueil des *Lois annotées* de MM. Devilleneuve et Carette, il porte la date du 4 *juin* 1807.

« cours sur les ressources de la commune. » — Le Titre II de cette loi, intitulé : « *De l'acquisition du droit de bourgeoisie,* » porte, § 5 : « Toute personne du sexe « qui n'est pas fille d'un bourgeois de la commune n'ac- « quiert le droit de bourgeoisie que par le mariage avec « un bourgeois ou par la réception de son mari dans la « classe des bourgeois. » Le chap. 2 de ce Titre, intitulé : « *De l'acquisition du droit de bourgeoisie par réception,* » déclare, § 24 : « Toute femme étrangère à la commune « qui épouse un bourgeois, ainsi que la femme d'un « bourgeois qui réclame sa réception, doit justifier de la « possession d'une fortune de 150 florins (322 fr. 50 c.). » Les §§ 30 et 31 fixent, selon la population, la somme à payer par les individus de l'un et de l'autre sexe, étran- gers à la commune, pour l'acquisition du droit de bour- geoisie. Enfin, le § 39 porte : « On ne saurait refuser la « réception à la femme qui épouse un bourgeois de la « commune, lorsqu'elle a satisfait aux prescriptions des « §§ 24 et 31, et qu'il n'y a aucun reproche d'inconduite « à lui adresser. »

Par suite de ces dispositions, et comme les autorités badoises en supposent d'analogues dans les pays étran- gers, ces autorités exigent, dans l'intérêt des femmes badoises qui épousent des étrangers et qui les suivent dans leur patrie, la justification qu'elles seront reçues dans la commune dont les maris font partie. On excepte seulement les maris français, parce qu'on n'ignore pas les dispositions de l'avis du Conseil d'État cité ci-dessus.

On appelle, en Bade, *simples habitants* les sujets qui ont obtenu de la commune la permission d'y séjourner, ou qui ont été reçus par la commune purement en vertu des dispositions de la loi : par exemple, parce qu'ils y sont nés ou qu'ils y ont passé quelque temps. Les simples habitants peuvent, d'après les §§ 70 et suiv. de la même loi, exercer dans la commune une profession, profiter des établissements communaux, et ils ont, en règle générale, droit à des ressources en cas d'indigence; mais là se bornent leurs droits.

Dans cet état de la législation, une femme née dans un des départements formés de l'ancienne Alsace ayant épousé un individu de la ville de Loerrach, en Bade, l'administration municipale de cette ville refusa d'admettre cette femme dans la commune. Ce refus était motivé par la circonstance que la femme dont il s'agissait n'avait ni la qualité de bourgeoise de la commune ni celle de simple habitant. Mais les autorités françaises ont cru voir dans ce refus une prétendue déclaration de nullité du mariage. Et c'est ainsi que la circulaire du 4 mars 1831 a pris naissance.

Du reste, on ne saurait contester que le refus de recevoir la femme d'origine étrangère équivaut, dans le fait, à une déclaration de nullité du mariage.

Deux-Siciles. Bien que le Code français ait servi de modèle à celui-qui a été publié dans ce royaume en 1819, celui-ci ne reproduit pas l'art. 170, mais seulement l'art. 171, qui forme dans le nouveau Code le 180e. Cette reproduction prouve qu'il n'existe pas de défense de contracter mariage à l'étranger.

Le Code *sarde* ne défend pas aux sujets du roi de contracter mariage à l'étranger[1]. Le second paragraphe de

---

[1] **Mansord**, *Du droit d'aubaine et des étrangers en Savoie*, t. 1, p. 222, § 307.

l'art. 64 de ce Code leur suppose même en principe le droit de se marier hors du royaume; mais ce même article soumet la validité des mariages ainsi contractés à la condition de la célébration suivant les lois de l'Eglise catholique. Ainsi, le mariage contracté par un sujet sarde en France, devant l'officier de l'état civil seulement serait nul. En effet, les art. 64 et 108 du Code sarde forment, d'une part, un statut personnel qui suit le sujet en pays étranger; et, d'autre part, ces mêmes articles, et surtout l'art. 64, qui se trouve au Titre qui traite *de la forme des actes de l'état civil*, établissent une dérogation formelle à la maxime d'après laquelle la forme des actes se règle par la loi du lieu où ils sont passés. On sait que cette maxime n'est pas sans admettre des exceptions [1] (a).

.Le mariage d'un sujet sarde peut être valablement contracté devant le curé de son futur conjoint, ainsi que nous l'avons déjà remarqué. Ce mariage sera encore valable lorsque le propre curé sarde, après avoir fait les publications, aura consenti à la célébration du mariage par le curé qui y a procédé : car ce dernier serait alors son délégué. Enfin, le mariage serait encore valable si le sujet sarde avait acquis dans le pays étranger un domicile bien antérieur au mariage. La même condition est requise pour la validité du mariage contracté dans le royaume de Sardaigne par deux étrangers : il faut que ceux-ci aient acquis dans ce royaume un domicile long-

---

[1] *Voy.* la *Revue étrangère*, t. VII, p. 355. — Le tribunal de première instance de la Seine a fait erreur en statuant en sens contraire, par jugement du 29 janvier 1841 (*Gazette des Tribunaux* du 4 février 1841).

(a) Voy. t. I, p. 165 et 178.

temps avant la célébration. Il ne suffit pas, dit Mansord[1], d'un domicile récent (a).

Autriche. Aucune loi ne défend aux sujets autrichiens de contracter mariage en pays étranger, et ces mariages sont valables, pourvu que, conformément au § 4 du Code[2],

[1] T. I, p. 218, n° 304.

[2] Voici le texte de cet article : « Les « lois civiles sont obligatoires pour « tous les citoyens appartenant au « pays pour lequel ces lois ont été « promulguées. Les citoyens demeu- « rent soumis aux lois civiles pour « les affaires et actes conclus hors du « territoire de l'Etat, en tant que la « capacité d'y concourir est modifiée « par ces lois, et en tant que les actes « et affaires dont il s'agit sont desti- « nés à produire des effets légaux dans « le territoire de l'Empire. »

(a) Dans le Code civil du royaume d'Italie, le Titre *Du mariage* contient un chapitre spécial, le chapitre V, traitant du mariage des Italiens en pays étranger et des étrangers en Italie (*Del matrimonio dei cittadini in paese estero e degli stranieri nel regno*). Nous trouvons dans ce chapitre les dispositions suivantes :

Art. 100. « Le mariage contracté en pays étranger, soit entre Italiens, « soit entre un Italien et un étranger, est valable, pourvu qu'il soit cé- « lébré suivant les formes établies dans le pays et que l'Italien n'ait pas « contrevenu aux dispositions contenues dans la seconde section du « chapitre I du présent Titre. — Les publications doivent, de plus, être « faites dans le royaume, suivant la règle des art. 70 et 71. Si le futur « époux italien n'a pas de résidence dans le royaume, les publications « seront faites dans la commune du dernier domicile. »

Art. 101. « L'Italien qui a contracté mariage en pays étranger doit, « dans les trois mois de son retour dans le royaume, le faire inscrire « sur les registres de l'état civil de la commune où il fixe sa résidence, « sous peine d'une amende qui peut monter à 100 livres. »

Art. 102. « La capacité de l'étranger de contracter mariage est dé- « terminée par les lois du pays auquel il appartient. — De plus, l'étran- « ger est soumis aux empêchements établis dans la seconde section du « chapitre I du présent Titre. »

Art. 103. « L'étranger qui veut contracter mariage dans le royaume « doit présenter à l'officier de l'état civil une déclaration de l'autorité « compétente du pays auquel il appartient, constatant que, d'après les « lois dont il dépend, rien ne s'oppose au mariage projeté. — Si l'étran- « ger réside dans le royaume, il doit, en outre, faire faire les publi- « cations, conformément aux dispositions du présent Code. »

il n'ait pas été contrevenu aux dispositions analysées ci-dessus. Ainsi, il faut que les publications prescrites aient eu lieu en Autriche, ou que le futur époux en ait obtenu des dispenses ; il faut, de plus, qu'il se soit conformé aux prohibitions portées par le Code, ou que ces prohibitions aient été régulièrement levées. En un mot, on peut dire que l'art. 170 du Code français est applicable au sujet autrichien qui se marie à l'étranger.

En ce qui concerne les mariages contractés en Autriche par des étrangers, il résulte du § 34 du Code[1] que le futur époux étranger doit justifier de sa capacité personnelle de se marier[2]. Le § 51 du Code contient une des exceptions énoncées dans la phrase finale du § 34 : il est ainsi conçu : « Lorsque le mineur étranger qui se « propose de contracter mariage en nos Etats ne pourra « représenter le consentement nécessaire (du père, du « tuteur ou de la justice), le tribunal autrichien auquel « il serait soumis, selon sa qualité et son domicile, lui « nommera un curateur, qui devra déclarer devant ce « tribunal son consentement au mariage ou son refus. »

La femme autrichienne qui épouse un étranger n'acquiert point, par là même, l'autorisation d'émigrer : cette autorisation doit être réclamée séparément[3].

Par application du principe consigné au § 34 du Code,

---

[1] Ce paragraphe est ainsi conçu : « La capacité personnelle des étrangers relativement aux actes de la vie civile doit, en général, être jugée d'après les lois auxquelles l'étranger est soumis, soit comme étant celles du lieu de son domicile, soit, lorsqu'il n'a point de domicile, parce qu'il se trouve, par sa naissance, sujet du pays régi par les mêmes lois ; à moins qu'il n'en ait été ordonné autrement par les lois, dans des cas particuliers. »

[2] Ordonnance impériale du 22 décembre 1814. Winiwarter, *Manuel*, t. I, p. 118 et suiv. ; le même, *Exposé*, t. I, § 77.

[3] Voy. la même Ordonnance et celle du 24 mars 1832. Winiwarter, *Manuel*, t. I, p. 79 et suiv.

un décret impérial du 30 octobre 1827 [1] a défendu aux autorités de procéder aux mariages de sujets bavarois qui ne justifieront pas d'une libération définitive de la sujétion bavaroise, prononcée et délivrée par les autorités de ce royaume, attendu que la loi bavaroise du 12 juillet 1808 défend, sous peine de nullité, les mariages contractés à l'étranger par les sujets du roi. La même défense a été portée par décret du 3 octobre 1836, relativement aux citoyens du canton des Grisons (Suisse), où il existe une loi semblable à celle de la Bavière [2].

Hongrie. Les sujets hongrois n'ont pas besoin de l'autorisation de leurs autorités pour se marier dans les autres Etats autrichiens [3].

Rien ne les empêche non plus de contracter mariage en pays étranger, selon les formes prescrites par les lois du lieu de la célébration, pourvu qu'ils se soient conformés aux dispositions des lois hongroises [4].

Prusse. Les étrangers non naturalisés ne sont admis à contracter mariage qu'en justifiant par pièces authentiques que les lois de leur patrie n'apportent aucun empêchement à la conclusion de ce mariage [5] (a). L'étranger

---

[1] Winiwarter, *Manuel*, p. 121; *Exposé*, § 77.

[2] Winiwarter, *Manuel*, additions à la suite du t. III, p. 11; *Exposé*, *loc. cit.*

[3] Winiwarter, *Manuel*, p. 144.

[4] Kœvy, p. 65, § 115.

[5] *Voy.* la *Revue étrangère*, t. VII, p. 159.

(a) Cette décision se retrouve dans l'art. 1er de la loi du 13 mars 1854. En 1858, il a été établi que les nationaux français n'avaient pas besoin d'une autorisation particulière des autorités administratives de leur pays pour contracter mariage, attendu qu'en général, d'après les lois françaises, il n'est pas possible de produire un certificat de ce genre. En conséquence, le gouvernement prussien a dispensé les

doit, en outre, faire faire dans sa patrie les publications prescrites; toutefois, lorsqu'il s'est fixé en Prusse et qu'il y réside depuis plus d'un an (lors même que son établissement ne compte pas encore la même durée d'existence), la publication des bans dans sa paroisse, en Prusse, suffit, comme à l'égard des régnicoles (§§ 143-145, et les additions).

Le Code général de Prusse ne défend pas aux sujets du roi de contracter mariage en pays étranger, et ces mariages sont valables, pourvu que le futur époux prussien n'ait pas contrevenu aux lois du royaume. Dans ce dernier cas, la nullité du mariage peut être prononcée, s'il y échet, et les contrevenants sont en outre condamnés à une amende de 10 à 300 écus (37 à 1,110 fr.) (§ 170).

On ne trouve pas en Prusse cette prescription du droit de Bade qui a donné occasion à la circulaire ministérielle du 4 mars 1831 (a). Deux rescrits, l'un de la régence de Mersebourg, en date du 5 février 1838, l'autre du ministère de l'intérieur, en date du 14 avril même année, ont formellement interdit aux autorités de refuser la célébration du mariage d'un sujet prussien avec une étrangère, sous le prétexte de l'indigence de cette dernière[1].

---

[1] M. de Kamptz, *Annales*, t. XXII, p. 273. Weiske, *Dictionnaire de droit* (*Rechtslexicon*), t. III, p. 541, à la note.

Français qui habitent la Prusse du certificat exigé par la loi du 13 mars 1854. Les autorités prussiennes ont reçu avis de ce règlement, et on leur a fait observer en même temps qu'un passeport délivré par les autorités françaises ne prouvait la nationalité française du porteur que lorsqu'elle y était formellement exprimée.

(a) Voy., ci-dessus, p. 485 et 486.

Bavière. La loi ne défend pas aux ministres des cultes la célébration des *mariages d'étrangers* qui se trouvent en Bavière; et, comme le Code bavarois, part. I, ch. 2, § 17, renvoie, *in causis merè personalibus*, aux statuts du domicile (a), la capacité du futur époux étranger doit être jugée d'après les lois ·de sa patrie.

Il est défendu aux sujets bavarois de contracter *mariage en pays étranger.* Les §§ 16 et 17 de l'Ordonnance royale du 12 juillet 1808[1] sont formels à cet égard. En voici le texte :

§ 16. « La présente Ordonnance ayant favorisé au-« tant que possible toutes les unions matrimoniales con-« tractées dans le royaume, il est sévèrement défendu « aux sujets de contracter mariage.à l'étranger. Tous les « mariages contractés hors du royaume seront considé-« rés comme nuls. »

§ 17. « Tout individu qui, nonobstant cette prohibition, « contractera mariage en pays étranger, sera puni, à son « retour sur le territoire du royaume, outre les effets de « la nullité de son mariage, d'un emprisonnement d'un « mois, dont il sera tenu de payer les frais ou d'en « compenser la valeur par son travail. »

D'après les renseignements qui nous ont été communi-qués par des jurisconsultes bavarois, l'Ordonnance du 12 juillet 1808 est exécutoire non-seulement dans celles des provinces du royaume qui en faisaient partie à la

---

[1] *Novelles,* p. 65.

(a) *Voy.,* ci-dessus, t. I, p. 74.

date de cette loi, mais aussi dans toutes les provinces qui
y ont été incorporées depuis, à la seule exception de la
Bavière rhénane.

Aux termes d'une Ordonnance du 6 août 1815[1], les
autorités administratives sont autorisées à accorder la ra-
tification des mariages contractés à l'étranger contrairement à ladite prohibition. Du reste, il n'est pas douteux
que cette prohibition ne puisse être levée par des dispenses.

L'éditeur de la collection de lois et ordonnances intitulée *Novelles*[2] fait remarquer que, le Code pénal de
Bavière de 1813 n'ayant pas classé parmi les crimes ou
délits le fait des nationaux d'avoir contracté mariage sans
autorisation des autorités, on ne saurait plus infliger la
peine d'emprisonnement portée contre cette contravention
par les lois antérieures. Le même argument s'applique à
l'emprisonnement prononcé par le § 17 de l'Ordonnance
du 12 juillet 1808.

D'un autre côté, la législation de la Bavière offre au fisc
un moyen d'exercer une espèce de confiscation des biens
au préjudice des sujets qui ont contracté mariage à l'é-
tranger. Les Ordonnances royales des 17 juin et 9 juillet
1803 défendent aux sujets du roi d'émigrer du royaume
sans autorisation préalable[3]. A la vérité, le § 14 du
Titre IV de la Constitution du 26 mai 1818 autorise tout
Bavarois à s'établir dans l'un des Etats qui composent

---

[1] *Novelles*, p. 66, à la note.
[2] *Ibid.*, p. 62, à la note.
[3] On trouve le tableau des différentes dispositions législatives en matière
d'émigration : 1° dans le *Répertoire* de
la *Collection des lois générales*, publiée
par Kreitmayr et de Mayr (*Repertorium
über die Kreitmayrsche und v. Mayrs-
che Generalien Sammlung*), p. 36, 37
et 38, n°s 1 à 14 ; 2° dans la table du
Bulletin des lois depuis 1799 (*Register
über die in den Regierungs und Gesetz-
blaettern vom Jahr 1799 einschlieslich...
enthaltenen Verordnungen*), p. 81, 82 et
83, n°s 1 à 35.

la Confédération germanique, et dès lors les dispositions des Ordonnances de 1803 ne subsistent plus qu'à l'égard des pays qui sont en dehors de la Confédération.

On regarde comme émigrés sans autorisation tous ceux qui, aux termes du § 6 de l'Edit royal sur l'*indigénat* (le droit de cité), annexé à la Constitution, ont perdu ce droit en Bavière, c'est-à-dire : 1° les Bavarois qui ont acquis le droit de cité (la naturalisation) à l'étranger sans autorisation du roi ; 2° ceux qui, de fait, ont émigré de la Bavière ; 3° la femme bavaroise qui épouse un étranger. L'Ordonnance royale du 29 août 1808, relative à la confiscation [1], punit de la privation de la jouissance de leurs biens les sujets émigrés sans autorisation : pendant toute leur vie, les biens à eux appartenant seront régis par le fisc ; après le décès de l'émigré, sa succession sera délivrée à ses héritiers légitimes, sans aucune déduction ou détraction, mais aussi sans intérêts ou fruits, et conformément aux principes de réciprocité observés ou aux traités stipulés entre la Bavière et l'Etat dans lequel l'émigré s'est fixé et est décédé. Cette Ordonnance a été confirmée par un rescrit royal, en date du 17 janvier 1818, aux termes duquel la fortune de l'émigré, lorsqu'elle consiste en argent comptant, sera déposée à la caisse d'amortissement, et les intérêts en seront attribués aux pauvres de la localité. La Constitution du 26 mai 1818, Tit. VIII, § 6, n'ayant aboli que la confiscation (de la propriété) des biens, l'Ordonnance du 29 août 1808 est restée en vigueur, et nous l'avons vu appliquer à une femme née

---

[1] **De Spies,** *Supplément au Code pénal (Sammlung aller Ergänzungen und Erläuterungen zum Strafgesetzbuche),* 2ᵉ éd., p. 5.

en Bavière qui s'était mariée en France avec un Français
sans autorisation préalable du roi[1].

Les dispositions des §§ 16 et 17 de l'Ordonnance du
12 juillet 1808 ont été portées à la connaissance des autorités autrichiennes par le décret de la chancellerie au-
lique du 30 octobre 1827[2], que nous avons cité, v° *Autriche*. Une publication analogue a eu lieu en Prusse dès
le 27 novembre 1821[3] (*a*).

Wurtemberg. La loi du 4 septembre 1808, qui est encore en vigueur, déclare nuls les mariages contractés à
l'étranger par des sujets du roi sans autorisation ou dispense du gouvernement[4]. Du reste, la loi relative aux
droits des bourgeois des communes, en date du 15 avril
1828, contient des dispositions analogues à celles de la
loi de Bade du 31 décembre 1831, dont nous avons parlé
au mot *Bade*.

Saxe. La seule circonstance que le mariage d'un sujet
du roi a été contracté à l'étranger n'en entraîne pas la
nullité ; mais ce mariage peut être déclaré nul dans tous

[1] Arrêté de la municipalité (*magis-trat*) de la ville de Würzbourg, du 24 septembre 1840 (affaire de Phi-lippine Frach).

[2] Winiwarter, *Manuel*, p. 121.

[3] De Broecker, *Annuaire pour les* jurisconsultes russes (*Jahrbuch für Rechtsgelehrte in Russland*), t. I. Riga, 1822, p. 340.

[4] Lois civiles des Wurtembergeois, part. I, § 31, p. 10. Weishaar, t. 1, §§ 35 et 135, à la fin.

(*a*) Il paraît que le gouvernement bavarois a remis en vigueur une Ordonnance très-ancienne et qui depuis plusieurs années était tombée en
désuétude. Cette Ordonnance interdit au Bavarois de contracter à
l'étranger un mariage religieux sans que le mariage civil ait précédé,
et ce sous peine d'un mois d'emprisonnement ; en outre, le mariage
purement religieux sera nul de plein droit, et, s'il en est issu des enfants, ils seront renvoyés dans la patrie de leur mère (*Gazette des Tribunaux* des 1er et 2 septembre 1856).

les cas où les lois saxonnes en prononcent la nullité. Le sujet du roi qui a contracté mariage à l'étranger dans le but d'éluder des prohibitions portées par les lois de sa patrie, est puni de quinze jours de prison [1].

Hanovre. Aucune disposition législative ne défend aux sujets de se marier à l'étranger, et les mariages ainsi contractés sans autorisation préalable du gouvernement ne peuvent être argués de nullité. Cependant les prescriptions générales qui exigent la permission préalable des autorités locales [2] ne laissent pas d'être applicables au cas d'un mariage contracté en pays étranger, et, à défaut de cette permission, la commune du domicile de l'époux régnicole peut refuser de recevoir l'époux étranger. Dans les villes, les municipalités (*magistrats*) statuent souverainement sur cette question ; à la campagne, les autorités supérieures peuvent examiner les causes du refus, et, s'il y a lieu, les déclarer insuffisantes. — Un étranger n'est admis à contracter mariage qu'en justifiant, par une attestation des autorités du lieu de son domicile, que rien ne s'oppose à son retour et à la réception de sa femme dans le même domicile [3].

Électorat de Hesse. Une ordonnance du 24 mars 1721 punit de la détention dans une maison de correction les sujets qui contracteront mariage en pays étranger, dans l'intention d'éluder les prohibitions de la loi du pays ; aujourd'hui on ne prononce plus qu'une amende, qui peut s'élever à 20 écus (74 fr.). — Le mariage contracté à l'étranger est regardé comme valable lorsqu'il n'a pas

---

Curtius, § 108.

[2] Voy., *suprà*, § VII, v° *Hanovre*.

[3] Notices communiquées par M. Ebhardt, avocat à Hanovre, éditeur de la collection des lois de ce royaume. Voir cette collection, t. VII, p. 1258 et suiv. et p. 1266 et suiv.

été contrevenu à un empêchement dirimant, et que les formes usitées au lieu de la célébration ont été observées [1]. Par exception, une Ordonnance du 27 décembre 1750 prononce la nullité des mariages contractés à l'étranger par des militaires de tout grade ; cependant cette disposition est tombée en désuétude, parce que les lois postérieures (Ordonnance du 1er avril 1796, et *articles de guerre* du 30 novembre 1818), sans la reproduire, ont puni le même fait de peines différentes, savoir : contre les officiers, de la démission forcée, et contre les sous-officiers et soldats, des arrêts pour trois mois [2].

Aux termes d'une circulaire ministérielle du 20 novembre 1825, en cas de mariage contracté à l'étranger par un régnicole domicilié, sans attestation préalable de son aptitude d'exercer une profession, délivrée par l'autorité du lieu de son domicile, ou par un employé du gouvernement sans permission préalable de ses chefs, la femme étrangère et ses enfants issus du mariage n'ont pas le droit de s'établir dans l'électorat de Hesse. Toutefois, lesdites attestation et permission peuvent aussi être obtenues postérieurement au mariage [3].

Les publications et la célébration des mariages d'étrangers avec des Hessoises ne peuvent avoir lieu que sur la représentation d'une attestation délivrée par les autorités compétentes de la patrie du futur époux, constatant que ce dernier sera en tout temps reçu à se fixer avec sa famille dans sadite patrie [4].

[1] *Decisiones casselanœ*, édition de Cassel, 1821, in-fol., t. III, décis. 10, nos 11 et 12.

[2] Ledderhose, à l'endroit cité, § 21.

[3] Notices communiquées par notre collaborateur M. Bickell, ancien professeur de droit canonique à Marbourg, aujourd'hui conseiller à la Cour suprême de justice à Cassel.

[4] Notices communiquées par M. Bickell.

Hesse (Grand-Duché). Il est défendu aux curés ou pasteurs, sous peine de 100 florins (213 fr.) d'amende, de donner la bénédiction à un mariage entre nationaux et étrangers, avant que les futurs époux n'aient justifié, par des attestations de leurs autorités, qu'il n'existe aucun empêchement au mariage, et qu'il a été satisfait aux prescriptions légales préliminaires au mariage. Le bourgeois d'une commune, qui se propose d'épouser une personne étrangère à la commune, est tenu de justifier, si cette personne est sujet hessois, qu'elle apporte une fortune d'au moins 125 florins (269 fr. 25 c.), et, si elle est étrangère, que l'apport est au moins de 200 florins (426 fr.) [1]. L'étranger qui se propose de se fixer dans le Grand-Duché doit, en se mariant, justifier de l'acquisition préalable du droit de citoyen et de bourgeois d'une commune [2].

Dans le *duché de Nassau*, la jurisprudence a toujours regardé comme valables les mariages contractés à l'étranger par des sujets chrétiens; on tient même en principe que, lorsque le mari régnicole est *bourgeois* d'une commune déterminée, et qu'il n'a point perdu cette qualité, la commune est tenue de recevoir la femme avec laquelle il s'est marié à l'étranger [3]. Mais l'Édit du 29-30 mars 1811 [4] prononce la nullité des mariages contractés à l'étranger par des juifs sans permission préalable du gouvernement.

Angleterre. Le mariage contracté par des Anglais en pays étranger, d'après les formes usitées dans ces derniers

---

[1] M. Bopp, p. 226 et 57. M. Rühl, p. 49 et 50.

[2] M. Rühl, p. 35.

[3] Notices communiquées par M. Heeser, avocat à la Cour suprême de justice, le 18 août 1841.

[4] *Recueil des Ordonnances*, t. I, p. 156.

pays, est regardé comme valable par les jurisconsultes anglais [1].

Rien, dans la législation anglaise, n'empêche les ministres du culte de procéder à la célébration du mariage d'étrangers qui se présentent devant eux, pourvu que les futurs époux remplissent les conditions prescrites par les lois anglaises. La courte durée d'un domicile antérieur au mariage que requiert la loi anglaise facilite même extrêmement les mariages des étrangers (a).

[1] Logan, p. 16. *Voy*. la *Revue étrangère*, t. IV. p. 10. La *Gazette des Tribunaux* du 28 février 1838 rapporte un arrêt de la Cour de la chancellerie qui a jugé en ce sens.

(a) C'est ici le lieu de résumer et de compléter quelques indications qui ont été données, dans le cours de cet ouvrage, concernant les règles du droit anglais sur les mariages entre Anglais et étrangers.

La femme anglaise qui épouse un étranger est regardée en Angleterre comme non mariée (*as a feme sole*). Par conséquent, elle ne perd pas sa qualité d'Anglaise; l'enfant dont elle accoucherait même en pays étranger naîtrait Anglais (stat. 7 et 8 de Victoria, chap. 66, art. 3); enfin, cette femme peut plaider devant les tribunaux anglais et, en général, faire les actes de la vie civile, sans le consentement de son mari. Toutefois le mari étranger a aujourd'hui la faculté, par application du statut 7 et 8 de la reine Victoria (ch. 66, art. 5), d'acquérir un certain droit de jouissance sur les immeubles de la femme situés en Angleterre, pourvu que la durée de ce droit ne dépasse pas 21 ans. D'un autre côté, si le mari étranger décède *intestat*, et qu'il fût domicilié en Angleterre, la femme aura sur ses propriétés personnelles et mobilières les mêmes droits que la femme d'un sujet anglais; si le mari était domicilié en pays étranger, les droits de la femme dépendraient des lois de ce pays. Quant aux immeubles d'Angleterre laissés par le mari, la veuve aurait les mêmes droits que si elle eût épousé un Anglais, mais droits nécessairement limités à 21 ans.

En sens inverse, lorsqu'un Anglais épouse une étrangère, nous avons vu (t. I, p. 92, note *a*) que, d'après les anciens principes, la femme ne devenait pas Anglaise; du reste, il y avait intérêt, à certains égards, à distinguer si le mariage avait eu lieu avec ou sans la licence du roi.

Danemark et *Norwége*, *Schleswig* et *Holstein*. La loi
ne défend pas aux sujets de contracter mariage en pays
étranger, pourvu qu'ils ne contreviennent pas aux prohibitions exposées au § VI. En cas de contravention à ces
prohibitions, les sujets danois seront, à leur retour, punis
d'amende et expulsés du royaume (art. 9, § dernier). Toutefois le mariage est valable, à moins qu'il n'ait été contracté en pays étranger par un sujet dans le but d'éluder
une prohibition établie dans sa patrie.

Il est loisible à tout sujet danois ou citoyen du Schleswig ou du Holstein d'amener dans sa patrie sa femme
étrangère. Si le mari a acquis le droit de domicile dans
une commune (*Heimathsrecht*), la veuve d'origine étrangère a droit à des secours dans la même commune. Ce
droit de domicile (*Heimathsrecht*) s'acquiert au profit du
sujet, en Danemark, par la résidence pendant trois ans,
et, dans les duchés, suivant une loi de 1829, par la résidence dans la même commune pendant quinze ans [1].

Suède. La loi permet aux sujets de contracter mariage

[1] Communication de M. Paulsen, du 26 juillet 1841.

Aujourd'hui toute étrangère qui épouse un Anglais est considérée par
cela seul comme naturalisée, et jouit de tous les droits et priviléges
d'un sujet naturel-né : c'est la disposition formelle du statut 7 ct 8 de
Victoria (chap. 66, art. 16). — Nous pouvons remarquer en passant
qu'aux termes du même statut, pour obtenir la naturalisation ordinaire on n'a plus besoin de s'adresser au Parlement (comp. le *Traité*,
t. I, p. 113, n° 54); il suffit de s'adresser au ministre compétent :
celui-ci fait une enquête, et délivre, s'il y a lieu, un certificat au pos-
tulant. Sauf le droit d'être membre du conseil privé ou du Parlement,
l'étranger qui a obtenu ce certificat et qui réside en Angleterre a tous
les droits d'un sujet naturel-né.

Voy. le *Code des étrangers*, par M. Lebaron, chap. VI et XIII.

en pays étranger : c'est ce qui résulte des art. 2 et 3 du chap. 8, qui autorisent à stipuler à l'étranger des conventions matrimoniales relatives aux biens que les parties possèdent dans le royaume. Ces conventions seront transcrites en Suède, de l'ordre d'un tribunal, dans un an et jour de leur date, si les époux continuent d'habiter l'étranger ; dans un mois à dater du retour sur le territoire des époux nés en Suède ; dans les premiers six mois de leur résidence dans le royaume, s'ils sont nés à l'étranger : le tout à peine de nullité des conventions (*ibid.*).

Russie. Il n'est pas défendu aux Russes de contracter mariage à l'étranger (Règlement du commerce, XI, 1825 ; lois personnelles, IX, 958-961) [1]. On trouve un exemple de mariages contractés à l'étranger par des Russes dans l'art. 53 du Code civil, ainsi conçu : « Les agents diplo-
« matiques qui voudraient contracter mariage avec une
« étrangère sont tenus, indépendamment de la permis-
« sion de l'autorité supérieure : 1° de faire une déclara-
« tion indiquant la dot et les droits éventuels à une suc-
« cession à l'étranger ; 2° de représenter l'engagement
« que prend la future d'aliéner les immeubles qu'elle
« possède ou pourrait posséder à l'étranger, faute de
« quoi l'agent diplomatique est obligé de quitter cette
« carrière. »

La loi ne défend pas aux étrangers de contracter mariage en Russie, car elle n'établit aucune distinction à cet égard ; elle suppose même des mariages semblables. Ainsi, l'addition à l'art. 1er porte : « Le mariage d'un étranger
« professant la religion orthodoxe avec une femme sujet

---

[1] *Voy.* la *Revue étrangère*, t. III, p. 262, n° 59.

« russe professant la même religion est réglé par la loi
« commune ; mais, si le mari n'est ni sujet russe, ni au
« service de Russie, les effets de ce mariage, quant à la
« personne et aux biens de la femme, sont réglés par les
« art. 7 et 891 des lois sur les conditions. » Aux termes
de ces dispositions, la femme perd sa qualité de sujet
russe : elle suit la condition et le domicile du mari ; elle
est tenue d'aliéner ses immeubles dans le délai de six
mois, et de payer sur les capitaux exportés un dixième à
titre de droit de détraction ; s'il y a des enfants issus d'un
premier mariage avec un sujet russe, elle a la faculté de
les *apportionner* (*Voy.* les art. 594 et suiv. du Code
civil) [1].

§ IX. — *Des effets du mariage sur la religion des enfants,
lorsque les époux appartiennent à des cultes différents.*

Dans les États régis par le Code civil français, la question de savoir dans quelle religion seront élevés les enfants issus de mariages mixtes ne peut se présenter devant les tribunaux : car la loi civile ne s'occupe point du
culte religieux des père et mère.

Dans les États où le droit canonique a force de loi en
matière de mariage, le clergé catholique refuse de donner
la bénédiction nuptiale aux mariages mixtes, à moins
d'un engagement préalable pris par les futurs époux d'élever les enfants dans la religion catholique [2]. Tel est le cas

[1] *Voy.* la *Revue étrangère*, t. III,
p. 263, n° 34 ; p. 265, n°° 46 et 47.

[2] M. Walter, § 318.

dans les *Deux-Siciles*, dans le royaume de *Sardaigne* (*a*), en *Espagne* et en *Portugal*. Dans ces pays, les futurs époux dont l'un n'est pas catholique, et à qui il répugnerait de prendre l'engagement dont nous venons de parler, n'auraient d'autre moyen, pour arriver à une union légitime, que d'employer le mode déjà indiqué plus haut [1], c'est-à-dire de se borner à faire, en présence du curé ordinaire et de deux témoins, la déclaration de se prendre pour mari et femme, sans réclamer la bénédiction nuptiale.

Ce dernier mode de procéder pourrait aussi être employé dans les pays où, comme en *France*, la loi civile ne s'occupe pas de la religion des époux, par la partie catholique qui désirerait conserver ses rapports de culte, lorsque son futur conjoint refuserait de prendre l'engagement relatif à la religion des enfants.

Dans le grand-duché de *Bade*, une Ordonnance du 8 juin 1826 autorise les futurs époux à stipuler, avant le mariage, que les enfants seront tous élevés dans la religion du père ou dans celle de la mère, ou que les fils suivront la religion du père, et les filles celle de la mère : à défaut de stipulations valables, tous les enfants seront élevés dans la religion du père [2].

En *Autriche*, lorsque le mari est catholique, tous les enfants, sans distinction de sexe, sont élevés dans la même religion; si la mère est catholique et que le père ne

---

[1] *Voy.*, au § VII, v° *Sardaigne*, et la bulle du pape en date du 22 mai 1841, rendue pour les provinces autrichiennes faisant partie de la Confédération germanique.

[2] Bulletin des lois du 17 juin 1826.

(*a*) Il n'en est plus ainsi aujourd'hui, depuis le 1ᵉʳ janvier 1866.

le soit pas, les fils suivent la religion du père, et les filles celle de la mère [1]. — L'enfant naturel né d'une fille catholique est élevé dans cette religion, excepté lorsque le père non catholique le reconnaît au moment du baptême ; plus tard, le père n'est plus recevable à former une réclamation à cette fin [2].

En *Hongrie*, jusqu'en 1839, lorsque le mari était catholique, tous les enfants devaient être élevés dans sa religion ; s'il professait un autre culte, les fils seuls le suivaient. Depuis 1840, les enfants légitimes suivent toujours la religion du père. De même, les enfants naturels sont élevés dans la religion du père [3].

En *Prusse*, une Déclaration du roi, en date du 21 novembre 1803, prescrit d'élever tous les enfants dans la religion du père, en déclarant sans effet toutes stipulations contraires. Cependant il est loisible aux époux de s'entendre à l'effet d'élever leurs enfants dans une autre religion, et personne n'a le droit de les en empêcher [4]. Cette Déclaration a été rendue commune à la Prusse rhénane par Ordonnance royale du 17 août 1825 [5].

Bavière. Aux termes de l'Edit constitutionnel relatif à la religion, en date du 19 mai 1818, §§ 12 et suiv., il est loisible aux futurs époux professant des cultes différents de fixer par convention matrimoniale la religion dans laquelle les enfants seront élevés : à défaut de convention, les fils suivront la religion du père, les filles celle de la mère. La même règle s'applique à l'enfant naturel

---

[1] Lettres patentes (*Toleranz Patent*) du 13 octobre 1781, § 6. Winiwarter, *Exposé*, § 161 ; le même, *Manuel*, t. I, p. 178.

[2] Winiwarter, *ibid.*

[3] Kœvy, p. 67. *Revue étrangère*, t. VII, p. 318.

[4] Bulletin des lois, 1825, p. 222.

[5] *Ibid.*

reconnu par le père. Dans le cas contraire, il suivra la religion de la mère[1].

Wurtemberg. Les époux sont libres de convenir de la religion dans laquelle les enfants seront élevés; à défaut de convention, tous les enfants suivront la religion du père. Dans tous les cas, les enfants pourront choisir eux-mêmes leur religion, aussitôt qu'ils seront parvenus à l'âge de discernement[2].

Dans le *royaume de Saxe*, les enfants nés de mariages mixtes sont élevés dans la religion du père; toutefois, il est permis de déroger à cette règle par des conventions consenties par les époux en personne, avant ou durant le mariage, devant le juge ordinaire, mais hors la présence d'un ministre du culte. L'enfant naturel est élevé dans la religion de la mère, à moins que le père ne se charge de son éducation, du consentement de la mère, ou, après la mort de celle-ci, de l'aïeul ou de l'aïeule maternelle, du tuteur ou de la justice[3].

Aux termes de la loi du *grand-duché de Saxe-Weimar*, du 7 octobre 1821, §§ 51 et suiv., les enfants issus de mariages mixtes sont tous élevés dans la religion de celui des époux qui justifiera que ses ascendants ont professé la même religion, qui est encore la sienne, pendant un espace de temps plus long que les ascendants de l'autre époux n'ont professé celle de ce dernier. A défaut de cette justification, tous les enfants seront élevés dans la religion du père. Sont nulles toutes conventions tendant à déroger à ces dispositions. Les enfants naturels suivent la re-

[1] M. Siebenpfeiffer, vol. II, p. 376.

[2] Loi du 15 octobre 1806, § 6. M. de Weisbaar, t. I, § 91.

[3] Loi du 1er novembre 1836, §§ 6 et suiv. Curtius, t. I, § 88, note *a.* Additions, t. IV, p. 488. M. Schaffrath, *Codex juris Saxonici privati*, p. 428 et 429.

ligion de la mère; en cas de légitimation par mariage subséquent, les enfants nés depuis ce mariage sont élevés dans la même religion que professe l'enfant légitimé [1].

La loi du *duché de Saxe-Gotha* sur le mariage, en date du 15 août 1834, veut, § 18, qu'en cas de désaccord entre les époux sur la religion dans laquelle les enfants seront élevés, les fils le soient dans la religion du père, et les filles dans celle de la mère [2].

La loi du royaume de *Hanovre*, du 31 juillet 1826, interdit toute stipulation à ce sujet ; la volonté seule du père est décisive. Les enfants naturels non reconnus suivent la religion de la mère [3].

Dans l'*électorat de Hesse*, les fils sont baptisés et élevés dans la religion du père, les filles dans celle de la mère. Cette dernière disposition est également applicable aux enfants naturels non reconnus par le père, ou dont celui-ci n'a pas été déclaré tel par jugement. Les enfants ayant atteint l'âge de 18 ans pourront choisir tel culte chrétien qu'ils jugeront à propos [4]. Les futurs époux ne peuvent, par des stipulations, déroger aux dispositions ci-dessus [5].

Aux termes d'une loi du *grand-duché de Hesse*, du 27 février 1826, tous les enfants, sans distinction de sexe, sont élevés dans la religion du père, à moins de stipulations contraires contenues dans les conventions anté-nuptiales [6].

---

[1] M. de Kamptz, *Annales*, etc., t. LI, p. 57 et 59.

[2] M. de Kamptz, *Annales*, etc., t. LI, p. 76.

[3] *Ibid.*, p. 25. Collection de M. Ebhardt, t. 1, p. 80.

[4] Circulaire du ministre de l'intérieur, du 18 août 1823, §§ 1 et 2. M. de Kamptz, *ibid.*, p. 62.

[5] Circulaire du même ministre, du 20 octobre 1838.

[6] M. de Kamptz, *Annales*, etc., t. LI, p. 64.

Dans le *duché de Nassau*, une Ordonnance des 22 et 26 mars 1808 prescrit également d'élever dans la religion du père tous les enfants légitimes des deux sexes; il ne pourra être dérogé à cette disposition par des conventions antérieures ou postérieures au mariage. Après l'âge de 14 ans accomplis, les enfants sont libres de choisir une autre religion que celle dans laquelle ils ont été élevés. Les enfants naturels sont élevés dans la religion de la mère, que le père soit connu ou non[1].

En *Russie*, lorsque l'un des futurs époux appartient à la religion gréco-russe, celui qui professe un autre culte doit signer l'engagement..... de faire baptiser les enfants issus de cette union dans la religion gréco-russe (art. 54).

En ce qui concerne les mariages entre personnes professant divers cultes, mais dont aucune n'appartient à la religion gréco-russe, la loi du 16-28 mars 1836, relative aux mariages contractés dans le royaume de Pologne, porte, art. 195, que les époux sont libres de convenir, avant le mariage, de la religion dans laquelle les enfants seront élevés : à défaut de convention, les fils suivront la religion du père, les filles celle de la mère[2].

---

[1] M. de Kamptz, *Annales*, etc., t. LI, p. 80.

[2] *Ibid.*, p. 109 et 120.

FIN.

TABLE

DU DEUXIÈME VOLUME.

LIVRE II (*suite*).

FIN DE LA TABLE.

TABLE ALPHABÉTIQUE

DES NOMS DES AUTEURS

DONT LES OUVRAGES ONT ÉTÉ CITÉS DANS LE TRAITÉ.

A

ABEGG, De la punition des crimes ou délits commis en pays étranger (*Ueber die Bestrafung der im Auslande begangenen Verbrechen*). Landshut, 1819.

ADLERFLYCHT, le Droit privé de Francfort (*Francfurter Privatrecht*).

AGUESSEAU (d'), OEuvres complètes, nouvelle édition, publiée par M. Pardessus. T. V. Paris, 1819.

AMERICAN JURIST (the) and *law magazine. Edited by Charles Sumner, Luther S. Cushing et George S. Hillard.* Boston.

ANDERSON, Commentaire sur le droit privé de Hambourg (*Erlœuterung des Hamburgischen Privatrechts*). 7 vol. Hambourg, 1805.

ANGELOT, Sommaire des législations des Etats du Nord. Paris, 1834.

ANNALES de l'administration de la justice dans la Bavière rhénane (*Annalen der Rechtspflege in Bayern*).

ANNALES du barreau français.

ANNALES du droit commercial et maritime, publiées par MM. Lehir et Raoult.

ANNALES du droit criminel saxon (*Jahrbücher für sœchsisches Strafrecht*), par MM. de Watzdorff et Siebdrat. Zwickau, 1840.

ANNALES littéraires de Heidelberg (*Heidelberger Jahrbücher der Literatur*).

ARCHIVES du droit civil et criminel des provinces rhénanes de la Prusse (*Archiv für das civil und criminal Recht der Kœniglich preussischen Rheinprovinzen*).

ARCHIVES des décisions judiciaires de la Hesse rhénane (*Archiv der Entscheidungen der rheinhessischen Gerichte*).

ARGENTRÆUS (d'Argentré), *Commentarii in patrias Britonum leges seu consuetudines generales ducatûs Britanniæ.*

ARGOU, Institution au droit français.

ARRÊTS et décisions de la Cour royale de Colmar et des tribunaux de son ressort.

AZUNI, Système universel des principes du droit maritime de l'Europe. Paris, an VI, 2 vol. — *Le même*, Origine et progrès du droit et de la législation maritime. Paris, 1810.

B

BACHOV, *Notæ ad Treutler.*

BACQUET, OEuvres.

Barbeyrac, Notes sur la traduction du traité de Bynkershoeck, *de Foro lega-torum*, imprimée à la suite de la seconde édition du traité de Wicquefort, intitulé : *l'Ambassadeur et ses fonctions.*

Barth-Barthenheim (comte de), l'Administration publique en Autriche *(Das Ganze der œsterreich'schen politischen Adm'nistration).*

Bartolus, *in primam partem Codicis Commentarii.*

Bayer, Cours de procédure civile du droit commun (*Vortræge über den gemeinen ordentl'chen Civ'lprozess)*, 5e édit. — *Le même,* Théorie de la procédure sommaire (*Theorie der summar'schen Prozesse*, 3e édition. — *Le même,* De la faillite et déconfiture (*Theorie des Concurs Prozesses).*

Bender, Manuel du droit privé de la ville libre de Francfort (*Lehrbuch des Privatrechts der freien Stadt Frankfurt).*

Berger, OEconomia juris.

Bioche et Goujet, Dictionnaire de procédure civile et commerciale, 2e édit., 6 vol.

Blakstone, Traité des lois anglaises (*Commentaries of the English law).*

Blondeau, Essai sur ce qu'on appelle l'*effet rétroactif des lois;* publié en dernier lieu dans la Thémis, t. VII, p. 347-376.

Boehmer (G.-L.), *Electa juris civilis* (t. III, p. 201, *de delictis extra territorium admissis).* — *Le même,* Causes célèbres (*Auserlesene Rechtsfœlle'.* 3 vol. in-4°.

Boemer (J.-H.), *Consultationes et decisiones,* fol. — Le même, *Jus ecclesiasticum protestantium,* 5 vol. in-4°. — Le même, *Introductio in jus D'gestorum.* — Le même, *Introductio in jus publicum universale.* — Le même, *Exercitationes ad Pandectas,* 6 vol. in-4°.

Boeschen (*præside Schott),* De vi legum civilium in subditos temporarios. Lipsiæ, 1772.

Boitard, Leçons de procédure civile, revues, annotées, complétées par Colmet-Daage ; 9e édition, 1865.

Boncenne, Théorie de la procédure civile.

Bonnier, Traité des preuves (3e édition, 1862, 2 vol.).

Bopp, le Jurisconsulte hessois *(Der hessische Rechtsfreund)* — *Le même,* Suppléments au Code de procédure civile hessois de 1724, et au Code d'instruction criminelle de 1726 *(Nachtræge zur Hessen-Darmstædtischen Civil Prozess-Ordnung und peinl'chen Gerichts-Ordnung).* — *Le même,* Matériaux, etc. *(Materialien des hessischen... Rechts).*

Boscu. Droit pénal et discipline militaire. Bruxelles, 1837.

Bouhier, les Coutumes du duché de Bourgogne, avec les observations du président Bouhier. Fol.

Boullenois, Dissertations sur des questions qui naissent de la contrariété des lois et des coutumes. — *Le même,* Traité de la personnalité et de la réalité des lois, coutumes et statuts. Paris, in-4°.

Bravard-Veyrères et Demangeat, Traité de droit commercial, 6 vol.

Bretonnier, Notes sur Henrys.

Brinkmann, Science et pratique du droit (*Wissenschaftlich praktische Rechtskunde).*

Britz, De la compétence et juridiction administrative en Belgique.

Brodeau, Notes sur Louet.

Brunnemann, *Commentarius ad Digesta.*

Buddeus, le Livre de l'avoué allemand (*Deutsches Anwaltsbuch).* Leipzig 1843.

BULLETIN des arrêts de la Cour de cassation de Belgique.

BULLETIN des lois de Bavière *(Bayerisches Regierungsblatt)*.

BULLETIN des lois de France.

BULLETIN des lois du grand-duché de Hesse *(Grosherzoglich hessisches Regierungsblatt)*.

BULLETIN des lois *(Gesetzsammlung)* du royaume de Prusse.

BULLETIN des lois *(Staats-und Regierungsblatt)* du royaume de Wurtemberg.

BURGE, Traité des lois des colonies et des lois étrangères en général, et du conflit entre elles et avec les lois anglaises *(Commentaries on colonial and foreign laws generally, and in their conflict with each other and with the law of England)*. London, 1838, 4 vol.

BURGUNDUS, *Tractatus controversiarum ad consuetudines Flandriæ* (dans ses *Opera*. Bruxelles, 1674).

BURSOTTI, Guide des agents consulaires, 2 vol.

BURTON, Manuel du droit de l'Ecosse (*Manual of the law of Scotland*).

BYNKERSHOECK, *Opera, Coloniæ Allobrogorum*, 1761, fol. Surtout le traité *de Dominio maris*, et celui *de Foro legatorum*.

C

CABINET LAWYER, Résumé de la législation anglaise.

CAMUS et BAYARD, Collection de décisions nouvelles, connue sous le nom de *Nouveau Denisart*.

CARPZOV, *Jurisprudentia forensis*, — Le même, *Decisiones illustres saxonicæ*. — Le même, *Responsa*. Fol. — Le même, *Dissertatio de juribus fœminarum singularibus*.

CARRÉ, Analyse raisonnée et conférences des opinions des commentateurs et des arrêts des Cours, sur le Code de procédure civile ; 2 vol. in-4°, 1811. — *Le même*, Traités et questions de procédure civile ; 2 vol. in-4°, 1816. — *Le même*, Lois de la procédure, nouvelle édition, publiée par M. Chauveau ; 5 vol. in-8°. — *Le même*, Traité des lois de l'organisation judiciaire et de la compétence des juridictions civiles ; nouvelle édition, publiée par M. Foucher.

CHABOT, Commentaire de la loi des successions. — *Le même*, Questions transitoires.

CHAMPIONNIÈRE et RIGAUD, Traité des droits d'enregistrement, de timbre et d'hypothèques ; 5 vol., dont le dernier forme un dictionnaire.

CHAUVEAU (Adolphe). *Voy.* Carré.

CHOPIN, Commentaires sur diverses Coutumes de France.

CHRISTINÆUS (Christin), *Practicarum quœstionum rerumque in supremis Belgarum curiis actarum et observatarum decisiones*. 6 vol. Erfordiæ. 1734.

COCCEJI, *Tractatus de fundatd in territorio jurisdictione*. Un résumé de ce traité se trouve dans Cocceji, *Jus civile controversum*, liv. II, Tit. I, quest. 23.

COCHIN, OEuvres. 6 vol. in-4°. Paris, 1771.

CODE CIVIL du royaume de Pologne, 5e partie, promulgué en 1836. Il en existe des traductions en langues allemande et française.

COIN-DELISLE, Commentaire analytique du Code civil, liv. I, Tit. I ; De la jouissance et de la privation des droits civils. — Liv. III, Tit. 2, Des donations entre-vifs et des testaments.

Cosman, *De delictis à civibus extra civitatem suam commissis.* — Amsterdam, 1829.

Covarruvias, *Opera.*

Crabb, Histoire du droit anglais (*History of the english law*). Traduit en allemand par M. Schæffner.

Cramer, *Observationes juris universi.* — Le même, *Opuscula.* — Le même, Mes heures de loisir à Wetzlar (*Wetzlarische Nebenstunden*).

Crémieux et Patorni, Répertoire du droit commercial, 1830-1835.

Crusius, *Ad legem saxonicam novissimam de finibus juris retorsionis regundis.*

Cubain, Traité du droit des femmes.

Cujacii, *Opera.*

Curtius, Manuel du droit civil en vigueur dans le royaume de Saxe (*Handbuch des im Kœnigreich Sachsen geltenden Civilrechts*). 6 vol. in-8°.

D

Dalloz, Jurisprudence générale du royaume ; Recueil alphabétique. — *Le même*, Jurisprudence générale du royaume ; Recueil périodique. Cité en abrégé par le mot *Dalloz*.

Dalloz (Armand), Dictionnaire général et raisonné de législation, de doctrine et de jurisprudence.

Danty, Traité de la preuve par témoins en matière civile.

Danz, Manuel du droit privé actuel de l'Allemagne (*Handbuch des heutigen deutschen Privatrechts*), 9 vol.

Decius, *Consilia.*

De Fontaines, le Conseil que Pierre De Fontaines donna à son ami et à tous les autres (nouvelle édition, publiée, d'après un manuscrit du XIIIe siècle appartenant à la bibliothèque de Troyes, par M. Marnier, Paris, 1846).

Delvincourt, Cours de Code civil, in-4°.

Demangeat, Histoire de la condition civile des étrangers en France. Paris, 1844.

Demante, Cours analytique de Code Napoléon.

Demolombe, Cours de Code Napoléon.

Denisart, Collection de décisions nouvelles et de notions relatives à la jurisprudence, édition publiée par Camus et Bayard.

Den Tex, *Encyclopœdia jurisprudentiœ.* Amsterdam, 1839.

Despréaux, Traité de la compétence des tribunaux de commerce.

Dizionario *generale ragionato della procedura.* Napoli, 1840.

Domat, les Lois civiles dans leur ordre naturel, fol.

Doneau (Donellus), *Commentarii juris civilis.*

Dumoulin (Molinæus), *De statutis,* sur la loi I, *Cod. De summâ trinitate.* — Commentaires sur diverses coutumes. — *Consilia.*

Duranton, Cours de droit français.

Duvergier, Continuation du droit civil français de Toullier, 5 vol., 1835-1839. — *Le même*, Collection complète des lois, décrets, ordonnances, règlements et avis du Conseil d'Etat, depuis 1788. 2e édit.

E

Ebhard, Recueil des lois, ordonnances et règlements en vigueur dans le royaume de Hanovre, depuis 1813 jusqu'en 1839 (*Gesetze, Verordnungen und Ausschreiben für das Kœnigreich Hannover*), 8 vol. in-8o.

Eichhorn, Histoire politique et du droit allemand (*Deutsche Staats-und Rechtsgeschichte*), 2ᵉ édit. — *Le même*, Introduction au droit privé allemand (*Einleitung in's deutsche Privatrecht*), 4ᵉ édit. (Les renvois se rapportent au premier de ces ouvrages, lorsque le nom seul de l'auteur est cité, sans indication de titre de l'ouvrage.)

Émérigon, Traité des assurances, 2 vol. in-4°.

F

Faber, *Codex fabrianus, definitionum forensium et rerum in sacro Sabaudiœ senatu tractatarum.*

Favard, Répertoire de la nouvelle législation (par ordre alphabétique), 5 vol. in-4ᵉ. — *Le même*, Conférence du Code civil, avec la discussion particulière du Conseil d'Etat et du Tribunat, avant la rédaction définitive de chaque projet de loi.

Falck, Cours d'introduction générale à l'étude du droit, ou Encyclopédie juridique (*Juristische Encyclopœdie*). 4ᵉ édit., 1839. Traduite en français par M. Pellat.

Feuerbach, Manuel du droit pénal commun, en vigueur en Allemagne (*Lehrbuch des gemeinen in Deutschland gültigen peinlichen Rechts*). 13ᵉ édit., publiée par M. Mittermaier. — *Le même*, Thémis, ou Etudes sur la législation (*Themis oder Bertrœge zur Gesetzgebung*).

Feuille officielle (*Regierungsblatt*) de Bade.

De finckh, la Constitution et l'Administration de la principauté de Birkenfeld (*Die Verfassung und Verwaltung des Fürstenthums Birkenfeld*). Oldenbourg, 1842.

Franzke, *Resolutiones.*

Frey, Manuel du droit civil français (*Lehrbuch des französischen Civilrechts*).

Funcke, auteur d'un article publié dans les Archives de la jurisprudence en matière civile.

G

Gagneraux, Recherches historiques sur le notariat, placées en tête de son Commentaire de la loi du 25 ventôse an XI.

Gail, *Practicœ observationes.*

Gastanbide, Traité des contrefaçons.

Gazette des tribunaux, journal quotidien de jurisprudence et des débats judiciaires.

Gett, Discussions pratiques sur des questions de droit (*Practische Erœrterungen aus dem gesammten Gebiete der Rechtswissenschaft*). Erlangen, 1845.

Giornale del foro, publié à Rome par M. Belli.

Gluck, Commentaire des Pandectes (*Ausführliche Erklœrung der Pandecten*). Jusqu'ici 43 vol. in-8° ont paru. — *Le même*, Introduction à l'étude du

droit privé (*Einleitung in das Studium des Privatrechts*). 1 vol. in-8°.
Traité de la succession *ab intestat* (*Erœrterung der Lehre über die Intestat Erbfolge*). 1 vol. in-8°.

Godefroy (*Godofredus*), Notes sur les Pandectes. — Le même, *Immo*.

Goeckel, Bulletin des lois (*Gesetzsammlung*) de Saxe-Altembourg.

Goeschen, Cours de droit civil commun (*Vorlesungen über das gemeine Civilrecht*).

Goris, *Adversariorum juris subcisivorum ad lucem consuetudinis ducatûs Geldriæ et comitatûs Zutphan'æ tractatus quatuor*. In-4°.

Grefe, Guide pour l'étude du droit privé de Hanovre (*Leitfaden zum Studium des hannoverschen Privatrechts*).

Greun, Principes de la législation civile, considérés particulièrement eu égard au droit civil de la Prusse (*Prinzipien der bürgerlichen Gezetzgebung, in besonderer Beziehung auf das bürgerliche Recht des preussischen Staats*). Berlin, 1844.

Gries, Commentaire du statut de Hambourg (*Commentar zum hamburgischen Stadtrecht von* 1603).

Gross, Observations sur quelques articles du Code pénal, avec indication des différences qui existent entre ce Code et celui de Saxe-Weimar (*Bemerkungen... zu einigen Artikeln des Criminalgesetzbuchs, nebst Anzeige der Abweichungen des im Grosherzogthum Sachsen-Weimar publizirten Strafgesetzbuchs*). 1840.

Grotius, *De jure belli et pacis*. — Le même, *Epistolæ*. — Le même, Consultations (*Consultationen en Advysen von Regtsgeleerden*).

Grundler, Polémique du droit germanique (*Polemick des germanischen Rechts*). 4 vol. in-8°.

Guichard, Traité des droits civils.

Guide du légiste espagnol (*Guia del legista, para los examenes y grados*). Madrid, 1840.

Gunther, Considérations sur la loi (*Betrachtungen über das Gesetz im Staate*) article inséré dans le Dictionnaire de droit de M. Weiske, Vº *Gesetz*.

Gunther, *De collisione legum externarum et domesticarum in causis cambialibus observationes quædam*.

Guyot, auteur de l'ancien Répertoire de jurisprudence, dont Merlin a publié les nouvelles éditions.

<h2 style="text-align:center">H</h2>

Hass, *De effectu exceptionis rei judicatæ in territorio alieno*. Gœttingue, 1791.

Hallifax, Analyse du droit civil anglais comparé avec le droit romain (*An analysis of the civil law in which a comparaison is made between the roman law and those of England*). Cambridge, 1836.

Hamm, *De statutorum collisione et præferentiâ, in causis successionum ab intestato*. Erlangæ, 1792.

Hartogh, *De regulâ juris : locus regit actum*. La Haye, 1838.

Haus, *De principiis à quibus pendet legum sibi contrariarum auctoritas, si quæ variorum locorum constitutiones colliduntur*. Gœttingue, 1824.

Heineccius, *Prælectionés in Grotium de jure belli et pacis*.

I

J

Jurisprudence du Code civil, recueil raisonné des arrêts de la Cour de cassation et des Cours royales.

Juxtaposition des lois pénales des Etats étrangers (*Zusammenstellung der Strafgesetze auswærtiger Staaten*), 5 vol. Berlin, 1838. (Ouvrage publié par ordre de la commission législative présidée par M. le ministre de Kamptz).

K

De Kamptz, Etudes sur le droit public et le droit des gens (*Beitræge zum Staats und Vælkerrecht*).

De Kanter, *Dissertatio de juribus peregrinorum in Belgio*. Leyde, 1828.

Kent, Traité des lois américaines (*Commentaries of american law*); 2ᵉ édit., 4 vol. in-8⁰.

Van der kessel, *Theses selectæ juris hollandici*.

Kori, article dans les Archives.

Kluber, Droit des gens de l'Europe *Europæisches Vælkerrecht*). — Le même, Droit public de la Confédération germanique et des Etats qui la composent (*Oeffentliches Recht des deutschen Bundes und der Bundesstaaten*).

La citation de Kluber, sans autre addition, se rapporte au *Droit des gens*.

Kluit,*De deditione profugorum*. Leyde, 1839.

Kreittmayr, Notes et observations sur les Codes de Bavière (*Anmerkungen über den Codicem maximilianeum*, etc.)

Kritz, Recueil des causes jugées (*Rechtsfælle*).

L

Laessig, Recueil des lois relatives au notariat (*Sammlung der Notariats-Gesetze*, etc.). Leipzig, 1840.

Lahaie et Waldeck-Rousseau, les Codes français annotés; in-4⁰.

Lauterbach, *Collegium theoretico-practicum*.

Law Magazine, publié à Londres par M. Hayward.

Law Review, publié à Londres.

Ledahon, Code des étrangers en Angleterre.

Lebrun, Traité de la communauté, fol. — *Le même*, Traité des successions, fol.

Legat, Code des étrangers.

Legraverend, Législation criminelle.

Leyser, *Meditationes ad Pandectas*; 11 vol. in-4⁰·

Lieber, de la Propriété littéraire des étrangers (*On international Copyright*). New-York, 1840.

De Linde, Manuel de la procédure civile du droit commun allemand (*Lehrbuch des deutschen gemeinen Civilprozesses*); 5ᵉ édit.

Van der Linden, Pratique judiciaire (*Regtsgeleerd practical*, etc.).

Lobé, Guide aux droits civils et commerciaux des étrangers en Espagne.

Locré, la Législation civile, commerciale et criminelle de la France, 31 tomes in-8⁰. Cet ouvrage est sous-entendu, lorsque nous n'ajoutons pas le titre d'un autre ouvrage du même auteur. — *Le même*, Esprit du Code civil ; 7 vol.

Lois révisées de Massachusetts (*The revised statutes of the Commonwealthc of Massachusetts*). Boston, 1836.

Lois révisées de New-York (*New-York revised statutes*), 3 vol. Albany, 1829.

Loisel, Institutes coutumières, édition de Laurière. — Nouvelle édition, revue, corrigée et augmentée par M. Dupin et par M. Ed. Laboulaye, Paris, 1846.

Lottner, Recueil des lois, ordonnances royales et rescrits ministériels rendus pour la Prusse rhénane depuis 1813 (*Sammlung der für die kœniglich Preussische Reinprovinzen ergangenen Gezetze, Verordnungen*, etc.).

Louet, Recueil d'arrêts (annoté par Brodeau).

Lubliner, Concordance entre le Code civil de Pologne et le Code civil français. 1 vol. 1846.

Lyndrager, *De executione sententiæ peregrinæ in causá civili latæ. Lugduni Batavorum*, 1824.

M

Mailher de Chassat, Traité des Statuts, Paris, 1845.

Maleville, Analyse raisonnée de la discussion du Code civil au Conseil d'Etat; 4 vol. in-8°.

Mangelsdorf (*præside Biener*), de Germano suâ lege vivente. Lipsiæ, 1805.

Mansord, du Droit d'aubaine et des étrangers en Savoie ; 2 vol. in-4°.

Martens (G.-F.), Précis du droit des gens moderne de l'Europe. — *Le même*, Recueil des traités de paix, et Nouveau Recueil des traités de paix. — *Le même*, Causes célèbres du droit des gens (*Erzæhlungen merkwürdiger Fœlle des neueren europæischen Vœlkerrechts*) ; 2 vol. Gœttingue, 1800.
   La citation de Martens, sans autre indication, se rapporte au premier de ces ouvrages.

Martens (Ch.), Guide diplomatique.

Martin, Manuel de la procédure civile du droit commun allemand (*Lehrbuch des deutschen gemeinen bürgerlichen Prozesses*); 11ᵉ édition.

Massé, le Droit commercial dans ses rapports avec le droit des gens et le droit civil, Paris, 1844. (M. Fœlix renvoie toujours à cette 1ʳᵉ édition ; M. Demangeat renvoie, au contraire, à la 2ᵉ, publiée en 1861-1862.

Masson-Delongpré, Code annoté de l'enregistrement, 2 vol. ; le deuxième contient le répertoire des lois sur le timbre, les droits de greffe et d'hypothèque.

Maurer (de), De la Grèce (*Ueber Griechenland*). T. III : documents.

Maurenbrecher, Droit privé allemand (*Deutsches Privatrecht*).

Mean (de), *Observationes et res judicatæ ad jus civile, romanum et leodiensium*, etc., fol.

Meier, *De Conflictu legum diversarum in diversis locis obtinentium. Bremæ, 1810.

Mello-Freire, *Institutiones juris civilis lusitani;* 4 vol. in-8°.

Mémorial du commerce, publié par M. Laînné.

Mémorial du notariat et de l'enregistrement, publié par M. Gagneraux ; 16 vol.

Menochius, *de Præsumptionibus.*

Merlin, Répertoire de jurisprudence ; 4ᵉ édition, avec les additions. — *Le même*, Questions de droit, 3ᵉ édition, avec les additions.

Mevius, *Decisiones.* — Le même, *Commentarii ad jus lubecense*, fol.

Meyer, Principes sur les questions transitoires. Amsterdam, 1813.

Mittermaier, Principes du droit privé allemand (*Grundsætze des deutschen Privatrechts*); 5ᵉ édit., 2 vol. in-8°. — *Le même*, Articles publiés dans le Journal critique de la science du droit et de la législation dans les pays étrangers à l'Allemagne (*Kritische Zeitschrift für Rechtswissenschaft und Gesetzgebung des Auslandes*); comme aussi dans les Archives de la jurisprudence en matière civile (*Archiv für die civilistische Praxis*). — *Le même*, La Procédure civile du droit commun allemand, comparée avec la Procédure civile de la Prusse et de la France, etc. (*Der gemeine deutsche bürgerlche Prozess, in Vergleichung mit dem preuss'schen und franzœsischen Civil Verfahren, etc*), 3ᵉ édit. — *Le même*, Notes sur Feuerbach, Manuel du droit criminel; 13ᵉ édit. — *Le même*, La Procédure criminelle allemande, comparée avec celle de l'Angleterre et de la France (*Das deutsche Strafverfahren... in Vergleichung mit dem englischen und franzœsischen Strafprozesse'*; 3ᵉ édit. — *Le même*, Les Progrès de la législation pénale (*die Strafgesetzgebung in ihrer Fortbildung*).

Lorsque le nom de M. Mittermaier est cité sans autre addition, il s'agit du premier des ouvrages que nous venons d'indiquer.

Van Mons, Table générale alphabétique de la jurisprudence belge, de 1814 à 1833. Bruxelles, 1835.

Montanus, *Tractatus novus de jure tutelarum et curationum.*

Montesqueiu, Esprit des lois.

Moser, Principes du droit des gens de l'Europe en temps de paix (*Grundsœtze des jetzt üblichen europœischen Vœlkerrechts in Friedenszeiten*). — *Le même*, Etudes du droit des gens le plus récent de l'Europe en temps de paix (*Beitrœge zu dem neuesten europœischen Vœlkerrecht in Friedenszeiten*).— *Le même*, Essai du droit des gens le plus récent de l'Europe (*Versuch des neuesten europœischen Vœlkerrechts*).

Moy, le Droit public du royaume de Bavière (*Staatsrecht des Hœnigreichs Bayern*). 2 vol.

Muhlenbruch, *Doctrina Pandectarum.* — Le même auteur a continué la rédaction du Commentaire des Pandectes, de Glück, depuis la mort de ce dernier.

Muller, *Promptuarium juris.* 5 vol. in-4°. — *Le même*, Notes sur *Struvii exercitationes ad Pandectas.*

Mynsinger, *Observationes.*

<h1 style="text-align:center">N</h1>

Van der Nahmer, Recueil de décisions remarquables de la Cour suprême d'appel du duché de Nassau (*Sammlung der merkwürdigeren Entscheidungen des herzoglich Nassauischen Oberappellations Gerichts in Wiesbaden*), 2 vol.

Nouvelles Annales du droit criminel saxon (*Neue Jahrbücher für sœchsisches Strafrecht*), par MM. de Watzdorf et Siebdrat. Dresde et Leipzig, 1842.

Nouveaux documents politiques (*Neue Staatsacten*), publiés par M. Buddeus.

<h1 style="text-align:center">O</h1>

Ockey, Collection abrégée des lois et coutumes concernant les rapports civils et commerciaux des citoyens de la Grande-Bretagne et de la France (*A concise Digest of the law, usage and custom affecting the civil and commercial intercourse of the subjects of Great Britain and France*). Paris, 1842.

ODENT, Traduction de l'ouvrage de M. Story sur la Constitution des Etats-Unis.

ODIER, Des systèmes hypothécaires. Genève et Paris, 1840.

OFNER, Exposé des lois de procédure et de faillite (*Darstellung der allgemeinen Gerichts und Concursordnung*).

ORILLARD, Traité de la compétence des tribunaux de commerce.

ORTOLAN, Eléments de droit pénal, 3e édition.

ORTOLAN et LEDEAU, Traité du ministère public.

ORTOLAN (Théodore), Règles internationales et diplomatie de la mer, 4e édition.

P

PAALZOV, Manuel des jurisconsultes prussiens (*Handbuch für praktische Rechtsgelehrte*).

PAILLIET, Dictionnaire universel du droit français. Paris, 1825.

PARDESSUS, Cours de droit commercial, 5e édit., 6 vol. in-8º.

PASINOMIE, ou Collection complète des lois, décrets, arrêtés et règlements généraux qui peuvent être invoqués en Belgique.

PAULSEN, Manuel du droit privé des duchés de Schleswig et de Holstein (*Lehrbuch des Privatrechts in den Herzogthumern Schleswig und Holstein*).

PENNY ENCYCLOPÆDIA, publiée à Londres. La majeure partie des articles de droit sont de M. Carey.

PEREZ, *Commentarius ad Codicem*.

PFEIFFE, Expositions pratiques sur les diverses matières du droit (*Practische Ausführungen über verschiedene Rechtsmaterien*). 5 vol. in-4º.

PHILIPPS, Principes du droit privé commun de l'Allemagne (*Grundsætze des gemeinen deutschen Privatrechts*).

PIGEAU, Cours de procédure civile. In-4º.

PINHEIRO FERREIRA, Cours de droit public. 3 vol. in-8º. — *Le même*, Notes sur Martens, à la suite de l'édition de ce dernier, publiée à Paris en 1831. — *Le même*, Notes sur Vattel; Paris 1838.

POELITZ, les Sciences d'Etat, d'après les progrès de notre époque (*Die Staatswissenschaften im Lichte unserer Zeit*). 5 vol., 2e édit. Leipzig, 1828.

POTHIER, ses différents traités sur les matières du droit français.

POULLAIN DU PARC, Principes du droit français.

PUFFENDORF, *Elementa jurisprudentiæ universalis*. — Le même, *De jure naturæ et gentium*. — Le même, *Observationes juris universi*.

PURAYE, *Dissertatio de quæstione quatenus vel in regno vel extra regnum delinquentes nostris legibus pœnalibus teneantur*. Bruxelles, 1826.

PUTTER, Développement du droit des étrangers (*Fremden-Recht*). 1 vol. Leipzig, 1843.

DE PUTTLINGEN, Les Droits des étrangers en Autriche (*Die gesetzliche Behandlung der Auslænder in OEsterreich, etc.*).

R

RAPETTI, Thèses pour le doctorat, sur les étrangers en droit romain et en droit français.

S

SAALFELD, Manuel du droit des gens positif (*Handbuch des positiven Vœlker-rechts*). Tubingue, 1833.

SALA, Exposé du droit espagnol (*Illustracion del derecho real de Espana*). 2 vol. in-8°.

SALINAS, Manuel des droits civils et commerciaux des Français en Espagne et des étrangers en général.

SANDE (A.), *Decisiones frisicæ*. Leuwarde, 1635.

SAVIGNY (de), Histoire du droit romain au moyen âge (*Geschichte des rœmis-chen Rechts im Mittelalter*). Traduction de M. Guenoux. — *Le même*, Traité du droit romain (*System des heutigen rœmischen Rechts*). Traduction du même.

SCHAFFRATH, *Codex saxonicus* : Recueil des lois du royaume de Saxe.

SCHÆFFNER. Développement du droit privé international (*Entwiklung des in-ternationalen Privatrecht*). 1 vol. in-8°. — *Le même*, Traduction de Crabb, Histoire du droit anglais.

SHERER, Exposé systématique de la doctrine confuse de la communauté des biens entre époux (*Die verworrene Lehre der ehelichen Gutergemeinschaft, systematisch bearbeitet*). Manheim, 1800, 2 vol.

SCHLINK, Exposé comparatif et critique de la procédure d'exécution en matière civile, d'après le droit français et d'après le droit prussien (*Das französische und das preussische Executions Verfahren in Civilsachen*).

SCHMALZ, Le droit des gens européen (*Europæisches Vœlkerrecht*), traduit de l'allemand par le comte Léopold de Bohm.

SCHMELZING, Guide systématique du droit des gens en usage en Europe (*Syste-matischer Grundriss des pracktischen europæischen Vœlkerrechts*). 3 vol. Rudolstadt, 1818 et 1819.

SCHULIN, Lois relatives aux lettres de change par duplicata (*Ueber Wechseldu-plicate, Wechselabschriften*, etc.). 2 vol. — *Le même*, Lois des Pays-Bas et de la Grande-Bretagne en matière de lettres de change et de monnaies (*Niederlændische und grosbritannische Wechsel und Münzgesetze*). — *Le même*, Actes du parlement de la Grande-Bretagne et de l'Irlande, 7 et 8 Georges IV, ch. 15, et 9 Georges IV, ch. 24 (*Akten des Parlaments von Grosbritannien und Irland*, etc.).

SELL, la *Recuperatio* des Romains (*Die recuperatio der Rœmer*).

SEUFFERT, Manuel du droit usuel des Pandectes (*Lehrbuch des practischen Pandectenrechts*).

SIEBENPFEIFFER, Manuel de la constitution, de l'organisation judiciaire et de l'administration publique dans la Bavière rhénane (*Handbuch der Verfas-sung, Gerichtsordnung und gesammten Verwaltung Rheinbayerns*). 5 vol. in-8°.

SIMON, Le droit public de la Prusse (*Das preussische Staatsrecht*). Leipzig, 1844.

SIREY, Recueil général des lois et des arrêts; continué par MM. Devilleneuve et Carette. Cité en abrégé par le mot SIREY.

SMITH, Manuel des lois commerciales (*A compendium of mercantile law*). Londres, 1824.

SNELL, Manuel du droit public de la Suisse (*Handbuch des schweitzerischen Staatsrechts*). Zurich, 1839.

SOLOMAN, Essai sur la condition juridique des étrangers, Paris, 1844.

SPANGENBERG (de), Commentaire du Code de procédure civile de Hanovre (*Commentar*, etc). — *Le même*, nouvelle édition, publiée par lui, des Développements pratiques (*Practische Erverterungen*, etc.), par Bulow et Hagemann. — *Le même*, Articles du Journal du droit civil et de la procédure (*Zeitschrift für Civilrecht und Prozess*), publié par MM. de Linde et Marezoll.

SPIES (de), Recueil des additions et interprétations du Code judiciaire de Bavière (*Sammlung aller Ergænzungen und Erlæuterungen zum Codex jud. ciarius*). — *Le même*, Recueil des additions et interprétations du Code pénal (*Sammlung aller Ergænzungen und Erlæulerungen zum Strafgesetzbuche*).

STOCKMANS, *Decisiones brabantinæ*.

STOLBERG, la Procédure civile de la Prusse, en ce qui concerne l'instruction des procès (*Preussens gerichtliches Verfahren bei der Instruction des Prozesses*). Berlin, Rubach, 1839.

STORY, Traité du conflit des lois étrangères et nationales (*Commentaries on the conflict of laws foreign and domestic in regard to contracts, rights and remedies, and especially in regard to marriages, divorces, wills, successions and judgments*). — *Le même*, Traité de la juridiction d'équité (*Commentaries of equity jurisprudence*). 2e édit.

STROMBECK (de), Suppléments au Code général de Prusse (*Ergænzungen des allgemeinen Landrechts*). — *Le même*, Suppléments au Code de procédure civile (*Ergænzungen der allgemeinen Gewichtsordnung*).

STRUDEN, Méditations juridiques (*Rechtliche Bedenken*).

STRUVE (*Struvius*), *Exercitationes ad Pandectas*.

STRUVE (de), De la loi positive dans ses rapports avec l'espace, ou de l'application des lois de divers Etats (*Ueber das positve Rechtsgesetz in seiner Beziehung auf ræumliche Verhæltnisse, oder über die Anwendung der Gesetze verschiedener Orte*). Carlsruhe, 1834.

T

TAULIER, Théorie raisonnée du Code civil.

TÉLÉGRAPHE général pour la connaissance des lois allemandes (*Der allgemeine Telegraph*, etc.).

THIBAUT, Système du droit des Pandectes (*System des Pandektenrechts*). 7e édit. — *Le même*, Théorie de l'interprétation logique des lois (*Theorie der logischen Auslegung der Gesetze*).

TIRAQUEAU (Tiraquellus), *De legibus connubialibus*.

TITTMANN, De la justice criminelle sous le point de vue du droit des gens (*Die Strafrechtspflege in vælkerrechtlicher Rücksicht*). Dresde, 1807. — *Le même, De competentiâ legum externarum et domesticarum in definiendis potissimùm juribus conjugum*. Halle, 1822.

TOMLINS, Dictionnaire du droit (*Law Dictionary*).

TOULLIER, le Droit civil français suivant l'ordre du Code. 6e édit. 14 vol. Paris, 1830 et 1831.

TROPLONG, Des priviléges et hypothèques : commentaire du Tit. 18 du livre III du Code civil. 4 vol. in-8°. — *Le même*, De la vente et des prescriptions : commentaire des Titres 6 et 20 du livre III du Code civil.

V

VALETTE, Notes sur Proudhon, ajoutées dans la troisième édition du traité de ce dernier sur l'état des personnes et sur le Titre préliminaire du Code civil. — *Le même*, Traité des priviléges et des hypothèques, 1846 (ouvrage non terminé). — *Le même*, Explication sommaire du livre Ier du Code Napoléon et des lois accessoires, 1859.

VASQUEZ, *Quœstiones*.

VATTEL, Droit des gens; nouvelle édition, publiée en 1863 par M. Pradier-Fodéré.

VOET (Paul), *De statutis eorumque concursu; de mobilium et immobilium naturâ*. Liége, 1699, in-4°.

VOET (Jean), *Commentarius ad Pandectas*, surtout le Titre *De statutis*, qui forme un supplément du Titre *De legibus*.

W

WÆCHTER, auteur de plusieurs articles sur le conflit des lois de divers Etats en matière de droit privé (*Ueber die Collision der Privatrechtsgesetze verschiedener Staaten*), publiés dans les Archives de la jurisprudence en matiere civile (*Archiv für die civilistische Praxis*).

WAGNER, La procédure judiciaire en matière non contentieuse, dans les provinces allemandes de la monarchie autrichienne (*Das adelige Richteramt, etc.*).

WEBER, Doctrine de l'obligation naturelle (*Lehre von der naturlichen Verbindlichkeit*).

WEISHAAR (de), Manuel du droit privé de Wurtemberg (*Handbuch des Würtembergischen Privatrechts*).

WEISKE, Dictionnaire de droit (*Rechtslexicon*).

DE WENING-INGENHEIM, Manuel du droit civil commun (*Lehrbuch des gemeinen Civilrechts*).

WENS, *De delictis à civibus extra civitatem commissis, eorumdemque puniendi ratione*. Grœningue, 1824.

WERNHER, *Observationes selectœ*. 4 vol. in-fol.

A WESEL (Abraham), *Commentarius ad novellas constitutiones Ultrajectinas : tractatus de connubiali bonorum societate et de pactis dotalibus* : dans ses œuvres, Amsterdam, 1701.

WHEATON, Eléments du droit international (*Elements of international law*); 2 vol. in-8°. Nouvelle édition, 1847.

DE WICQUEFORT, L'Ambassadeur et ses fonctions, 2e édit. Amsterdam, 1730, 2 vol. in-4°.

WILDNER, La Preuve par des livres de commerce, etc. (*Der Beweis durch in-und auslœndische Handelsbücher*). Vienne, 1838.

WINIWARTER, Le Droit civil autrichien (*Das OEsterreichische bürgerliche Recht*). 5 vol. in-8°. — *Le même* : Manuel des ordonnances rendues en matière de justice et d'administration, et qui se rapportent au Code civil d'Autriche (*Handbuch der Justiz und politischen Gezetze und Verordnungen welche sich auf das allgemeine bürgerliche Gesetzbuch beziehen*). 2e édit. 3 vol. in-8°.

WOLF (*præside Seger*), *De vi legum et decretorum in territorio alieno*. Lipsiæ, 1777.

Z

ZACHARIÆ, Droit public des Etats composant la Confédération du Rhin (*Staatsrecht der rheinischen Bundesstaaten*). — *Le même*, Cours de droit civil français, traduit de l'allemand, par MM. Aubry et Rau. 3e édit., entièrement refondue et complétée (1856-1865). — *Le même*, Article sur la règle de droit : *Locus regit actum*, dans la revue allemande intitulée *Thémis*, publiée par M. Elvers. Gœttingue, 1829.

ZIMMERL, Manuel des juges, avocats et officiers de justice dans les Etats autrichiens (*Handbuch für Richter, Advocaten und Justizbeamte in den KK. Staaten*).

ZOEPFL, Article dans les Annales littéraires de Heidelberg.

ZOESIUS, *Commentarius ad Pandectas*.

TABLE GÉNÉRALE ET ALPHABÉTIQUE

DES MATIÈRES CONTENUES DANS CES DEUX VOLUMES.

———

(Les chiffres romains indiquent le volume ; les chiffres arabes indiquent les pages.)

A

E

F

J

L

M

N

O

P

Q

R

S

T